血液病临床检验诊断

主 编　高海燕　刘亚波　吕成芳　陈雪艳

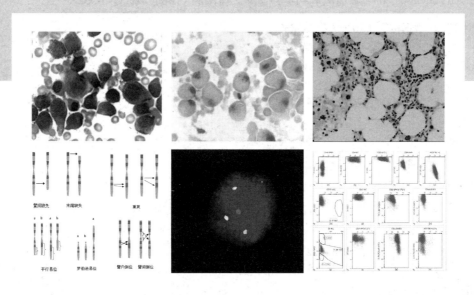

中国健康传媒集团

中国医药科技出版社

内容提要

本书为血液病临床检验诊断专著。全书内容包括两部分。第一部分是血液病诊断常用的检验技术，详细讲解了各项检查技术的原理、临床应用及操作规范，包括外周血细胞检验分析、骨髓细胞形态学、细胞遗传学、分子生物学、血细胞数字成像与图像分析技术和流式细胞术。第二部分是血液病检验诊断评估，将血液病按照血细胞的不同类别对疾病进行分类叙述。首先介绍疾病的相关理论知识及诊断该疾病所用的临床检验技术，同步编发了作者们在多年临床工作中收集的未曾发表的代表性图片，并依据2017版WHO指南，结合一线医生的临床经验，创造性地描绘出疾病诊断及鉴别诊断的思维导图，让读者可以从一张血常规的报告单入手，学会如何给疾病分类，熟练运用各项检查，树立起综合诊断的思维。每章还附有两个以上典型且完整的病例，作为读者的练兵场，对案例详细的分析和讲解将使读者有身临其境之感，全方位模拟诊断的过程。最后，给出了血液病临床工作者在临床实践中总结的经验，指出应该避免的陷阱。这种理论到实践的编写架构符合临床实际工作程序，踏踏实实，一步一个脚印地带领读者深入到血液病学丰富多彩的世界中来。

图书在版编目（CIP）数据

血液病临床检验诊断 / 高海燕等主编 . —北京：中国医药科技出版社，2021.3
ISBN 978-7-5214-2190-3

Ⅰ. ①血… Ⅱ. ①高… Ⅲ. ①血液病–医学检验②血液病–诊断 Ⅳ. ① R552

中国版本图书馆CIP数据核字（2020）第235869号

美术编辑　陈君杞
版式设计　南博文化

出版　**中国健康传媒集团**｜中国医药科技出版社
地址　北京市海淀区文慧园北路甲22号
邮编　100082
电话　发行：010-62227427　邮购：010-62236938
网址　www.cmstp.com
规格　889×1194mm $^1/_{16}$
印张　25 $^1/_4$
字数　954千字
版次　2021年3月第1版
印次　2021年3月第1次印刷
印刷　三河市万龙印装有限公司
经销　全国各地新华书店
书号　ISBN 978-7-5214-2190-3
定价　**298.00**元

获取新书信息、投稿、为图书纠错，请扫码联系我们。

编委会名单

曹　科　深圳市儿童医院

墙　星　陆军军医大学附属第二医院

编　者（按姓氏笔画排序）

王　斌　深圳市龙华区人民医院

王占龙　天津协和华美医学检验实验室

王湄楠　深圳迈瑞生物医疗电子股份有限公司

田　虹　哈尔滨医科大学附属第四医院

付鑫焱　杭州智微信息科技有限公司

吕成芳　南方科技大学第三附属医院

刘　娟　哈尔滨医科大学附属第二医院

刘　琰　哈尔滨医科大学附属第一医院

刘亚波　哈尔滨医科大学附属第一医院

刘丽亚　深圳罗湖医院

杨　礼　深圳大学总医院

李　佳　陆军军医大学附属第二医院

李　婷　北京陆道培医院

何　昕　哈尔滨医科大学附属第二医院（兼学术秘书）

谷晓辉　郑州金域临床检验中心有限公司

宋　鹏　哈尔滨医科大学附属第一医院

张　云　山东省济南市章丘区人民医院

陈　龙　天津协和华美医学检验实验室

陈雪艳　深圳市龙华区人民医院

苗美娟　哈尔滨医科大学附属第二医院

林　静　佛山市第一人民医院

罗小娟　深圳市儿童医院

罗信国　金华市人民医院

孟红彬　哈尔滨医科大学附属第一医院

柏世玉　泰安市中心医院

侯　霞　云南省第二人民医院

贺　飞　哈尔滨医科大学附属第二医院（兼学术秘书）

殷仁斌　郑州金域临床检验中心有限公司

高海燕　哈尔滨医科大学附属第二医院

高新宇　哈尔滨医科大学附属第二医院

郭秀臣　哈尔滨医科大学附属第三医院

曹　科　深圳市儿童医院

崔丽芬　中国医科大学附属盛京医院

蔺亚妮　天津协和华美医学检验实验室

墙　星　陆军军医大学附属第二医院

序

血液系统疾病相对于其他系统疾病来说，临床表现复杂多样，且缺乏特异性，医者难以从临床表现窥探出疾病的本来面目。有的疾病临床表现相同但病因不同，有的疾病病因相同但临床表现不同，因此，血液系统疾病的诊断高度依赖实验室检查。靶向治疗、CAR-T细胞治疗以及造血干细胞移植等新技术的临床应用，更是提出了"精准诊断"的高要求。

成为一名有经验的血液临床医师和检验医师是个艰苦的过程，需要在临床不断摸爬滚打十年以上漫长的时间。用于血液系统疾病诊治的检查近年来发展突飞猛进，新的技术不断涌现，检测的指标在诊断中的意义不断变化，给从事血液系统疾病诊疗工作的医生带来了困惑，甚至使他们产生了畏难情绪。尽快熟练掌握这些专业理论知识并将其运用到临床实践中去，成为临床医务工作者们的渴望。

为帮助血液科医生、血液病理科医生、临床实验室专业人员更好地理解血液病实验室诊断技术，了解血液病的临床诊断和鉴别诊断，形成正确的诊断思维体系，不走弯路，准确运用相关的实验室检查，由高海燕、刘亚波、吕成芳和陈雪艳带领的团队，从临床实践中走出来，共同编写完成了《血液病临床检验诊断》一书。这本书系统地将理论知识结合多年临床实战经验，配以临床中遇到的完整的典型案例，深入浅出地加以讲解，给读者提供了明晰的诊断及鉴别诊断思维导图，并凝练出在疾病诊断过程中的精华与陷阱。希望这本书能成为血液病检验人员显微镜旁的参考书和血液科医生的床头书，提高他们的临床检验诊治水平，助力他们快速成长。

该书内容紧凑，丰富多彩，可读性强，容易理解和记忆，并紧跟2017版WHO诊断标准，且从书的架构上积极创新，使之符合读者的思维习惯，培养读者的学习兴趣，能够让读者翻阅此书时产生眼前一亮的感觉！

希望从事血液系统疾病诊治工作的医务工作者能够从这本书中获益，有更多的医学生能够走进血液内科的队伍中来，为我国的血液病诊治工作贡献自己的力量！

陆军军医大学附属第二医院

彭贤贵

2020年6月

前言

很多初始从事血液病专业的年轻医生都觉得血液病学晦涩、抽象，难以入门。原因是血液病发病率低、病种多，累及多个器官、系统，症状和体征不特异，以致容易漏诊和误诊。实验室检查在血液病诊断中占有突出地位，继发性血液学异常比原发性血液病更多见，几乎全身所有器官和组织的病变都可引起血象的改变，甚至有些还可引起严重或持久的血象异常，酷似原发性血液病。为帮助血液科医生、血液病理科医生、临床实验室专业人员更好地理解血液病实验室诊断技术，了解血液病的临床诊断和鉴别诊断，形成正确的诊断思维体系，不走弯路，准确运用相关的实验室检查，本团队组织了众多经验丰富的临床一线医生、临床检验医生、血液病理科医生、行业专家及顾问，联合编写了这本《血液病临床检验诊断》。

该书内容包括两部分。第一部分是血液病诊断常用的检验技术，详细讲解了各项检查技术的原理、临床应用及操作规范，包括外周血细胞检验分析、骨髓细胞形态学、细胞遗传学、分子生物学、血细胞数字成像与图像分析技术和流式细胞术。第二部分是血液病检验诊断评估，将血液病按照血细胞的不同类别对疾病进行分类叙述。首先介绍疾病的相关理论知识及诊断该疾病所用的临床检验技术，同步编发了作者们在多年临床工作中收集的未曾发表的代表性图片，并依据2017版WHO指南，结合一线医生的临床经验，创造性地描绘出疾病诊断及鉴别诊断的思维导图，让读者可以从一张血常规的报告单入手，学会如何给疾病分类，熟练运用各项检查，树立起综合诊断的思维。为了巩固学习效果，每章特意附有两个以上典型且完整的病例，作为读者的练兵场，对案例详细的分析和讲解将使读者有身临其境之感，全方位模拟诊断的过程。最后，给出了血液病临床工作者在临床实践中总结的经验，指出应该避免的陷阱。这种理论到实践的编写架构符合临床实际工作程序，踏踏实实，一步一个脚印地带领读者深入到血液病学丰富多彩的世界中来。

学习并学好血液学是一项艰苦的工作！但学习使人进步，这也是一个快乐的过程。只要您能从这本书中有所收获，我们团队一年多来辛苦的编写工作也就十分值得。在这本书的编写过程中，恰恰遭遇全球新冠疫情的暴发，我们编者团队中的医生奋不顾身，或前往武汉等疫区支援，或坚守家园阵地，在这种异常艰难困苦的大环境下，仍坚持完成了本书的编写工作，将最精彩的资料总结，毫无保留地奉献给热爱血液学的每一位读者。但是，限于学识，书中不免存在疏漏，希望各位专家、老师和读者们提出宝贵意见。

感恩我们团队中的所有成员及家人朋友们的帮助和指导。也愿这本书能给读者朋友们带来学习的快乐！

编者

2020年6月

致谢：

特别感谢本书的四位主审：陆军军医大学附属第二医院彭贤贵主任、郑州大学第一附属医院岳保红主任、泰安市中心医院柏世玉老师及哈尔滨市第一医院血液病肿瘤研究所范艳玲主任。

特别感谢郑州金域临床检验中心有限公司殷仁斌老师、天津协和华美医学检验实验室王占龙老师、陆军军医大学附属第二医院墙星老师、深圳市儿童医院曹科老师及本书的所有编写者。

特别感谢天津协和华美医学检验实验室刘恩彬教授以及田欣、陈雪晶、杨少斌三位老师，复旦大学附属中山医院朱建锋老师，北京陆道培医院伍平老师，四川省妇幼保健院龙芳老师，徐州医科大学附属医院王海洋老师，河南省肿瘤医院刘冰老师及所有对本书有过指导和帮助的老师们。

主编

2020年6月

目录

第一部分 血液病诊断常用的检验技术

第二部分　血液病检验诊断评估

血液病诊断常用的检验技术

第一章　外周血细胞检验技术

章节概述： 本章主要介绍外周血涂片显微镜下检查的重要价值、少见病外周血形态学病例分析及血细胞分析仪流水线的自动审核。

自20世纪50年代起，人们开始使用自动血细胞分析仪分类和计数外周血细胞，后逐步发展成通过分析血细胞组成检测外周血的方法，也逐步形成了因异常血常规结果引起临床关注患者病情的主要途径。全自动血细胞分析仪由于其快速、便捷、准确和结果重复性好等特点，为临床检验工作带来了诸多便利。尤其是它的出现改变了血常规检测方法与流程。人工分类计数外周血细胞往往费时、费力，结果缺乏一致性和重复性。而凡事总有利弊！虽然仪器的出现带来了革命性的进步，但是其对于异常样本检测的准确性还有待提高。因为自动化时代的到来，人工镜检的必要性往往被忽视，致使异常样本漏检和错检时常发生。好在临床检验一线的有识之士也意识到这一问题的严重性，外周血涂片镜检已成为临床检验工作的重点。为什么要涂片镜检，意义何在？本章就这一问题将详细地阐述。

第一节　外周血涂片检查的价值

一、血涂片检查与血细胞分析仪互为补充

外周血涂片常常是重要的诊断线索之一。全自动血细胞分析仪除了可以提供红细胞计数（red blood cell count，RBC）、血红蛋白（hemoglobin，Hb）、血细胞比容（hematocrit，HCT）、红细胞平均体积（mean corpuscular volume，MCV）、红细胞平均血红蛋白含量（mean corpuscular hemoglobin，MCH）、红细胞平均血红蛋白浓度（mean corpuscular hemoglobin concentration，MCHC）等红细胞相关参数外，还能测量红细胞分布宽度（red cell distribution width，RDW）、血红蛋白分布宽度（hemoglobin distribution width，HDW）。一般大多数仪器均能计数网织红细胞，有些仪器甚至能提供低色素性或高色素性红细胞的百分率，还能提示红细胞碎片警告，计数有核红细胞（nucleated red blood cell，NRBC）。此外，所有全自动血细胞分析仪器都能提供红细胞直方图，有的能显示红细胞体积与Hb浓度分布状况的二维散点图和白细胞分类的二维散点图。尽管仪器已提供如此多的信息，但对某些疾病的诊断仍需要通过观察血涂片来获得更多依据。

二、核实仪器结果并排除人为假性结果

通过血涂片观察血细胞特征而对仪器测定的参数进行验证，不符合时积极查找原因，及时发现问题，排除人为假性结果。例如，红细胞相关参数不合理时要进行血涂片观察，核实有无其他因素导致，如高脂血症或胃肠外脂肪乳剂、白细胞数增多引起标本浊度增加，标本存在副蛋白或冷球蛋白、标本受热或冷冻、体外产气荚膜梭菌引起的标本败血症及标本放置时间过长和皮下脂肪污染。红细胞明显减低，Hb正常或升高，伴MCV异常升高时应进行血涂片观察，核实是否为冷凝集引起的假性MCV升高；血小板升高、减低或其他情况也需要进行外周血涂片观察，核实是否为红细胞的异常改变，如脾功能减低、小球形红细胞引起的血小板假性升高，同时会发现其他一些引起红细胞形态变化的疾病，如肝脏疾病、巨幼细胞贫血或骨髓增生异常综合征等。

临床医生申请外周血细胞形态检查往往依据患者的临床症状和异常的外周血全血细胞计数

（complete blood count，CBC）；实验室涂片检查则是因为异常的CBC或者是对仪器的报警（flag）作出的反应。国际实验血液学会已经详细地制定出了全血细胞计数的阅片标准。所有实验室均应该以国际血液学标准委员会（International Committee for Standardization in Haematology，ICSH）的标准为基础，详细、合理地制定出合乎自身情况的阅片规则。外周血涂片在快速诊断某些特定的感染、贫血和血小板减少的鉴别诊断以及白血病和淋巴瘤的识别与确认中的作用十分明显。

临床医生申请外周血涂片检查的原因：①患者出现贫血、无法解释的黄疸或二者兼而有之的临床表现；②儿童出现指（趾）炎、面色苍白，青少年或成人出现四肢、腹部或胸痛等镰状细胞贫血的临床表现；③患者出现血小板减少（如瘀点或异常的青紫）或者中性粒细胞减少（如严重的感染）；④患者出现淋巴瘤或其他淋巴增殖性疾病如淋巴结病、脾大，胸腺肿大（纵隔肿块）、其他淋巴器官的肿大、皮肤病变提示浸润、骨痛加之其他全身症状（发热、出汗、瘙痒和体重减轻等）；⑤骨髓增殖性疾病的症状，如脾大、多血症，皮肤瘙痒和体重减轻；⑥高度怀疑弥漫性血管内凝血；⑦急性或新近发病的肾衰竭或者儿童发生的不能解释的肾肿大。⑧怀疑发生了可通过血涂片检查确诊的细菌或寄生虫感染；⑨患者出现弥漫性非造血性癌症状，如体重减轻，全身不适和骨痛；⑩发热、全身不适等病毒感染、炎症反应和其他恶性疾病的症状。

三、血涂片检查与红细胞疾病的诊断

临床医生往往基于贫血患者的一些症状、体征或者CBC结果申请血涂片检查，例如出现不明原因的黄疸。外周血涂片复检意指异常CBC结果的核实不需要再次取样就可解决。全自动血细胞分析仪可以提供许多以前只有血涂片可提供的红细胞参数，包括红细胞分布宽度（RDW）、血红蛋白分布宽度（HDW）、低色素和高色素红细胞百分比，这些参数与红细胞色素不均、低血红蛋白和高血红蛋白密切相关。红细胞的这些特点可以通过各种直方图和散点图显示出来。尽管如此，红细胞的某些特点，例如细胞的形状、细胞内容物（如帕彭海姆小体含铁血黄素颗粒）（图1-1）等仍须镜下确认（表1-1）。

表1-1　红细胞内含物名称及鉴别

包涵体	内容物	瑞氏-吉姆萨染色	新亚甲蓝（或其他体外活体染色）	普鲁士蓝（铁）
Howell-Jolly 小体	DNA	+	+	—
细胞核	DNA	+	—	—
嗜碱点彩	RNA	+	+	—
网织红细胞	胞质内残存核糖体RNA	+	+	—
Pappenheimer	Iron	+	+	+
Cabot环	有丝分裂纺锤体残留物	+	+	—
Heinz	变性的血红蛋白	—	+	—
HBH 小体	β 珠蛋白四聚体	—	+	—
Fessus 小体	α 珠蛋白四聚体	—	+	—
晶体	血红蛋白C	+	—	—

1. 溶血性贫血　血涂片检查对溶血性贫血（图1-2）具有明确诊断或鉴别诊断的价值，尤其是对诊断遗传性椭圆形红细胞增多症、东南亚卵圆形红细胞增多症和遗传性热异形红细胞增多症（图1-3）最有意义，根据血涂片特征性红细胞形态可以对这些疾病做出明确诊断。然而，血涂片中增多的球形红细胞没有特异的诊断价值，遗传性球形红细胞增多症、自身免疫性溶血性贫血、同种免疫性溶血性贫血（新生儿溶血病或迟发性输血反应）等均可出现此类细胞比例增高，如果结合患者的临床症状和间接胆红素增多等特点，一般可以做出正确的诊断。

另一类值得关注的球形红细胞是小球形红细胞（高色素与体积明显减小），常出现于微血管病性溶血性贫血（microangiopathic hemolytic anemia，MAHA）。及时发现和诊断MAHA临床意义重大。妊娠高血压、慢性弥散性血管内凝血（disseminated intravascular coagulation，DIC）、溶血尿毒综合征（hemolytic uremic syndrome，HUS）以及血栓性血小板减少性紫癜（thrombotic thrombocytopenic purpura，TTP）等与MAHA关系密切。由于全自动血细胞分析仪易把红细胞碎片误以为血小板，所以观察此类患者的血涂片时需要再次确认血小板的计数是否正确。绝大部分血细胞分析仪不能正确区分红细胞碎片和血小板，极少部分可以借助特异的检测平台对二者进行区分。特别需要强调的是，碎片报警信息足够敏感，但并不特异。因此，仍然需要通过血涂片检查确认。机械性溶血性贫血的外周血涂片形态学特征和MAHA相似。例如心脏瓣膜病、巨大血管瘤及心脏和血管内装置均可能导致机械性溶血而产生红细胞碎片。鉴别要点是MAHA除了红细胞碎片外常伴有血小板减少（图1-4），而机械性溶血则没有血小板减少（表1-2）。

表1-2　可见裂红细胞（schistocyte）的疾病

伴血小板减少	不伴血小板减少
弥散性血管内凝血（DIC）	自体心脏瓣膜或人工瓣膜的损伤
血栓性血小板减少性紫癜（TTP）	恶性高血压
溶血尿毒综合征（HUS）	急性肾小球肾炎
HELLP综合征	肾脏移植排斥
先兆子痫	肾皮质坏死
恶性高血压	药物（环孢素、他克莫司）
系统性红斑狼疮（SLE）	血管炎
血管炎	系统性红斑狼疮（SLE）
硬皮病危象	2015 ICSH分级：
抗磷脂抗体危象	1级：< 1%（偶见，个别或少许）
药物（环孢素、他克莫司、丝裂霉素C）	2级：1%~2%（较多）
败血症	3级：>2%（大量）
播散性肿瘤（分泌黏蛋白）	
体外循环	
血管畸形	

不规则皱缩红细胞缺乏中央苍白区，形态类似球形红细胞，可凭借不规则外形与球形红细胞区别，意义不同于球形红细胞和小球形红细胞，提示氧化剂诱导或不稳定Hb存在。正常机体服用氧化性药物（如氨苯砜）导致葡萄糖-6-磷酸脱氢酶（glucose-6-phosphate dehydrogenase，G-6-PD）缺陷引起的急性溶血或某些Hb病存在这种特征性红细胞形态。也见于Zieve's综合征（乙醇中毒高脂血症溶血综合征）。少数情况如Wilson's病晚期肝脏受损后铜释放会导致不规则皱缩红细胞产生（图1-5）。

G-6-PD缺乏是第一个被发现的红细胞酶缺乏，也是全球发病率位居首位的单基因疾病（图1-6）。外周血涂片检查之所以对于该病十分重要，主要基于以下两种原因：①依据患者的种族和临床表现高度怀疑此酶缺乏时，血涂片检查的速度优于酶活性检测的速度；②部分急性溶血患者G-6-PD活性检测正常，而血涂片已出现上述特征性的红细胞形态，此时血涂片检查对G-6-PD的诊断更有意义。为何会出现外周血涂片见典型的异常红细胞而酶活性检测正常呢？原因有二：①溶血后网织红细胞计数升高使酶活性表现为正常；②异常细胞易发生溶血，留在血液循环中的大多是一些表达正常表型的细胞了。当溶血过程结束后，可以通过观察血涂片来确认是否需要再进行酶活性检测。

此外，还有一些红细胞形态学特征有助于鉴别溶血的原因。红细胞凝集表明有可能存在冷凝集素，红细胞吞噬现象表明有可能出现了阵发性冷性血红蛋白尿症。

2.大细胞性贫血　外周血涂片对于大细胞性贫血的鉴别诊断至关重要。由于叶酸和维生素 B_{12} 缺乏，我们通过血涂片不但可以看到大红细胞，甚至还可以看到卵圆形的大红细胞和多分叶的中性粒细胞。当贫血日趋严重时，泪滴形红细胞和红细胞碎片等异形红细胞可明显增多。尽管贫血的情况可以通过检测叶酸和维生素 B_{12} 来证实，但是血涂片检查仍然十分重要：对于需要及时治疗而不能快速提供其他实验室检测结果的重症贫血患者来说，血涂片可以提供快速诊断的线索；有时候会出现实验室检测结果正常，而临床却表现为典型的维生素 B_{12} 缺乏；同样，急性叶酸缺乏时，患者可能症状典型而血清叶酸水平正常。所以，对于血涂片形态典型而实验室检测结果正常的患者来说，形态学检查可以为诊断性治疗提供线索。肝病和酗酒患者的大红细胞呈圆形，中性粒细胞无分叶过多现象，靶形和口形红细胞却可以见到。

骨髓增生异常综合征常常是老年患者出现大细胞性贫血的重要原因之一。血涂片中除大细胞外，还可见少颗粒和少分叶中性粒细胞、原始细胞、大或少颗粒血小板、帕彭海姆小体以及部分低色素的小红细胞。大细胞性贫血伴血小板增多须怀疑5q-综合征。先天性红细胞生成异常性贫血是一种罕见的大细胞性贫血，主要特点是红细胞大小不均、异形红细胞、有核红细胞、幼红细胞核间桥明显增多。溶血性贫血引起大红细胞增多时可见嗜多色性红细胞和网织红细胞计数升高，伴或不伴其他特异性表现。

3.小细胞性贫血　血涂片对于小细胞性贫血的鉴别诊断价值没有大细胞性贫血明显。仅凭外周血涂片检查不能很好地区分缺铁性贫血和严重慢性病贫血，但红细胞指数、血清铁蛋白、炎症标志物等有助于鉴别诊断。小细胞性贫血有价值的形态学改变包括色素不均、帕彭海姆小体、嗜碱性点彩红细胞、双相性红细胞、红细胞缗钱状排列和脾功能低下相关形态学改变（图1-7）。色素不均是缺铁性贫血治疗前的典型红细胞形态，红细胞双相性则提示缺铁性贫血治疗有效或铁粒幼细胞贫血，先天性铁粒幼细胞贫血常伴小红细胞增多，获得性则同时出现小细胞低色素和大细胞正色素红细胞，嗜碱性点彩红细胞提示地中海贫血或铅中毒。

4.血红蛋白病和地中海贫血　血涂片对于镰状细胞贫血的诊断和鉴别诊断十分有用。特别是在临床需要快速诊断而血红蛋白电泳或高效液相色谱分析不能快速提供检查结果时，血涂片的诊断价值非常明显。Hb病是一组Hb肽链结构与合成异常的遗传病，多表现为镰状细胞贫血或珠蛋白生成障碍性贫血。血涂片中通常出现靶形红细胞，有时出现不规则皱缩红细胞。镰状细胞贫血可出现靶形红细胞和脾功能低下相关形态学改变〔有核红细胞与Howell-Jolly小体、不规则皱缩红细胞、镰状细胞HbC细胞（HbSC病，HbS和HbC杂合子型）和"拿破仑"盔形红细胞（HbS-Oman存在）〕。镰状细胞贫血和HbSC病可通过Hb电泳和血涂片检查来鉴别（图1-8，图1-9）。纯合子型HbC病血涂片上同时存在靶形红细胞与不规则皱缩红细胞，及棒状HbC结晶等特征性改变，偶尔与镰状细胞HbC病形态改变相似，故在紧急情况下（如术前）可进行镰状细胞溶解实验以鉴别。不规则皱缩红细胞是不稳定Hb和少数纯或杂合子型HbE的特征形态，也可见于少量杂合型 β-地中海贫血。α-地中海贫血嗜碱性点彩红细胞增多高度提示HbCS存在。血涂片发现明显小红细胞低色素、异形红细胞显著增多常提示HbH病可能，相比杂合子型地中海贫血，其网织红细胞计数升高和MCHC降低更明显。

5.血小板减少和血小板增多　显示血小板减少的外周血样本必须进行涂片镜检。原因有二：确认血细胞分析仪计数结果的准确性和寻找血小板减少的原因。血小板计数假性减少的原因通常为血液凝固、血小板聚集、血小板卫星现象和大/巨血小板的干扰。因采血不畅导致外周血出现纤维蛋白丝裹挟血小板也可导致血小板假性减少（图1-10）。真性血小板减少可见于May-Hegglin异常，外周血涂片见到巨血小板和特征性的中性粒细胞胞质蓝色包涵体（图1-11）。微血管病变血栓形成、白血病和淋巴瘤也是血小板减少常见的原因（图1-12）。

除此以外，外周血血小板计数增多也需要通过镜检来复核。常见的血小板假性增多的原因包括红细胞碎片、白血病细胞的浆质体（常见于急性淋巴细胞白血病）和真菌感染，因为与血小板体积大小相似而被血细胞分析仪计数为血小板（图1-13，图1-14）。真性血小板增多也需要进行血涂片复核以寻找骨髓增殖性疾病的线索，比如大血小板和增多的嗜碱性粒细胞（图1-15）。血细胞分析仪计数嗜碱性粒细胞的结果并不可靠，因此血涂片复核显得十分重要。如果出现与近期历史结果相比明显的变化，人为因素造成的血小板计数减少也要考虑。

6.白血病、淋巴瘤和骨髓衰竭　当外周血出现无法解释的白细胞增多、淋巴细胞增多或单核细胞增多以及血细胞分析仪提示有原始细胞增多时，血涂片复核十分必要。当血细胞分析仪报警提示异常或变异淋巴细胞时建议也进行涂片镜检，原因在于这些细胞有可能是原始细胞。除高白细胞计数需要镜检外，低白细胞计数同样也需要。再生障碍性贫血、毛细胞白血病以及肿瘤细胞侵犯骨髓时，外周血白细胞计数常表现为减低。

对于白血病或淋巴瘤患者来说，外周血涂片的作用在于提供有可能的诊断方向和范围，提示下一步检查的方向。尤其对于急性早幼粒细胞白血病患者来讲，外周血检见异常早幼粒细胞非常有利于早期快速治疗。

7.有可能人为的结果　如果血常规出现某一项数值异常增高或减低时，这些结果有可能是人为因素造成的。血涂片镜检是唯一确认核实的方法。影响因素通常包括血样突然加热或冷冻、脂血、冷凝集素或冷球蛋白。例如，有些血细胞分析仪利用髓过氧化物酶的方法分类计数中性粒细胞、嗜酸性粒细胞和单核细胞，如果样本出现胞质髓过氧化物酶缺乏的粒细胞，那么很有可能造成粒细胞计数的假性减少。除此以外，中性粒细胞或血小板聚集导致相应的细胞减少，血小板卫星现象也是血小板假性减少常见的原因。

（陈雪艳　刘　琰　刘丽亚）

第二节　少见病外周血形态学病例分析

丙酮酸激酶缺乏症

【临床资料】
女性患儿，6月龄，因生后反复皮肤黄染6个月余，要求输血入院。

【实验室检查】
（1）血常规：WBC 6.78×10^9/L，RBC 1.66×10^{12}/L，Hb 52g/L，PLT 285×10^9/L，CRP <0.499mg/L。

（2）总胆红素95.9μmol/L，间接胆红素71.8μmol/L，直接胆红素24.1μmol/L。生后24小时内总胆红素355.3μmol/L，间接胆红素309.8μmol/L，Hb 53g/L。

（3）新生儿溶血筛查、不规则抗体筛查、G-6-PD、地中海贫血基因检测、TORCH和相关病毒检测均为阴性。

（4）骨髓涂片：骨髓增生活跃，粒系19%，红系58.5%，红系比例升高，以中、晚幼红细胞为主，成熟红细胞大小不一，中心淡染区扩大，可见较多嗜多色性红细胞。巨核系：全片共见巨核细胞7个，其中成熟无血小板形成巨核细胞5个，裸核巨核细胞2个，血小板少见。

（5）分子生物学检查：丙酮酸激酶缺乏症（c.1096C>7，c.724_733d）。

【诊断】重度贫血，丙酮酸激酶缺乏症（图1-16）。

【病例解析】
丙酮酸激酶缺乏症（pyruvate kinase deficiency，PKD）可导致成熟红细胞能量供应缺乏、上游代谢产物堆积、红细胞寿命缩短，是目前已知最常见的无氧酵解途径酶缺乏导致的溶血性贫血。

丙酮酸激酶（pyruvate kinase，PK）是糖酵解过程中的3种重要限速酶之一，催化磷酸烯醇式丙酮酸和ADP反应，生成丙酮酸和ATP。PKD可导致遗传性非球形红细胞溶血性贫血（hereditary nonspheroeytic hemolytic，HNHA）的发生。PKD是一种隐性遗传的纯合子或杂合子突变疾病，目前发现的突变类型已超过200种。PK缺乏导致的代谢异常是由ATP生成减少和2，3-二磷酸甘油酸（diphosphoglycerate，

DPG）增加所致，前者可引起细胞 Na^+，K^+-ATP 酶和钙泵功能障碍，使细胞渗透压改变而脱水，细胞脆性增加、淤血、酸中毒和缺氧均可使变形差的网织红细胞在微循环中被破坏，而后者会通过抑制糖酵解起始限速酶己糖激酶的反应，进一步影响糖酵解通路，同时 2,3-二磷酸甘油酸也可以直接影响磷酸核糖焦磷酸酯（PRPP）的形成，扰乱糖代谢中的磷酸戊糖途径，使红细胞抗氧化性能降低，进一步加剧溶血，特别是对处于感染和应激情况下的患者，这一作用将增强。

PKD 是常染色体隐性遗传病，有临床表现的见于以下三种状态：PK 缺乏的纯合子患者；双重杂合子患者，具有两种来自双亲不同的 PK 缺陷变异型；复合型双重杂合子患者，即 PK 缺乏合并另一种红细胞遗传缺陷，如红细胞膜病、血红蛋白病或其他红细胞酶病，患者父母一般无临床症状，血缘同胞可以有临床症状。

临床表现主要与溶血和贫血的程度有关，可表现为血红蛋白浓度降低、网织红细胞增高，间接胆红素水平增高、脾肿大等。具有一般慢性溶血的特征（贫血、黄疸和脾肿大，也可并发胆石症）。

纯合子和复合杂合子患者在新生儿期即可发生溶血、高胆红素血症和黄疸，生长发育迟缓，肝脾慢性肿大，需要反复输血维持生命。溶血性贫血可见于任何年龄阶段，通常以婴幼儿和少儿为多见，先证者多有新生儿黄疸病史，极重者可以发生子宫内贫血、胎儿水肿，或出生后因胆红素增高而需要换血治疗。偶有溶血被完全代偿，有黄疸而无贫血或轻微贫血的患者。有研究发现，PKD 可伴有细小病毒 B19 感染引起的再生障碍性贫血危象。

由于 PKD 患者红细胞内含有高浓度 2,3-二磷酸甘油酸，氧离曲线右移、组织氧合改善，可以释放更多的氧，有利于减轻贫血对组织氧需求的影响，使患者对缺氧的耐受性提高，导致其贫血症状与血红蛋白水平不相平行。这也使得轻症患者不能及时就诊。

PKD 患者除溶血性贫血表现外，缺少其他提示本病的特征性临床和血液学线索，因而可以说其最大的特征是无特征，提高对本病的认识是明确诊断最为重要的前提。

综上所述，PKD 导致 HNHA 的诊断标准如下：①由于 PKD 导致的溶血反应主要发生于血管外，故应明确是否具有贫血、黄疸和脾肿大等慢性溶血性疾病的临床症状。②病史采集显示有溶血性疾病病史、家族史或出现该病临床症状等。若病史采集显示有新生儿溶血病史、不明原因的先天性非球形红细胞溶血性贫血史，或在妊娠、感染等情况下贫血症状加重，常提示红细胞酶病。③外周血红细胞呈小棘球形红细胞，有时红细胞渗透脆性增加，酸化甘油溶血实验异常。

迄今本病的初始诊断仍主要依据红细胞 PK 活性的检测。红细胞 PK 活性与红细胞年龄有关，细胞越年轻，PK 酶活性越强，当患者网织红细胞明显增高时，测得的值会偏高。输血后因正常红细胞较多也会增高，输血患者需要输血 3 个月后测定。白细胞的 PK 活性明显高于红细胞，是红细胞的 300 倍，检测的样本混入白细胞也会使结果偏高，一般可通过荧光斑点试验检测。结果判读：①PK 活性正常：25 分钟荧光消失（第 1 斑点出现明亮的荧光而第 2 斑点荧光消失）；②PK 活性部分缺乏：荧光在 25 分钟减弱；③PK 活性缺乏：荧光持续不消失。

随着基因诊断技术的发展，PKD 也可通过测定 *PKRL* 基因的外显子、侧翼区及启动子序列等明确诊断。

（曹 科 罗小娟 陈雪艳）

溶血尿毒综合征

【临床资料】

男性患儿，9 月龄，因发热、两系减少半天入院。患者于半天前无明显诱因出现发热，无畏寒，无寒战，无皮疹，无抽搐，无咳嗽，无呕吐，无腹胀，无腹泻。

【实验室检查】

（1）血常规：WBC 9.33×10^9/L，RBC 3.13×10^{12}/L，Hb 60g/L，PLT 48×10^9/L，网织红细胞绝对值 411×10^9/L，CRP 2mg/L；PCT 0.7ng/ml；凝血未见异常。

（2）尿常规：蛋白4+，潜血3+，葡萄糖2+，红细胞924/μl。

（3）肝肾功能：氯98.2mmol/L，尿素20.2mmol/L，肌酐100.8mmol/L，白蛋白39.9g/L，天门冬氨酸氨基转移酶131 IU/L，丙氨酸氨基转移酶34IU/L。

（4）粪便培养：检出大肠埃希菌和肺炎克雷伯杆菌；轮状病毒：阳性。

【外周血细胞形态】

中性晚幼粒细胞3%，中性杆状核粒细胞3%，中性分叶核粒细胞36%，淋巴细胞50%，单核细胞5%，嗜酸性粒细胞1%，异型淋巴细胞2%，部分中性粒细胞胞质可见颗粒增多、增粗，可见核左移。成熟红细胞大小不一，裂片红细胞比例约为10%，血小板少见，未见聚集（图1-17，图1-18）。

【诊断】 溶血尿毒综合征，轮状病毒肠炎。

【病例解析】

溶血尿毒综合征（HUS）属于血栓性微血管性疾病，以微血管性溶血性贫血（可以找到红细胞碎片）、血小板减少、肾功能损伤为特点。感染、多种毒素、抗内皮细胞抗体、药物等因素是造成内皮损伤而发病的关键。微血栓主要分布于肾脏，所以此类疾患肾脏功能损伤明显。另一种血栓性微血管性疾病——血栓性血小板减少性紫癜（TTP），多见于成人，溶血及血小板减少较为严重，肾功能损害相对较轻，神经系统症状多见，ADAMTS-13活性显著降低，而HUS患者该酶活性基本正常。

此病例展示了诊断典型溶血尿毒综合征时遇到的挑战。感染是诱发此类疾患的首要因素，大肠埃希菌、志贺痢疾杆菌、伤寒杆菌、肺炎链球菌等感染以及柯萨奇病毒、埃可病毒、HIV等感染均可诱发HUS。该患者粪便培养出大肠埃希菌，未出现腹痛、腹泻等相关症状，仅有发热。典型HUS的实验室检查特点为：贫血，血小板减少，白细胞计数增高，伴有核左移，网织红细胞计数升高，间接胆红素升高，乳酸脱氢酶增高；外周血涂片见红细胞碎片；肾功能异常，血尿素氮及肌酐异常增高，电解质异常或酸中毒。临床出现微血管性溶血性贫血、急性肾功能不全和血小板减少三联征即可诊断HUS。由此，该患儿最终诊断为HUS。

裂片红细胞的正确识别对于HUS和TTP的诊断至关重要。那么如何正确识别此类异常的红细胞呢？2015年，ICSH就此类问题发文规范了裂片红细胞的识别标准及定义。

（1）形态各异的RBC小碎片：有的带有尖角或脊，如三角形RBC；有的胞体一侧呈平直切缘，或一侧为弧形呈现为微小新月形（应与镰状RBC鉴别，两者胞体大小不同）；小碎片通常染色略深，有时因血红蛋白丢失而染色较苍白。

（2）盔形RBC：胞体一部分（罕见情况下可见两部分）因被纤维蛋白丝切割而分裂破碎。

（3）比RBC小碎片体积更大些的破损RBC：在半圆形凹陷的RBC膜的两侧带有一对"角"，有时甚至带有两对或三对"角"，称为有角RBC。

（4）小球形RBC：体积小，球形，深染，无中心淡染区。小球形RBC是RBC碎片的继发形态，通常体积小于4μm，小球形RBC只有在与（1）和（3）中的破碎RBC同时存在的情况下，才可以计数为破碎RBC。（这种形态应与遗传性球形RBC增多症相鉴别，后者球形RBC胞体没有这么小）

光学显微镜，中倍放大视野（如400倍），计数1000个RBC，以百分比形式报告；在临床疑似诊断为血栓性微血管病时应计数破碎RBC，患者通常表现为血小板减少。

（曹 科 罗小娟 陈雪艳）

葡萄糖 -6- 磷酸脱氢酶缺乏症

【临床资料】

男性患儿，10月龄，因面色苍黄、解茶色尿半天入院。患儿无明显感染等诱因，以母乳喂养为主。患儿母亲曾进食剩了3天的炒蘑菇，患儿临床有发绀，高流量吸氧下血氧70%左右，入院查高铁血红蛋白高，入院后予维生素C及还原型谷胱甘肽治疗，患儿血氧逐渐上升，高铁血红蛋白下降，诊断性治疗有效，考虑亚硝酸盐中毒。新生儿疾病筛查提示蚕豆病，葡萄糖-6-磷酸脱氢酶活性检测590.6，考虑葡萄糖-6-磷酸脱氢酶缺乏症。

【实验室检查】

（1）血常规：WBC 27.59×10^9/L，RBC 3.24×10^{12}/L，Hb 88g/L，PLT 680×10^9/L，网织红细胞绝对值 20.33×10^9/L，CRP 0.7mg/L。

（2）总胆红素83.8μmol/L，间接胆红素76.0μmol/L，直接胆红素24.1μmol/L；天门冬氨酸氨基转移酶42IU/L。

（3）直接抗球蛋白试验（DAT）阴性、间接抗球蛋白试验（IAT）阴性；高铁血红蛋白12.9%；葡萄糖-6-磷酸脱氢酶活性590.6；肺炎支原体IgM阴性；EB病毒抗体四项阴性；人细小病毒B19-IgM抗体阴性。

【外周血细胞形态】

中性分叶核粒细胞82%，淋巴细胞13%，单核细胞4%，异型淋巴细胞1%，部分中性粒细胞胞质可见颗粒增多增粗。成熟红细胞大小不一，可见较多水泡红细胞，血小板易见，散在分布（图1-19，图1-20）。

【诊断】急性溶血性贫血，贫血性休克，葡萄糖-6-磷酸脱氢酶缺乏症，亚硝酸盐中毒。

【病例解析】

葡萄糖-6-磷酸脱氢酶（G-6-PD）缺乏症是人类最常见的遗传性酶缺陷疾病之一，也是第一个被发现的红细胞酶缺乏疾病，以及位居发病率首位的单基因病。G-6-PD缺乏症在非洲、地中海和亚洲人种中非常多见，贫血的发生由多种特定的应激状态诱发，如新生儿期、感染和使用氧化性药物。记住，蚕豆病只是G-6-PD缺乏型溶血性贫血的一个临床表型（类型）。

G-6-PD缺乏症是红细胞磷酸己糖旁路代谢中重要的限速酶，其主要功能是生成抗氧化物质红细胞还原型辅酶Ⅱ（NADPH），后者为维持谷胱甘肽还原状态所必需。由于G-6-PD缺乏，NADP不能转化成NADPH，后者不足则使体内的两个重要抗氧化性损伤的物质红细胞还原型谷胱甘肽（GSH）和过氧化氢酶（CAT）不足，使血红蛋白和红细胞膜均易发生氧化性损伤。血红蛋白氧化损伤的结果形成了Heinz小体和高铁血红素。红细胞膜的过氧化损伤表现为膜脂质和红细胞膜蛋白巯基的氧化，使红细胞膜通透性增高，红细胞变形性降低，诱发膜带3蛋白酪氨酸磷酸化，形成衰老抗原，易被单核-巨噬细胞清除。由于G-6-PD缺乏，红细胞本身对氧化性损伤的抵御潜力减低，故在任何氧化性刺激下均可造成溶血。且在无明显诱因下发生慢性血管外溶血性贫血，或在有氧化性诱因下，如食用蚕豆、相关药物和感染，发生急性血管内溶血性贫血。遗传方式为X连锁不完全显性遗传，男女不同，男性患者常见。密码基因位于染色体的长臂2区8带（Xq28）。

影响G-6-PD缺乏溶血程度的有两个主要因素：G-6-PD水平和氧化应激水平。G-6-PD缺乏是指基因水平突变，造成功能性G-6-PD合成减少（量的缺陷）或产生异常G-6-PD（质的缺陷）。G-6-PD催化葡萄糖-6-磷酸转化为6-磷酸葡萄糖酸酯，这一生化反应与NADPH生成和G-6-PD随之减少相耦合，暴露于氧化剂或氧化应激中的GSH被消耗。GSH一旦被耗尽，红细胞中其他含巯基蛋白质（包括血红蛋白）就会发生氧化。血红蛋白氧化导致形成硫血红蛋白和血红蛋白沉淀，即所谓的Heinz小体。Heinz小体包涵物产生于急性的相关药物性溶血发作。除此以外还可见到红细胞碎片、不规则收缩细胞、球形棘变细胞，部分患者中可见到少量"咬痕"红细胞，有时出现无胞质内容物的血影细胞。带有Heinz小体的血影细胞常提示近期溶血发作。Heinz小体也可见于其他红细胞氧化损伤性溶血疾病。

G-6-PD缺乏症根据溶血的诱因和临床表现分为5个类型：①慢性溶血性贫血，即遗传性非球形红细胞溶血性贫血（非球形细胞性溶血性贫血），无诱因型溶血；②蚕豆病；③新生儿溶血病；④药物氧化性溶血性贫血；⑤感染诱发的溶血性贫血。临床表型是实用性分型，既考虑溶血诱因又方便临床诊断和治疗。

实验室检查包括：

①荧光斑点试验。以长波紫外光反映的NADPH生成量和速度判断结果。正常者10分钟内出现荧光，中度缺乏者在10~30分钟出现荧光，严重缺乏者30分钟不出现荧光。

②硝基四氮唑蓝纸片法。反应滤纸片在酶活性正常者出现紫蓝色，中度缺乏者为淡紫蓝色，严重缺乏者为持续红色。

③高铁血红蛋白还原试验。以高铁血红蛋白还原率间接反映磷酸戊糖旁路代谢状态。G-6-PD活性正常者还原率大于75%，中度缺乏者31%~74%，严重缺乏者小于30%。该法假阳性率高，已逐渐被淘汰。

④酶活力定量测定。G-6-PD缺乏症的确诊试验和金标准。国际血液学标准化委员会（ICSH）推荐Beulter确定的速率法，即通过UV分光光度计监测37℃条件下红细胞G-6-PD酶反应初速度阶段催化产物NADPH的含量来计算酶活力。

⑤基因型鉴定。在酶活力测定的基础上使用聚合酶链反应鉴定已知突变型和进行产前诊断。最常见的突变型分别是非洲G-6-PD A-、地中海G-6-PD Mediterranean和亚洲G-6-PD Canton。

由于G-6-PD是年龄依赖性酶，细胞越年轻酶活力越高，而网织红细胞的G-6-PD活力比衰老红细胞要高5倍，所以含大量年轻红细胞的新生儿可能出现酶活力测定值偏高而掩盖了G-6-PD缺乏的真相。在溶血发作期、恢复初期、近期输血等状态下检测酶活力，可因高网织红细胞或外源正常的红细胞影响使酶活性假性正常。建议溶血后或输血后3个月复查酶活力。

（曹　科　罗小娟　陈雪艳）

MYH9 综合征

【临床资料】

男性患儿，7月龄，发现血小板减少2天来诊。患儿3天前接种五联及肺炎十三价疫苗后当晚出现发热、咳嗽，热峰38.5℃，2天前到社康中心验血常规，血小板87×10⁹/L。体格检查余无异常。

【实验室检查】

（1）血常规：WBC 8.34×10⁹/L，中性粒细胞绝对值1.47×10⁹/L，淋巴细胞绝对值5.87×10⁹/L，单核细胞绝对值0.64×10⁹/L，嗜酸性粒细胞绝对值0.31×10⁹/L，嗜碱性粒细胞绝对值0.05×10⁹/L，RBC 4.91×10¹²/L，Hb 129g/L，PLT 65×10⁹/L，CRP 0.6mg/L。

（2）尿常规、肝肾功能、凝血常规、抗凝血酶Ⅲ、血管性假性血友病因子抗体、血浆D-二聚体、纤维蛋白（原）降解产物、蛋白C、蛋白S、ADP诱导血小板聚集、胶原诱导血小板聚集均无异常；血小板膜糖蛋白CD41、CD42b、CD62p大致正常；肾脏超声无异常。

（3）*MYH9*基因检测c.5521G>A（编码区第5521号核苷酸由鸟嘌呤变异为腺嘌呤），导致氨基酸改变p.E1841K（第1841号氨基酸由谷氨酸变异为赖氨酸），为错义突变。

【外周血细胞形态】

中性分叶核粒细胞20%，淋巴细胞68%，单核细胞10%，嗜酸性粒细胞2%。中性粒细胞和嗜酸性粒细胞胞质中易见Dohle样小体（淡蓝色嗜碱性包涵体，类似于严重细菌感染者体内发现的Dohle小体）（图1-21，图1-22）。成熟红细胞大小较均一，未见明显异常。血小板较易见，见较多大血小板和巨大血小板，未见聚集（图1-23）。

【诊断】*MYH9*相关综合征。

【病例解析】

*MYH9*相关综合征（*MYH9*-related disorders，*MYH9*-RD）是一组包括May-Hegglin异常（MHA：OMIM 155100）、Sebastian、Fechtner以及Epstein综合征（SBS：OMIM 605249，FTNS：OMIM 153640，EPSTNS：OMIM 153650）在内的疾病。患者具有血小板减少、巨大血小板和中性粒细胞内包涵体三联征，以及不同程度的肾炎、耳聋和白内障，均与*MYH9*基因突变有关，呈常染色体显性遗传。*MYH9*基

因位于染色体22q12.3~q13.2区，全长约106kb，包括40个外显子，编码相对分子质量约224000kD的非肌性肌球蛋白重链ⅡA（nonmuscle myosin heavy chain ⅡA，NMMHC-ⅡA），该蛋白是非肌细胞骨架的重要组成部分，在血小板、粒细胞、肾脏、耳蜗和晶状体等组织或细胞中表达，是血小板唯一的非肌肉肌球蛋白。该蛋白在细胞分裂、迁移及维持细胞形态中起到重要作用，对血小板收缩和分泌功能的影响尤其关键。对 MYH9-RD 发病机制的研究显示，突变的 NMMHC-ⅡA 影响巨核细胞形成血小板前体，产生巨大血小板。MYH9-RNA 伴有异常 NMMHC-ⅡA 的累积，导致中性粒细胞胞质中含有包涵体。MYH9突变导致患者出现不同程度的凝血障碍、贫血，甚至耳聋、肾炎和早期白内障，即具有高度的异质性。出血症状主要包括容易擦伤、鼻衄和月经过多，只有在并发症导致血小板计数大大降低时（一般低于50×10^9/L）才会出现瘀点或瘀斑。对于妇女而言，月经过多易导致缺铁性贫血。MYH9异常患者易发神经性耳聋、早老性白内障和肾小球性肾炎，这些症状可能随时发生并进展。一旦出现听力损伤和检出蛋白尿，病情就会发生进展。

研究显示基因型与表型之间有一定的相关性，发生在 NMMHC-ⅡA 头颈部的突变（第1~19外显子）临床表型较重，而发生在尾部的突变（第20~40外显子）临床表型较轻。同一密码子不同氨基酸的改变，对表型的影响也不同。

全自动血细胞分析仪使用电阻抗方法检测血小板，血小板检测结果受众多因素影响，当仪器提示"血小板减少""血小板直方图异常"时，我们要使用光学法、荧光法或血小板手工计数法等方法进行复查，同时注意有无大血小板和巨大血小板，以及其比例。尤其当网织血小板比例（仪器提示大血小板比例的指标）增高大于20%时，除详细询问家族史外，应采用瑞氏-吉姆萨染色观察中性粒细胞、嗜酸性粒细胞、单核细胞是否存在类Dohle样小体蓝色包涵体。此外也可通过免疫荧光染色判断中性粒细胞是否存在包涵体，如果存在明显的"三联征"，则可判断为 MYH9 基因相关的血小板减少疾病，行基因检测可明确诊断。

本病无有效的治疗方法，常规治疗血小板减少疾病的方法如糖皮质激素、免疫抑制剂、丙种球蛋白、脾切除治疗基本无效，因此以对症治疗为主，尽量避免不必要的干预治疗。

（曹 科 罗小娟 刘丽亚）

植物固醇血症

【临床资料】

双胞胎姐妹，7岁2月龄。两患儿1年多前因频繁鼻衄、腹痛到多家医院血液内科和消化科就诊，检查血常规，血小板波动在（42~97）$\times 10^9$/L，诊断为"血小板减少""肠痉挛"，不规律服药（具体不详），未见明显好转，遂到本院血液内科就诊。体格检查肝脏未肿大，脾脏下缘超出肋缘下3~4cm。患儿父母非近亲婚配，无血小板减少等遗传性疾病家族史。

【实验室检查】

双胞胎姐姐实验室检测结果如下：

（1）血常规：WBC 7.5 $\times 10^9$/L，RBC 2.91 $\times 10^{12}$/L，Hb 78g/L，PLT-I 52 $\times 10^9$/L，PLT-O 128 $\times 10^9$/L，PLT-F 130 $\times 10^9$/L，PLT（手工计数）135 $\times 10^9$/L，网织红细胞绝对值234 $\times 10^9$/L。

（2）PLT聚集试验（PLT功能检测）：ADP诱导PLT聚集81%，花生四烯酸诱导PLT聚集81%，胶原诱导PLT聚集77%，瑞斯托霉素诱导PLT聚集15%。

（3）总胆红素30.6μmol/L，间接胆红素24.4μmol/L；肝肾功能、血脂检测结果无异常。

（4）血清植物固醇检测结果：β-谷固醇229μmol/L（参考范围：1~15μmol/L），豆固醇23μmol/L（参考范围：0.1~8.5μmol/L），菜油固醇33μmol/L（参考范围：0~10μmol/L）。

双胞胎妹妹实验室检测结果如下：

（1）血常规：WBC 7.4 $\times 10^9$/L，RBC 3.03 $\times 10^{12}$/L，Hb 84g/L，PLT-I 62 $\times 10^9$/L，PLT-O 115 $\times 10^9$/L，

PLT-F 123×10^9/L，PLT（手工计数）125×10^9/L，网织红细胞绝对值 205×10^9/L。

（2）PLT聚集试验（PLT功能检测）：ADP诱导PLT聚集75%，花生四烯酸诱导PLT聚集81%，胶原诱导PLT聚集74%，瑞斯托霉素诱导PLT聚集12%。

（3）总胆红素27.8μmol/L，间接胆红素22.7μmol/L；肝肾功能、血脂检测结果无异常。

（4）血清植物固醇检测结果：β-谷固醇249μmol/L（参考范围：1~15μmol/L），豆固醇25μmol/L（参考范围：0.1~8.5μmol/L），菜油固醇37μmol/L（参考范围：0~10μmol/L）。

两患儿的尿液干化学潜血2+、尿沉渣镜检RBC+/HPF、凝血功能检测（PT、APTT、TT、FIB、FDP、DD、PC、PS、AT Ⅲ活性、血管性血友病因子）均正常。

分子生物学检测结果：

两患儿*ABCG5*基因均检出2个杂合突变，为复合杂合突变：

（1）8号外显子c.904+1G>A（编码区第904+1号核苷酸由鸟嘌呤变异为腺嘌呤），导致氨基酸改变splicing（剪接突变），经家系验证分析，该变异来自患儿父亲。

（2）6号外显子c.751C>T（编码区第751号核苷酸由胞嘧啶变异为胸腺嘧啶），导致氨基酸改变p.Q251X（无义突变）。经家系验证分析，该变异来自患儿母亲。

【外周血细胞形态】

见较多大血小板，少量巨大血小板；红细胞见较多口形红细胞，见少量点彩红细胞和嗜多色性红细胞（图1-24）。

【诊断】植物固醇血症。

【病例解析】

植物固醇血症（phytosterolemia），又名谷固醇血症（sitosterolemia），是一种罕见的常染色体隐性遗传性脂质代谢性疾病。其发病的分子基础是*ABCG5*或*ABCG8*基因纯合或复合杂合突变，这两个基因共用一个启动子，为双向启动子同时调节转录，分别编码Sterolin-1和Sterolin-2蛋白，二者形成异源二聚体，分布于肝细胞和肠道上皮细胞，调节植物固醇的表达。该蛋白能减少肠道对植物固醇的吸收，同时促进肝脏排泄，从而调控血浆中植物固醇的水平。当*ABCG5*和*ABCG8*基因突变后，肠道对植物固醇的吸收显著增加，而由肝脏分泌到胆汁中的植物固醇减少，导致血液植物固醇如谷固醇、豆固醇、菜油固醇等明显增加，其中谷固醇增高最明显。

血细胞是植物固醇毒性作用的靶点之一，显著增高的植物固醇导致红细胞膜的通透性增加，流动性下降，从而引发红细胞异形和溶血。植物固醇同时作用于巨核细胞，导致巨核细胞分界膜系统（DMS）分化障碍，引发血小板减少、大/巨大血小板增多。另外，植物固醇渗透到血小板膜，可能导致血小板聚集功能障碍，部分患者瑞斯托霉素诱导血小板聚集试验结果明显偏低，临床有出血表现。高浓度植物固醇还可抑制肝低密度脂蛋白受体活性，导致其表达下调，导致低密度脂蛋白胆固醇和总胆固醇升高。动物和植物固醇在组织和血浆中过多集聚，导致黄色瘤、动脉粥样硬化与早发性冠心病。此外，植物固醇还可沉积在胃肠系统，导致腹痛的发生。此2例患儿以溶血性贫血、红细胞形态异常及血小板功能异常为主，均出现较多大/巨大血小板，但需要与*MYH9*相关血小板减少综合征、Bernard-Soulier综合征（BSS）、灰色血小板综合征等遗传性巨大血小板病相鉴别。部分患者出现黄色瘤，在形态上需要与毛囊炎、疖、幼年黄色肉芽肿等相鉴别，以膝关节、肘关节、掌指关节、腕关节及臀部皮肤皱褶处多发。血清植物固醇含量升高、*ABCG5*或*ABCG8*基因异常是确诊的依据。血清植物固醇含量需要高效液相色谱（HPLC）、气相色谱（GC）、液相色谱-质谱（LC-MS）、气相色谱-质谱（GC-MS）等特殊方法来检测。

血常规检查常用的电阻抗方法，容易受小红细胞、红细胞碎片的干扰，导致血小板检测结果假性升高；亦常受大血小板、巨大血小板的干扰，导致血小板检测结果假性降低。仪器常有"血小板直方图异常""血小板聚集"等异常报警信息提示。检验人员应使用光学法、荧光染色法、手工计数、血涂片瑞氏染色镜检等方法复检，以报告准确的血小板数量，同时应观察血涂片，明确有无异常形态红细胞及血小板等，为临床正确诊疗提供客观依据。

综上，初诊患者若表现为大/巨大血小板增多与溶血性贫血、口形红细胞增多，或皮肤黄色瘤，血总胆固醇、低密度脂蛋白胆固醇升高，须考虑植物固醇血症的可能，应尽早行血植物固醇含量和*ABCG5*和*ABCG8*基因检测，降低误诊率，早诊断、早干预和治疗，以改善预后。

（曹　科　罗小娟　陈雪艳）

Wiskott-Aldrich 综合征

【临床资料】

男性患儿，4月龄，血常规结果示两系减少3个月余，咳嗽1个月，发热伴加重2天入院。2天前因接触感染姐姐出现发热，热峰40℃，间隔8~12小时，口服退热药难以降至正常，易反复，咳嗽加重，干咳为主，偶有喘息，伴有气促、呼吸困难，有咳吐，门诊查血常规，PLT 38×10⁹/L，Hb 76g/L，予抗感染治疗后患儿仍有高热、咳嗽，伴气促。

查体：神清，精神反应一般，贫血貌，背部可见散在红色皮疹，部分高出皮面，压之不褪色，胸部皮肤可见散在针尖大小皮下出血，平皮面。浅表淋巴结未触及肿大。口唇苍白，咽充血，双侧扁桃体无肿大。颈软，无抵抗，气促，三凹征（+），双肺呼吸音粗，可闻散在细湿啰音。肝脏触及，肋下4cm，质软缘锐，脾脏肋下平脐，质软缘锐。其他无异常。

既往史：患儿既往有反复湿疹史。患儿曾因"出生15天，皮肤黄染13天"住院，查PLT 8×10⁹/L，Hb 105g/L，骨髓涂片示骨髓增生活跃，粒系、红系增生，巨核增生明显，巨核细胞可见成熟障碍现象，血小板少量散在分布，诊断为"新生儿血小板减少性紫癜；新生儿高未结合高胆红素血症；新生儿脓疱疮"，予免疫球蛋白2g/kg，地塞米松降低血管通透性，口服强的松治疗，出院前查PLT 72×10⁹/L，Hb 86g/L。出院后外院门诊监测血常规，PLT波动于（34~130）×10⁹/L，Hb波动于76~86g/L，2~3月龄时偶有大便带血丝，无牙龈出血、鼻出血等。2周前因"咳嗽4天"在外院住院治疗，诊断为"社区获得性肺炎，非重症；贫血待查"，予吸痰、雾化、平喘治疗，好转出院。近期解稀便4次，未见黏液及脓血。

【实验室检查】

（1）血常规：WBC 25.72×10⁹/L，中性粒细胞绝对值13.46×10⁹/L，淋巴细胞绝对值8.23×10⁹/L，单核细胞绝对值3.67×10⁹/L，嗜酸性粒细胞绝对值0.28×10⁹/L，嗜碱性粒细胞绝对值0.08×10⁹/L，RBC 3.59×10¹²/L，Hb 70g/L，PLT 46×10⁹/L，网织红细胞绝对值84×10⁹/L，CRP 83.5mg/L；PCT 0.9ng/ml；粪便隐血试验阳性（+）。

（2）生化检测：血清前白蛋白0mg/L、总蛋白75.8g/L、白蛋白35.5g/L、球蛋白40.3g/L、甘油三酯4.7mmol/L、血清铁2.6μmol/L、血清转铁蛋白3.7g/L，可溶性转铁蛋白受体94.4nmol/L。

（3）免疫球蛋白定量：免疫球蛋白G 18.6g/L、免疫球蛋白M 3.0g/L、免疫球蛋白A 1.2g/L、补体C3 1.4g/L、补体C4 0.07g/L；细胞因子：IL-2 0.4pg/ml、IL-6 53.8pg/ml、IL-10 91.4pg/ml。

（4）痰培养见肺炎链球菌；地中海贫血基因阴性；肺炎支原体IgM抗体均阴性；流感A+B、呼吸道病原三项阴性；百日咳DNA阴性；胸部CT：肺炎；腹部超声：肝、脾弥漫性增大。

（5）血液系统相关基因检测：*WAS*基因有1个杂合子突变，c.526delC，导致氨基酸改变p.L177Cfs*84，为移码突变，可能导致基因功能丧失。经家系验证分析，患者父亲该位点无变异，患者母亲该位点杂合变异。

【外周血细胞形态】

中性分叶核粒细胞58%，淋巴细胞30%，单核细胞12%，白细胞形态未见明显异常。成熟红细胞大小不均，以小红细胞为主，部分中心淡染区扩大。血小板少见，体积细小，散在分布（图1-25）。

【诊断】重症肺炎（肺炎链球菌感染），Wiskott-Aldrich综合征，中度贫血。

【病例解析】

Wiskott-Aldrich综合征（Wiskott-Aldrich syndrome，WAS），又称湿疹血小板减少伴免疫缺陷综合征，

是一种罕见的X连锁隐性遗传性免疫缺陷病，由Xp11.22~23的*WAS*基因突变导致WAS蛋白表达减少或缺失所致。WAS的发病率为（1~10）/100万。依据临床表现，WAS可分为4种类型：典型的WAS综合征、X连锁血小板减少症（X-linked thrombocytopenia，XLT）、间歇性X连锁血小板减少症（intermittent X-linked thrombocytopenia，IXLN）以及X连锁粒细胞减少症（X-linked neutropenia，XLN）。

*WAS*基因组全长为9kb，包含12个外显子，编码由502个氨基酸组成的WAS蛋白。WAS蛋白不同功能区以及不同类型的突变可产生不同的临床表型，突变发生于第1~6外显子时，常为错义突变，部分抑制WAS蛋白的功能，临床表型比较轻；突变发生于第7~12外显子时，多为移码突变或无义突变，导致WAS蛋白表达缺失或者产生截短、不稳定的蛋白，该类患者多数症状严重，预后不良，多为重型。此外，*WAS*基因存在回复突变，同一例患者在不同时间的WAS蛋白表达情况不同，临床表现也不同。

WAS蛋白仅表达于各类血细胞和免疫活性细胞，主要参与细胞内信号传导和细胞构架重构，在各系血细胞生成、迁移和维持正常形态，以及调节免疫细胞正常活性等方面均具有重要意义。基因突变可导致WAS蛋白表达异常或缺失，对特异性免疫及非特异性免疫系统均有影响，造成IgE水平升高，IgM、IgA、IgG水平下降，以及T淋巴细胞数量下降及趋化、活化受抑，细胞因子分泌功能障碍等联合免疫缺陷。WAS患儿的骨髓巨核细胞计数多为正常，甚至可以增多，但常出现巨核细胞成熟障碍。又因存在血小板形态结构异常，易在骨髓和脾被吞噬细胞清除，从而导致持续性血小板减少和出血倾向。引起湿疹的原因尚不清楚，可能与IgE升高和Th1/Th2失衡有关。

该患儿有典型WAS综合征三联征表现，即生后不久出现血小板减少、湿疹及反复感染。基因检测显示6号存在移码突变（c.526delC），可能导致基因功能丧失，为未报道的突变。

WAS发病率较低，早期诊断存在一定难度，若早期应用糖皮质激素及人免疫球蛋白有效，常被误诊为免疫性血小板减少症。WAS存在明显的平均血小板体积（mean platelet volume，MPV）减小，而后者正常或增大，至少无减小。因此，MPV变化为重要鉴别诊断依据。需要临床提高对WAS特征性表现的认识程度，对于存在反复或严重湿疹、血小板计数降低，并伴以便血为主的出血表现及反复感染的男性患儿，须考虑WAS的可能。在目前普通血常规检测报告中，多能显示MPV数据，可关注此项参数变化，若不能提供此项参数，也可通过血涂片观察血小板体积，为WAS提供早期诊断的简便实验依据。

因此，作为检验人员，若遇到血小板计数减低，血涂片复检时除了要复核血小板数量，还要留意血小板体积大小，为临床提供有价值的诊疗线索。

（罗小娟 曹 科 王 斌）

重型先天性中性粒细胞减少症

【临床资料】

女性患儿，5月龄，因发热6天入院。患儿6天前无明显诱因出现发热，热峰39.5℃，口服退热药可降至正常，但间隔5小时体温易反复，伴流涕，无畏寒、寒战，无咳嗽，无鼻塞，无气促、喘息，无呕吐、腹泻，无哭闹不安等。予头孢曲松静脉滴注4天，发热较前好转，但仍有反复发热。查体：神志清楚，精神反应可，全身皮肤弹性可，无皮疹，浅表淋巴结未触及肿大，头颅大小正常，前囟大小约1.5cm×1.5cm，平软，口唇红润，咽部黏膜充血，双侧扁桃体Ⅰ°肿大。双肺呼吸音粗，未闻及干湿啰音。心音有力，律齐，未闻及杂音。腹软，肝、脾肋下未触及，肠鸣音正常。四肢活动自如，肌力、肌张力正常、对称，四肢暖。既往史：出生后多次检查血常规，中性粒细胞均显著减少。有多次呼吸道感染病史。

【实验室检查】

多次院外血常规均提示中性粒细胞绝对值显著减少。

（1）血常规：WBC 7.4×10^9/L，中性粒细胞绝对值0.07×10^9/L，淋巴细胞绝对值5.33×10^9/L，单核细胞绝对值1.70×10^9/L，中性粒细胞百分比1%，淋巴细胞百分比72%，单核细胞百分比23%，RBC 3.99×10^{12}/L，Hb 104g/L，PLT 265×10^9/L，CRP 103.3mg/L；治疗2天后复查血常规：白细胞4.43×10^9/L，

中性粒细胞绝对值0.21×10⁹/L，CRP 6.8mg/L；PCT 0.4ng/ml；粪便、尿液常规未见异常。

（2）肝肾功能、生化、心肌酶及体液免疫未见明显异常。

（3）血培养、甲乙型流感病毒核酸检测、肺炎支原体DNA检测、沙眼衣原体DNA检测、呼吸道病毒抗原检测、结核免疫分析、TORCH结果均阴性。

（4）淋巴细胞免疫分析：抑制/细胞毒T淋巴细胞百分比（CD8⁺T%）12.44%、辅助/诱导T淋巴细胞计数（CD4⁺T#）1828/μL、CD4⁺T/CD8⁺T 4.07。

（5）胸片提示双肺纹理增多；泌尿系超声未见异常。

（6）基因检测提示*ELANE*基因5号外显子有一个杂合自发突变：c.640G>A，（编码区第640号核苷酸由鸟嘌呤变异为腺嘌呤），导致氨基酸改变p.G214R（第214号氨基酸由甘氨酸变异为精氨酸），为错义突变。

【外周血细胞形态】

淋巴细胞69%，单核细胞27%，嗜碱性粒细胞1%，异型淋巴细胞3%，中性粒细胞比例显著减低，偶见中性粒细胞，外周血白细胞、红细胞、血小板形态未见明显异常（图1-26，图1-27）。

【诊断】脓毒症，急性上呼吸道感染，重型先天性中性粒细胞减少症。

【病例解析】

先天性中性粒细胞减少症（congenital neutropenia，CN）指以外周血循环中性粒细胞绝对值（absolute neutrophil count，ANC）低于正常值（2周至1岁儿童ANC<1.0×10⁹/L，1岁以上儿童和成人ANC<1.5×10⁹/L）为特征的一组异质性疾病，患者外周血循环ANC减少，可呈持续性、间歇性或周期性。

CN根据ANC的减少程度，分为重度、中度和轻度。当ANC<0.5×10⁹/L时，称为重型先天性中性粒细胞减少症（severe congenital neutropenia，SCN）。CN 1956年首次由Kostmann报道，因此又称为Kostmann综合征。CN的遗传方式包括常染色体显性、常染色体隐性及X连锁隐性遗传，目前发现的CN相关突变基因超过30种，如中性粒细胞弹性蛋白酶基因（*ELANE*）、*HAX1*、*WAS*、*G6PC3*及*CSF3R*等。其中*ELANE*为最常见的致病基因，约占SCN患者的50%~60%。该基因位于染色体19p13.31，由5个外显子组成，编码由218个氨基酸组成的中性粒细胞弹性蛋白酶。该酶是一种髓系细胞特异性丝氨酸蛋白酶，在先天免疫防御中起重要作用，产生于早幼粒细胞阶段，存在于成熟中性粒细胞的初级颗粒中，可水解弹性蛋白等多种细胞外基质和细菌成分。ELANE基因突变时会导致弹性蛋白酶的错误折叠，当这种错误折叠超过了内质网的修复限度，会诱导未折叠蛋白反应（unfolded protein response，UPR）而导致中性粒细胞凋亡，引起中性粒细胞减少。CN患者骨髓细胞形态常表现出早幼粒细胞成熟障碍，粒系细胞计数原始粒细胞和早幼粒细胞数目增多，而中性中幼粒细胞、中性晚幼粒细胞、中性杆状核粒细胞及中性分叶核粒细胞数目很少，甚至缺如。

中性粒细胞是人体血液中含量最为丰富的免疫细胞，在抗感染和预防感染性疾病中发挥着重要作用。不同的临床状态与中性粒细胞减少的严重程度密切相关：ANC<（1.0~1.5）×10⁹/L，未损害患者免疫功能；ANC<（0.5~1.0）×10⁹/L，可轻微影响患者免疫功能，只有同时伴其他系统免疫功能低下时才会出现轻度升高的感染风险；ANC<（0.2~0.5）×10⁹/L，表现为感染风险高于健康人；ANC<0.2×10⁹/L，表现为危及生命的感染风险，并增加了机会感染的可能性。对于SCN患者来说，由于ANC常小于0.2×10⁹/L，抵抗力差，易发生反复的细菌或病毒感染，以皮肤、黏膜、呼吸道最为常见，感染不易控制，如不及时给予有效的治疗，可并发严重的败血症或重症感染，甚至会死亡。

SCN的诊断主要依赖于临床表现及实验室检查。国际重症慢性中性粒细胞减少症登记处（Severe Chronic Neutropenia International Registry，SCNIR）明确定义了SCN诊断标准：①出生至少3个月后，患者外周血中性粒细胞计数至少3次低于500/μl或0.5×10⁹/L；②具有典型的临床表现，如频繁出现发热、感染、慢性牙龈炎、感染处无脓性分泌物等；③骨髓细胞学显示"粒系细胞成熟障碍，多停滞在早幼粒细胞阶段"；④骨髓细胞染色体核型分析显示正常核型。此外还须排除感染、化疗、药物等可能的干扰因素。随着基因测序技术的发展，我们可对高度怀疑CN的患者尽早进行基因测序，以明确诊断。

本例患儿生后至今反复多次发热、感染，多次血常规白细胞计数正常，中性粒细胞计数显著减低，临床表现及实验室检查符合SCN的特点，结合基因筛查结果报告，最终明确诊断SCN。

有文献提到，SCN患者中性粒细胞计数减低的同时，单核细胞计数会不同程度地升高，该患儿与之相符，其单核细胞绝对值波动在（0.78~1.7）×10⁹/L之间。

目前血细胞分析仪种类繁多，检测原理各不相同，不同仪器对中性粒细胞减少，特别是中性粒细胞缺乏的标本，检测结果差异较大，需要涂片复检，确认中性粒细胞绝对值是否显著减少，为临床诊治提供线索。

SCN的临床表现不典型、非特异性，主要有发热、感染等非特异性症状，发热常常首先出现并且有可能是唯一的表现。准确的中性粒细胞检测结果将为临床诊治提供帮助。

（罗小娟　曹　科　刘丽亚）

Chediak-Higashi 综合征

【临床资料】

女性患儿，4岁，因发热8天入院。热峰41℃，无寒战、抽搐，无皮疹，发热时间不规律，热退后精神尚可，输一般抗生素治疗无明显好转。入院前3天前开始有单、双声咳嗽，不剧，痰少，无喘息、气促，无呼吸困难。

查体：神清，精神反应可。颜面、颈部、四肢皮肤见色素沉着及散在色素缺失斑，毛发色素沉着不良（呈灰色）。颈部可触及数枚黄豆大小淋巴结，质中活动度可，无红肿触痛。畏光，结膜无充血，眼球无震颤，瞳孔对光反射灵敏，唇无发绀，咽充血，扁桃体Ⅱ°，见2个白色点状渗出，颈软。双肺呼吸音粗，未闻及干湿啰音。心音有力，律齐。腹软，肝右肋下平脐，质中缘锐，脾肋下3cm，质中，无压痛，肠鸣音正常。四肢活动自如，肌力、肌张力正常。神经系统查体：颅神经查体无明显异常，腱反射亢进，踝阵挛阳性，脑膜刺激征阴性，巴氏征阴性。

既往史：出生后1~2个月开始，渐出现皮肤颜色变化，出现颜面、颈部皮肤色素沉着，毛发色素沉着不良，颜面部分皮肤散在白斑。既往常因"感冒"就诊，多次查粒细胞减少，经一般抗感染治疗可治愈。

生产史、喂养史、生长发育史正常。1+岁开始有畏光表现。

家族史：患儿母亲G5P3，人工流产2个，P1女性，皮肤病变与该患儿相似，自1~2岁开始反复出现皮肤化脓性感染，伴间断发热，予抗感染等治疗，反复不愈，至15岁病逝。P2女性，现17岁，上初中，无明显异常。父母非近亲结婚。

【实验室检查】

（1）血常规：WBC 3.5×10⁹/L，中性粒细胞绝对值0.35×10⁹/L，淋巴细胞绝对值2.80×10⁹/L，单核细胞绝对值0.32×10⁹/L，嗜酸性粒细胞绝对值0.03×10⁹/L，嗜碱性粒细胞绝对值0.00×10⁹/L，RBC 3.78×10¹²/L，Hb 100g/L，PLT 81×10⁹/L，CRP 13mg/L。

（2）生化检查：甘油三酯1.82mmol/l；血清铁蛋白241.2ng/ml；血EBV-DNA 6.33×10⁷cps/ml，咽拭子EBV-DNA 5.29×10⁶cps/ml；肝肾功能、电解质、心肌酶、体液免疫基本正常；自身抗体阴性。

（3）胸片示双肺纹理增多；腹部B超示肝脏、脾脏弥漫性增大。

【细胞形态】

中性分叶核粒细胞9%，淋巴细胞82%，单核细胞8%，异型淋巴细胞1%，中性粒细胞、淋巴细胞可见C-H颗粒。成熟红细胞大小较均一，形态大致正常，血小板较易见，未见聚集。

骨髓涂片示骨髓增生明显活跃。粒、红与巨核细胞三系比例基本正常。粒系、淋系、单系细胞可见大小多少不一的C-H颗粒，以粒系细胞为主。全片可见少量组织细胞，部分吞噬白细胞。

【诊断】Chediak-Higashi综合征，EB病毒感染，急性支气管炎。

【病例解析】

Chediak–Higashi综合征（CHS）是一种较为罕见的常染色体隐性遗传疾病，又称为先天性白细胞颗粒异常综合征、异常白细胞包涵体综合征等。1943年Beguez Cesar等首次报道，1995年Sato认为Chediak和Higashi报告的资料相似，故命名。CHS与溶酶体转运调节因子基因（lysosomal trafficking regulator gene，LYST）突变有关。LYST蛋白含3801个氨基酸，分子量430kD，LYST蛋白调节溶酶体相关细胞器（溶酶体、黑素小体、血小板致密颗粒等）的大小和位移。LYST蛋白在胞质囊泡运输中的具体作用机制尚不清楚，推测与LYST蛋白相互作用的分子基因变异也可能导致CHS。LYST蛋白缺陷导致细胞膜的功能异常，蛋白进出囊泡或颗粒的转运、传递过程缺陷，形成巨大的溶酶体（相关细胞器）颗粒，相应细胞功能异常，从而引发各系统的临床症状。免疫功能缺陷是由于中性粒细胞和单核细胞的化学趋化作用减弱，溶酶体颗粒释放缺陷使杀菌作用延迟，自然杀伤细胞和细胞毒性T细胞的活性缺乏。患者表现为从婴儿期开始，反复感染，感染部位多为皮肤、呼吸道、牙周，病原体多为细菌，尤其是葡萄球菌和链球菌。部分性白化病是由于黑素小体的形成有缺陷，或黑素小体从黑素细胞到角质细胞转移的过程有缺陷。因此患者毛发干燥，颜色由白色到棕黑色不等，多为浅灰色，大部分患者头发有银白色光泽，强光下和彻底清洗后更明显。皮肤在出生时或出生后不久可表现色素缺乏，呈乳白色，可有广泛性皮疹。有些患者皮肤白化程度轻微，暴露部位色素沉着。血小板缺陷是由于血小板中颗粒形成异常，缺乏可辨认的致密颗粒，或颗粒结构异常，导致出血时间延长。神经系统症状可表现为认知能力低下、共济失调、震颤、腱反射减弱或消失、运动或感觉神经异常，并且随病情进展而呈进行性加重。

血涂片或骨髓涂片中白细胞胞质内见粗大溶酶体颗粒具有临床诊断意义。粒细胞、淋巴细胞、血小板及前体细胞内均可出现粗大溶酶体颗粒，大小不等，呈现多形性，颜色为深浅不一的黄褐色，过氧化物酶染色阳性，瑞氏染色呈淡紫色、灰绿色不等。细胞越成熟，颗粒越粗，颜色越深。近年发现细胞学改变程度与临床严重程度呈正比，融合的溶酶体颗粒越大，临床表现越重。

本病无特异治疗，骨髓移植可以改善免疫缺陷、出血症状，但不能阻止神经系统病变进展。由于反复感染、出血和"加速期"多器官病变，80%的患儿死亡，少数存活到成年。

（罗小娟　曹　科　陈雪艳）

裂隙淋巴细胞的诊断价值

【临床资料】

女性患儿，1个月26天，因咳嗽7天入院。患儿于7天前接触感冒姐姐后出现咳嗽，为阵发性连声咳，夜间咳嗽多，偶有咳出白黏痰，无鼻塞流涕，无气促喘息，无发热。查体：咽部黏膜充血，双侧扁桃体无肿大，双肺呼吸音粗、对称，可闻及痰鸣音，余无异常。

【实验室检查】

（1）血常规：WBC 27.06×10⁹/L，中性粒细胞绝对值3.38×10⁹/L，淋巴细胞绝对值22.28×10⁹/L，单核细胞绝对值1.18×10⁹/L，嗜酸性粒细胞绝对值0.14×10⁹/L，嗜碱性粒细胞绝对值0.08×10⁹/L，RBC 4.33×10¹²/L，Hb 128g/L，PLT 587×10⁹/L，CRP 0.6mg/L；PCT 0.2ng/ml。

（2）肝肾功能：天门冬氨酸氨基转移酶63IU/L，丙氨酸氨基转移酶52IU/L，余无异常。

（3）百日咳DNA测定（定量）：2.95×10⁷cps/ml；胸片示肺炎。

【外周血细胞形态】

中性分叶核粒细胞10%，淋巴细胞87%，单核细胞3%，约见14%裂隙淋巴细胞（图1-29）。成熟红细胞大小较均一，未见明显异常。血小板易见，未见聚集。

【诊断】 百日咳，支气管肺炎。

【病例解析】

百日咳是由百日咳杆菌引起的急性上呼吸道感染性疾病。百日咳杆菌属于鲍特氏菌属，无鞭毛、芽孢，革兰阴性。传染源是患者或隐性感染者，传播途径主要为飞沫传播。易感人群主要是免疫力低下者，尤其是儿童及新生儿。感染病程可达数周至3个月，因此称之为"百日咳"。

临床表现为阵发性、痉挛性咳嗽，镇咳终末可闻及鸡鸣声（婴儿特征可不典型），咳嗽逐渐加重。婴儿及重症者易并发肺炎、脑病及高白细胞血症等并发症。

发病早期外周血白细胞计数即明显升高，痉咳期最为明显，达（20~50）×10⁹/L，甚至70×10⁹/L以上，以淋巴细胞为主，比例60%~90%，这是由于百日咳毒素促使外周血储备池淋巴细胞释放到循环池。此种淋巴细胞增多症在未免疫的儿童中更为常见，而在年长儿及接种过疫苗的百日咳患儿中相对少见，其外周血白细胞和淋巴细胞往往正常或升高很少。有文献报道，外周血涂片有时可见特异性的裂隙淋巴细胞，其诊断价值及意义尚不明确。

百日咳感染后如何确诊呢？国内儿科专家参考其他国家诊断标准及全球百日咳计划建议，结合我国实际情况，将儿童分为3个年龄段，0~3月龄、4月龄~9岁及≥10岁，每个年龄段有着与之相应的临床诊断标准和实验室确诊标准。换言之，各个年龄段的诊断标准不尽相同，不能一概而论。

近年来，由于百日咳杆菌变异、百日咳人群感染方向转变、疫苗作用衰退及百日咳一线治疗抗生素耐药等原因，全球各国百日咳发病率出现了不同程度的升高。其中，婴幼儿或因未进行疫苗接种，或因接种疫苗不完全而免疫力低下，成为住院率及死亡率相对较高的人群。然而，婴幼儿百日咳患者大多临床表现不典型，若临床医生没有丰富的经验，极容易导致疾病漏诊。

综合分析各年龄段的实验室确诊标准，不难发现他们的共同之处在于PCR检出百日咳鲍特菌核酸，或者培养检出百日咳鲍特菌，或者发病初期与恢复期双份血清PT-IgG滴度出现显著升高（>2~4倍）。诊断的金标准：咽拭子细菌培养。缺点：培养周期长且敏感性低。

正确的标本采集是获得理想结果的重要条件。取可疑患儿的鼻咽拭子或者鼻咽抽吸物，标本采集后立即床旁接种或者置于转运培养基内运至实验室立即接种。拭子材料有严格要求，藻酸钙拭子无毒，最适宜且仅适合于培养取材；尼龙或涤龙拭子同时适用于培养和PCR检测；棉花纤维对细菌生长有抑制作用，应避免用于培养取材。

诊断标准中并没有提到外周血涂片镜检见裂隙核淋巴细胞为百日咳诊断标准之一。裂隙核淋巴细胞出现的意义何在？

外周血或骨髓出现裂隙淋巴细胞就一定是百日咳吗？答案当然是否定的。尽管这些裂隙淋巴出现于百日咳患者，但形态学上裂隙核淋巴细胞并不是百日咳所独有。不过虽然同一种形态的细胞可出现在不同的疾病里，其仍然有提示意义，可以为我们提供诊断和鉴别诊断的方向。除外百日咳，裂隙淋巴细胞还可见于滤泡淋巴瘤、不典型慢性淋巴细胞白血病等。

近年来各种学术期刊登载了不少关于裂隙核淋巴细胞出现于百日咳患者的外周血涂片中的文章，也指出此类细胞可能是百日咳患者所特有，但仍需大量样本进行研究验证和制定诊断百分比。该百日咳感染幼儿外周血涂片见到形态典型的裂隙核淋巴细胞，与文献报道一致，提示此类细胞对疾病可提供诊断线索。实际工作中，由于相当一部分患者的临床表现不典型和医务人员对百日咳的认识不足，加之国内绝大多数医院不能开展百日咳鲍特菌培养、分子生物学及血清学检测，致使百日咳感染病例检出率不高，漏诊或误诊时有发生。外周血检见裂隙核淋巴细胞也许可以弥补不足。同时也能凸显血常规形态学复检助力疾病诊断的重要价值。

（曹　科　罗小娟　陈雪艳）

马尔尼菲青霉菌感染

【临床资料】

男性患儿，8月龄，因咳嗽20天，发热15天，面色苍白2天入院。患儿神清，皮肤黏膜及甲床苍白，面部、颈胸部、腹股沟及肛门可见散在暗红色丘疹，部分已结痂，浅表淋巴结未扪及肿大，颈软、无抵抗，双肺呼吸音粗，未闻及干湿性啰音，肝脏肋下4cm可触及，质软，边缘清晰，脾脏肋下扪及不满意。

既往史：患儿3月龄时因"咳嗽18天，加重伴气促、发绀1天"曾住院治疗，诊断为重症联合免疫缺陷，重症肺炎（耶氏肺孢子菌病），急性呼吸窘迫综合征（重度），纵隔、皮下气肿，病情好转后出院，出院后定期到当地医院行丙种球蛋白免疫支持治疗。

【实验室检查】

（1）血常规：WBC 9.14×10^9/L，RBC 3.22×10^{12}/L，Hb 95g/L，PLT 8×10^9/L，CRP 3.1 mg/L；PCT 0.7 ng/ml；凝血未见异常。

（2）体液免疫：免疫球蛋白A 0.01g/L、免疫球蛋白G 2.32g/L、免疫球蛋白M 0.02g/L、补体C3 0.77g/L、补体C4 0.22g/L；细胞因子：IL-2 2.6pg/ml、IL-4 1.9pg/ml、IL-6 41.4pg/ml、IL-10 10.3pg/ml、INF-γ 3.8pg/ml；细胞免疫：总T淋巴细胞计数（T#）247/μl、辅助/诱导T淋巴细胞计数（CD4+T#）67/μl、抑制/细胞毒T淋巴细胞计数（CD8+T#）184/μl、B淋巴细胞计数（B#）3708/μl、NK细胞计数（NK#）76/μl、CD4+T/CD8+T 0.37。

（3）肝肾功能：天门冬氨酸氨基转移酶97IU/L。

（4）血培养、骨髓培养、痰培养、腹股沟丘疹刮取物培养：马尔尼菲青霉菌。骨髓涂片：见较多组织细胞，胞质内外可见大量散在或成堆分布马尔尼菲青霉菌。

（5）胸片：两肺野中内带可见模糊片絮影，内见少许充气支气管影，两肺门稍浓，提示肺炎。

【外周血细胞形态】

中性晚幼粒细胞1%，中性杆状核粒细胞4%，中性分叶核粒细胞65%，淋巴细胞19%，单核细胞7%，嗜酸性粒细胞4%，部分中性粒细胞胞质可见颗粒增多增粗及空泡变性，可见核左移，偶见中性粒细胞吞噬真菌，形似马尔尼菲青霉菌（图1-30）。成熟红细胞大小不一，形态未见明显异常。血小板少见，未见聚集。

【诊断】重症联合免疫缺陷（T-NK-B+），侵袭性马尔尼菲青霉菌感染，肺炎，血小板减少症。

【病例解析】

联合免疫缺陷病（combined immunodeficiency disease，CID）是因淋巴细胞出现发育缺陷或T细胞、B细胞之间相互作用信号障碍，而引起的一类体液免疫与细胞免疫同时缺陷导致的疾病，患者通常为新生儿或婴幼儿。根据免疫缺陷导致的病情严重程度不同，联合免疫缺陷病又可分为部分性联合免疫缺陷病和重症联合免疫缺陷病。重症联合免疫缺陷病即"SCID"，是一种原发的严重免疫缺陷病。患者容易出现病毒、细菌和真菌等各种病原体的反复性感染，以及恶性肿瘤和自身免疫病等免疫相关性疾病，甚至会因这些疾病本身或其继发的并发症而死亡。SCID的主要遗传方式为X连锁隐性遗传和常染色体隐性遗传。根据缺陷的基因和免疫障碍发生机制的不同，一般可以将SCID分为X连锁重症联合免疫缺陷病、常染色体隐性遗传重症联合免疫缺陷病和其他类型的重症联合免疫缺陷病三大类。SCID患者体内免疫成分缺陷导致免疫防御能力严重下降，容易发生多种病原体的感染。所以，抗感染是最为重要的对症治疗手段。通过被动免疫方式，给患者补充体内缺陷的免疫成分也是治疗的重要手段。临床实践中，在合理使用抗生素的基础上定期注射丙种球蛋白是预防和治疗细菌性感染并发症的主要对症处理措施。应明确SCID的类型和病因，选择有针对性的治疗手段。

马尔尼菲青霉病（penicilliosis marneffei，PSM）是一种系统性真菌病，侵犯机体单核-巨噬细胞系统，通过血液、淋巴系统而播散全身。该病为地方性真菌病，主要流行于泰国、印度尼西亚、马来西亚等东南亚国家以及我国的广西、广东、香港及台湾。被定义为机会性感染，传播途径多为经呼吸道、肠道、皮肤破损侵入及血源，其主要中间宿主为竹鼠。大部分患者为播散型马尔尼菲青霉病，早期发病较急剧，有发热、寒战及白细胞增多等急性感染表现。呼吸系统最常受累，主要症状为咳嗽、咳痰、咯血、胸痛、气促。胸部X线片可表现为弥漫性网结节状改变、局限性蜂窝状改变、弥漫性蜂窝状改变及局限性间质性浸润等。可累及多器官：侵犯消化系统时可有腹痛、腹泻、稀便或脓血便，也常见有肝肿大和多发性肝脓肿；骨关节可呈溶骨性破坏；侵犯到血液系统可引起明显贫血、血小板减低；若侵犯心血管系统，可引起心包炎、胸腔积液、心力衰竭等。多见于AIDS、原发性免疫缺陷病、自身免疫性疾病、器官移植、血液系统恶性肿瘤及抗肿瘤靶向药物使用者等免疫力低下患者。

本例患儿既往已明确诊断重症联合免疫缺陷（T-NK-B+），虽然定期到当地医院行丙种球蛋白免疫支持治疗，但体液免疫和淋巴细胞免疫功能分析仍提示免疫功能低下，容易感染马尔尼菲青霉菌并且发生全身播散感染。患儿的外周血、骨髓、痰液、腹股沟丘疹刮取物均培养出此菌。

马尔尼菲青霉菌需要与荚膜组织胞浆菌、杜氏利什曼原虫的利杜体鉴别。从临床表现来看，三者造成的感染均有发热，血细胞减少，常有脾大，杜氏利什曼原虫感染引起的黑热病常有巨脾，皮肤黑色素沉着。形态上的区别在于：马尔尼菲青霉菌形似腊肠，有横隔，或单个核偏一侧似"独眼""斗鸡眼"；荚膜组织胞浆菌大小一致，有明显的荚膜，似鸭蛋；利杜体呈尖瓜子状，核旁有小棒状动基体。三者还可以通过过碘酸雪夫（PAS）染色和培养来鉴别。PAS染色：马尔尼菲青霉菌胞壁染成红色，轮廓清楚，多数腊肠状的菌体横隔也显色为深红色；荚膜组织胞浆菌荚膜染成红色，而核不显色；利杜体核染成红色，而胞膜无色。真菌培养：马尔尼菲青霉是双相菌，25°霉菌相，35°酵母相，患者常有HIV感染等免疫缺陷病；荚膜组织胞浆菌培养10~14天，通过芽孢繁殖，形成单个窄颈芽孢；利杜体是原虫，在人体内寄生阶段为无鞭毛体，是致病阶段，在媒介白蛉体内为前鞭毛体，是感染阶段。因此，显微镜下形态的正确识别对于早期诊断有重要临床价值。

涂片检查可采用患者的皮损刮取物、溃疡分泌物、脓液、骨髓穿刺物及血液等标本进行染色后镜检。常用的染色方法包括瑞氏染色、吉姆萨染色、PAS染色及六胺银染色。

PSM出现血液系统侵袭性感染时，外周血常规血小板检测结果可减少，常能在外周血涂片中见到白细胞吞噬马尔尼菲青霉菌的现象。因此，在进行血涂片复检时，除了要仔细核实血小板检测结果的准确性外，还需要注意白细胞是否有吞噬真菌的现象，为临床早期诊断和治疗赢得时间。

（罗小娟　曹　科　陈雪艳）

血小板无力症

【临床资料】

女性患儿，3岁1月龄，因反复出现皮肤瘀斑3年余，鼻衄半天入院。患儿自出生后反复出现皮肤瘀点、瘀斑，偶伴鼻衄、牙龈出血，无血便、黑便，无血尿，无头痛、抽搐等，未做特殊治疗。此次因无明显诱因出现鼻衄，予口服止血药及按压出血点对症处理后未见好转，入院进一步检查。查体见四肢散在分布陈旧的瘀点、瘀斑，其他未查见异常。

【实验室检查】

（1）血常规：WBC 5.99×10^9/L，RBC 4.50×10^{12}/L，Hb 117g/L，PLT 158×10^9/L；肝肾功能、凝血功能（PT、APTT、TT、FIB、FDP、DD、PC、PS、AT Ⅲ活性、血管性血友病因子）正常。

（2）PLT聚集试验（PLT功能检测）：ADP诱导PLT聚集18%，花生四烯酸诱导PLT聚集15%，胶原诱导PLT聚集12%，瑞斯托霉素诱导PLT聚集22%，结果均偏低。

（3）血小板膜糖蛋白自身抗体检测：CD41+血小板（GPⅡb/Ⅲa）占总血小板0.0%，严重减低（正常人为>98%）；CD42b+血小板（GPⅠb/Ⅸ）占总血小板95.1%，正常；CD62P+血小板（GMP-140）占总血小板43.6%，偏低（正常人为87.2%）；

（4）患儿及父母外周血标本二代测序提示ITGB3基因有2个杂合突变：c.262C>T（编码区第262号核苷酸由胞嘧啶变异为胸腺嘧啶），导致氨基酸改变p.R88X（无义突变），经家系验证，该变异来源于患儿母亲；c.1913+5G>T（编码区第1913+5号核苷酸由鸟嘌呤变异为胸腺嘧啶），导致氨基酸改变splicing（剪接突变），经家系验证，该变异来源于患儿父亲。

【外周血细胞形态】

中性分叶核粒细胞35%，淋巴细胞60%，单核细胞4%，嗜酸性粒细胞1%，白细胞形态未见明显异常。成熟红细胞大小较均一，形态未见明显异常。血小板易见，散在分布，未见聚集（末梢血未抗凝标本）。（图1-31）

【诊断】血小板无力症。

【病例解析】

血小板无力症（Glanzmann'S thrombasthenia，GT）是一种罕见的遗传性血小板功能缺陷性疾病，为常染色体隐性遗传病，是由血小板整合素α2b亚单位（integrin subunit α2b，ITGA2B）或整合素β3亚单位（integrin subunit β3，ITGB3）基因缺陷造成糖蛋白Ⅱb/Ⅲa复合物（glycoprotein Ⅱb/Ⅲa，GPⅡb/Ⅲa）结构和（或）数量异常引起血小板聚集功能缺陷和血凝块收缩减弱所导致。GPⅡB/Ⅲa是纤维蛋白原的受体，可与血管性血友病因子（vWF）以及纤维结合蛋白等黏附蛋白结合。在血小板活化时，膜表面GPⅡb/Ⅲa结构改变，暴露出纤维蛋白原受体，结合纤维蛋白原和vWF，介导血小板聚集。当血小板膜GPⅡb/Ⅲa缺乏或有质的异常时，纤维蛋白原不能结合到血小板表面，因此血小板对各种诱导剂无聚集反应，从而影响了正常止血过程。血小板无力症的主要临床表现为自幼反复性自发性出血或创伤后出血不止，出血表现存在异质性。患者常因出血或瘀伤史就诊。

根据血小板膜表面糖蛋白CD41（GPⅡb，α2b）、CD61（GPⅢa，β3）阳性表达率，血小板无力症分为3型：Ⅰ型占大多数，血小板CD41/CD61的阳性率低于正常的5%；Ⅱ型约占14%，血小板CD41/CD61的阳性率为正常的5%~20%；Ⅲ型最少见，又称为变异型，血小板CD41/CD61的阳性率基本是正常的，但质量低下。

血小板无力症初筛实验主要包括血涂片、出血时间（BT）和血块收缩实验等，进一步评估包括血小板功能检测或分子遗传学检查。其实验室检查的主要特点为：血小板计数正常或轻度减低，血涂片上正常形态的血小板分散存在，不聚集成堆；BT明显延长，凝血酶原时间（PT）、凝血酶时间（TT）、活化部分凝血活酶时间（APTT）均正常，血块收缩不良或正常；血小板聚集试验：加二磷酸腺苷（ADP）、凝血酶、肾上腺素、胶原、花生四烯酸等均不引起聚集，加瑞斯托霉素血小板聚集正常或轻度减低；血小板GPⅡb/Ⅲa含量减少或有质的异常。GPⅡb/Ⅲa蛋白定量检测方法主要有流式细胞术、SDS-PAGE放射免疫和Western blots法。通过流式细胞术检测血小板GPⅡb/Ⅲa的定量表达，最常用于早期的诊断和分型。

基因诊断是该病最终的确诊依据，目前已经登记的与之相关的基因突变类型约有490种，患者包括*ITGA2B*和*ITGB3*基因的复合杂合子和纯合子突变，纯合突变多见于近亲婚配家庭，有学者发现该病患者的出血表型更易受*ITGB3*基因突变的影响。

此例患儿出生后反复出现皮肤瘀点、瘀斑，偶伴鼻衄、牙龈出血，临床医生提示检验人员要关注血小板形态，我们采集患儿未抗凝末梢血标本，分别在采集标本后30秒、60秒、90秒、120秒涂片观察血小板聚集情况，结果为采血30秒和60秒的血涂片血小板均散在分布，未见聚集，90秒和120秒血涂片仅见极少量聚集，提示血小板聚集功能存在问题。随后采集患儿血液标本进行凝血功能项目检测，ADP、花生四烯酸、胶原、瑞斯托霉素血小板聚集率均明显减低。流式细胞术检测血小板膜表面糖蛋白CD41/CD61的阳性率为0%，基因检测显示复合杂合突变，最终确诊为血小板无力症。

随着血细胞分析仪自动化流水线的普及，多数患者均采集抗凝静脉血标本进行血常规和血涂片的检测，血液经抗凝后，血小板均散在分布，无法确认血小板聚集功能是否存在问题。当临床怀疑血小板聚集功能存在问题时，我们还需要使用未抗凝末梢血进行涂片镜检，确认血小板分布状态，为临床提供有价值的诊断线索。

（罗小娟　曹　科　陈雪艳）

第三节　血细胞分析仪流水线的自动审核

一、自动审核概述

随着临床实验室样本量增加，实验室人员面临巨大挑战，目前大型医院均有全自动化的检验设备，检验工作效率相比过去已经大大提高，如果需要进一步节省人力成本，缩短测定周期（TAT），同时保证报告质量，分析后结果处理方法就尤为重要，另外对实验室人员素质要求也就越来越高，目前实验室人员素质参差不齐的现象也会影响报告质量。建立实验室样本自动审核系统为解决上述问题提供了一种有效的途径。中华人民共和国国家卫生健康委员会2019年发布了中华人民共和国卫生行业标准WS/T 616—2018《临床实验室定量检验结果的自动审核》，标志着自动审核在我国进入了标准化。

以深圳迈瑞生物医疗电子股份有限公司开发的连接血常规检测仪与实验室信息管理系统（LIS）的中间软件labXpert为例，我们可以在该系统上设置自动审核规则，该软件的自动审核路径依照CLSI Auto 10A进行设计，将规则录入该系统后，所有的样本的结果根据该套规则进行判断，实现样本的自动审核，同时可以设计一套智能复检规则，根据规则判断，将高度怀疑异常的标本自动推片染色或重测，而一些灰区标本（可疑标本）则须结合人工判断是否需要进一步复检（如果有中间缓存，则人工下单后可自动复检），从而实现标本精准复检，保证报告质量同时可以提高样本审核效率，从而实现流水线标本自动审核、智能复检及人工审核的完美结合。自动审核能够大大提高检验科的工作效率，智能复检结合灰区标本人工审核可实现标本精准复检，保证异常标本不漏检的同时降低复检率，但也要考虑样本审核的临床风险，因此制定科学的审核规则及复检规则尤为重要。

二、术语与定义

1.**自动审核（autoverification）**　在遵循操作规程的前提下，计算机系统按照临床实验室设置的已通过验证的规则、标准和逻辑，自动对检测结果进行审核并发布检验报告成为医疗记录的行为。在此过程中，与实验室预设的可接受标准相符的结果自动输入到规定格式的患者报告中，无需任何外加干预。血细胞自动审核须考虑样本性状（如样本有无凝血、溶血等）、仪器状态（如结果有无堵孔、通道有无异常等）、参数及报警情况、与该患者的历史结果进行对比（delta check）等其他各方面的因素，保证在异常标本不漏检的前提下实现样本的自动审核。

2.**血液标本复检（hematology review）**　根据血液细胞分析仪参数或报警结果，结合患者的临床信息、历史结果等信息设定一系列的规则，当患者血细胞分析结果违反某一条规则，则须对该标本进行复检，复检方式包括样本性状检查、涂片镜检、标本复测、更换其他方法学检测等方式，保证血液病标本不漏检。

3.**中间件（middleware）**　中间件是一类独立的系统软件或服务程序，处于操作系统软件与用户应用软件（如LIS）中间，将不同操作系统应用的接口标准化、协议统一化，实验室可以自己设计自动审核程序或者引进已含有自动审核程序的信息系统实施自动审核。血细胞分析常用的中间软件包括深圳迈瑞的labXpert软件、日本SYSMEX的Labman软件。

4.**差值检查（delta check）**　将一个检验项目当前结果与同一患者该项目既往结果进行比较，又称历史结果比较。是一种针对非检测仪器造成的分析前误差而开展的质控方法。

5.**灰区标本（suspected samples）**　灰区标本又称可疑标本，此类型标本介于异常标本与正常标本之间，不能自动审核通过，需要检验医生结合患者临床信息及其他检查结果综合判断后，确定是可以直接发报告还是需要进一步复检确认。

三、血常规自动审核规则和流程的设计

自动审核规则是影响自动审核系统实施效果的一个重要因素，临床实验室应结合实际情况，依据布尔逻辑，按照CLSI AUTO-10A、CLSI AUTO-15A和WS/T 616—2018行业标准推荐的流程慎重、周全、细致地设计包括前、中、后等数据要素在内的自动审核规则，以识别出分析全过程潜在的干扰、异常、误差及因误差导致的不准确的结果，保证检测质量。本书主要以深圳迈瑞的labXpert软件为例来阐述血液常规分析中的自动审核流程。

labXpert路径图（图1-32）与行业标准审核路径图高度一致，采用结构化审核方式，充分考虑了标本性状、危急值、参数与报警结果，与历史结果比对情况，临床相关条件等多重因素，使自动审核实现智能化，具有高度逻辑性、科学性，从而保证自动审核通过的标本没有漏诊风险。并且将自动审核与复检规则完美融合，实现了将血常规区分自动审核通过标本（保证结果无临床风险，可直接发报告）、待镜检标本（高度怀疑存在异常标本）及待人工审核确认标本（无法完全用规则判断，需检验医生结合更多的临床信息判断是否可以直接发报告）。

（1）labXpert审核节点介绍（表1-3）

表1-3 labXpert审核节点介绍

节点名称	内容	目的	备注
样本异常检查	检查是否有样本相关的异常报警	确认标本有无异常，标本存在异常自动审核不能通过	1.目前常见可设的异常报警项目有： ①吸样不足 ②吸样不足/样本不足 ③红细胞凝集 2.不同仪器可识别的样本异常可能有差异，详见仪器使用说明书
危急值检查	检查样本参数结果中是否包含有危急值结果	确认是否为危急值标本，危急值则审核不能通过	不同实验室可根据医院实际情况设置危急值
参数与报警检查	检查样本参数结果是否在审核范围内；检查样本结果是否包含特定的报警信息	①各参数在要求的范围内才能考虑自动审核通过 ②没有出现符合要求的报警参数才能考虑自动审核通过	仪器可以输出的参数结果与报警，与仪器及分析模式相关，详见仪器使用说明书
正常delta check	检查在审核范围内的参数结果及报警相比较于历史结果是否超出了允许的变化范围	参数结果在审核范围内，但与历史结果对比，超过设定的偏差则不能自动审核通过	异常delta check、临床例外条件检查通过的参数、报警不在此再次检查
人工复核条件	检查样本是否需要人工进一步复核、确认	可设定部分特殊条件，满足条件的标本，即使结果正常，也不能自动审核通过	如审核条件为"血液科的患者不能自动审核通过"，则只要是血液科的患者，不管检测结果是正常还是异常，均不能自动审核通过
异常delta check	检查超过审核范围的参数结果及报警相比较于历史结果是否超出了允许的变化范围	①参数结果超出审核范围，但与历史结果对比，在设定的时间内没有超过设定的偏差，仍然可以考虑自动审核通过 ②仪器出现某一异常报警，但与历史结果对比，在设定的时间范围内出现了同一异常报警，可以考虑自动审核通过	只对经过参数与报警节点检查失败的参数结果、报警进行检查
临床例外条件	检查样本参数结果、报警是否与临床诊断、表现一致	可设定一些例外条件，在某种异常状态下，也可以考虑自动审核通过	只对经过异常delta check节点检查失败的参数结果、报警进行检查，该节点设置的规则，需长时间的临床证明没有临床风险，方可应用

续表

节点名称	内容	目的	备注
复检条件	检查样本是否需要复检确认，即设置复检规则	在该节点设置仪器的复检规则，具体复检方式在下文中阐述	①流水线可根据设置的复检规则执行复检动作，如重测、推片染色、阅片等 ②血细胞分析仪单机则只会提示触发了的规则内容

（2）labXpert审核终节点介绍（表1-4）

表1-4　labXpert审核终节点介绍

节点	内容	备注
自动审核通过	进入此节点的样本经过自动审核规则检查，全部通过	根据LIS系统设置的情况，可采用以下方式实现标本自动审核： ①labXpert自动审核通过的标本，则LIS系统也自动发报告 ②LIS系统接收labXpert的自动审核标记，再由检验医生批量对自动审核通过的标本进行审核
待审核	进入此节点的样本需要人工进一步复核、确认，如审核时发现某一标本需要进一步进行复检确认，可在此重新对该标本进行下单，含重新进行血常规分析，追加网织红模式分析或进行推片染色等	①如果采用含"中间缓存"的流水线，则重新下单后，标本可自动执行复检 ②如果采用的是不含"中间缓存"的流水线或血细胞分析单机，则下单后需要将标本手动重新放入仪器装载区进行复检
重测	执行了重测的标本则进入此节点，进入该节点的标本需要检验医生进一步进行审核确认	/
待镜检	违反复检规则中的推片规则，进行此节点，进入此节点的样本需要镜检审核	/

（3）labXpert复检方式介绍：仪器复检规则是根据实验室自定的复检规则进行设置，样本未达到在复检规则中制定的标准时，视为样本结果能客观反映血象状况，无须复检；如果符合特定复检规则，需要对样本结果进行复查，可能的方式包括重新在仪器上分析、镜检等；如果样本符合设定的复检条件，将按指定的复检方式对样本进行复检，比如换机重测、RET重测、有核红重测、推片镜检等。

系统提供的复检方式如表1-5所示。

表1-5　labXpert复检方式介绍

复检方式	含义
医生检查样本	提示医生检查样本是否有异常
仪器状态确认	提示用户查看仪器是否有错误，确认仪器状态
原模式重测（本机）	在同一台仪器上，按样本原测试模式对样本进行重测
原模式重测（换机）	换一台仪器，按样本原测试模式对样本进行重测
稀释重测（本机）	适用于白细胞测量值超高的情况，例如超过线性上限。使用同一台仪器再次吸样，并降低样本流速以避免粒子重叠
稀释重测（换机）	适用于白细胞测量值超高的情况，例如超过线性上限。换流水线上另一台仪器再次吸样，并降低样本流速以避免粒子重叠
多倍量重测	适用于白细胞测量值明显偏低的情况。仪器再次吸样，并延长吸样时间以保证充足样本量
+R/+CDR/+CD/+D/+C	复检时在原测量项目基础上，增加指定测量项目。如初始样本测量项目为CD，根据复检规则，需要增加RET项目测试（+R），则样本复检时，测试CDR项目
CDR/RET/CR/CD/CBC	复检时按指定测量模式对样本进行分析。如初始样本测量项目为CDR，根据复检规则，需要测试CD项目，则样本复检时测试CD项目
CR/PLT-8X或CDR/PLT-8X	流水线上连接了BC-6800 Plus或BC-6000 Plus系列的分析仪时，可以选择在特定条件下（PLT值低于设定值时），使用PLT-8X模式进行分析
推片	将血液分析样本送至推片机（如有）制作血涂片，以供镜检阅片

（4）labXpert自动审核其他相关设置

a）"首次检测"（first time）设置

规则"first time"天数用于判断是否将患者二次测试的样本作为初诊样本应用复检规则。在"复检规则"界面启用了"first time"复检规则后，如果患者某次的测试结果触发某条复检规则，其后在设定的"first time"天数范围内进行了第二次测试，并且测试结果触发同一条复检规则，分析仪判定该患者非初诊，并非首次触发该复检规则，仪器不再对本次样本进行复检；如果该患者是在超过设定的"first time"天数后再次进行测试，并且测试结果触发同一条复检规则，分析仪判定该患者为初诊，分析仪按对应复检规则对样本进行复检。

b）规则重算功能

当对自动审核规则或复检规则中某些规则条目进行调整后，可以选择仪器中一段时间内的历史数据进行重新运用新规则，得出新规则的自动审核通过率、复检率、重测率及人工审核率等数据，用以判断新规则是否满足实际工作需求。

四、血细胞分析仪自动审核规则建立

（一）自动审核初版方案制定

参考国际血液学组织推荐的"41条"复检规则，所用仪器的参数、报警规则及科室对血常规的审核要求，制定一套初版的自动审核规则（含复检规则）。

（二）阳性标准确定

参照国际血液学复检专家组制定的阳性标准作为本次评估的镜检阳性标准：红细胞（RBC）形态有中度或更大改变；血涂片中发现有疟原虫；血小板（PLT）形态有中度或更大改变；血小板聚集比较多见；杜勒小体、毒性改变、空泡的粒细胞有中度或更大改变；原始细胞≥1个；早/中幼阶段细胞≥1个；晚幼阶段细胞>2个；异型淋巴细胞≥5个；有核红细胞（NRBC）≥1个，浆细胞≥1个。

仪器阳性标准：样本结果没有通过自动审核的均为阳性。

（三）仪器状态确认

进行自动审核规则建立前需要对仪器进行校准，并按照中华人民共和国卫生行业标准《临床血液学检验常规项目分析质量要求》（WS/T406—2012）的要求对仪器进行性能验证，验证合格后按下述标本选择的要求，进行标本选择。

（四）样本选择及分析

推荐按下列要求选取标本：

首诊患者标本80%，复诊标本20%；大内科45%（血液科占总体10%）、外科35%、儿科（内、外）10%、妇产科10%。连续收集样本检测数据，在仪器上用CDNR模式进行检测（包括CBC、DIFF、NRBC和RET），样本量要求不少于1200例。

按上述要求，每天选取约40例新鲜血标本，在待测仪器上进行全模式的分析，分析完后每例标本制作3张血涂片，由两位主管技师进行镜检，每个主管技师分类计数200个白细胞（WBC），当两位技师镜检结果偏差超过允许范围时，再由第3位技师镜检复核，最后取两位相近结果的均值作为最终的镜检结果。

（五）数据统计

实验数据用Microsoft Excel及labXpert内部统计功能进行统计学处理，统计自动审核规则评估标本的假阴性率、假阳性率及自动审核通过率等指标。

假阳性：仪器提示人工审核或镜检审核，但是镜检为阴性的样本。

假阴性：仪器提示自动审核，但是镜检为阳性的样本。

真阳性：仪器提示需要人工审核或镜检审核，且镜检为阳性的样本。

真阴性：仪器提示自动审核，且镜检为阴性的样本。

一致性：真阳性和真阴性样本的样本数之和。

自动审核通过率：（自动审核通过的样本数/所有分析的样本数）*100%。

（六）规则分析及调整

对假阴性及假阳性规则进行分析，并有针对性地对规则进行调整，按调整后的规则重新统计上述样本的假阴性率、假阳性率及自动审核通过率。要求自动审核通过的样本中假阴性不超过5%，且假阴性标本中，没有原始细胞、幼稚单核细胞、幼稚淋巴细胞及早幼粒细胞阳性的标本自动审核通过。

（七）自动审核规则验证

每天随机选取40例新鲜血标本进行自动审核验证，总计选取的标本不少于300例，所有的标本按自动审核建立的要求进行仪器分析及镜检，统计假阳性率、假阴性率及自动审核通过率等指标，同样要求假阴性不超过5%，没有原始细胞、幼稚单核细胞、幼稚淋巴细胞及早幼粒细胞阳性的标本自动审核通过。

（八）自动审核上线初期验证

专家系统上线后3个月内，系统设置为审核后不自动通信，所有样本（含自动审核通过样本）均截留到"待通信"中，自动审核通过的样本均要求人工确认后再通信到LIS端，审核医师记录所有系统自动审核通过，但医生认为需要复查的样本信息，同时记录系统判断需要人工审核，但检验医师认为可以自动审核通过的样本。根据审核过程中遇到的异常情况，适当调整自动审核规则，3个月试用没有发现原幼细胞漏检等异常情况，方可将自动审核正式上线发报告。

五、血细胞分析仪自动审核规则示例

可参考佛山市第一人民医院建立的CAL 8000血液分析流水线自动审核规则（表1-6），作为医院初版的自动审核规则，不同医院根据本院患者的特征、所用设备的技术水平及科室日常血常规标本的审核要求等对规则进行调整。

表1-6 自动审核规则初稿

类别	名称	审核条件
样本异常检查	1	吸样不足或吸样不足/样本异常
	2	红细胞凝集
危急值检查	根据医院情况进行设置，我院未设置，因我院所有危急值已在参数范围检查中包含	
参数范围检查	WBC	（4.0~20.0）×10⁹/L
	RBC	（3.0~6.0）×10¹²/L
	HGB	（70~180）g/L
	MCV	（75~105）fl
	PLT	（100~400）×10⁹/L
	RDW	≤22%

类别	名称	审核条件
	MCHC	$\leqslant 380g/L$
	Neut#	（1.0~20.0）$\times 10^9/L$
	Lym#（成人）	$\leqslant 5.0 \times 10^9/L$
	Lym#（儿童）	$\leqslant 6.0 \times 10^9/L$
	Mono#（成人）	$\leqslant 1.5 \times 10^9/L$
	Mono#（儿童）	$\leqslant 3.0 \times 10^9/L$
	Eos#	$\leqslant 2.0 \times 10^9/L$
	Bas#	$\leqslant 0.5 \times 10^9/L$
	NRBC#	$\leqslant 0.01 \times 10^9/L$
	RET#	$\leqslant 0.10 \times 10^9/L$
报警检查	有核红细胞	有核红细胞？或出现有核红细胞
	碎片	碎片？
	散点图异常	白细胞散点图异常或有核红细胞散点图异常或网织红细胞散点图异常或血小板散点图异常
	血小板聚集	血小板聚集？
	原幼细胞	原始细胞？或异常淋巴细胞/原始细胞？或未成熟粒细胞？
	异型淋巴细胞	异型淋巴细胞？
	核左移	核左移？
	感染红细胞	感染红细胞？
	红细胞双峰	红细胞双峰
	直方图异常	血小板直方图异常或红细胞直方图异常
	抗溶红细胞	抗溶红细胞？
	浑浊/HGB干扰	浑浊/HGB干扰？
异常delta check	WBC delta检查	复诊患者，3天内相对偏差变化20%或者绝对偏差变化0.5$\times 10^9/L$
	MCV delta检查	复诊患者，3天内相对偏差变化5%或者绝对偏差变化5fl
	PLT delta检查	复诊患者，3天内相对偏差变化20%或者绝对偏差变化15$\times 10^9/L$
正常delta check	MCV delta检查	复诊患者，3天内相对偏差变化5%或者绝对偏差变化5fl
	PLT delta检查	复诊患者，3天内相对偏差变化20%或者绝对偏差变化15$\times 10^9/L$
人工复核条件	新生儿	0~28天
	MCHC偏低且MCV正常或偏高	MCHC<300g/L或MCV>80fl

此外，实验室还需要建立自己的实验室复检规则，可参考国际血液学组织推荐的41条复检规则设置复检条件（表1-7）。

表1-7　复检条件（参考国际血液学组织41条复检规则）

规则	参数	复检条件	复检要求
1	新生儿	首次检测标本	涂片镜检
2	WBC、RBC、Hb、PLT、网织红细胞（RET）	超出线性范围	稀释标本后重新测定
3	WBC，PLT	低于实验室确认的仪器线性范围	按实验室标准操作规程（SOP）进行
4	WBC，RBC，HGB，PLT	无结果	检查样本
5	WBC	首次结果<4.0$\times 10^9/L$或>20.0$\times 10^9/L$	涂片镜检

规则	参数	复检条件	复检要求
6	WBC	delta值超限并且<4.0×10⁹/L或>20.0×10⁹/L	涂片镜检
7	PLT	首次结果<100×10⁹/L或>1000×10⁹/L	追加RET模式重测或涂片镜检
8	PLT	delta值超限的任何结果	涂片镜检
9	HGB	首次结果<70g/L或>其年龄和性别对应参考范围上限20g/L（200g/L）	①涂片镜检；②确认标本是否符合要求
10	平均红细胞体积（MCV）	24小时内标本的首次结果<75fl或>105fl（成人）	涂片镜检
11	MCV	24小时以上的成人标本>105fl	①涂片镜检观察大红细胞相关变化；②如无大红细胞相关变化，要求重送新鲜血标本；③如无新鲜血标本，报告中注明
12	MCV	24小时内标本的delta值超限的任何结果	确认标本是否符合要求
13	平均红细胞血红蛋白浓度（MCHC）	≥参考范围上限20g/L（380g/L）	检查标本是否有脂血、溶血、RBC凝集及球形红细胞
14	MCHC	MCHC<300g/L且MCV>80fl	寻找如静脉输液污染或其他可能的标本原因
15	RDW	首次结果>22%	涂片镜检
白细胞分类的复检规则			
16	无白细胞分类计数（DC）结果或DC结果不全	无条件复检	人工分类和涂片镜检
17	中性粒细胞绝对计数（Neut#）	首次结果<1.0×10⁹/L或>20.0×10⁹/L	涂片镜检
18	淋巴细胞绝对计数（Lym#）	首次结果>5.0×10⁹/L（成人）或>7.0×10⁹/L（<12岁）	涂片镜检
19	单核细胞绝对计数（Mono#）	首次结果>1.5×10⁹/L（成人）或>3.0×10⁹/L（<12岁）	涂片镜检
20	嗜酸粒细胞绝对计数（Eos#）	首次结果>2.0×10⁹/L	涂片镜检
21	嗜碱粒细胞绝对计数（Baso#）	首次结果>0.5×10⁹/L	涂片镜检
22	有核红细胞绝对计数（NRBC#）	首次出现任何结果	涂片镜检
网织红细胞的复检规则			
23	网织红细胞绝对计数（RET#）	首次结果>0.10×10⁹/L	涂片镜检
可疑提示的复检规则			
24	怀疑性报警	首次成人结果出现阳性报警：脂质颗粒？红细胞凝集？浑浊/HGB干扰？缺铁性？感染红细胞？	涂片镜检
25	怀疑性报警	首次儿童结果出现阳性报警	涂片镜检
26	WBC结果不可靠报警	首次结果出现白细胞散点图异常	涂片镜检
27	RBC碎片	阳性报警	涂片镜检
28	红细胞双峰	首次结果出现红细胞双峰阳性报警或红细胞直方图异常	涂片镜检
29	抗溶红细胞	阳性报警	涂片镜检是否有异常形态的红细胞
30	PLT聚集报警	任何计数结果	涂片镜检
31	PLT报警	血小板直方图异常或血小板散点图异常	涂片镜检
32	IMG报警	首次出现Immature Gran？报警	涂片镜检
33	IMG报警	WBC的delta值超上限，有以前确认的阳性报警结果	涂片镜检
34	核左移报警	首次出现Left Shift？报警	按实验室SOP进行或涂片镜检
35	不典型和（或）变异Lym	（Atypical Lympho？且HFC%>3%）或Abn Lympho/Blasts？	涂片镜检

规则	参数	复检条件	复检要求
36	不典型和（或）变异Lym	WBC的delta值超上限，有以前确认的阳性报警结果	涂片镜检
37	原始细胞报警	Abn Lympho/Blasts? 或 Blast？	涂片镜检
38	原始细胞报警	3~7天内WBC的delta值通过，有以前确认的阳性报警结果	按实验室SOP进行或涂片镜检
39	原始细胞报警	WBC的delta值超上限，有以前确认的阳性报警结果	涂片镜检
40	NRBC报警	阳性报警	涂片镜检
41	RET	RET无结果或网织红细胞散点图异常	涂片镜检

六、血细胞分析仪自动审核规则案例

1.特殊类型患者举例——新生儿（0~28天），须镜检确认，不能自动审核通过 针对如上规则，该如何设置呢？我们建议在如图1-33所示蓝色节点部分设置，即"人工复核条件"节点，因为这样，可以让新生儿样本走完整个规则树。如果样本前方节点均未触发，可通过该节点对标本进行拦截，此标本则不会自动审核通过，进入复检条件规则，在复检规则条件中进行设置（图1-34），并在MSG（Message）中进行提示。当我们看到此信息镜检时，只需要快速浏览全片即可达到复检目的。而如果该新生儿标本无法走完整个规则树进入复检条件，那标本复检原因会同时提示相应的触犯规则和新生儿复检，当我们看到此提示信息时，就需要把重心放在触犯规则上，进行详细镜检了。

2.参数类规则举例——WBC

（1）自动审核规则：超出（4.0~20）×10^9/L范围的标本，不能自动审核通过。

（2）复检条件：首次结果<4.0×10^9/L或>20.0×10^9/L，涂片镜检。为了满足自动审核及镜检要求，须按图1-35及图1-36进行设置。

需要注意的是，在复检条件处，编辑入相对应的规则后，点击"first time"，在MSG处写明镜检原因，这样就实现了复检条件中的首次概念。此处要注意"first time"的间隔时间是由实验室根据科室的实际情况确定的，比如1周或3天。完成此设置后，当标本检查违反上述参数设置时，会进入复检条件，在复检条件处，若为首次出现，则为待镜检，推片机会在识别到该条件后自动推片；若在间隔时间内非首次触发该复检规则，则仪器不再对本次样本进行推片，而进入待审核，作出初筛结论，提醒发报告者注意，由人工来判断其是否需要镜检。

3.参数类规则举例——PLT

（1）自动审核规则，超出（100~400）×10^9/L范围的标本，不能自动审核通过。

（2）复检条件1：首次结果<100×10^9/L，追加RET模式重测（获取PLT-O检测结果），并涂片镜检；复检条件2：首次PLT>1000×10^9/L，涂片镜检。

如图1-37，该患者首次出现血小板34×10^9/L，触犯自动推片镜检的同时实现追加RET模式重测，在规则记录里面会出现相应的提示信息。

采用CDR模式复测后，PLT结果为240×10^9/L，在正常范围内（图1-38）。

镜下确认存在大量聚集（图1-39），综合镜检及血细胞分析仪PLT的检测结果，最终PLT报告为240×10^9/L。

再看如下另外一个实例（图1-40），患者在设置的"first time"间隔时间外触发该复检规则，仍然会被认为是首次结果，进行光学法重测，自动推片，标本进入待镜检。

那么在"first time"间隔时间内非首次触发该复检规则的情况是什么样子呢？我们再看一个实例（图1-41），该患者血小板在前两天已经出现低于100×10^9/L的情况，此时，不再触犯镜检条件里面的

"first time"，于是该患者未启动推片模式，进入待审核模式，有初筛提示，由人工判断是否推片镜检。

4. delta check规则举例

（1）自动审核规则：异常delta check，WBC超出（4~20）×10^9/L范围标本，3天内delta值超限，不能自动审核通过。

（2）复检条件：WBC超出（4~20）×10^9/L范围标本，3天内delta值超限，涂片镜检；仪器会对一定时间范围内的历史结果进行检索和比较，当触犯该节点设置时沿着黄色线走向，如果未触发，则沿绿色线回到正常标本当中。当所有delta check触发复检后，会进入镜检条件筛选，此处需要设置WBC<4.0×10^9/L或>20.0×10^9/L，且Delta值超限，须镜检复查。

1）异常delta check设置–WBC（图1-42）

2）复检条件节点设置–WBC delta check（图1-43）

举例说明，图1-44患者白细胞相邻两次（3天，天数可以根据实验室自己的复检规则进行修改）变化>20%，并且WBC>20.0×10^9/L，符合镜检条件，仪器自动推片镜检。

再看一个例子（图1-45），WBC仍然出现相邻两次变化>20%，但WBC不满足<4.0×10^9/L或>20.0×10^9/L，此时进入待审核，未有镜检提示，表示该标本未推片，由人工判断是否需要推片，仪器会给出规则记录信息：WBC相邻两次变化>20%，提醒审核医生关注检测结果的变化，必要时须镜检确认。

5. 样本异常报警提示信息举例

（1）自动审核规则，仪器出现未成熟粒细胞报警，不能自动审核通过。

（2）复检条件：仪器出现未成熟粒细胞报警，且IMG>2.0%时，须镜检确认。

1）自动审核规则树中，参数与报警检查设置（图1-46）

2）复检条件设置

当初筛发现报警信息时，进入镜检条件。这时可以在镜检条件处对报警信息进行优化，以降低复检率。比如，在实际工作中，我们会发现未成熟粒细胞的报警灵敏度较高，有一定的假阳性率，如果所有未成熟粒细胞报警我们均镜检，会大大提高我们的镜检率，降低工作效率，这时我们可以在镜检条件处设置"并且"逻辑，在报警条件中增加IMG的数值条件。如我们设置IMG参数>2.0%，那么只有IMG>2.0%时才进行镜检，而当IMG<2.0%时，标本会进入待审核，进行初筛提示（图1-47）。

如图1-48所示，该病例出现初筛和镜检提示，查看该标本检测参数为"IMG：8.7%"，此时我们认为外周血有较多的未成熟粒细胞存在，需要进行人工镜检。

6. 特殊异常报警信息规则设置举例

一些提示可能存在样本异常的信息，我们不建议放在报警检查模块，比如红细胞凝集。当红细胞发生凝集时，检测的几项参数会发生较大变化，一定会触发参数审核，没有必要在给出很多参数审核不通过的提示后，再出现仪器报警。建议将这种会影响检测结果的仪器报警放在最先检查模块，即样本异常检查模块，如图1-49蓝色部分。这样做的好处是当发生红细胞凝集的时候，系统不再进行其他节点审核，而是直接给出提示，如下面案例（图1-50）。这样就避免了被其他初筛节点的大量信息误导，导致重要信息被忽视，放在第一节点出现初筛报警发现红细胞凝集时，直接第一条提示"红细胞凝集？请37℃温浴15分钟后重测"，简单直接，审核者只需要按照提示操作即可。

七、报告签发

1. 自动签发 当自动审核程序判断的结果符合所有预设规则时，表示通过自动审核程序，由LIS直接签发该报告，不再实施人工干预。应注意根据行业标准要求，由自动审核程序签发的报告应有易于识别的标志且实验室应有相关规定说明如何确定自动签发检验报告单的审核者，建议由规则的设置者和验证者作为报告单的审核者。

2. 人工签发 当自动审核程序判断结果不符合预设规则时，表示未通过自动审核程序，此时程序对该样本进行标记，报告将被保留，由人工进行必要的信息核对、样本性状核对、人工镜检等处理后签发，必要时联系临床医护人员（例如患者病情沟通、不合格标本回退、让步检验等）。自动审核程序应能明确说明未通过审核的原因，或进一步提示人工需要进行的操作（比如红细胞凝集，温浴15分钟后再重测等）。自动签发和人工签发的检验报告内容、格式等均应符合实验室对检验报告的要求。

八、结语

自动审核系统在实现自动审核的时候，有很多地方可以细化、特殊化，以达到我们希望的效果。本章节只是初步简略地介绍，在实际工作中，只要我们设置得当，在保证报告质量的同时可以大大地减少人力，提高工作效率。希望有能力的实验室，都可以努力朝着自动审核的方向发展，减少人工的同时大力发展形态学，让我们的"形态人"有更多的时间发挥更好的作用。

（林 静 刘 琰 王湄楠）

【精华与陷阱】

1.血涂片检查与血细胞分析仪互为补充，外周血涂片常常是重要的诊断线索之一。虽然仪器的出现带来了革命性的进步，但是其对于异常样本检测的准确性还有待提高。因为自动化时代的到来，人工镜检的必要性往往被忽视，致使异常样本漏检和错检时常发生
2.外周血涂片镜检对一些少见病有重要的提示作用，需要提高认识
3.临床实验室样本量增加，实验室人员面临巨大挑战，目前大型医院均有全自动化的检验设备，检验工作效率相比过去已经大大提高，如果需要进一步节省人力成本，缩短TAT，同时保证报告质量，分析后结果处理方法就尤为重要，另外对实验室人员素质要求也就越来越高，目前实验室人员素质参差不齐的现象也会影响报告质量。建立实验室样本自动审核系统为解决上述问题提供了一种有效的途径

第二章　骨髓细胞检验技术

章节概述： 本章主要介绍骨髓细胞检验相关技术和骨髓象分析流程、正常细胞形态学和异常细胞形态学及细胞化学染色检验等内容。重点强调各方面的质量控制及血细胞六大系统的正常、异常形态学及细胞化学染色的应用。分清正常与异常，辨别"良"与"恶"，为血液病及血液相关疾病的诊断与鉴别诊断打好基础。

骨髓细胞检验技术是通过骨髓穿刺（bone marrow puncture）抽取骨髓液制备涂片，经染色后在普通光学显微镜下进行骨髓细胞检验。通过骨髓细胞检验可以了解骨髓中各种血细胞及非造血细胞数量、比例、形态及有无异常细胞等，是协助诊断疾病（特别是血液病）、观察疗效及判断预后的重要手段之一。20世纪90年代后，随着新技术的发展和引进，新方法的开展和临床应用，其在血液系统疾病诊断中的价值与地位受到了严峻挑战。但细胞形态学以方便、快速、经济和直观等优势，依然受到越来越多专家的认同。

第一节　骨髓细胞检查和分析

一、骨髓穿刺的适应证、禁忌证及目的

1.骨髓穿刺的适应证
对于诊断造血系统和非造血系统疾病，及在疾病治疗和随访中，骨髓穿刺检查都是必不可少的。

（1）不明原因的一种或多种血液成分的减少，如各种白血病、再生障碍性贫血、溶血性贫血、血小板减少性紫癜等。

（2）不明原因长期发热，如某些传染病或寄生虫病（疟疾、黑热病及伤寒等），有助于确定病原体。

（3）不明原因的肝、脾、淋巴结肿大；不明原因骨痛、骨质破坏、肾功能异常、黄疸、紫癜、血沉明显加快等。

（4）疑有骨髓原发性或转移性肿瘤；或借助骨髓内发现特殊细胞，诊断戈谢病、尼曼匹克病。

（5）进行干细胞培养、微生物培养、免疫分型、细胞遗传学分析等相关检查。

2.骨髓穿刺的禁忌证
先天性和获得性凝血因子缺乏以及其他凝血功能异常，如严重血友病患者，有出血倾向或凝血时间明显延长者；有局部皮肤感染、躁动不合作、生命体征不平稳等患者；晚期妊娠妇女做骨髓穿刺应慎重。

3.骨髓细胞检验的目的
（1）确诊某些血液系统疾病，如白血病、骨髓瘤、转移癌、戈谢病、尼曼匹克病、巨幼细胞贫血、急性造血功能停滞等。

（2）协助诊断某些血液系统疾病，如再生障碍性贫血、缺铁性贫血、血小板减少性紫癜、溶血性贫血、传染性单核细胞增多症、类白血病反应、粒细胞缺乏症等。

（3）鉴别诊断某些疾病。

（4）观察疗效及判断预后。

二、骨髓采集、涂片、送检及染色

1. 采集部位和方法 常用的穿刺部位如髂前上棘、髂后上棘、胸骨、腰椎棘突，两岁以下小儿采用胫骨穿刺法。一般情况下以髂后上棘为首选，采用穿刺法吸取，无菌操作，吸取量在0.1~0.2ml为宜。

2. 取材情况判断

（1）取材满意

①抽吸骨髓液时，患者感觉到有瞬间酸痛感（有时患者可无这种感觉）。

②抽出的骨髓液中有较多的小粒（多为骨髓小粒，有的是脂肪）。

③显微镜下涂片中可见较多骨髓特有细胞如幼稚粒细胞、有核红细胞、巨核细胞等造血细胞，以及少量浆细胞、成骨细胞、破骨细胞、脂肪细胞、肥大细胞、组织细胞、吞噬细胞等非造血细胞。

④中性杆状核粒细胞/分叶核粒细胞比值大于外周血中性杆状核粒细胞/分叶核粒细胞比值，有核细胞数大于外周血有核细胞数。

（2）取材失败（多见于骨髓稀释）：如抽吸骨髓液时部分混进血液，称为骨髓部分稀释；如抽出的骨髓液实际上就是血液，称为骨髓完全稀释。具体特征如下。

①完全稀释：与血涂片的细胞成分完全一样。

②部分稀释：骨髓小粒、油滴少或缺如，骨髓特有细胞少，有核细胞少。

（3）涂片及送检：一般情况下由临床完成涂片和送检到骨髓室，数量为3~5张，若同时需要做特殊染色，再推3~5张为宜。需要同时送2~3张血涂片。送检人和接收人分别签字，包括时间。

骨髓标本登记编号，按年度连续编号，唯一标识，登记项目完整。

3. 染色

（1）普通染色液（常用瑞-吉染色液）：选用瑞氏染料1.0g、吉姆萨染料0.5g、中性甘油5ml，加入500ml优级纯的甲醇，混匀。研磨配制的可即时使用，否则1周后使用更佳。

（2）缓冲液 PH 6.4~6.8：KH_2PO_4 280mg、Na_2HPO_4 200mg，加水至1000ml，完全溶解后使用。

（3）染色方法

①操作：将标本平放（最好置于一个固定架上），用滴管将染液滴于涂片上，可用洗耳球将染液驱散，使其布满整个涂片，以防漏掉涂膜部分。不必用蜡笔在涂膜两端划线，因为有一些特殊细胞（如尼曼匹克细胞、戈谢细胞、巨核细胞、瘤细胞、巨大幼红细胞等）和骨髓小粒都在涂膜偏尾部或头部。染液布满整个玻片后，再过1~2分钟（冬季室温较低可适当延长）加入缓冲液，并使缓冲液与染液混匀。

②染液与缓冲液的比例：染液量要充足，否则染液很快蒸发，将染料沉淀于细胞上。通常一张骨髓涂片需要染液3~5滴（白血病，尤其是涂片较厚、细胞较多时，染液应多些；反之则少些）才能布满全玻片，需缓冲液6~10数滴，即1：（2~4）。稀释度越大，染液时间越长，细胞着色也较均匀；反之，稀释度越小，染色时间越短，其细胞着色则较浓，且着色不鲜艳。

③染色时间：通常约10~30分钟。但还应视涂片厚薄、有核细胞多少、何种细胞等而定。涂片的有核细胞较少，染色时间应短些；反之，染色时间应长些。一般来说，贫血病之血及骨髓涂片，染色时间可短，特别是再生障碍性贫血标本，尤其骨髓增生低下者，一般染5~10分钟即可；而白血病，特别是急性白血病之骨髓增生极度活跃者，细胞着色较慢，染色时间较长，有时可长达1小时。任何染色的涂片均须置于低倍显微镜下观察，有核细胞染色清楚，核质（红蓝）分明，则表示着色满意。

④冲洗：用自来水冲洗涂片上之染液。要轻轻摇动涂片，使染液沉渣浮起被冲走，切勿先倾去染液再用水冲洗，因为这样，涂片上的许多染料将沉淀于涂膜上。冲洗不可过久，水冲力亦不能太大，以防血膜脱落。冲洗后之标本竖在片架上，在空气中自然干燥，或用洁净吸水纸将水吸干净后，即可检查。

三、质量控制

1.骨髓涂片 涂片厚薄适宜。涂片太厚，细胞聚集不能展开，使之形态难以辨认；太薄，细胞全被推散，使细胞分布不匀，分类困难。所以，涂片好坏亦极为重要。通常骨髓或血液浓稠，应推薄些。如涂片不良，同一次取材的涂片可显示几种增生程度而影响判断。所以，涂片良好者应是细胞恰好分开又不太离散。

2.涂片染色 胞质和胞核染色后深浅适宜、颜色分明。细胞着色太深，其结构不清；着色太浅，亦不易辨认。所以染好一张涂片需要使细胞的色泽分明。染色时要注意以下几点。

（1）染色涂片水冲后，应在空气中自然干燥或风干，不可用火烤干。

（2）染液量需充足，勿使染液蒸发干燥，导致染料沉着于玻片上。

（3）涂片上的细胞着色过浅或过深，或有许多沉淀物时，待玻片干燥后，立即用甲醇或瑞氏染液滴于涂片上数秒或数分钟，溶解沉渣或重新染色。

（4）保存的旧标本，细胞染色会逐渐变淡，可重新染色，但复染效果不太理想，所以保存标本应深染或封片保存。

（5）新鲜涂片应立即染色，未染的涂片保存不超过1周。如果保存时间过长，即使甲醇固定，其细胞亦着色不佳，且形态多变异。

（6）未染色标本，不要放入含有挥发油质的木盒内。涂膜可能沾上挥发油脂而影响细胞着色。

四、骨髓涂片细胞学检验步骤

1.低倍视野检查

（1）观察取材是否有骨髓小粒及脂肪成分。

（2）观察涂片中细胞分布、形态的完整性。

（3）观察细胞染色，红细胞应显粉红色，细胞核染紫红色，核质分辨清晰。

（4）观察骨髓增生度（表2-1）。

表2-1 骨髓增生度分级标准

增生度	红细胞/有核细胞	常见疾病
I	1：1	白血病等
II	10：1	增生性贫血等
III	20：1	正常人等
IV	50：1	慢性再生障碍性贫血等
V	200：1	急性再生障碍性贫血等

（5）观察异常大细胞、成堆细胞及特殊细胞的有无。

（6）观察巨核细胞数量、形态特点。

2.油镜视野检查

（1）观察部位选择：一般选择涂片体尾交界处，且细胞分布均匀、无重叠、形态清晰的区域。涂片厚部位处细胞体积小，结构不清晰；薄部位处细胞偏大，破碎细胞和大细胞比例偏高，分类比例不准确。

（2）骨髓细胞分类计数：选择合适部位，按顺序连续观察计数200~500个有核细胞，按照细胞的种类、发育阶段分别记录，并计算其比值。分类计数细胞不包括有丝分裂相及退化细胞。在骨髓增生极度活跃，细胞分布不均匀的情况下可酌情增加分类计数的数量。

（3）观察各细胞系统形态变化：注意观察所有计数细胞系统的增生程度、细胞发育成熟程度和形态是否正常。注意特殊细胞和寄生虫的观察（表2-2）。

表2-2　骨髓涂片观察内容总结

细胞系	观察内容
粒细胞系统	各阶段细胞的比值、细胞的大小、细胞核形态及成熟度、胞质的颜色及内容物（如空泡、吞噬物、颗粒、Auer小体等）
红细胞系统	各阶段细胞的比值，形态有无变异（如巨幼样变、多核、核出芽等），胞质量及颜色，是否有点彩、Howell-Jolly小体等，成熟红细胞大小、中心浅染区大小等
单核细胞系统	各阶段细胞的比值、细胞的大小、细胞核形态及成熟度，胞质的颜色和内容物（如空泡、包涵体、Auer小体等）
淋巴细胞系统	各阶段细胞的比值、大小、形态及胞质内有无空泡、颗粒、包涵体等。特别要注意观察淋巴细胞胞质多少、颜色有何变异。如果淋巴细胞呈聚集性分布，则这些呈聚集性分布的淋巴细胞不应计入ANC，但应在报告中加以描述
浆细胞系统	占有核细胞的百分数，有无原浆细胞、幼浆细胞，浆细胞胞质有无其他病理改变
巨核细胞系统	分类计数50个巨核细胞，计数各分化成熟阶段巨核细胞数。要注意巨核细胞的大小、形态、成熟程度、胞质中的颗粒及细胞核分叶程度。血小板多少及形态、分布
骨髓小粒	判断细胞占骨髓小粒的面积和骨髓小粒的细胞成分（造血细胞和非造血细胞比例）
特殊细胞及分类不明细胞	注意涂片中有无细胞成团、巨大病理细胞（如尼曼-匹克细胞、转移瘤等）。在计数分类过程中，可能会见到个别有核细胞，其形态特异，不能归入系统，属分类不明细胞，其形态应详细描述
非造血细胞	计数200或者500个有核细胞时，会观察到肥大细胞、网状细胞、成骨细胞、破骨细胞等非造血细胞，不应计入有核细胞计数，但应在骨髓报告中加以描述
寄生虫、真菌等	如疟原虫、黑热病小体、组织胞浆菌、马尔尼菲青霉菌等

3.结果计算

（1）各细胞系统各阶段细胞的比值。百分比是指各阶段有核细胞占总有核细胞（all nucleate cell，ANC）的百分比。

（2）粒细胞系统总数与红细胞总数的比值，即粒/红比值（myeloid/erythroid，M/E）。

4.分析骨髓象

（1）报告填写：按照上述观察情况，用简短语言填写报告。建议填写血涂片观察情况。重点描写异常细胞系统的数量和形态改变，以及细胞化学染色结果。

（2）诊断意见形式：肯定性结论；符合性结论；提示性结论；可疑性结论；排除性结论；描述性结论；比较性结论；其他或例外结论等。

5.正常成人骨髓象特征

（1）骨髓增生程度：增生活跃。

（2）粒红比值：（2~4）∶1。

（3）粒细胞系统：占40%~60%，其中原始粒细胞<2%，早幼粒细胞<5%，中性中幼粒细胞约8%，中性晚幼粒细胞约10%，中性杆状核粒细胞约20%，中性分叶核粒细胞约12%，嗜酸性粒细胞<5%，嗜碱性粒细胞<1%。

（4）红细胞系统：占15%~25%，以中、晚幼红细胞为主（各占10%），原始红细胞<1%，早幼红细胞<5%。

（5）淋巴细胞系统：占20%~25%，均为成熟淋巴细胞，原始淋巴细胞罕见，幼稚淋巴细胞偶见。

（6）单核细胞系统：<4%，均为成熟单核细胞，原始单核细胞罕见，幼稚单核细胞偶见。

（7）浆细胞系统：<2%，均为成熟浆细胞，原始浆细胞罕见，幼稚浆细胞偶见。

（8）巨核细胞系统：在1.5cm×3cm的血膜上，可见巨核细胞7~35个，其中原始巨核细胞占0~5%，幼稚巨核细胞占0~10%，颗粒型巨核细胞占10%~50%，产血小板型巨核细胞占20%~70%，裸核型巨核细胞占0~30%。血小板较易见，散在及中小簇易见，或成堆存在。

（9）其他细胞：组织细胞、成骨细胞、吞噬细胞等偶见，分裂相细胞少见，不见寄生虫和异常细胞；成熟红细胞、血小板及各系、各阶段有核细胞形态正常。

6.骨髓检验中应注意的问题

（1）综合分析：辨认细胞不能单凭一、两个特点下结论，应仔细观察，综合分析细胞大小、核质比、胞质受色情况、颗粒特征、核的形状、染色质结构、核仁数量和大小等特征进行判断。不同涂片，细胞受色深浅、酸碱性及染色质清楚程度皆不相同。

（2）细胞连续发育：细胞发育是一连续过程，各细胞系统有各自特征。具有两个发育阶段特征的细胞是一种正常的过度形式，此时一般按成熟方向的下一阶段计数。

（3）大数归类法：个别细胞界于两类细胞之间，难以区分，可按大数法则归类。

（4）血涂片、骨髓涂片互相认证：做骨髓检查，应同时做血涂片观察，各种血液病有的骨髓象相似而血象不同，有的血象相似而骨髓象相差甚远。两者互相对照，对鉴别诊断有很大的帮助。

（5）注意全面系统检查：难以分类的细胞，列入分类不明细胞栏中。数量多时，可通过细胞化学染色或其他特殊检查（如流式细胞术）鉴别。

（6）骨髓抽吸定位于一点，它不可能代表整个骨髓，为了避免遗漏，有时候需要多部位穿刺或者进行骨髓组织活检。

（7）骨髓细胞形态学检查与临床是密不可分的，实验室人员除了送检单上提供的简要病况外，还要积极主动与临床沟通，仔细询问，增加对疾病发生和发展的了解。

第二节　血液细胞基本形态学

一、血细胞发育中形态学演变规律

（1）阶段划分：原始→幼稚（红系和粒系：早幼、中幼和晚幼）→成熟。

（2）胞体：大→小（原粒→早幼粒：小→大）。巨核细胞：小→大，且不规则。

（3）胞核：①大小：大→小（成熟红细胞核消失，巨核细胞：小→大）；②形状：圆→不规则；③染色质：细致稀疏→粗糙致密，着色浅→深；④核仁：多→少→无，清晰→模糊→消失。

（4）胞质：①量：少→多；②染色：嗜碱、深染→嗜碱、淡染→嗜酸、淡染（单核细胞和淋巴细胞仍嗜碱）；③特殊物质（血红蛋白、特殊颗粒等）：无→少→多。

二、各细胞系统形态特点

【红细胞系统】 定向的红系祖细胞，在促红细胞生成素（erythropoietin，EPO）作用下分化为原始红细胞，通过3~5次有丝分裂，经历形态上的原始、早幼、中幼、晚幼红细胞阶段，脱核成网织红细胞，最后成为成熟红细胞（表2-3）。主要识别特点：胞核圆形，核仁由有到无；胞质染色的变化，由油墨蓝色→深蓝色→灰蓝色→灰红色→淡红色。

表2-3　红细胞系统发育及形态特点

		原始红细胞	早幼红细胞	中幼红细胞	晚幼红细胞	网织红细胞	成熟红细胞
细胞核（居中）	核形	圆或椭圆	圆或椭圆	圆或椭圆	圆或椭圆	核糖体、线粒体等细胞器	无
	核染色质	粗颗粒状	聚集粗颗粒状	条索样（可见副染色质）	大块状或黑色团块状	煌焦油蓝染色四型	无
	核仁	小，1~3个	模糊或消失	无	无	无	无

		原始红细胞	早幼红细胞	中幼红细胞	晚幼红细胞	网织红细胞	成熟红细胞
细胞质（环形淡染区）	核质比	高	较高	中等	较低	—	—
	胞质颜色	油墨蓝色	深蓝色	灰蓝或灰红色	灰/淡红色	—	淡红色
细胞大小		15~25μm	15~20μm	8~15μm	7~10μm	7~8μm	7.2μm

【粒细胞系统】定向的粒系祖细胞，在集落刺激因子（colony stimulating factor，CSF）的影响下，分化发育为原始、早幼粒细胞，再经过中幼、晚幼、杆状、分叶阶段而后成熟（表2-4）。主要识别点：胞核形状变化，由圆形→椭圆形→扁圆形→肾形或弯月形→杆状→分叶状；胞质颗粒的变化，由无颗粒（或少颗粒）到颗粒增多，由非特异性颗粒到特异性颗粒，特异性颗粒分为中性颗粒、嗜酸性颗粒和嗜碱性颗粒。

表2-4　粒细胞系统发育及形态特点

		原始粒细胞	早幼粒细胞	中幼粒细胞	晚幼粒细胞	杆状核粒细胞	分叶核粒细胞
细胞核	核形	圆或类圆	圆或椭圆	圆或扁圆	弯月状	杆状或带状	分叶状，核丝相连
	核染色质	细沙状	较原粒粗	聚集，条索状	粗糙，块状（可见副染色质）	粗块状	粗块状
	核仁	小，一至数个	常可见或模糊	常无	无	无	无
细胞质	核质比	高	较高	中等	较低	低	低
	胞质颜色	（淡）蓝色	（深）蓝色	特异性颗粒（中性颗粒/嗜酸性颗粒/嗜碱性颗粒）			
	颗粒	无（Ⅰ型）或少量嗜天青颗粒（Ⅱ型）	嗜苯胺蓝颗粒				
细胞大小		10~20μm	12~25μm	10~20μm	10~16μm	10~15μm	10~14μm

【淋巴细胞系统】淋巴细胞由淋巴干细胞发育而来，是异质性的细胞群体，根据其典型的形态学特征可与其他白细胞相区别。在普通光学显微镜下，仅能识别原始、幼稚和成熟阶段，血液T淋巴细胞和B淋巴细胞不能根据光学显微镜区分开。自然杀伤（NK）细胞一般较大，胞质中散在分布着较大颗粒。（表2-5）主要识别特点：各个阶段都是高核质比，胞质偏少；形态上不能真正识别细胞本质。淋巴细胞的很多亚群在形态上很相似，但却有着不同的抗原表达谱。已经确定了3种主要的血淋巴细胞功能亚群：T淋巴细胞、B淋巴细胞和NK细胞。

表2-5　淋巴细胞系统发育及形态特点

		原始淋巴细胞	幼稚淋巴细胞	小淋巴细胞	大淋巴细胞
细胞核	核形	圆或类圆	圆或椭圆	圆或椭圆	圆或椭圆
	染色质	细致颗粒状	颗粒较原淋粗	致密均匀	大块状
	核仁	小，1~2个	可见或模糊	无/假核仁	无/假核仁
细胞质	核质比	高	高	高	中等或低
	颜色	天蓝色	天蓝色	胞质极少	天蓝色
	颗粒	无	无	常无	无或少量嗜天青颗粒
细胞大小		10~18μm	10~16μm	6~9μm	12~15μm

【单核细胞系统】单核细胞来自粒单细胞系干细胞，其发育也需要经过原始、幼稚阶段，由3~4次分裂增殖而后成熟（表2-6）。主要识别特点：细胞形态不规则，胞质偏多，核形不规则，染色质疏松。

但单核细胞并非终末细胞，需要最后进入组织或体腔，发育成幼巨噬细胞和成熟巨噬细胞。在不同器官或部位，巨噬细胞有不同的名称，如骨髓中的幼红细胞增生岛的nurse细胞、肝中的Kupffer细胞、肺中的肺泡巨噬细胞、结缔组织中的组织细胞、淋巴结和脾脏中的固定或游离的巨噬细胞、体腔中的巨噬细胞、骨组织中的破骨细胞、神经系统中的小胶质细胞等，统称单核-巨噬细胞系统或组织细胞系统。

表2-6　单核细胞系统发育及形态特点

		原始单核细胞	幼稚单核细胞	成熟单核细胞
细胞核	核形	圆或不规则	扭曲、折叠状	扭曲、折叠、腊肠样
	染色质	疏松细丝网状	聚集丝网状	条索状、小块状
	核仁	大而清晰，多为1个	可见或消失	无
细胞质	核质比	高	较高	中等
	颜色	灰蓝色、毛玻璃样	灰蓝色、不透明	灰蓝色、灰尘样
	颗粒	无（Ⅰ型）或少量嗜天青颗粒（Ⅱ型）	少量嗜天青颗粒	分布均匀的嗜天青颗粒
细胞大小		14~25μm	15~25μm	12~20μm

【巨核细胞系统】巨核细胞是生产血小板的细胞，由巨核系祖细胞经促血小板生成素的刺激分化发育而来。巨核细胞是多倍体细胞，成熟过程以核内有丝分裂为特征，使核分叶和DNA含量（超二倍体）逐渐增加。有2N、4N、8N、16N、32N，甚至64N（N表示染色体的倍数）。骨髓最早能被识别的巨核细胞是8N细胞。多数细胞为8N~16N。这些能被识别的多倍体细胞，皆能因胞质和核的发育，各自经过原始、幼稚阶段后成熟，脱质产生血小板。（表2-7）主要识别特点：体积由小变大，核由圆形到不规则、分叶状。胞质由少到多，再到裸核。

表2-7　巨核细胞系统发育及形态特点

		原始巨核细胞	幼稚巨核细胞	颗粒型巨核细胞	产板型巨核细胞	裸核	成熟血小板
细胞核	核形	圆、椭圆或不规则	不规则	巨大，不规则，常重叠	巨大，不规则，常重叠	残余核	无
	染色质	细、排列紧密	粗或小块状	块或条状	块或条状	—	无
	核仁	2~3个	常无	无	无	—	无
细胞质	核质比	高	较高	中等	较低	—	—
	颜色	（深）蓝色	（深）蓝色	淡蓝色，紫红色	淡蓝色，紫红色	—	紫红色
细胞大小		15~30μm	30~50μm	40~70μm	40~70μm	—	2~4μm

【浆细胞系统】浆细胞是高度分化的淋巴细胞，小B淋巴细胞在合适的环境下经过激活演化为浆细胞。淋巴细胞从静止期经过浆母细胞阶段再分化至未成熟浆细胞要经历数次有丝分裂。未成熟浆细胞在抗原的刺激下，在淋巴结的髓索中进行连续的有丝分裂，后可成熟为产生抗体的浆细胞。（表2-8）主要识别特点：丰富的胞质，胞核圆，偏位，核染色质车轮状，有核周淡染区。正常浆细胞偶见两个或更多的胞核。

表2-8　浆细胞系统发育及形态特点

		原始浆细胞	幼稚浆细胞	浆细胞
细胞核	核形	圆或椭圆（偏位不明显）	椭圆（偏位）	小，圆（偏位）
	染色质	粗颗粒状	较原浆粗	块状（副染色质明显）
	核仁	1~2个	模糊或无	无

续表

细胞质（核旁半月形淡染区）		原始浆细胞	幼稚浆细胞	浆细胞
	核质比	高	较高	低
	颜色	深蓝色	深蓝色	深蓝色
细胞大小		15~25μm	12~16μm	8~15μm

【其他少见细胞形态】

1.纤维细胞（fibrocyte） 是骨髓中大的固定多核细胞之一。此种细胞非常黏稠，涂片时常常被拉成一长条状，其长轴直径可达200μm以上。常有数个至数十个大小形态相同的椭圆形胞核，核染色质细或粗网状，核仁1~2个。胞质极丰富，呈淡红色或灰蓝色，胞质内含纤维网状物、浅红色颗粒及少许紫红色颗粒。

2.内皮细胞（endothelial cell） 此种细胞正常人可以见到。来自毛细血管壁或淋巴管壁，一般认为采血时毛细血管壁被采血针刺破，此种细胞脱落，出现于血涂片中。其较为成熟，多为长条状，长轴可达40μm以上。胞核菱形，染色质致密块状，无核仁，淡蓝色的胞质分布于细胞的一端或两端，呈长尾状，可有细小的紫红色颗粒。这些内皮细胞均有强的吞噬作用。在亚急性细菌性心内膜炎、流行性出血热和败血症等疾患中，可于外周血中出现。

3.网状细胞（reticular cell） 能产生网状纤维，支持造血组织，并含有多种造血必需的调控生长因子和细胞因子。这组细胞的特点是细胞大小不一，通常胞体较大，形不规则，边缘多不整，呈撕纸状，胞质较丰富，少许小嗜天青颗粒散布其间，胞核圆形、椭圆形或不规则形，核染色质细致，常有一个或多个清晰的蓝色核仁，未分化细胞的核较大，而分化者较小。在病理情况下，其形更为奇特和多样。

4.成骨细胞（osteoblasts） 来源于骨内膜细胞，参与类骨质沉积和新骨形成。这种细胞常数个或成堆出现，呈长椭圆形，直径20~50μm。核圆形，常偏于细胞一侧，染色质深紫红色，粗糙排列成网织状，常含清晰的核仁一至数个。胞质量多，蓝灰色、较浓而不均匀，如泡沫状，距核较远处，常有一圆形或椭圆形淡染区，胞质内可含少许圆形、紫红色嗜天青颗粒。与浆细胞形态特征相似，但比浆细胞体积大，高尔基体远离细胞核是其特征，且核染色质要比浆细胞细致。成骨细胞在正常成人骨髓中很少见。

5.破骨细胞（osteoclasts） 是来源于单核细胞系的多核巨噬细胞，参与骨的吸收和重塑，胞体巨大，其形多为不规则的片状，如手掌，周边不整，如撕纸状，直径最大者可达200μm以上。有二至数十个圆形或椭圆形的胞核，每核各有1~2个明显的蓝色核仁，染色质呈紫红色细粒网状（幼稚型）或粗糙网状。胞质极为丰富，淡蓝色或淡蓝灰色，其间散布很多粗重的嗜天青颗粒。破骨细胞和巨核细胞形态有些相似，但每个破骨细胞中的各个核大小一致，彼此分离。正常骨髓中也少见破骨细胞。

6.脂肪细胞（fatty cell） 体积巨大，胞质内充满脂肪，核小而致密且偏位。初期时，细胞胞质内含有很多小脂肪滴，其后小脂肪滴逐渐变大，直至融合成一个大脂肪包，胞核固缩，最后被挤压而推至细胞一侧。骨髓脂肪化时，可见骨髓小粒中有较多巨大脂肪细胞，这是骨髓造血功能衰竭的重要表现。脂肪细胞量与造血细胞量成反比。机体需要时，两者比例会迅速发生转变。

7.巨噬细胞（macrophages） 主要是来源于血液的单核细胞进入组织中分化、成熟后形成的一类细胞。巨噬细胞直径20~30μm，核大，呈圆形或卵圆形，染色质呈花边状，胞质丰富，淡蓝色，有空泡，含有嗜苯胺蓝颗粒和胞质内包涵体。在骨髓中，巨噬细胞通常位于红细胞岛、浆细胞岛和淋巴细胞聚集处的中心，或毗邻内皮细胞。其功能与骨髓和其他组织部位的吞噬细胞一样。

8.吞噬细胞 不是一种独立系统的细胞，而是胞体内含有吞噬物质（如脂肪滴、各种细胞素、颗粒、各种细胞及细菌等）的一组细胞的总称。这组细胞包括纤维细胞、单核细胞、粒细胞、网状细胞等。吞噬细胞的形态颇不一致，视其吞噬细胞的类型和吞噬物的多少而定。如胞质内充满吞噬物，胞膜几乎被胀破或已破，则其体积甚大；反之，若含吞噬物少，则体积稍小。胞质淡蓝或灰蓝色。胞核形态不定，早期呈圆形、椭圆形或凹陷形，可见核仁；晚期则核被挤压至细胞一端，染色质固缩成块，核仁消失。当吞噬细胞吞噬功能亢进，特别是吞噬很多有核红细胞时，则认为有恶性组织细胞增生病的可能性。有些吞噬细胞还参与免疫功能。

9.组织嗜碱细胞（tissue basophilic cell） 此种细胞又称肥大细胞，它分布很广，多见于疏松结缔组织和血管周围，在骨髓、肝、脾和淋巴结中也可见到。稍成熟的组织嗜碱细胞为圆形或多边形，有的外形不规整，呈缎带样、蝎尾形、多角形等，胞体直径12~20μm。胞核圆形或椭圆形，直径7~10μm，染色质呈紫红色粗糙网状，无核仁。胞质淡染或无色，其间充满圆形、大小相同、直径0.3~1.5μm的紫色或深紫红色颗粒，胞质的边缘常可见突出的颗粒，有的组织嗜碱细胞胞质中颗粒排列非常致密，整个细胞呈黑色，易被误认为异物而被忽略。

10.退化细胞 这些细胞是推片时人为将其推散推破而成。因为有的细胞已衰老，稍碰即破；有的细胞脆性或黏性较大，易破碎；还有一些细胞体大如球，内充满空泡或吞噬物质，也易破碎等。这些细胞支离破碎后形态各异，再将其各自另立一独立细胞系，实无必要。各种破坏细胞分述如下。

退化的淋巴细胞：细胞散开，显示体大，核染色质淡紫红色，纤细较薄，有时可见假核仁，呈扁平状，无立体感，胞质散乱，蓝色淡薄，有的仅剩一散乱长圆之核。由于细胞较黏稠，脆性又大，推片时易被拉成长条状，形如竹篮，故又名篮细胞。急性淋巴细胞白血病时，这种细胞较多，在诊断上有参考意义。

"Ferrata"细胞：晚期的早幼粒或早期的中幼粒细胞被推散后，体大，周边不整，胞核卵圆形偏于一侧，染色质呈粗重网状，可见核仁1~3个，比较扁平，无立体感，胞质淡蓝色，其间散布若干嗜天青颗粒，有推散之感。原始细胞也可被推散成为退化细胞。

破坏嗜酸粒细胞：这也是被推散的细胞，周边不整，体为长椭圆形，核圆形偏一侧，可有核仁，胞质多，其内充满嗜酸粒颗粒，向散射端分布，特别是嗜酸粒细胞白血病涂片之尾部这样的细胞很多，有人将此误认为"组织"嗜酸细胞，实际上人类骨髓中并不存在这种细胞。

第三节 血液异常细胞形态学

一、红细胞异常形态

1.巨幼红细胞 巨幼红细胞是胚胎早期红细胞，此类细胞也分为早、中、晚三阶段，其特征是较同期正常红细胞大，胞质丰富，核晚熟，染色质细致、疏松。出生后仅见于叶酸、维生素B_{12}缺乏的巨幼细胞贫血或某些其他血液病时。巨型原红细胞：直径30~60μm的巨型原红细胞，可见于急性造血功能停滞。是由于某种因子感染等阻断了原红细胞向下发育所致，其形状结构都与原红细胞一样，常有一至数个伪足突起，1~2个大核仁。

2.空泡型幼红细胞 早幼、中幼红细胞的胞质中出现空泡，可能与有毒物质（包括乙醇中毒）的接触或细胞生化代谢异常有关。多见于胞质，空泡也可见于胞核，一至数个不等。红血病、骨髓增生异常综合征（myelodysplastic syndrome，MDS、巨幼细胞贫血、铜缺乏、药物（如服用氯霉素）和化合物中毒、乙醇中毒以及一部分发热与不明原因的血液疾患，甚至偶尔在正常标本中，都可见幼红细胞空泡，特异性差。

3.巨幼样变红细胞 红细胞巨幼样变又称为类巨幼红细胞，是幼稚红细胞呈不典型红细胞样变化。胞体稍大，重点变化在胞核，核圆或畸形，染色质呈疏松条块状结构。胞质丰富，染色均匀，有时也可见颗粒性或泡沫样变色。常见于MDS、白血病、肿瘤等，尤其在化疗后更为易见。

4.双核、多核幼红细胞 双核和多核幼红细胞通常比单个核幼红细胞大，见于许多疾病，也偶见于正常骨髓，但胞核大小不一。双核幼红细胞多见于MDS和红系造血肿瘤，作为病态造血细胞的形态学特异性较强，但也见于急性白血病等造血和淋巴组织肿瘤，偶见于特殊感染或重症感染。多核幼红细胞，细胞大或巨大，胞核2个以上，并出现胞核大小不一、核出芽和（或）单个核染色质粗糙及畸形，染色质疏松、紧密不等，胞质丰富，核质发育常不平衡。多核（尤其是奇数核）和畸形核幼红细胞是MDS少见但特异性较强的特征。

5.异常的成熟红细胞 成熟红细胞的主要异常包括红细胞形状、大小、染色和内含物异常等。

（1）红细胞不规则分布

①红细胞凝集：是指红细胞不规则凝集呈现葡萄串样形状，常提示血液中存在抗红细胞的冷抗体。

②红细胞缗钱状形成：是指红细胞像串钱样叠起来，通常见于血浆蛋白浓度升高。

（2）红细胞大小和（或）颜色异常

①红细胞大小不均：是指红细胞大小变化程度增加。通过红细胞分布宽度（RDW）增加来反映这一非特异性现象。

②双相性红细胞：双相性指存在两种大小不同的红细胞群，同时出现小细胞低色素性红细胞群和正细胞或大细胞的正色素性细胞群时称为双相性改变。

③大红细胞：是指直径大于10μm（MCV>100fl）的红细胞。MCV升高，而MCH正常；或当MCV显著增加时MCH也升高。红细胞呈现有诊断意义的圆形或卵圆形。值得注意的是早产儿、婴幼儿和新生儿可以出现生理性的大红细胞。网织红细胞增多也会引起MCV升高。中心淡染区扩大，见于营养缺乏性巨幼细胞贫血、溶血性贫血。

④小红细胞：直径小于6μm（MCV<80fl），与血红蛋白浓度减低（低色素）相关。由于靶形红细胞表面积与体积之比增加，中等数量靶形红细胞会引起MCV假性降低。单纯小红细胞常见于慢性感染、慢性肾脏疾病所致的贫血。由于婴幼儿和新生儿红细胞比成人红细胞大，应结合患者的年龄解释红细胞大小。

⑤低色素性红细胞：低色素性是指红细胞着色能力减弱，中央淡染区扩大，超过红细胞直径的1/3。严重低色素时，MCH、MCHC也随之降低。伴低色素性红细胞的疾病往往出现小红细胞增多。低色素性小红细胞，常见于缺铁性贫血、地中海贫血、异常血红蛋白病、铁粒幼细胞贫血。

⑥嗜多色性红细胞：是指因胞质内残留核糖体RNA而染色成蓝灰色的不成熟红细胞。体积较正常成熟红细胞大。嗜多色性红细胞增多说明骨髓造血功能活跃，目前认为嗜多色性红细胞经煌焦油蓝染色后即表现为网织红细胞。

⑦嗜碱性红细胞：由于红细胞含有较多的RNA，瑞氏染色时红细胞染成深蓝色，是红细胞未成熟的表现，常见于增生性贫血和红细胞成熟障碍性疾病。

（3）异常红细胞形态

①棘红细胞：胞体呈圆形、深染。胞质边缘可见2~20个不均匀分布、长短不一的突起，或长度、宽度和形状不一的针状突起，部分针状突起末端钝圆。

②咬痕红细胞：是指因海因茨小体被脾脏巨噬细胞清除，导致胞质出现1个或多个弧形缺口的红细胞。是红细胞膜氧化性损伤溶血的一种形态学特征。微血管病性溶血性贫血（MAHA）和机械损伤后的红细胞形态与咬痕红细胞相似，这是由假性囊泡破裂后红细胞膜融合所导致。

③泡状红细胞：是指血红蛋白收缩形成一半致密团块状，而剩余部分则呈现镂空状的红细胞。

④刺红细胞（锯齿状红细胞）：刺红细胞失去圆盘形状，细胞边缘出现10~30个分布均匀，短而钝的突起或针状突起。

⑤椭圆形和卵圆形红细胞：椭圆形红细胞呈椭圆形（长轴与短轴之比>2），而卵圆形红细胞呈鹅卵形状（长轴与短轴之比<2）。椭圆形红细胞增多与某些疾病相关，如遗传性椭圆形红细胞增多症。

⑥不规则收缩红细胞：是指细胞体积小而致密、无中央淡染区的红细胞，形状不同于球形红细胞的规则。

⑦异形红细胞：是指形态异常的一类红细胞。异形红细胞增多是一种非特异性表现。

⑧裂红细胞：是指循环中因外部机械损伤而产生的红细胞碎片，是诊断MAHA的形态学依据。裂红细

胞体积通常比完整红细胞小，出现尖角和笔直切缘的碎片，小新月形、盔形或角膜红细胞等形状。微小球形红细胞也是MAHA的形态特征。当裂红细胞为主要形态特点时，裂红细胞计数对MAHA诊断与随访具有一定价值。

⑨镰状红细胞：是指因血红蛋白S多聚化形成的两端尖的新月形或镰刀形红细胞。建议进行血红蛋白病筛查试验。

⑩球形红细胞：是指胞体直径<6μm，MCV正常或减低，无中央淡染区的致密球形红细胞。是由红细胞膜与骨架异常，或免疫和微血管病性溶血直接损伤红细胞膜所致。

⑪口形红细胞：是指胞体呈单面凹陷的水杯形状，染色后淡染区狭长的红细胞。东南亚卵圆形红细胞增多症外周血涂片中可出现纵向、横向、"V"形或"Y"形的双"口"形红细胞。

⑫靶形红细胞：因红细胞表面积与体积之比增加，红细胞淡染区域中心的血红蛋白染色变深所致。

⑬泪滴形红细胞：胞体呈梨形或泪滴样形状。可见于正常人，但在贫血、骨髓纤维化症时多见。

（4）红细胞内含物

①嗜碱性点彩：是指因核糖体异常聚集，均匀分布于红细胞胞浆中粗细不等的蓝色颗粒。嗜碱性点彩红细胞增多表示骨髓再生增强，并有紊乱现象。铅、汞等重金属中毒时此种细胞明显增高。

②Howell-Jolly小体：是指大小约为1μm，单个、细小、致密、圆形、紫红色的包涵体，主要是细胞核（DNA）碎片。在脾切除后、脾功能紊乱、严重贫血、新生儿、溶血性贫血、恶性贫血、白血病等患者血液中常见。

③细胞内血红蛋白晶体：血红蛋白结晶体聚集见于HBC和HBS病。结晶体呈染色浓密，大小不一，两端尖的笔直棒状物质。镜检发现血红蛋白晶体时，推荐报告血红蛋白晶体。

④Cabot环：由红细胞内淡紫红色的小粒连缀成线条所成，呈环状或"8"字形。此种物质可能是核膜或纺锤体，也可能是变性蛋白或脂蛋白。恶性贫血、溶血性贫血、白血病及重金属中毒时可见到。

⑤红细胞内微生物：细菌、真菌、原虫和寄生虫感染患者外周血涂片中出现于红细胞内或之外的微生物。建议报告找到微生物。建议进行疟疾类型鉴别和报告。测定疟原虫浓度对疟疾患者的临床管理和治疗监测具有重要价值，尤其是恶性疟疾和诺氏疟疾感染。

⑥帕彭海姆小体：罗曼诺夫斯基染色外周血涂片上可见到帕彭海姆小体，为红细胞内铁蛋白聚集分布于胞质内侧近边缘处，所形成的多个大小、形状不同的嗜碱性包涵体。普鲁氏蓝铁染色呈阳性。

⑦有核红细胞（NRBC）：是指幼稚的前体红细胞，即外周血循环中出现的幼稚红细胞。健康儿童、青少年和成年人的血液循环中很少出现NRBC，因为发育正常的红细胞在其从骨髓释放出来前细胞核已被挤压出细胞。因此在外周血中出现NRBC往往提示存在病理状态。然而在新生儿血液循环中常可见到NRBC。在正常情况下，NRBC仅在新生儿期出现（一般为1个月）。作为网织红细胞及成熟红细胞的前体，NRBC在孕晚期胎儿和新生儿骨髓中产生并储存，且在新生儿脾脏和脐带血中含量较高。

成年人外周血检出NRBC的原因有以下几点。

a.大量白血病细胞充满骨髓，挤压幼红细胞，导致其提前释放。

b.髓外造血。由于髓外造血缺乏造血屏障，导致NRBC进入外周血。

c.骨髓-血液屏障功能正常，但来不及处理大量NRBC，使其提前进入血液循环，如溶血性贫血、失血性贫血、巨幼细胞贫血等。

d.骨髓中个别NRBC能到达髓窦，当脾切除后，不能被脾脏拦截，从而进入外周血。

e.溶血性贫血复发，机体出现红细胞代偿增生、感染等疾病，可呈白血病样反应。这可能是由于炎症反应区细菌毒素或局部代谢崩解产物被吸收后刺激骨髓，使白细胞增生，造成未成熟的红细胞过早进入血液循环所致。

f.组织缺氧刺激机体产生促红细胞生成素（EPO），从而使幼红细胞增生旺盛，加速NRBC释放进入血液循环。

成人外周血出现NRBC为病理状态，因此NRBC对多种疾病的筛查及预后具有重要的临床意义。

建议NRBC绝对计数并校正白细胞计数，或计数和报告每100个白细胞中NRBC数量。若NRBC百分比大于5%，需要进行白细胞校正。

二、白细胞异常形态

白细胞分类是对细胞大小、胞核形状、细胞核染色质、胞质外观和颗粒进行观察。先天性或继发性的各种疾病可出现白细胞胞核、胞质和（或）细胞大小的异常表现。

1.细胞质异常

（1）奥氏（Auer）小体：是由异常的初级颗粒融合而成，呈红色棒状或针状的物质。主要见于髓系白血病原始细胞或异常早幼粒细胞中，其髓过氧化物酶染色呈阳性，是髓系肿瘤的特异性标志。

（2）杜勒小体：浅蓝色或灰色，单个或多个分布于中性粒细胞的胞质内侧边缘。杜勒小体为非特异性改变，可见于MDS、感染等疾病。如伴有血小板减少，杜勒小体与巨大血小板同时存在，往往提示May-Hegglin异常。使用生长因子如粒细胞集落刺激因子（G-CSF）治疗的患者外周血中也可见杜勒小体。

（3）中性粒细胞颗粒增多（中毒颗粒）：感染和炎症反应时细胞胞质内出现紫色、粗颗粒状的嗜天青颗粒。或是初级颗粒发育过程中仍保留嗜天青染色特性，该现象为非特异性改变。可见于细菌性感染、恶性肿瘤、化疗后、白血病等。

（4）中性粒细胞颗粒减少：胞质颗粒减少或缺如的中性粒细胞胞质呈蓝灰色，见于骨髓增生异常综合征、急性髓细胞白血病、化疗后等。

（5）中性粒细胞空泡变性：感染时中性粒细胞胞质空泡化是由于颗粒融合成吞噬泡和溶酶体成分杀死细菌后，形成细小、针眼样散在的空泡，偶尔也会出现大空泡。其他引起中性粒细胞空泡的原因包括乙醇中毒和标本长时间贮存后EDTA抗凝剂的影响。

2.细胞核异常

（1）中性粒细胞分叶过多：中性分叶核粒细胞通常分3~4叶（偶尔2叶或5叶）。分叶过多的中性粒细胞胞核出现5叶以上。中性粒细胞分叶过多的定义是细胞核分叶≥6叶，或分5叶的中性分叶核粒细胞比例≥3%。

（2）中性粒细胞分叶过少（Pelger-Huët畸形）：这种异常现象主要表现为粒细胞核分叶能力减退，从中幼粒细胞开始，胞核的染色质聚集成小凝块或索条网状，其间有空白间隙，至分叶时，除更聚集成稍大凝块或索条网状外，仍保持空白间隙不变。晚幼粒细胞的核之两端呈向内对弯状，中间逐渐变细。杆状核粒细胞的核似分两叶，但中间凹陷处，两核膜之间仍有染色质，其形酷似夹鼻眼镜状。真正分叶者极少。中性粒细胞核不分叶或仅分两叶，呈哑铃状、花生形或类圆形。

此现象分为先天性、继发性，前者为常染色体隐性遗传性疾患，后者可见于某些感染性疾病（如急性痢疾、肠炎、伤寒等）及某些白血病、粒细胞减少症、骨髓增生异常综合征、恶性贫血、某些药物使用后等。

中性粒细胞分叶过少形态不能与中幼粒细胞、晚幼粒细胞或杆状核粒细胞混淆。分叶过少的中性粒细胞是成熟粒细胞，通常核质比小、核染色质固缩，可资鉴别。

（3）环形核粒细胞：指核呈环形的粒细胞。见于巨幼细胞贫血、骨髓增生异常综合征、化疗后等。

（4）双核粒细胞：指两个核的粒细胞。见于骨髓增生异常综合征、化疗后、急性髓细胞白血病等。

（5）巨幼（样）变粒细胞：胞体大，胞质多，胞核肥大，染色质疏松，多见于晚幼粒细胞及杆状核粒细胞阶段。见于巨幼细胞贫血、骨髓增生异常综合征、化疗后、急性髓细胞白血病等。

3.肿瘤相关髓系细胞

（1）原始粒细胞：原始粒细胞具有异质性。体积大小不一。有些核质比很大，染色质细致，通常有1个或多个核仁。有的原始细胞核质比较低，胞质内有少量紫红色颗粒或Auer小体。细胞核和胞质形状不规则，如核折叠、胞质嗜碱性、胞质出芽或伪足突起。

（2）急性早幼粒细胞白血病的异常早幼粒细胞：粗颗粒型急性早幼粒细胞白血病（acute promyelocytic leukemia，APL）的异常早幼粒细胞通常胞核形状奇特，呈肾形或双叶形。胞质内充满粗大的粉紫色颗粒或Auer小体，Auer小体可成束或柴捆状。而细颗粒型APL或少颗粒变异型APL，细胞核形状常为双叶形，胞质内无颗粒或含少量颗粒。异常早幼粒细胞形态学特征总结如下：蝴蝶状核；颗粒多伴融合；内外质；Auer小体易见（柴捆状Auer小体）。

异常早幼粒细胞等同于白血病性原始细胞，在报告中备注异常早幼粒细胞，作为危急值直接通知临床医生，提示APL可能。

（3）异常中性中幼粒细胞：常表现为核质发育不平衡、胞核发育明显落后于胞质的中性中幼粒细胞。当胞质内出现较多的特异性颗粒使胞质染成淡粉红色，或胞核固缩甚至分叶时，核仁仍清晰可见。有时候可见内外质分明现象。

（4）原始单核细胞：其形态变化较大，细胞核呈圆形或椭圆形，染色质细致，1或2个明显核仁。胞质嗜碱性，无或有颗粒。

（5）幼稚单核细胞：幼稚单核细胞体积偏大，细胞核扭曲或凹陷，染色质纤细呈网状结构，核仁可见。胞质蓝灰色，含少量细小紫红色颗粒。诊断MDS、骨髓增生异常/骨髓增殖性肿瘤、急性髓系白血病时幼稚单核细胞应作为原始细胞计数。

（6）不成熟单核细胞（不典型单核细胞）：骨髓受到外界刺激或应激时，如感染、集落刺激因子（GM-CSF）治疗时会产生一些不典型单核细胞，其核质比增高，染色质细致，核仁可见，空泡数量增多，颗粒与胞质嗜碱性也会随之增加。

一部分血液系统肿瘤（如慢性粒-单细胞白血病）可出现不典型单核细胞。相比幼稚单核细胞，不典型单核细胞核形不规则，染色质粗糙聚集，无核仁，胞质量可增加；相比成熟单核细胞，不典型单核细胞染色质相对致密，胞质嗜碱性强，颗粒偏少。

（7）发育异常：发育异常是指细胞发育和成熟异常引起细胞或组织的形态异常。发育异常包括细胞异常大或异常小，核分叶过少或分叶过多，核染色质异常凝集，胞质颗粒减少或颗粒增多，异常颗粒形成（大融合颗粒，Auer小体）。

2016年世界卫生组织（World Health Organization，WHO）骨髓增生异常综合征诊断与分型中，要求计数每系发育异常的细胞百分比。

4. 淋巴细胞质量异常 各种炎症、感染（特别是病毒感染）及肿瘤性疾病（白血病和淋巴瘤）免疫刺激导致淋巴细胞形态多变，外周血中出现不同形态的淋巴细胞。

良性疾病时建议使用反应性淋巴细胞报告，疑似恶性或克隆性疾病时建议报告异常淋巴细胞并备注细胞形态描述。

（1）反应性淋巴细胞：淋巴细胞异常形态包括细胞体积增大，细胞核出现核仁、染色质疏松、核形不规则或分叶状，胞质嗜碱性及空泡形成，不规则外形等不成熟表现。胞质丰富，颜色呈淡蓝色至强嗜碱性，相邻细胞接触区域尤甚。一般分为三型：浆细胞型（空泡型）、单核细胞型（不规则型）和幼稚型。见于感染（尤其是病毒感染）、免疫性疾病、药物过敏等。

（2）浆细胞样淋巴细胞：其大小与成熟小淋巴细胞相似，主要不同点是其胞质特点似浆细胞，且胞质偏多，常位于胞核的一侧。其增多主要见于巨球蛋白血症。

（3）毛细胞：毛细胞白血病是一种细胞形态独特的慢性B淋巴细胞白血病。毛细胞比正常淋巴细胞大，胞质丰富，呈淡蓝灰色，伴绒毛状突起。细胞核形状多呈圆形、豆形、椭圆形。

（4）淋巴瘤细胞：淋巴瘤是来源于B、T或自然杀伤（NK）细胞的恶变，相比骨髓和外周血，组织更易发生。然而淋巴瘤发展到白血病阶段时，某些形态异常的淋巴细胞可出现于外周血和骨髓中。一般具有以下特点：胞体大小明显不一，胞体规则或不规则；胞核常不规则（如凹陷、折叠、切迹），染色质粗细不定，核仁无或有；胞质多少不一，常呈较深蓝色，有时可见颗粒及空泡。

①滤泡性淋巴瘤：淋巴瘤细胞胞质极少，弱嗜碱性，细胞核有缺口或深裂。有时细胞体积较大，核仁小而明显，有胞核切迹等。

②套细胞淋巴瘤：淋巴瘤细胞大小及核质变化较大。染色质较慢性淋巴细胞白血病（chronic lymphocytic leukemia，CLL）淋巴细胞略疏松，部分细胞出现核裂、核不规则形或明显核仁等原始细胞特征。

③Burkitt淋巴瘤：淋巴瘤细胞体积中等大，核染色质疏松，核仁明显，1个或多个，胞质量中等，呈强嗜碱性，有空泡存在。

④Sézary细胞：Sézary细胞是一种成熟外周T细胞淋巴瘤细胞。存在大细胞和小细胞两种类型，经典的脑回状核形是这两种类型细胞的形态学特性。

⑤成人T细胞白血病/淋巴瘤（ATLL）：ATLL细胞表现多种形态学特点，但细胞特征性形态为多个折叠核和分叶状核的"花"形细胞。

⑥大颗粒淋巴细胞白血病：大颗粒淋巴细胞与大淋巴细胞具有相似外观，但大颗粒淋巴细胞胞质中含有小而明显的紫红色颗粒。正常人外周血中此类细胞占所有淋巴细胞的10%~20%。

⑦幼淋巴细胞白血病：B细胞幼淋巴细胞体积为淋巴细胞的2倍，核呈圆形，染色质中等致密，中央有1个明显核仁，胞质相对少，呈弱嗜碱性。T幼淋巴细胞比B幼淋巴细胞更小且具异型性。核呈不规则或分叶状，胞质极少，中度嗜碱性，时有空泡存在。核仁通常不如B幼淋巴细胞大或明显。

（5）白血病性原始淋巴细胞：白血病原始淋巴细胞范围宽广，部分核质比高，染色质粗块状，核仁不明显，胞质嗜碱性；部分外观异质性强，核染色质细致或固缩不一。细胞核外形不规则，核裂、切迹、折叠常见。核仁大小、数量不等，但都模糊不清。少部分原始淋巴细胞胞质丰富，含粗大嗜天青颗粒。

原始淋巴细胞和髓系原始细胞、淋巴瘤细胞，甚至反应性淋巴细胞有时很难明确区分，需要通过细胞化学染色和免疫分型检查明确诊断。

5.异常浆细胞

（1）小型浆细胞：胞体较小，仅比红细胞稍大，胞质量少，常偏于一侧，其他特征同典型浆细胞。常见于感染性骨髓。

（2）大型浆细胞：胞体巨大，可见3~4个核，胞质量多，在骨髓瘤中较多见。由多个浆细胞融合而成，常见于多发性骨髓瘤，也可见于感染患者。

（3）Mott型浆细胞：胞质中出现数目不定，大小不一，2~3μm，圆形，染红色或淡灰红色，有折光性而带有立体感的Russel小体，这些小球体紧密堆积如桑椹，故称Mott细胞或称桑椹细胞。见于多发性骨髓瘤及其他浆细胞增多的疾病。

（4）火焰细胞：正常浆细胞胞质中主要含有核糖体（含rRNA），染深蓝色，呈嗜碱性；病理状态下胞质中产生大量含糖免疫球蛋白（嗜酸性），使胞质周边部分或整个胞质染成红色，似火焰。其增多见于多发性骨髓瘤（IgA型）、反应性浆细胞增多等，正常人偶见。

（5）核畸形型：细胞核凹陷、分叶、畸形或成碎片等，染色质细致或粗糙、网状排列，核仁亦畸形变大，常见于骨髓瘤患者。

（6）骨髓瘤细胞：为单克隆的异常浆细胞，既具有浆细胞的特点，又具有肿瘤细胞的特点，与正常浆细胞相比，其有明显异型性。其胞体明显大小不一，核大、多核或畸形核，染色质粗细不一，核仁无或大而清楚。有的骨髓瘤细胞与正常浆细胞在细胞形态上无法区别。增多见于多发性骨髓瘤。

三、血小板异常形态

1.白血病性原始巨核细胞 胞体大小不一，胞核较规则，可见双核，核染色质粗颗粒状、较致密，核仁清晰或模糊，胞质较多，蓝色，常无颗粒，胞质可有指状突起，周围可有血小板附着。偶见吞噬红细胞。增多见于急性巨核细胞白血病等。

2.发育异常巨核细胞　是指以胞核异常为特征的一组细胞。常见于 MDS、MPN、MDS/MPN、AML 及恶性肿瘤等，其形态的异常变化可以分为以下几种类型。

（1）小巨核细胞：小巨核细胞大小与中幼粒细胞或早幼粒细胞相仿，含单一核或双核，胞质量多少不一，弱嗜碱性。胞核看似"裸露"，但通过电镜证实细胞核外有一环状胞质，呈弱嗜碱性。胞质有空泡和数量不等的淡紫红色颗粒，且可有小突起。血小板可黏附在突起的伪足表面。

在许多肿瘤性疾病中，巨核细胞形态可能会出现异常，如 MPN、MDS 和巨核细胞白血病，在患者外周血和骨髓中可出现小巨核细胞，有的与淋巴细胞大小相似，即淋巴样小巨核细胞，又称微小巨核细胞，直径 5~8μm，胞核常为单个，圆形或椭圆形，无核仁；胞质少，淡蓝色，常有丰富的淡紫红色颗粒或无颗粒。这些巨核细胞可用免疫标志加以鉴别，比如 CD41、CD61 等。

（2）单圆核巨核细胞：胞体大小不等，核圆形，染色质粗糙。胞质量较多，有或无颗粒，染灰蓝色或淡紫红色。胞体巨大、胞核大、圆形、胞质丰富有丰富淡紫红色颗粒者，常称为大单圆核巨核细胞，提示 MDS 伴 5q–。

（3）多圆核巨核细胞：胞体大，外形常不规则，胞核小，核圆形，多个，核仁有或无，核之间无细丝相连。胞质较多，有或无颗粒，染成蓝色或紫红色，云雾状，周围可有血小板附着。

（4）巨核细胞分叶过度和巨大变化：主要见于成熟巨核细胞，其胞核分叶后不重叠，胞核巨大、多叶，核与核之间常有核丝相连。见于巨幼细胞贫血、骨髓增生异常综合征、骨髓增殖性肿瘤、白血病等。

（5）变性巨核细胞：指巨核细胞胞质中形成空泡、颗粒明显减少。见于原发性免疫性血小板减少症、骨髓增生异常综合征、感染等。

3.异常血小板　正常血小板直径为 1.5~3μm，大血小板为 3~7μm，而巨大血小板大于正常红细胞，直径为 10~20μm。正常人群大血小板比例 <5%。血小板体积随着其在 EDTA 抗凝管中贮存时间的延长逐渐增大。少颗粒血小板指血小板中紫红色颗粒减少。畸形血小板呈长轴状、蝌蚪形等。蓝色血小板胞质蓝色，为年轻的血小板。增多见于骨髓增生异常综合征、巨幼细胞贫血、骨髓纤维化、免疫性血小板减少症等。

第四节　细胞化学染色检验

细胞化学染色（cytochemical stain）是在细胞形态学基础上研究细胞内各种物质（酶、脂、糖、铁等）的生物化学反应，用以辅助临床对血液系统肿瘤、非血液系统肿瘤进行分型、诊断以及鉴别诊断。在当今造血与淋巴组织肿瘤 MICM 的综合诊断模式下，随着强特异性、高灵敏度免疫学技术的发展，细胞化学染色的作用逐渐被边缘化，本节重点介绍目前应用较为广泛的染色项目。

一、髓过氧化物酶染色

髓过氧化物酶（myeloperoxidase，MPO）主要存在于粒细胞和单核细胞的嗜天青颗粒中，是判断髓系分化的重要依据，目前主要可以通过免疫组化、流式细胞学、细胞化学染色等方法进行检测。MPO 染色在急性白血病分类中具有非常重要的临床地位和应用价值。

【染色结果】粒系中发育较早期的原始粒细胞阴性，发育较晚期的原始粒细胞为粗颗粒和（或）粗颗粒聚集状阳性，早幼粒细胞及各阶段中性粒细胞阳性，随着细胞发育不断成熟，阳性程度逐渐增强，衰老的成熟中性粒细胞阳性程度减弱或消失；嗜酸性粒细胞强阳性；嗜碱性粒细胞阴性。单核系阴性或弱阳性，阳性特点为纤细、散在的颗粒状，幼稚及成熟单核细胞阳性程度较原始单核细胞更为明显。幼红细胞、淋巴细胞、浆细胞、组织嗜碱（肥大）细胞、巨核细胞及血小板均为阴性。白血病细胞 Auer 小体呈阳性。

【阳性程度分级标准】

（–）胞质内无阳性颗粒。

（+）少数阳性颗粒，占胞质 <1/2。

（++）多数胞质颗粒，占胞质1/2-2/3。

（+++）胞质充满阳性颗粒，颗粒间有空隙。

（++++）胞质充满阳性颗粒，颗粒间几乎无空隙。

【临床应用】MPO染色在急性白血病分型中最为常用，为首选染色项目。①急性淋巴细胞白血病（acute lymphocytic leukemia，ALL）：原始淋巴细胞阴性。少部分ALL的MPO染色，原始细胞可以存在低阳性率活性，推测有可能是骨髓残存的少量正常髓系前体细胞，此时需要结合流式免疫分型分析抗原表达情况及临床表现，除外混合表型急性白血病（mixed phenotype acute leukemia，MPAL）可能。MPO阴性或阳性率<3%并不能区分ALL及急性髓系白血病（acute myeloid leukemia，AML），还需要考虑到其他少见类型的急性白血病如AML-M0/M5a/M6/M7、MPAL、急性未分化白血病（acute undifferentiated leukemia，AUL）以及不能分类的急性白血病，甚至母细胞性浆细胞样树突状细胞肿瘤（blastic plasmacytoid dendritic cell neoplasm，BPDCN）等，上述疾病须结合其他细胞化学染色（如苏丹黑B、特异性酯酶、非特异性酯酶、糖原染色）、流式免疫分型等检查及临床进一步确定系列及类型。②AML-M1/M2a：原始粒细胞大多数呈粗颗粒、粗颗粒聚集状阳性，偶可阴性（图2-1，图2-2）。③AML-M2b：异常中幼粒细胞胞核凹陷处团块状阳性或充满胞质强阳性（图2-3，图2-4）。④AML-M3：异常早幼粒细胞细胞内质强阳性，有时可见"柴捆样"Auer小体阳性，细胞外质阴性（图2-5，图2-6）。⑤AML-M4：原始粒细胞粗颗粒、粗颗粒聚集状阳性或阴性，原始及幼稚单核细胞阴性或细颗粒弥散状弱阳性。⑥AML-M5：原始及幼稚单核细胞阴性或细颗粒弥散状弱阳性。极少数M5可出现类似粒系的较强阳性反应，此时需要借助流式免疫分型、非特异性酯酶染色及氟化钠抑制试验予以鉴别（图2-7，图2-8）。

二、氯乙酸AS-D萘酚酯酶染色

氯乙酸AS-D萘酚酯酶（naphthol AS-D chloroacetate esterase，NAS-DCE），又称特异性酯酶（specific esterase，CE），粒细胞及肥大细胞内含量丰富，随着细胞成熟，其含量逐渐增加。因此被看作是粒细胞及肥大细胞的标志酶。

【染色结果】粒系中发育较早期的原始粒细胞阴性，发育较晚期的原始粒细胞阳性，早幼粒细胞及各阶段中性粒细胞阳性，随着细胞发育不断成熟，阳性程度逐渐增强；嗜碱性粒细胞多数阴性，少数弱阳性。组织嗜碱（肥大）细胞强阳性。单核系阴性或弱阳性。幼红细胞、淋巴细胞、浆细胞、嗜酸性粒细胞、巨核细胞及血小板均为阴性。

【阳性程度分级标准】参照MPO染色。

【临床应用】NAS-DCE染色作用类似MPO染色，主要用于急性粒系白血病及急性单核系白血病的鉴别诊断，但在判断系列特异性及灵敏度方面不及MPO染色。①AML-M1/M2a：原始粒细胞阳性或阴性（图2-9）。②AML-M2b：异常中幼粒细胞细胞核凹陷处团块状阳性或充满胞质强阳性（图2-10）。③AML-M3：异常早幼粒细胞阳性，其阳性程度常与胞质颗粒相关，M3a（粗颗粒型）为强阳性反应，M3b（细颗粒或少颗粒型）阳性程度较弱一些（图2-11）。④AML-M4：原始粒细胞阴性或阳性，原始及幼稚单核细胞阴性或弱阳性。⑤AML-M5：原始及幼稚单核细胞阴性或弱阳性（图2-12）。⑥ALL、AML-M0/M6/M7、AUL以及不能分类的急性白血病：均为阴性。⑦肥大细胞白血病：异常肥大细胞强阳性（图2-13，图2-14）。

三、非特异性酯酶染色

非特异性酯酶（nonspecific esterase，NSE）及其同工酶种类繁多，分布广泛，存在于大多数细胞中，底物不同反应亦不同。NSE染色种类较多，实验室最常用的是α-醋酸萘酚酯酶（α-naphthol acetate esterase，α-NAE）染色，在单核系其活性可被氟化钠（NaF）抑制，因此需要结合氟化钠抑制试验染色。

【染色结果】粒系各阶段多为阴性，少数可出现弥散状弱阳性，阳性反应不被氟化钠抑制。单核系原始单核细胞阴性或阳性，阳性特征多为局灶状或颗粒状阳性，可被氟化钠抑制；幼稚单核细胞及成熟单核细胞多为较强阳性，阳性物质为颜色鲜艳的弥漫阳性，可被氟化钠抑制。淋巴细胞多数阴性，少数可出现局灶状或颗粒状弱阳性。巨核细胞及血小板阳性。少部分原、早期幼红细胞可出现阳性，随着细胞分化成熟阳性逐渐减弱至消失。

【阳性程度分级标准】参照MPO染色。氟化钠抑制率>50%为阳性，计算公式如下：抑制率=（抑制前积分值－抑制后积分值）÷抑制前积分值×100%。

【临床应用】：①AML-M1/M2a：原始粒细胞阴性或弱阳性，阳性可为弥散、局灶或颗粒状，不被氟化钠抑制。②AML-M2b：异常中幼粒细胞阴性或阳性，核凹陷处可出现团块状阳性，不被氟化钠抑制。③AML-M3：异常早幼粒细胞可出现弥散状较强阳性，不被氟化钠抑制。④AML-M4：原始粒细胞阴性或弱阳性，原始及幼稚单核细胞阴性或阳性，单核系阳性可被氟化钠抑制。⑤AML-M5：原始及幼稚单核细胞阴性或阳性，阳性可被氟化钠抑制，抑制率>50%（图2-15，图2-16，图2-17，图2-18）。⑥ALL：原始、幼稚淋巴细胞可出现颗粒状阳性，部分被氟化钠抑制。

四、过碘酸－雪夫反应

过碘酸－雪夫（periodic acid-Schiff，PAS）反应即糖原染色，细胞中的糖类物质被染成红色颗粒状、珠状、块状或片状。

【染色结果】粒系原始粒细胞阴性或弱阳性，从早幼粒细胞开始，随着细胞逐渐成熟，阳性反应逐渐增强，至成熟阶段阳性最强；嗜酸性粒细胞胞质颗粒不着色，颗粒间的胞质呈弥漫粉红色；嗜碱粒细胞为粗颗粒、珠状和块状阳性。单核系发育较早的原始单核细胞可阴性，其余阶段为细颗粒弥散状阳性。淋巴细胞多数阴性，少数胞质内有少量红色阳性颗粒。红系幼红细胞、成熟红细胞均为阴性。巨核系及血小板多为粗大颗粒、珠状或块状阳性。浆细胞多数阴性，少数可出现红色颗粒。巨噬细胞可出现颗粒状阳性反应。组织嗜碱（肥大）细胞阳性，细颗粒弥散状，部分可见粗大颗粒。戈谢细胞、海蓝组织细胞为强阳性反应。尼曼－匹克细胞为阴性或弱阳性反应。白血病细胞Auer小体可阳性。

【阳性程度分级标准】PAS染色在不同细胞系列积分标准不尽相同，不再详细赘述。

【临床应用】PAS染色可用于：①辅助骨髓增生异常综合征（MDS）及贫血类疾病鉴别诊断。MDS幼红细胞可出现均匀、珠状或块状阳性，有时幼红细胞阳性反应强且阳性率高，甚至红细胞也出现阳性；某些红系增生的良性疾病，如缺铁性贫血、地中海贫血、巨幼细胞贫血、再生障碍性贫血及部分溶血性贫血中的幼红细胞常为阴性，少数细胞可出现弱阳性。②联合MPO染色及酯酶染色用于急性淋巴细胞白血病及急性髓系白血病的鉴别诊断（图2-19，图2-20，图2-21，图2-22），当今ALL的诊断基本上依靠免疫学技术，如流式细胞学以及病理学免疫组化技术。临床常见类型急性白血病PAS染色特征见表2-9，但不具有特异性。

表2-9　常见类型急性白血病PAS染色特征

急性白血病类型	PAS染色特征
ALL	原始幼稚细胞阴性或阳性，阳性反应为红色细颗粒、粗颗粒，部分可见珠状、大块状红色物质
AML-M0	细小弥散阳性颗粒，在此阳性基础上可出现粗颗粒、珠状红色物质
AML-M1/2a	原始粒细胞阴性或弱阳性，阳性反应物为细颗粒弥散状
AML-M2b	异常中幼粒细胞阳性，细颗粒弥散状
AML-M3	异常早幼粒细胞呈较强阳性，阳性反应物为密集的细颗粒弥散状，胞质边缘及细胞外质可出现粗大颗粒及珠状红色物质，部分细胞质存在"柴捆样"阳性物质
AML-M4Eo	异常嗜酸粒细胞中异常嗜酸颗粒为深粉红色

续表

急性白血病类型	PAS染色特征
AML-M5	原始幼稚单核细胞为细颗粒弥散状分布，部分细胞胞质边缘处可见粗大红色颗粒或珠状红色物质
AML-M6	幼红细胞阴性或阳性，阳性特征为出现珠状、块状或均匀红色物质
AML-M7	原始巨核细胞阴性或阳性，阳性时胞质可弥散着色，亦可颗粒状分布，部分可见珠状或块状红色物质

五、中性粒细胞碱性磷酸酶染色

中性粒细胞碱性磷酸酶（neutrophilic alkaline phosphatase，NAP）主要存在于成熟中性粒细胞胞质，部分网状细胞及巨噬细胞可出现阳性反应，其他细胞均为阴性。

【阳性程度分级标准】NAP染色应选用外周血涂片，根据胞质内阳性物质所占面积将阳性程度标准分为5级（分级标准参考MPO染色结果）：-、+、++、+++、++++，分别对应积分为：0、1、2、3、4。报告结果应体现阳性率和积分值。阳性率即在油镜下连续计数100个成熟中性粒细胞，其中阳性细胞所占的比例。积分值即阳性细胞分值之和。

【参考区间】阳性率为30%~70%，积分值为35~100分。影响NAP染色的因素较多，如试剂厂家、室温波动、阅片人员判断标准、阅片区域等，因此建议各实验室建立适合自己的参考区间。

【临床应用】不同疾病NAP的活性不同，NAP染色主要用于辅助临床对某些疾病的鉴别诊断。NAP积分值增加的疾病有：细菌性感染（如类白血病反应）（图2-23）、再生障碍性贫血、某些骨髓增殖性疾病（如慢性中性粒细胞白血病、原发性骨髓纤维化、真性红细胞增多症、原发性血小板增多症、慢性粒细胞白血病加速期/急变期）、ALL、CLL、恶性淋巴瘤、骨髓转移癌等。NAP积分值下降的疾病有：慢性粒细胞白血病（chronic myeloid leukemia，CML）慢性期（图2-24）、阵发性睡眠性血红蛋白尿症、骨髓增生异常综合征（MDS）等。

六、铁染色

铁（Fe）在骨髓中主要存在于骨髓小粒及幼红细胞中。骨髓中的铁在酸性环境下与亚铁氰化钾作用，形成普鲁士蓝色的亚铁氰化铁沉淀，定位于含铁部位。骨髓铁染色是判断铁缺乏的金标准，分为细胞外铁和细胞内铁，内外铁均为蓝色。

【阳性程度分级标准】

细胞外铁：细胞外铁为体内贮存铁，主要存在于骨髓小粒及巨噬细胞中，为弥散状蓝色或蓝色铁颗粒、铁小珠、铁小块，根据铁的数量多少及分布方式可分为5个级别：（-）无蓝色物质出现（图2-25，图2-26），（+）存在少数铁颗粒和/或存在少数铁小珠，（++）存在较多铁颗粒、小珠或少数小块（图2-27，图2-28），（+++）存在很多铁颗粒、小珠和少数小块（图2-29，图2-30），（++++）存在极多铁颗粒、小珠且伴有很多小块，密集成堆分布（图2-31，图2-32）。

细胞内铁：细胞内铁主要存在于合成血红蛋白阶段的幼红细胞阶段，主要为中幼红及晚幼红细胞（铁粒幼细胞），部分红细胞亦可出现铁颗粒（铁粒红细胞），蓝色铁颗粒分布于胞质中（图2-33，图2-34）。在油镜下观察100个中幼红及晚幼红细胞，阳性细胞个数即为阳性率。铁粒幼细胞根据铁颗粒多少分为4型，Ⅰ型铁颗粒1~2个，Ⅱ型铁颗粒3~5个，Ⅲ型铁颗粒6~10个，Ⅳ型铁颗粒11个及以上。环形铁粒幼细胞（ringed sideroblast）指中、晚幼红细胞的胞核被≥5个铁颗粒紧密围绕核周1/3或以上。

【参考区间】

细胞外铁为+~++，多数为++。

细胞内铁阳性率为25%~90%，且无环形铁粒幼细胞。不同实验室细胞内铁的参考区间相差较大，各实验室应建立自己的参考区间。

【临床应用】主要用于以下疾病的辅助诊断：①缺铁性贫血，缺铁可分为储存铁缺乏（iron deficiency，ID）、缺铁性红细胞生成（iron deficiency erythropoiesis，IDE）及缺铁性贫血（iron deficiency anemia，IDA）3个阶段，细胞外铁减少甚至消失，IDE及IDA期铁粒幼细胞阳性率均<10%。②缺铁性贫血及巨幼细胞贫血同时存在的混合性贫血，细胞内外铁、血清叶酸或（和）维生素B_{12}同时减低。③铁利用障碍性贫血，如铁粒幼细胞贫血、骨髓增生异常综合征（MDS）、骨髓增生异常/骨髓增殖性肿瘤伴环形铁粒幼细胞及血小板增多、纯红系白血病（AML-M6）等，可出现不同程度的细胞外铁或内铁增加，并伴有环形铁粒幼细胞增多。④其他引起细胞外铁增加的疾病，如感染、肝硬化、尿毒症、慢性肾炎、血色病及多次输血等。

【精华与陷阱】

1.标本取材良好，抽吸量0.1~0.2ml，防止稀释

2.标本染色良好，胞核与胞质色泽要分明

3.细胞的判读，既要重视数量，又要重视形态

4.对于"过渡阶段"增生度的判断，往上划；"过渡阶段"细胞的划分，往下划。病理情况下，血细胞发育过程紊乱，可出现胞质、胞核发育不平衡现象，同一细胞具有上下二阶段的特点，我们也将其划分在较晚的阶段中。如某一粒细胞核似早幼粒细胞，胞质似中幼粒细胞，则将其划分为中幼粒细胞

5.辨认细胞不能单凭一、两个特点下结论，应仔细观察、综合分析细胞大小、核质比、胞质受色情况、颗粒特征、核的形状、染色质结构、核仁数量和大小等特征进行综合判断

6.由于染色的条件不易十分固定，不同涂片颜色的深浅、偏酸、偏碱常有变化，各种细胞的区别只是相对而言，并非十分显著，因此在鉴别细胞时须与同一张涂片上的细胞相对比

7.注意全面系统检查。骨髓干抽时，涂片细胞数量偏少，骨髓组织印片可作为有效补充

8.骨髓抽吸定位于一点，它不可能代表整个骨髓，为了避免遗漏，有时候需要多部位穿刺或者进行骨髓组织活检

9.难以分类的细胞，列入分类不明细胞栏中。数量多时，可通过细胞化学染色或其他特殊检查（如流式细胞术）鉴别

10.骨髓细胞形态学检查与临床是密不可分的，实验室人员除了送检单上提供的简要病况外，还要积极主动与临床沟通

11.细胞化学染色大部分属于酶类反应，宜选用存放不超过7天的新鲜标本进行染色，如果不能及时染色，应冰箱冷藏、干燥保存，防止酶类失活

12.所有细胞化学染色应有阳性对照，如MPO染色观察各阶段中性粒细胞是否阳性，缺铁性贫血铁染色应有阳性骨髓涂片同时进行染色，防止试剂失效出现假阴性

13.临床常见类型急性白血病如ALL、AML-M1~M5，通过本章节介绍的细胞化学染色可以给出初步诊断意见，但是其他少见类型疾病，如AML-M0//M6/M7、MPAL、AUL以及不能分类的AL、BPDCN等，需要结合细胞形态、细胞化学及流式免疫分型检查综合考虑

14.在儿童急性白血病中AML-M7容易误诊或漏诊，应常规行骨髓涂片免疫细胞化学（CD41）染色

15.AML-M3b与AML-M5b在细胞形态学不易鉴别时可通过MPO染色进行初步鉴别诊断，前者MPO染色为强阳性，后者为阴性或弱阳性

16.AML-M3与AML-M2（多颗粒型）细胞形态学不易鉴别，前者MPO染色及CE染色阳性程度均强于后者

17.部分AML-M5（尤其是M5a）在MPO染色阴性时，与ALL、AML-M6/M7通过细胞形态学特征、NAE染色及氟化钠抑制试验难以区分，原始淋巴细胞、原始红细胞及原始巨核细胞均可出现阳性，同时亦可被氟化钠抑制，需要进一步通过流式细胞学、免疫细胞化学（CD41）染色及免疫组织化学染色鉴别诊断

18.病理性白血病细胞与生理性正常细胞的酶学反应存在差异。如有时可以观察到部分MDS病例中明显分化的粒细胞MPO反应减弱或消失现象，偶尔可以观察到AML-M3（细颗粒或少颗粒型）的异常早幼粒细胞MPO、CE染色有明显的阳性程度减弱

19.鉴于方法学不同，工作中不应把细胞化学染色的MPO酶活性反应与流式细胞学对胞质MPO抗原检测的结果等同

20.部分AML-M3的NAE染色阳性率及积分值可高于AML-M4/5，但氟化钠抑制试验仍以后者较为敏感

21.戈谢病戈谢细胞累及骨髓与CML、ITP等疾病伴有假戈谢细胞增多，二者细胞形态及细胞化学染色极为相似，如PAS染色、酸性磷酸酶染色均为强阳性，无法进行区分，应通过酶学以及基因学水平检测做出鉴别诊断。其他遗传代谢性溶酶体贮积病累及骨髓亦是如此

（高海燕　王占龙　崔丽芬）

第三章　骨髓组织活检技术

章节概述： 骨髓活检是淋巴造血系统疾病诊断中的重要组成部分，也是评估疾病进展变化及疗效的重要手段。本章主要介绍骨髓活检的制片技术和质量控制、正常骨髓组织的细胞形态及切片内血细胞定位、骨髓活检的临床意义、常见骨髓病理改变等内容。另外本章附上原发性骨髓纤维化的临床概况和诊断标准。

骨髓活检是淋巴造血系统疾病诊断中的重要组成部分，也是评估疾病进展变化及疗效的重要手段。骨髓活检可以显示造血组织和肿瘤细胞的分布特点，显示骨髓间质的改变，并明确骨髓细胞与间质的空间结构关系，但具体的细胞形态学观察不及骨髓涂片和骨髓印片。故在再生障碍性贫血、骨髓增生异常综合征、骨髓增殖性肿瘤、急性白血病、淋巴瘤、骨髓瘤、转移瘤、肉芽肿的诊断及治疗后的评估等方面，骨髓活检具有重要价值。然而对于大部分急性白血病而言，除了急性巨核细胞白血病和低增生性的急性髓系白血病外，依据骨髓涂片及流式细胞即可明确诊断。在淋巴造血系统肿瘤中，病理学检查应该包括广义的检查，即骨髓细胞学（骨髓涂片、骨髓印片）、骨髓切片（骨髓活检、骨髓小粒）、流式、染色体和分子病理，而不是狭义的骨髓活检病理。

一、骨髓活检的制片技术和质量控制

因皮质骨下存在生理性空虚区（图3-1），故骨髓活检标本需要一定的长度来保证足够的骨髓细胞观察区域。WHO造血和淋巴组织肿瘤分类中骨髓活检取材要求为皮质骨下（除外骨膜、软骨、皮质骨）≥1.5cm，或至少有10个骨小梁间区域；NCCN指南要求>1.6cm；ICSH指南要求≥2.0cm。因塑料包埋切片不能进行常规免疫组化染色，WHO造血和淋巴组织肿瘤分类也不推荐使用塑料包埋切片，故这里仅介绍石蜡包埋切片的制片技术。塑料包埋标本内容可参照浦权教授的《实用血液病理学》一书。

骨髓活检标本从人体取出后，需要按照以下流程操作，即固定、脱钙、流水冲洗、脱水、包埋、切片、染色等步骤。

1.标本固定　骨髓活检标本取出后可置于10~20倍标本体积的固定液中充分固定（不同的固定液固定时间可不同，中性福尔马林固定至少8小时，B5固定液2小时，Zenker固定液至少3~4个小时，Zinc固定液3~4小时）。

2.脱钙、除酸、脱水　固定后标本需脱钙并流水冲洗除酸（或置于碱性溶液中和后再流水冲洗）、脱水机中脱水。因脱钙时间过长会造成部分组织丢失和免疫组化不稳定，在满足切片的情况下，脱钙时间应尽可能地缩短，以大头针能刺动或组织浮起为宜。脱钙液分为强酸、弱酸液。强酸脱钙时间短，而弱酸脱钙时间则比较长。因强酸会影响部分免疫组化的表达及分子生物学检查，建议采用强酸+弱酸混合脱钙液进行脱钙。脱钙会造成铁的丢失，故评估铁含量时，骨髓涂片时最佳的标本，其次是凝块标本。凝块切片则不需要脱钙处理，可直接脱水包埋切片，凝块切片不能很好地评估有核细胞增生程度，也不能评估骨小梁的变化，但是因为其不用进行脱钙处理，其组织细胞可用于分子生物学检查。

骨髓活检标本体积较小，可与常规组织病理的脱水程序相同，亦可根据工作时间安排，进行适当的缩短。若脱钙液中采取福尔马林固定液替代自来水配置的，在脱水机中固定程序时间亦可缩短。

3. 包埋、切片、染色　骨髓组织包埋时组织长轴尽量与包埋框边缘呈一定的倾斜角度以减少切片时的阻力。包埋时尽量压平组织。切片后可先将切片置于30%浓度的乙醇水溶液里展开组织后再放入温水中二次展开。骨髓活检一般切片2~3μm，建议HE切片3张，尽可能减少假阴性的发生。若进行网状纤维、抗酸染色，为提高阳性率，切片厚度可为5μm。因骨髓组织标本需仔细观察细胞学的特征，故建议尽量与常规组织病理分开，采取手工程序染色。染色程序可参照附表1。

二、正常骨髓组织的细胞形态及切片内血细胞定位

在皮质骨下区域，骨髓细胞减少甚至消失。石蜡包埋的骨髓活检标本能评估骨髓细胞的大致分布形态，在评估粒/红比例时可进行PAS染色协助。

正常骨髓活检中未成熟的粒系前体细胞靠近骨小梁生长，远离血窦，越靠近骨小梁中间及血窦周围，细胞越成熟。当远离骨小梁（大于50mm，约5个细胞直径距离）而在骨髓腔中心出现髓系前体细胞（原始、早幼粒细胞）簇或聚集灶时（簇状3~5个、灶状则大于等于6个细胞），属于异常现象，称为幼稚前体细胞异常定位现象（abnormal localization of immuture precursor，ALIP）（图3-2），3个以上为阳性。值得一提的是，单纯的HE形态观察会出现假阴性可能，必要时须进行免疫组化（CD34、CD117）进一步明确。因部分粒系细胞内颗粒为水溶性，在常规处理后HE切片上看不到颗粒的存在，故嗜碱性粒细胞、早幼粒细胞的颗粒在常规HE切片中假性消失（图3-3）。

红系前体细胞位于血窦附近而远离骨小梁，呈簇状分布，即红系造血岛，由不同阶段的细胞组成，越近中央，细胞越幼稚，因切片厚度一般为2~3μm，故有时见不到岛中央的吞噬细胞。红系细胞成熟停滞，即原始/早红细胞片状增生，称为"热点（hot-pot）现象"；当红系造血岛位于小梁旁时也属于异常定位现象。

巨核细胞毗邻血窦，少数也可位于小梁旁区，正常骨髓小梁间有3~6个巨核细胞或2~4个/2~3HPF，当小梁旁区出现较多巨核细胞时，也属于异常定位现象。在免疫性血小板减少、药物治疗、骨髓增生异常综合征、骨髓增殖性肿瘤、淋巴瘤时可见中性粒细胞植入巨核细胞现象（图3-4），其机制不明，尚不能作为判定肿瘤的依据。

单核细胞分布无规律，在HE形态下较难识别，需要通过免疫组化明确。

淋巴细胞分布无规律，部分老年人及自身免疫性疾病患者可出现淋巴小结，主要位于小梁间区，而不会出现在小梁旁。这种淋巴小结与淋巴瘤累及骨髓的增生模式不同，但有时仅凭HE形态很难鉴别，需要通过免疫组化明确。

浆细胞多位于血管旁分布。

肥大细胞在骨髓腔中的分布不定，近骨内膜处数量较多，并存在于小血管和淋巴小结周围，有时聚集一起。

三、骨髓活检的临床意义

骨髓活检与骨髓涂片同属形态学检查，常用于再生障碍性贫血、骨髓增生异常综合征、骨髓增殖性肿瘤、急性白血病、肥大细胞增生症、脂质贮积病、淋巴瘤、多发性骨髓瘤、转移瘤的诊断及疗效评估。对于淋巴瘤的分期评估，建议取双侧髂骨；当怀疑急性白血病时，取一侧髂骨即可。骨髓活检检查指征与骨髓涂片基本相同（见第二章）。特别是在骨髓穿刺干抽和考虑骨髓纤维化的情况下更有意义。

相比骨髓涂片，骨髓活检能观察骨髓组织的结构，较好地评估有核细胞增生程度，但因石蜡包埋及HE染色的缘故，其在具体的细胞形态观察方面不如骨髓涂片，二者互为补充。有时需要借助一些染色，如PAS染色将粒系前体细胞、巨核细胞与幼红细胞区分开；Giemsa染色识别肥大细胞。

一般当骨髓稀释、推片不成功、穿刺部位不当时会重新进行骨髓活检检查。为避免患者二次创伤，建议二者采用两步法进行取材并同时送检。ICSH建议采用组织学+细胞学组合模式进行完整的形态学评估，即：骨髓涂片+骨髓活检切片；骨髓印片+骨髓活检切片；骨髓小粒（凝块）切片+骨髓涂片。在

制作骨髓印片时，应将附在骨髓活检标本上的血擦去，让组织块在干净玻片上轻轻滚动或碾压。也可将骨髓活检标本夹在两张玻片间滚动。

骨髓有核细胞增生程度，即造血面积（造血容量）。一般髂骨的造血面积为（100–年龄）±10，成人的有核细胞增生程度为40%~70%。不同骨髓活检部位、不同年龄，骨髓有核细胞增生程度不同。一般增生程度椎骨>胸骨>髂骨>肋骨。在同一活检标本中，骨髓有核细胞增生程度也可有所不同。故评估有核细胞增生程度时需要结合患者年龄，分为增生低下、大致正常、增生过度。因纤维化、稀释及穿刺部位的不同，骨髓活检与骨髓涂片增生程度会有所不同。在MDS患者小于60岁时，有核细胞增生程度低于30%，为低增生性的MDS；大于60岁，有核细胞增生程度低于20%，为低增生性的MDS。笔者在日常工作中发现因为纤维化及稀释的原因，若仅观察骨髓涂片，部分急性髓系白血病的患者包括低增生性的急性髓系白血病可被误诊为骨髓增生异常综合征甚至假阴性；部分MDS–F（MF≥2级）患者容易被漏诊（图3-5）；小部分急性淋巴细胞白血病被误诊为淋巴母细胞性淋巴瘤（图3-6a，图3-6b）。

相对于骨髓涂片，骨髓活检在发现局灶性病变方面明显高于骨髓涂片。在诊断骨髓转移瘤、淋巴瘤、骨髓瘤、肉芽肿方面（图3-7），骨髓活检有明显优势。非霍奇金淋巴瘤累及骨髓的模式分为结节状、间质型、小梁旁、窦内型和弥漫型。而经典型霍奇金淋巴瘤累及骨髓时多表现为"块状"分布，常伴网状纤维增生，肿瘤细胞边界与正常造血组织区域边界较清，有时可占据整个小梁间区（图3-8），在小淋巴细胞、组织细胞、浆细胞、嗜酸性粒细胞背景中可见少量的HRS细胞，然而诊断性的RS细胞比较少见。

四、常见骨髓病理改变

骨髓包括骨髓细胞和骨髓间质。骨髓细胞包括粒系细胞、红系细胞、巨核系细胞、单核系细胞、淋巴细胞、浆细胞、肥大细胞。骨髓间质包括血管、纤维组织、脂肪组织和骨小梁。因血液肿瘤骨髓活检病理改变将在后续章节中详述，本部分内容仅对骨髓间质的改变进行略述。骨髓间质包括纤维组织、骨小梁、血管、脂肪组织。

1.纤维组织 纤维组织的评估是骨髓活检重要的观察内容。当HE切片上出现造血细胞呈线状或单行排列时是怀疑骨髓纤维化的一个线索，网状纤维可通过Gomori染色明确。当细胞间出现红染的带状线条时，则须怀疑胶原纤维增生，可通过Masson三色染色进一步明确。高级别的骨髓纤维化时，常常可见新骨形成、骨重建、骨小梁肥厚硬化等改变。

除了原发性骨髓纤维化（primary myelofibrosis，PMF）外，继发性骨髓纤维化又被称为骨髓间质纤维化，其可见于多种肿瘤和非肿瘤疾病，包括骨髓增生异常综合征、除PMF外的骨髓增殖性肿瘤、骨髓增生异常/骨髓增殖性肿瘤、急性白血病、经典型霍奇金淋巴瘤、非霍奇金淋巴瘤、转移瘤、自身免疫性疾病、感染、代谢性疾病（肾病相关的骨营养不良、甲状旁腺功能亢进等）、药物（干扰素、粒细胞集落刺激因子、TPO等）治疗后、骨Paget病及穿刺部位修复性病变等。在出现纤维化的同时，常常伴发血窦扩张。在PMF时，在血窦内可出现幼红细胞和巨核细胞，在骨髓内出现"髓外造血"的病理改变。

原发性骨髓纤维化

原发性骨髓纤维化是由异常造血干细胞的克隆性增殖，导致进行性骨髓纤维化的一种骨髓增殖性肿瘤（myeloproliferative neoplasms，MPN）。该病好发于中年人和老年人，罕见的情况下，该病也出现在儿童中。原发性骨髓纤维化的诊治在近年又有了长足的进展，如WHO诊断标准的更新、芦可替尼临床试验数据的更新以及该药在我国的上市。

【临床表现】

PMF主要临床表现包括进行性血细胞减少、髓外造血导致脾肿大、全身症状（如疲劳、盗汗、发热）、恶液质、骨痛、脾梗塞、瘙痒、血栓形成和出血等。与其他*BCR-ABL1*融合基因阴性的骨髓增殖性肿瘤（*BCR-ABL1*-negative MPN），如真性红细胞增多症（polycythemia vera，PV）、原发性血小板增多症（essential thrombocythemia，ET）相比，PMF向急性白血病转变的概率明显增加，约20%的PMF患者最终会转变为急性白血病，这些急变的患者预后极差；且PMF患者生活质量差，很多患者最终死于合并症，主要包括心血管事件、血细胞减少所致的感染和出血等。2018年在美国血液学年会上梅奥诊所报告了从1967—2017年诊断的3023例MPN患者疾病亚组间生存率，发现ET的中位总生存期为18年，PV为15年，而PMF只有4.4年，远远低于PV与ET。

【实验室检查】

通常显示正细胞正色素性贫血，红细胞分布宽度（RDW）变宽，白细胞（WBC）和血小板计数不定，可能增加，也可能降低。在诊断时，大多数患者出现中性粒细胞和嗜碱性粒细胞增多。外周血可出现泪滴状红细胞、红细胞明显大小不等以及异形红细胞增多。纤维化期PMF外周血可出现原始细胞、幼粒细胞和幼红细胞。

骨髓穿刺常呈干抽。疾病早期骨髓有核细胞增生过度，特别是粒系和巨核细胞。巨核细胞形态具有重要的意义，如密集成簇分布，小梁旁巨核细胞成簇，细胞表现为"怪"：核质比高、染色质致密、核浓染、泼墨样，即成熟过度；核形态不规则，异型、畸形等。最典型的是核分叶少或不分叶，显得很胖，常被形容为"云朵样""气球样"，部分为裸核巨核细胞；纤维化期时骨髓活检可见大量网状纤维组织。根据网状纤维及Masson三色染色可将PMF分为0，1，2，3级（表3-1，图3-9，图3-10，图3-11，图3-12）。值得注意的是，网状纤维染色的评估为造血细胞区域，当MF-2级和MF-3级同时存在时，若MF-3级区域大于等于30%，则为MF-3级；反之，则为MF-2级。MF-1级与MF-2级共存时的评估亦是如此。晚期可有新骨形成和骨硬化。

表3-1　WHO（2016）骨髓纤维化分级标准

分级	标准
MF-0	散在线性网状纤维，无交叉，相当于正常骨髓
MF-1	疏松的网状纤维，伴有很多交叉，特别是血管周围区
MF-2	弥漫且浓密的网状纤维增多，伴有广泛交叉，偶尔仅有局灶性胶原纤维和（或）局灶性骨硬化
MF-3	弥漫且浓密的网状纤维增多，伴有广泛交叉，有粗胶原纤维束，常伴有显著的骨硬化

PMF通常与*JAK2V617F*、*CALR*或*MPL*基因突变密切相关，半数以上PMF有*JAK2V617F*的突变，无Ph染色体。而*ASXL1*、*TET2*、*DNMT3a*、*SRSF2*、*U2AF1*、*EZH2*、*IDH1/2*、*SF3B1*、*TP53*和*CBL*基因突变与PMF疾病进展和预后相关，有条件的单位可作为二线检测指标。分子遗传标记在包括PMF在内的肿瘤的诊断、预后和治疗中发挥着重要作用。基因突变现已正式纳入WHO中PMF和其他MPN的诊断标准。然而，这些突变不是疾病特异性的，形态学诊断及临床表现对于PMF才是必需的。PMF中的遗传标记也被证实与预后相关，逐步成为预后评价系统的重要组成部分。

【诊断标准】

采用WHO（2016）诊断标准，包括纤维化前/早期PMF（表3-2）和明显纤维化期PMF（表3-3）。

表3-2　纤维化前/早期原发性骨髓纤维化诊断标准

诊断须符合3条主要标准和至少1条次要标准：

主要标准	①有巨核细胞增生和异型巨核细胞，无明显网状纤维增多（≤MF-1），骨髓增生程度年龄调整后呈增高，粒系细胞增殖而红系细胞常减少
	②不能满足真性红细胞增多症、慢性髓性白血病（*BCR-ABL*融合基因阴性）、骨髓增生异常综合征（无粒系和红系病态造血）或其他髓系肿瘤的WHO诊断标准
	③有*JAK2*、*CALR*或*MPL*基因突变，或无这些突变但有其他克隆性标志，或无继发性骨髓纤维化证据

诊断须符合3条主要标准和至少1条次要标准：	
次要标准	①非合并疾病导致的贫血
	②WBC ≥ 11 × 10⁹/L
	③可触及的脾脏肿大
	④血清乳酸脱氢酶水平增高

表3-3 明显纤维化期原发性骨髓纤维化诊断标准

诊断须符合以下3条主要标准和至少1条次要标准：	
主要标准	①巨核细胞增生和异型巨核细胞，常伴有网状纤维或胶原纤维（MF-2级或MF-3级）
	②不能满足真性红细胞增多症、慢性髓性白血病（*BCR/ABL*融合基因阴性）、骨髓增生异常综合征（无粒系和红系病态造血）或其他髓系肿瘤的WHO诊断标准
	③有*JAK2*、*CALR*或*MPL*基因突变，或无这些突变但有其他克隆性标志，或无继发性骨髓纤维化证据
次要标准	①非合并疾病导致的贫血
	②WBC ≥ 11 × 10⁹/L
	③可触及的脾脏肿大
	④幼粒幼红血象
	⑤血清乳酸脱氢酶水平增高

  PMF诊断涉及病史采集、实验室检查及骨髓病理学检查等多个方面。强调重视临床表现、重视骨髓活检及纤维化的正确评估和分级和遗传学特点。MICM分型同样适用于MPN类疾病的诊断。

  2.骨小梁 骨小梁表面被覆一层骨内膜细胞，骨小梁内可见骨细胞。成骨细胞沿着骨内膜表面排列。常见骨小梁病理改变包括成骨细胞增生、骨质溶解破坏、骨小梁坏死、骨硬化及骨重建。当破骨细胞增生时，可在骨表面形成凹陷及腔道，即Howship陷窝（图3-13）。骨质破坏常见的原因包括急性白血病、多发性骨髓瘤（图3-14）、转移瘤（图3-15）、肾病相关的骨营养不良、甲状旁腺功能亢进等代谢性疾病、系统性红斑狼疮等。骨小梁肥厚硬化常见原因包括骨Paget病、骨髓增殖性肿瘤、骨髓转移瘤等。多发性骨髓瘤常常伴骨质溶解，其亦可引起继发性骨髓纤维化，但多为1级，当出现高级别纤维化（MF-2级以上）时，需要仔细观察骨质中的骨细胞是否空虚，并提示临床注意除外POEMS综合征的可能。

  3.血管和脂肪组织 在肿瘤浸润/累及骨髓时，需要仔细评估血管内有无肿瘤细胞，有无瘤栓。当淀粉样变性时，骨髓血管是最佳的评估部位，但HE光镜下病变不明显，需要进行刚果红或苹果绿染色评估（图3-16）。

  脂肪坏死少见，一般为液化性坏死，主要见于急性胰腺炎患者等。

  4.骨髓坏死 骨髓坏死是指涉及多种病因和疾病导致的骨髓造血组织和基质细胞大片坏死，组织病理可见骨髓细胞坏死及大片嗜酸性结构不清的无定形物，缺乏胞核和胞质（图3-17）。骨髓坏死发生率为0.1%~2%，临床表现多为骨痛、发热、贫血、血小板减少、出血、肝脾淋巴结肿大等。骨髓活检容易观察到局灶的骨髓坏死，常见原因包括肿瘤性疾病，如：骨髓转移瘤、淋巴瘤、白血病、骨髓增生异常综合征、骨髓增殖性肿瘤，也包括非肿瘤性疾病，如活动性感染（病毒、细菌、真菌）、镰状细胞贫血、慢性肾功能衰竭、自身免疫性疾病及药物治疗等。骨髓活检一般参照Maisel半定量法进行分级：坏死区域小于20%为Ⅰ级；坏死区域占20%~50%为Ⅱ级；坏死区域大于50%为Ⅲ级。

【精华和陷阱】

1.骨髓活检处理标本时须谨记：取材达标、固定充分、脱钙适当、冲洗充分
2.在同一活检标本中，骨髓有核细胞增生程度亦可有所不同。评估骨髓有核细胞增生程度，需要结合患者年龄。当骨髓活检取材不合格时，有核细胞增生程度可低于骨髓涂片，需二者互相参照
3.高级别纤维化主要见于骨髓转移瘤、PMF、MDS-F、ET/PV后期和同一部位的修复性病变
4.多发性骨髓瘤常常伴骨质溶解，其亦可引起继发性骨髓纤维化，但多为1级，当出现高级别纤维化时，需要仔细观察骨质中的骨细胞是否空虚，注意除外POEMS综合征的可能
5.评估淀粉样变性的最佳部位是血管
6.正常人亦可出现局灶性（小于20%区域）的纤维化
7.纤维化常常会干扰细胞形态的观察，需要根据不同疾病进行相应的免疫组化染色进行确认或排除
8.部分骨髓转移瘤病例，可不出现继发性纤维化改变。当出现小簇分布，甚至出现单个分布的异型细胞时建议行免疫组化CK染色进行确认
9.因骨髓活检观察细胞形态不及骨髓涂片，呈"间质型"分布的肿瘤细胞最容易漏诊，需要进行相应的免疫组化染色加以确认或排除

（殷仁斌　高海燕　谷晓辉）

附表1　HE染色步骤

1.切好的片子置于60~70度的烤箱中烘烤25分钟以上。

2.脱蜡

（1）二甲苯Ⅰ（AR级）10分钟；

（2）二甲苯Ⅱ（AR级）10分钟；

（3）二甲苯Ⅲ（AR级）10分钟；

（4）100%乙醇Ⅰ1分钟；

（5）100%乙醇Ⅱ1分钟；

（6）95%乙醇Ⅲ1分钟；

（7）80%乙醇1分钟；

（8）自来水冲洗。

3.染色

（1）苏木素染液2分钟；

（2）自来水冲洗；

（3）2%盐酸乙醇分化5~10秒；

（4）自来水冲洗；

（5）0.2%碳酸锂饱和溶液5秒；

（6）自来水冲洗；

（7）0.5%伊红酒精浸染3~5秒。

4.脱水、透明、封固

（1）95%乙醇Ⅰ1分钟；

（2）95%乙醇Ⅱ1分钟；

（3）100%乙醇Ⅰ1分钟；

（4）100%乙醇Ⅱ1分钟；

（5）100%乙醇Ⅲ1分钟；

（6）石碳酸二甲苯3分钟；

（7）二甲苯Ⅰ透明3分钟；

（8）二甲苯Ⅱ透明3分钟；

（9）取出后用中性树胶封固，或自动封片机封片。

第四章 流式细胞术

章节概述： 本章主要介绍流式细胞术的概念、工作原理、MRD检测等，介绍各种血细胞的发育过程中抗原表达的不同，根据各种细胞表达的抗原来鉴别各种细胞类型，检测白血病/淋巴瘤，从而为临床诊断疾病提供依据。着重介绍流式细胞术在临床诊断中的重要意义。

一、概述

流式细胞术（flow cytometry，FCM）是一种能够快速、敏感、准确分析细胞及微粒的细胞分析、分选的现代化高科技技术，它集电子物理技术、激光技术、电子计算机技术、流体力学、细胞荧光化学、细胞免疫学、临床医学、有机化学、单克隆抗体技术等多种高新技术与方法于一体，对细胞或微粒进行多参数、快速定量分析。通过细胞分析，进一步对细胞进行功能研究、培养等。

流式细胞术以流式细胞仪为检测工具，流式细胞仪主要分为临床型和科研型（图4-1）。流式细胞仪安装有多根激光器，每根激光器的发射波长不同，将待检测样本制备成单细胞悬液后依次排列通过仪器流动室，产生荧光信号和散射光信号。接收器接收到光信号后通过计算机快速精确的计算，综合多参数进行分析。

二、流式细胞仪的工作原理与发展简史

1. 流式细胞仪的工作原理 流式细胞仪是将荧光素标记后的单细胞（或颗粒）悬液通过吸样管进入流动室。流动室内鞘液从四周将样本包裹在中心，在外加气体压力的作用下形成稳定的液流。液流通过流动室喷嘴流出时，位于液流中央的单个细胞逐一通过激光照射区进行检测。检测区与液滴垂直的位置设置激光，在与激光垂直的位置设置探测器，液流、激光、探测器互相垂直并聚焦于一点实现流体动力聚焦。荧光标记的细胞或颗粒在激光激发下发出散射光和荧光信号，这两种光信号再经一系列滤光片、光栅处理去除干扰，将不同波长的光信号经光电转换和放大后输入计算机，利用专用的软件分析，将获取到的细胞物理和免疫表型特征等参数以直方图、散点图等形式表示，从而判断细胞的系别、分化程度和抗原的异常表达。细胞分选是对荧光标记的目的细胞分别加载正或负电荷，当其在随液滴滴落的过程中受到外加高压电场的作用，具有相同光信号特征的目标细胞发生偏转而落入接收容器，从而获得分选纯化的细胞（图4-2）。

2. 流式细胞仪的发展简史 流式细胞仪的发明起源于人们对自动化细胞计数的研究。1934年Moldvan是世界上最早报道了自动细胞计数检测装置，该装置能够记录通过细玻璃管的细胞，这一技术为以后流式细胞术的发展和研究奠定了基础。

经过科学家几十年的设计研究，其间经过了鞘液技术、免疫荧光技术、氩离子激光器、氦-氖激光、光电粒子计数器等技术和发明，于1975年Kohler和Milstein运用了单克隆抗体技术，为流式细胞研究中特异性免疫试剂的应用奠定了良好的基础。20世纪70年代后期一系列技术的研发，许多仪器生产商制造出流式细胞仪，流式细胞术进入了飞速的发展阶段，可以进行多参数分析。

2002年，LSR Ⅱ诞生，它配备了四根激光可同时检测18色荧光，使用了全反射光信号收集系统。

2003年，高速分选流式细胞仪（FACSAria）诞生，其最快分选速度可达70000个细胞/秒。

2005年，ImageStream®100图像流式细胞仪诞生，该仪器在一个平台上具有流式细胞仪和荧光细胞显

微图像的两种分析功能。该技术既可以定量检测细胞表面还可以同时检测胞内的荧光信号，又可以检测细胞定位。

2019年，全光谱流式细胞仪国内正式获批可用于临床检测，革新性的实现了配置更少的激光器获得更多的荧光通道的愿景，检测400~900nm全范围光谱，解决了滤光片的限制，最高可实现3激光38个荧光通道，几乎能够满足所有实验室的需求——无论是简单的实验还是复杂的多色分析。

如今流式细胞术已经日臻完善，随着光学技术、电子物理技术、光电测量技术、电子计算机技术以及细胞荧光化学技术、单克隆抗体技术的飞速发展，流式细胞仪逐渐以多激光源取代非相干光源，仪器的小型化程度、自动化程度有了很大提高，多色荧光分析的实现，大大提高了实验速度和实验的灵敏度及准确度。

三、流式细胞仪的操作与数据分析

流式细胞仪需要在各项性能指标合格、稳定的条件下才能保证结果的准确性和精度，各种不同的流式细胞仪在使用时建议参考厂家说明书。

1.仪器维护　为了保证流式细胞仪状态稳定，需要进行每日的日常维护和检测。首选厂家提供的商品化质控微球作为质控品检测，每日开机进行一次检测，要求每周至少做一次。如果质控微球没有通过，需要检查原因，排除影响因素，然后重复检测，直至通过后才能正常检测标本。如果无法排除故障需要联系厂家工程师维修校准，然后记录维修记录。

2.质量控制　选择标准质控品，不同项目需要不同的标准质控品。用质控品标记后上机调节PMT电压，调节到每个荧光通道的阴性细胞群都出现，在二维点图上每个细胞群都成圆形集中分布。检测每个荧光通道的阳性信号染色指数。调节到最佳的条件是阴性和阳性细胞群之间有明显的界限。设定FSC阈值，去除样本中的细菌、碎片、杂质、死细胞和背景噪音。不同样本需要不同设置方法，不要误将活细胞或目标细胞去除。荧光补偿调节：应用流式细胞仪检测细胞表面荧光标志时，会标记多种荧光染料，大多数荧光染料的发射光谱都会重叠，理论上光学滤片可以减少荧光信号的叠加，使每个检测器检测到一种对应的荧光，而不会检测到另外一种荧光。但各种荧光染料之间的发射光谱范围会有部分重叠。所以每一个光电倍增管实际上是检测到了一种重要荧光和少量另一种荧光信号。

因此，需要通过荧光补偿减去接收到的另一种少量的荧光信号（既光谱重叠部分），在实验中通过设置已知单阳性样本，可以正确的调整荧光补偿值。补偿时先测定一种荧光染料荧光（FL1），接收该荧光的光电倍增管FL1会有检测信号，另外的FL2光电倍增管也会有少部分检测信号，这样就调节补偿器FL2-%FL1，使FL2检测器输出的平均荧光强度与阴性信号相同，然后同样的方法再检测另一种染料荧光（FL2），再从FL1探测器中减去FL2的信号。如此多次调节后，使补偿处于合适的水平（图4-3）。

3.标本获取　根据商品化质控品设置好PMT，根据抗体强度调节好荧光补偿。获取细胞数量，根据不同的项目可以获取相应的细胞数，要达到实验要求的检测灵敏度。即便仪器通过了质控测试，在获取过程中也要观察荧光信号，注意微调PMT和荧光补偿。

4.数据参数分析、结果显示　目前的FCM采用多参数指标，主要包括列表模式和图模式，各个检测参量以列表或矩阵方式存储，可对数据处理和分析，也可用于数据传输、显示、打印和再次的分析处理。为了直观方便的采集和分析流式数据，数据显示通常用一维直方图、双参数散点图、等高线图、密度图等。流式细胞仪的检测信号，包括：前向散射光（forward scatter，FSC），反映细胞体积的大小。侧向散射光（side scatter，SSC），反映细胞内部颗粒结构复杂程度。荧光（fluorescene，FL），荧光信号越强，表明荧光素偶联抗体所结合的抗原分子量越多。

（1）单参数直方图：是一维直方图，是对细胞单个参数进行分析，在图4-3中，横坐标代表散射光信号或荧光信号相对强度值，以通道表示，可以是线性的或对数的，纵坐标代表横坐标该通道内所出现相同光信号细胞频度，一般为细胞数，主要反映了光信号强度和细胞数量的关系（图4-4）。

直方图分析一般采用间距门设门圈定想要分析的目标细胞。一般来讲我们需要得到阴性和阳性细胞数目（events）、门内细胞百分比（%gated）、平均荧光强度（mean）、细胞荧光的变异系数（CV）等统计参量的表达。单参数分析只能表达具有相同特性细胞数量和光信号强度的关系，无法准确分析复杂的细胞表型。

（2）双参数图：能够反映同一种细胞两个参数与细胞数量之间的关系，纵坐标与横坐标分别代表被测细胞的两个测量参数，根据这两个测量参数，可以确定细胞在双参数图上的位置关系。常用的有二维点图（dot plot）、等高线图（contour plot）和密度图（density plot），其中二维散点图的用途最广泛（图4-5）。

图4-5双参数散点图的右侧散点图中显示的是"门"内的细胞表达荧光的结果，用十字象限来区分阴性和阳性细胞界限，左下象限为双阴性的细胞，右上象限是双阳性的细胞，左上和右下象限为所对应参数的单阳性细胞。

等高线图和密度图不仅能够反映两个参数的关系，还能够反映细胞的集中程度和细胞数量密度。

（3）三参数散点图：散点图的三维坐标均为参数（散射光或荧光）而非细胞数，三个参数构成一个三维图（3D plot）。

（4）流式细胞术的多参数分析：多参数分析的目的是鉴别出样本中各种细胞群体间的比例关系，以及是否存在异常细胞，可以通过"设门"的方法，圈出所要分析的细胞区域，然后应用多参数散点图组合分析，分析区域内各种细胞不同抗原的表达水平，同时统计出各细胞群体的百分比、数量和荧光强度等指标，对细胞进行定性和定量分析。

（5）流式数据分析结果的表达：流式数据分析一般是分析目标抗原在目标细胞上表达的比例和强度。粒细胞、单核细胞、有核红细胞、淋巴细胞、原始/幼稚细胞等是血液肿瘤流式免疫分析的主要目标细胞。抗原在细胞表面表达的情况常表述为不表达/阴性（negative）、部分表达（partially expressed）、全表达/阳性（positive）。同时也要关注抗原表达的荧光强度，荧光强度的表达常表述为正常强度表达（normal）、弱表达（dim）、强表达（bright）、不均一性表达（heterogeneous）（阳性细胞的荧光强度不均一，不是集中均一性表达）。

四、流式细胞术检测常用标本的处理流程与质量控制

流式细胞术可以检测所有含有活细胞的标本，包括静脉血、骨髓液、骨髓活检标本、组织活检物、组织穿刺物、各种体液标本、培养的细胞。流式细胞术测定对象是单个细胞，所有标本都需要制备成合格的单细胞悬液。

1.标本的采集 各种标本的采集要严格按照规范操作，因细胞活性直接影响检测质量，因此注意采集过程中尽量提供合格标本。采集的标本必须注明标本的详细信息，例如采集时间、样本类型、姓名等基础信息。需要抗凝的标本（骨髓、外周血等），取样后需要及时混匀，避免标本凝集。组织标本需要18~25℃，4小时内送检处理。骨髓、血液等标本需要肝素或EDTA抗凝，18~25℃运输，肝素抗凝标本建议48~72小时内送检，EDTA抗凝标本建议24~48小时内送检。收到标本后须检查有无凝块、沉淀等，标本接收时需要确定标本数量、详细信息、运输条件是否符合要求、包装有无破损。

2.常用标本的处理方法 流式细胞术测定的对象是单个细胞，需要将各种标本制备成单细胞悬液，液体标本需要显微镜下计数，组织标本制备成单细胞悬液后计数。计数同时需要使用台盼蓝染色判断细胞活性，细胞活性要在75%以上。

（1）骨髓或静脉血标本直接涂片判断有核细胞数量，并用冰醋酸稀释后计数有核细胞。

（2）体液标本需要及时处理，离心后弃上清，显微镜下细胞计数后加入磷酸盐缓冲液（phosphate buffer saline，PBS）调整细胞浓度为1×10^7/ml。脑脊液标本根据细胞数量多少，视实际情况调整。

（3）组织样本收到后立即处理，采用机械法：用剪刀将组织块剪成小块，加入适量带血清白蛋白的PBS（或1640培养液）研磨成细胞悬液，用200~300目筛网过滤。显微镜下计数有核细胞数，调整细胞浓度为1×10^7/ml。

3. 常用的胞膜染色操作流程　流式多色检测时一管内可以加入不同荧光素标记抗体。①根据需要标记抗体及panel准备流式专用试管，在试管上标明样本编号和标记的抗体。②每支试管中加入5×10^5~1×10^6细胞。③按照试剂说明书加入不同量的荧光素标记的抗体，涡旋混匀器混匀，室温避光染色15分钟。④每支试管中加入$1 \times$溶血素2ml，混匀，室温避光溶血10分钟。⑤离心力300g离心5分钟，一次性倾倒法弃上清。⑥加入缓冲液2ml后再混匀，离心力300g离心5分钟，弃上清，混匀细胞。⑦加0.5ml PBS混匀后上机检测。如果不能及时检测，加0.5ml 1%多聚甲醛固定，避光密闭4~8℃保存。

细胞膜和细胞内标志同时染色时，需要按照不同厂家的说明书操作，先标记胞膜表面抗体，再进行破膜后进行胞内抗体标记。

4. 抗体滴定的方法　为了达到最佳的染色效果，初次使用的抗体，最好选择阳性标本，做抗体滴定。在相同温度、相同染色时间、相同样本量、相同设门抗体浓度及相同设门方法的情况下，检测同型对照，说明书推荐浓度、2倍浓度、1:1稀释、1:2稀释、1:4稀释染色。建议每管使用相同抗体体积（即先用缓冲液将抗体稀释到推荐体积，然后加入样本管）。按照常规方法染色，做一维直方图，计算信噪比（阳性细胞和阴性细胞平均荧光强度的道数值的比值），比值最大的浓度即为最佳浓度。

5. 抗体荧光标记的选择　根据实验室的仪器选择适用于该仪器的荧光素标记抗体。每个荧光素强度都不同，需要选择合适的荧光标记才能区分阴性与阳性结果。

（1）选择荧光素的影响因素：包括荧光素的荧光强度、抗原的密度（单个细胞上抗原表达水平）、自发荧光、非特异性结合和其他影响因素等。

（2）荧光素选择的原则：为了达到最佳的检测效果，须根据流式细胞仪检测的通道数、需要同时检测的荧光抗体数、试剂厂家抗体的荧光素种类等选择。一般遵循以下原则：①每个通道只能选择一种荧光素。②均衡选择荧光素，抗原密度高的标志选择弱标记荧光素标记的抗体，抗原密度低的标志选择强荧光素标记的抗体。③荧光素之间搭配发射光谱重叠尽量小，避免光谱重叠较大，荧光补偿不易调节。④检测中的重要标志、低频细胞、特殊细胞表达抗原和弱表达抗原优先选择强荧光素。⑤自发荧光背景强的细胞群（如粒细胞和单核细胞等），其标志最好选择亮度高的强染色试剂。⑥如果一个细胞上表达多种抗原，最好将相应抗体分配到不同激光激发的通道；尽量不要使用复合染料标记。

6. 质量控制

（1）单细胞悬液的质量控制：①送检标本必须保证新鲜，处理过程中要力度适中，避免损坏细胞膜结构。②使用溶血剂处理血液标本时，注意使用的量和作用时间。③组织标本处理最好采用机械法，控制机械力度，避免破坏丢失细胞，提高准确性。④洗涤细胞所用溶液温度应在25~37℃，pH为7.0~7.3。

（2）荧光标记过程中的质量控制：荧光标记染色的步骤应严格按照试剂说明书进行，整个过程关系着流式分析的精度。①环境温度过高会使溶液黏滞性增加，荧光分子的动力增大，荧光淬灭的可能性增大，荧光分子的光子产量降低。②pH对荧光染色的影响很大，需要选择最适合的pH。③不能及时检测的标本需要选择对细胞体积大小、分子结构、抗体生物学特性和荧光强度无较大影响的固定剂。

（3）对照设置：FCM分析需要设置对照管，包括阳性对照、阴性对照、正常对照等，避免各种原因造成的假阳性或假阴性结果。

五、正常各系血细胞发育过程的抗原表达规律

正常造血细胞不同的分化发育阶段表达不同的抗原，是受一系列基因严格调控的，在不同分化阶段一种抗原表达的多少和程度有显著的规律性。在疾病状态下，细胞会出现异常的抗原表达，可以作为疾

病诊断的指标。为了能够正确诊断疾病，区分异常和正常的造血细胞，需要熟悉正常造血细胞发育过程中分化抗原表达的规律。

1.正常髓系细胞抗原表达规律 随着细胞的分化，造血干/祖细胞分化为髓系祖细胞和单核系祖细胞。

（1）粒细胞抗原表达规律：粒细胞分化发育共分为5期。

第Ⅰ期：表达CD34、HLA-DR、CD117、CD13、CD33、CD45，此阶段不表达成熟标志，为原始粒细胞。

第Ⅱ期：表达CD117、CD13、CD33，CD15开始表达，CD34、HLA-DR阴性，CD45荧光强度不变，为早幼粒细胞。

第Ⅲ期：表达CD33、MPO、CD15、CD65，弱表达CD13，CD11b表达中等水平，为中幼粒细胞。

第Ⅳ期：CD13，CD15、CD11b表达明显增强，表达CD16、CD35，CD33表达比中幼粒阶段减弱，为晚幼粒细胞阶段。

第Ⅴ期：表达CD15、CD33、CD10，CD11b、CD13，CD45表达再次增强，为中性杆状和分叶核粒细胞。见表4-1和图4-6。

表4-1 正常粒细胞分化分期抗原表达

抗原名称	原始粒细胞	早幼粒细胞	中幼粒细胞	晚幼粒细胞	杆状/分叶核
CD45	+	+	+	+	+
CD117	+	+/-			
CD34	++				
HLA-DR	++	+/-			
MPO	-/+	+	+	+	+
CD13	+	++	dim	+	++
CD33	dim	++	+	+	+
CD15		+/-	++	++	++
CD65		+	+	+	++
CD16				+	++
CD11b			+/-	+	++
CD11c			+/-	+	++
CD10					+
CD35				dim	+
CD14					+

注：+表示阳性；-表示阴性；dim表示弱阳性。

（2）单核细胞抗原表达规律：单核细胞分化发育共分为4期。

第Ⅰ期：原始单核细胞表达CD34、HLA-DR、CD45、CD13、CD33、CD4。此期不能与原始粒细胞区分。

第Ⅱ期：幼稚单核细胞表达CD11b、CD14、CD64、CD45、CD4，CD13、CD33表达强度增加，HLA-DR表达减弱。

第Ⅲ期：成熟单核细胞，表达CD13、CD33、HLA-DR、CD4、CD11c^{bri}、CD14^{bri}、CD45表达增强。见表4-2。

表4-2 正常单核细胞分化分期抗原表达

抗原名称	原始单核细胞	幼稚单核细胞	单核细胞	巨噬细胞
CD45	+	+	++	++
CD34	+			
CD13	+	dim	+	+
MPO	-/dim			
CD33	+	+	++	++
HLA-DR	+	+	+	+
CD64		+	+	+
CD4	+	+	+	+
CD15		+	+	+
CD11b		+	++	++
CD36		+	+	+
CD14		+	++	++
CD16				+
CD300e			+	+
CD163				+

注：+表示阳性；-表示阴性；dim表示弱阳性。

（3）正常红系细胞抗原表达的规律：正常红系细胞发育分为4期，原始红细胞、早幼红细胞、中幼红细胞、晚幼红细胞（表4-3）。

表4-3 正常红细胞分化分期抗原表达

抗原名称	原始红细胞	早幼红细胞	中幼红细胞	晚幼红细胞
CD45	+	+		
CD34	+	dim		
HLA-DR	+	dim		
CD38	+	dim		
CD117	+	+		
CD71	+	+	++	+++
CD36	+	++	++	++
CD235a	+/-	+	++	++
CD324	++	+	+/-	-

注：+表示阳性；-表示阴性；dim表示弱阳性。

（4）正常巨核细胞抗原表达规律：正常巨核细胞分化发育分为4期，粒-巨噬细胞集落形成单位（CFU-GM）、原始巨核细胞、幼稚巨核细胞、巨核细胞（表4-4）。

表4-4 正常巨核细胞分化分期抗原表达

抗原名称	CFU-GM	原始巨细胞	幼稚巨细胞	巨核细胞
CD34/HLA-DR	+	+/-		
CD9		+	+	++
CD61		+	+	++
CD41a	+	+	+	++
CD42b			+/-	+

注：+表示阳性；-表示阴性；CFU-GM：粒-巨噬细胞集落形成单位。

2.正常淋巴细胞抗原表达的规律

（1）正常B细胞抗原表达的规律：正常B细胞的分化共分为4期，分别为早前B细胞、前B细胞、过渡期B细胞和成熟期B细胞。抗原表达特点见表4-5。

表4-5　正常B淋巴细胞分化分期抗原表达

抗原名称	早前B细胞	前B细胞	过渡B细胞	成熟B细胞
CD45		+	++	++
CD34	+			
TdT	+			
CD10	++	+	+/-	
CD19	dim	+	+	+
CD20		+/-	+	++
CD22	+	+	+	++
CD38	+	++	+	+/-
HLA-DR	++	+	+	+
CD79a	+	+	+	+
IgD		+/-	+	
IgM		+/-	+	+/-
kappa/lambda			+/-	+

注：+表示阳性；-表示阴性；dim表示弱阳性。

B细胞常用的检测抗原包括CD19、CD79a、CD79b、CD22、CD20、TdT、CD34、CD38、CD10、cIgM、膜轻链。其中CD19表达于整个B淋巴细胞发育过程，但是非特异性表达抗原。临床上检测CD22时，要选用较强的荧光素标记，例：PE，弱的荧光素会导致结果假阴性。

（2）正常T细胞抗原表达的规律：正常的T细胞起源于骨髓祖细胞，T细胞前体细胞进入胸腺内分化成熟，成熟后移居于周围淋巴组织中，分化发育分为5期，分别为T祖细胞、被膜下T细胞、皮质T细胞、髓质期和周围T细胞，其中髓质期和周围T细胞表型一致（表4-6）。

表4-6　正常T淋巴细胞分化分期抗原表达

抗原名称	T祖细胞	被膜下T细胞	皮质T细胞	髓质T细胞
CD45	+	++	++	++
CD34	+			
TdT	+	+	+	
CD7	+	+	+	+
CD2	+/-	+	+	+
cCD3	-	+	+	+
CD5		+	+	+
CD4		+	+	+
CD8		+	+	+
CD3			+/-	+
CD1a			+	
TCR			+/-	+

注：+表示阳性；-表示阴性；CD4/CD8在髓质T细胞阶段单+。

T细胞的检测抗原常包括TdT、cCD3、CD7、CD2、CD5、CD3、CD4、CD8、CD1a，cCD3是T细胞系别特异性较高的标志，CD7贯穿整个T细胞的发育过程，CD3在皮质T阶段开始出现表达，CD1a只表达于皮质T细胞阶段，CD4/CD8在髓质T细胞阶段呈单阳性。

六、流式细胞术的临床应用

流式细胞术在血液疾病的诊断、免疫功能监测等方面已经成为临床的常规检测项目，流式细胞术也与组织学诊断、分子诊断等完整地结合在一起，为临床提供更准确、更完整的疾病诊断报告，辅助临床疾病的诊断、治疗方案的选择和预后判断等，使实验室的检测技术明显得到提高。

1.在血液疾病中的应用 FCM通过对外周血细胞或骨髓细胞抗原表达的检测分析，对各种血液病的诊断、治疗、预后起重要作用。主要应用包括：白血病/淋巴瘤免疫分析、微小残留病（minimal residual disease，MRD）监测，阵发性睡眠性血红蛋白尿症诊断、造血干细胞CD34检测等。

（1）白血病/淋巴瘤免疫分型：流式细胞术白血病免疫分型的基本原理是利用散射光（FSC/SSC）设门和散射光/荧光设门，区分出不同的细胞群进行分析，其中应用最多的是CD45/SSC设门。根据白细胞共同抗原CD45的表达程度与侧向散射光（side scatter，SSC）设门后将骨髓细胞分为淋巴细胞、单核细胞、粒细胞、原始/幼稚细胞和有核红细胞群，其中淋巴细胞CD45表达最强，其次是单核细胞、粒细胞、早期造血细胞（blasts）。幼红细胞和成熟红细胞不表达CD45，以CD45/SSC双参数即可将骨髓细胞分群（图4-7）。

鉴别诊断各类白血病必要的抗原标志：

髓系白血病：MPO、CD13、CD33、CD117、CD15、CD14、CD64、CD36、CD11c。

B-ALL/LBL：CD22、cCD79a、CD19、CD10、cIgM、CD20、kappa、lambda。

T-ALL/LBL：CD2、cCD3ε、CD5、CD7、CD1a、CD4、CD8、CD3、TCR。

巨核细胞白血病：CD41、CD61、CD36、CD9、CD42b、CD42a。

红白血病：CD71、GlyA（血型糖蛋白A）、CD36。

NK细胞白血病：CD16、CD56、CD2、CD7、CD161、CD94、KIR。

浆细胞疾病：CD138、CD38、CD56、CD27、CD28、CD117、CD20、CD19、ckappa、clambda。

另外，常用的白血病系列非特异性标志为CD34和HLA-DR、CD9、CD123等。

（2）阵发性睡眠性血红蛋白尿症的诊断：阵发性睡眠性血红蛋白尿症（paroxysmal nocturnal hemoglobinuria，PNH）是一种以补体介导的血管内溶血为特征的获得性造血干细胞克隆性疾病。FCM检测PNH克隆有两种方法：①检测血细胞膜上的CD55、CD59等GPI（糖化磷脂酰肌醇锚链蛋白）的表达来诊断PNH，特异性和灵敏度均优于传统的检测方法。②嗜水气单胞菌溶素变异体（FLAER）方法，特别是对检测微小PNH克隆更敏感。

（3）多发性骨髓瘤的检测：多发性骨髓瘤患者的骨髓中有大量恶性浆细胞，使用流式细胞术对骨髓标本进行检测，分析鉴别良、恶性浆细胞，评估浆细胞免疫表达和克隆性，对疾病的诊断和治疗评估有重要意义。

（4）网织红细胞分析：临床上检测网织红细胞主要用于贫血疾病疗效、骨髓移植前后红细胞生成情况的评价。选择荧光素与细胞内的RNA结合，然后通过FCM进行网织红细胞计数。

2.淋巴细胞亚群分析 淋巴细胞是参与并调节人体免疫功能的一种主要细胞，分为T淋巴细胞、B淋巴细胞和NK细胞。T、B淋巴细胞参与特异性免疫，NK细胞参与天然免疫，在人体的细胞免疫和体液免疫中起到重要的作用。

FCM是一种简便、快速地检测淋巴细胞亚群的方法，通过检测淋巴细胞膜表面分化抗原（CD分子），对各淋巴细胞亚群进行分析，计算出淋巴细胞各亚群的百分比，从而对人体细胞免疫状态进行评估。在某些病毒感染性疾病、血液病、原发性和继发性免疫缺陷病、肿瘤的疗效观察和预后判断以及器官移植的监测上起着重要的指导作用。

最常检测的淋巴细胞亚群包括CD3$^+$CD4$^+$T细胞、CD3$^+$CD8$^+$T细胞、B淋巴细胞（CD19$^+$CD20$^+$）及NK细胞（CD16$^+$CD56$^+$）等。通过对不同亚群淋巴细胞相对计数、绝对计数以及比率的观察，可以监测感染性疾病、免疫性疾病及肿瘤等疾病状态下机体的免疫状况，从而辅助诊断、判断病情变化。例如，CD4$^+$T细胞膜外CD4分子具有人类免疫缺陷病毒（HIV）识别部位，HIV感染人体后，入侵CD4$^+$T细胞，大量复制，导致CD4$^+$T细胞破坏、数量剧减、功能受损、机体免疫机能严重缺陷。

NK细胞表达众多表面分子，如CD56、CD16、CD57、CD94、CD161等，但这些表面标志都不是NK细胞所特有的，只具有相对特异性。通常将CD56$^+$、CD16$^+$、CD3$^-$、TCR$^-$、BCR$^-$的淋巴样细胞认为是NK细胞。以CD56$^+$CD16$^+$，CD56$^+$CD16$^-$和CD56$^-$CD16$^+$为标志将NK细胞分为3个亚群，发现CD56是NK细胞分化的特异性标志，而CD16的表达量与NK细胞的杀伤活性密切相关（图4-8）。

3. Th1与Th2细胞及细胞因子 辅助性T细胞根据其产生的细胞因子及功能的不同可分为Th1与Th2两大类。Th1细胞分泌IL-2、IFN-γ、TNF-α，主要参与细胞免疫；Th2细胞分泌IL-4、IL-5、IL-6及IL-10，主要参与体液免疫。两者相互调节、相互平衡，其平衡失调与多种疾病有关。应用流式细胞仪可检测细胞内细胞因子。

用FCM检测细胞因子主要有两种方法：①细胞内染色法；②流式细胞微球芯片捕获技术。可同时检测IL-8、IL-1β、IL-6、IL-10、TNF-α和IL-12等，并且稳定性好，检测速度快，灵敏度高。

4. 在肿瘤学中的应用 FCM在肿瘤学中的应用是临床医学中应用的最早一个领域。主要是荧光染料染色后对肿瘤细胞DNA进行分析以及对肿瘤相关标志物的检测。正常体细胞均具有较恒定的DNA二倍体含量，DNA二倍体含量改变以及DNA非整倍体细胞群出现，是细胞发生癌前病变或癌变的重要标志。通过对DNA进行染色标记，应用流式细胞术检测分析，可以精确检测细胞DNA含量的改变，解析细胞周期，了解细胞的增殖能力，预测肿瘤的预后，指导化疗药物的选择，确定放疗强度、时间。通过对细胞DNA异倍体的监测，还可以为肿瘤的早期诊断及鉴别诊断提供参考。另外，还可以检测分析肿瘤细胞的增殖活性标志分子、分化标志分子、凋亡标志分子以及免疫学标志物，用于肿瘤发病机制的研究、个性化治疗方案的制定以及预后判断等。

5. HLA-B27检测 HLA是人类主要组织相容性复合体（MHC）的表达产物，在免疫系统中主要负责细胞之间的相互识别和诱导免疫反应，调节免疫应答。HLA-B27抗原属于Ⅰ型MHC，基本表达在人体的所有有核细胞上，在淋巴细胞表面含量丰富。在20多年前，科学家发现HLA-B27抗原的表达与强直性脊柱炎（ankylosing spondylitis，AS）有高度相关性。超过90%的AS患者HLA-B27抗原表达阳性。临床上通过流式细胞术检测疑似AS患者淋巴细胞HLA-B27的抗原表达率，可以作为诊断AS的一项重要辅助诊断依据。流式细胞术检测HLA-B27操作简便、快速，灵敏度可达到100%，特异性可达97.4%。

6. 在临床微生物学中的应用 FCM随着技术的提高，其快速、灵敏和可以多参数等优点，已经广泛应用在临床微生物学检测中，经典的细菌学检测方法经过接种、分离、培养过程需48~72小时，耗时长，不能够进行快速诊断与报告。通过标记荧光染料，可以检测病原菌、毒素、血清抗体和抗生素敏感实验，对抗生素后效应、细菌耐药的异质性等进行分析。流式微球技术是FCM检测细菌病原体的常用方法，微生物抗原与被异性抗体包被的荧光微球结合，由于抗原的遮蔽效应，使荧光微球的发散光减弱，通过检测发散光强度的变化来进行诊断，应用不同大小的荧光微球，可同时检测同一标本的多个病原体，这种方法也可用于真菌、寄生虫、病毒以及这些病原体混合感染的检测。FCM体外抗生素药敏试验的主要机制是通过FACS检测染料与病原体结合后发出的不同荧光强度，间接反映病原体的活性和功能状态，进而帮助判断病原体对抗生素的反应性。

7. 在异体器官移植中的应用 同种异体器官移植会发生排斥反应，受者对移植物的排斥是移植成功与否的主要因素。FCM在器官移植中占有重要地位，可用来判断供者与受者之间是否合适，用来鉴别和定型同种异体反应抗体。主要方法是将供者的白细胞和受者的血清孵育，如果受者血清中存在针对供者的循环抗体，就会同供者的淋巴细胞结合，然后标记荧光素二抗，检测荧光标记的表达，来发现高风险的受体。

FCM还可用于检测移植后血液和移植器官内免疫成分的变化来监测移植后排斥反应、移植物的存活状态，可敏感快速的监测到排斥反应，为临床治疗提供重要依据。

8. 获得性免疫缺陷综合征的辅助诊断 获得性免疫缺陷综合征（AIDS）即艾滋病，是HIV病毒感染引起的传染病。HIV主要感染$CD4^+T$淋巴细胞，导致$CD4^+T$淋巴细胞数量减少、功能破坏及感染。正常血中$CD4^+T$细胞约1000细胞/μl（400~1500细胞/μl）。<400~500细胞/μl表示病毒强烈影响免疫系统。<200细胞/μl即高度怀疑AIDS。HIV感染早期$CD8^+T$细胞增多，发展为AIDS则会下降。该方法快速、准确，为诊断AIDS的主要技术手段之一。

9. 血小板功能和抗体的测定 血小板在止血与血栓形成中起着非常重要的作用。正常情况下血小板以分散状态在血管内运行，但当血管损伤、血流改变或受到化学物质刺激时血小板被活化而发生一系列改变。由于血小板的活化程度可由血小板膜糖蛋白表达水平的高低来判断，血小板活化时其质膜糖蛋白较其静止期发生显著改变，FCM可以通过单抗免疫荧光标记（血小板膜糖蛋白Ⅱb/Ⅲa，CD62P，CD42a等）监测血小板功能及活化情况，有利于血栓栓塞性疾病的诊断和治疗。此外血小板活化时其细胞内的钙离子浓度发生很大变化，借助于钙离子敏感荧光探针的帮助，用FCM测定钙离子浓度，可以作为活化血小板监测的非免疫性指标。

免疫性血小板减少性紫癜患者血浆中可产生血小板自身抗体，FCM可以通过相关的荧光抗体测定结合在血小板表面的血小板相关抗体含量。FCM检测血小板相关抗体具有检测速度快、灵敏度高的优势。

10. 造血干/祖细胞检测 造血干/祖细胞无形态学明显特征，通过形态学很难鉴别。通过免疫学标志可以缩小到一个较小的范围，CD34是目前应用最多的一个表面标志，表达CD34而不表达CD38的细胞富含造血干细胞，造血祖细胞既表达CD34也表达CD38，FCM可以精确的测定移植物中$CD34^+$造血干细胞数量，可以监测和确定干细胞采集时间和采集的质量，对骨髓移植成功率和预后有重要意义。

FCM检测$CD34^+$细胞的标准化方案如下。

（1）双平台法：双平台法需要两台仪器，一台是流式细胞仪，另一台为血细胞计数仪用来计数WBC数，用白细胞数乘以$CD34^+$%，得到$CD34^+$细胞的绝对值，即每微升的$CD34^+$细胞数。包括3种方案：ISHAGE（International Society of Hematotherapy and Graft Engineering）方案、Milan方案和SIHON方案。

（2）单平台法：1994年推出，使用一台流式细胞仪测量$CD34^+$细胞的绝对值。双平台方法中的血细胞计数仪会因不同实验室有差异，影响结果的准确性，单平台方法中不受这个问题影响。主要包括ProCOUNT试剂盒和Stem-kit方法。

FCM在临床上还应用在细胞周期分化分析、化疗药物筛选、糖皮质激素测定等。随着FCM技术的提高、先进的仪器和更多单克隆抗体的研发，在临床上应用的越来越广泛。

七、流式细胞术检测微小残留病（MRD）

1. MRD细胞 白血病/淋巴瘤患者在经过首次诱导化疗后，骨髓中原始/幼稚细胞<5%，外周血细胞达到正常水平，获得了形态学上的完全缓解（complete response，CR）。但体内还会存在极少量的白血病细胞，细胞数量一般在10^9以下。这些残存的白血病细胞通过形态学难以辨认发现，成为将来疾病复发的根源，称为MRD细胞。

白血病/淋巴瘤细胞经过诱导化疗后在形态学检查时：①数量少难以发现；②与正常造血祖细胞非常相似，难以准确鉴别白血病细胞。实际工作中，在大量正常的骨髓细胞中想准确地鉴别极少量白血病细胞，即使是对经验丰富的形态学专家也是非常有难度的。在疾病诱导缓解后，MRD监测可以帮助临床医生准确评估白血病负荷，掌握治疗强度，以避免化疗药物对患者产生不必要的毒副作用。

MRD检测主要通过检测白血病细胞特异性标志而不是主观的形态学识别，敏感性更高。应用MRD阴性来定义完全缓解更严格。

2.FCM微小残留病的检测方法　多参数流式细胞术监测MRD，主要有两种方法：①白血病相关免疫表型（LAIP）方法，是指正常骨髓和外周血细胞不表达或表达比例较低的免疫表型，是FCM检测MRD的主要标志；②不同于正常细胞表型（DFN）方法，其敏感性在$10^{-4}\sim10^{-3}$，是目前比较灵敏的方法之一。

通过研究，鉴别白血病细胞包括以下几方面：①异位性抗原表达，这种异常主要见于T-ALL；②抗原表达跨系列或交叉抗原表达；③跨期或不同期抗原共表达；④抗原表达强度的异常；⑤散射光的异常。

MRD的检测是临床预后复发或选择进一步治疗和造血干细胞移植的必要依据。但利用FCM检测MRD时一定要获取足够数量的细胞，否则会影响检测敏感性，建议至少获取10^5个有核细胞。理论上获取的细胞数量越多则灵敏度会越高。

MRD检测与其他方法的比较见表4-7。

表4-7　流式细胞术检测MRD与其他方法的比较

方法	流式	形态学	PCR	FISH	细胞遗传学
优点	适用于大多数病例（>80%），快速简单，相对患者特异性	无	快速、相对简单、高灵敏度、患者特异性	无需分裂期细胞，相对快速	无
缺点	不如PCR灵敏，主观性强，治疗后抗原表型改变	灵敏度低	假阳性结果，相对成本高，昂贵	费力，灵敏度有限	费力，费时，需要制备分裂期染色体核型，影响因素多
灵敏度	$10^{-4}\sim10^{-3}$	1%~5%	$10^{-5}\sim10^{-4}$	0.3%~5%	5%

3.流式细胞术检测MRD的设门方法　与免疫组化检测MRD相比，流式细胞术最大的优势是可以多标志灵活设门和丰富的多色荧光标记，可以使用某个特异性表达标志或者几个标志组合到一起，精确的设门锁定目的细胞。精确的设门可以清楚地显示目的细胞，排除其他细胞的干扰，同时还可以精确的计算目的细胞比例。

常用的设门方法包括：①活细胞设门，应用FSC/SSC或者结合7AAD/PI设门圈定活细胞，去除死细胞和细胞碎片；②去除粘连细胞门，应用FSC-A/H去除粘连细胞；③CD45/SSC设门；④应用系别抗原、成熟阶段相关抗原和可疑目标细胞表达抗原进行反向设门；⑤连续逻辑设门等多样化的设门方法。

4.流式细胞术检测MRD的抗体组合（Panel）　在检测MRD中，设门的技术和抗体组合的选择（Panel）的设计直接决定检测的准确性和灵敏度。Panel组成的基础是由骨架抗体（系别抗体或者原始细胞标志）加上特征性标志，其中特征性标志包括：①伴系表达标志；②不同阶段标志；③异常表达抗原；④细胞大小或颗粒性异常。

5.常见疾病检测MRD的抗体选择

（1）B-ALL的MRD检测：常用的检测抗体CD10、CD22、CD38、TdT、CD19、CD34、CD20、CD81，其中CD10可能是最有价值的标记，在B细胞成熟阶段中，CD10是最早可检测到的抗原之一。CD10过强表达是前体B-ALL最常见的异常免疫表型之一。

（2）T-ALL的MRD检测：常用的检测抗体TdT、CD34、CD1a、CD99、CD2、CD3、CD4、CD8、cCD3、CD5、CD7。在正常骨髓中，不存在或存在微量的正常前体T细胞，这部分细胞不随治疗而增加。因此如果在骨髓中前体T细胞比例增高，可以说明为残存的T系白血病细胞。可以使用T细胞抗原/TdT/CD45组合来检测MRD，T抗原/TdT/双阳见于约90%T-ALL，CD45dim同时表达T系标志是T-ALL最具特点的LAIP。

（3）AML的MRD检测：常用的检测抗体CD34、CD117、HLA-DR、CD38、CD33、CD13、CD15、

CD11b、CD56、CD14、CD64。在特殊类型AML时还会加入特异性表达抗原，AML-M3加入标记CD9、CD123，AML-M6加入标记CD235a、CD36。AML-M7加入标记CD61、CD41、CD42a。

【精华与陷阱】

1.流式细胞术所检测的样本必须是单细胞悬液，单细胞悬液制备的质量会直接影响检测结果的准确性

2.穿刺液和脑脊液等含红细胞数量少的标本可适当减少溶血素的用量和作用时间

3.流式细胞术检测的过程中补偿的调节至关重要，补偿调节直接会影响检测结果，补偿调节合适原则上要做到两群细胞"横平竖直"

4.荧光素的选择尽量采取"平衡原则"即强表达的抗体选择弱荧光素，弱表达的抗体选择强荧光素

5.FCM检测MRD敏感性在10^{-4}~10^{-3}，远远高于形态学识别方法；检测MRD时，一定要获取足够的细胞数。MRD的设门方法和panel组合设计会直接影响结果的敏感性和准确性

6.测定CD34$^+$细胞时采用全血标记以及免洗方法，要选用高强度荧光素标记的CD34抗体，至少要获取60000个以上有核细胞

（郭秀臣　李　婷　刘亚波）

第五章　细胞遗传学检验技术

章节概述： 本章主要介绍了细胞遗传学的概念、发展及常用的检测方法。讲述了染色体数目和结构的变异方法、方式原理。通过结合大量的研究文献和临床经验重点阐述了细胞遗传学检测对血液病诊断、治疗、预后判断和研究白血病发病机制以及生物学特征的重大意义。

第一节　细胞遗传学概述

细胞遗传学（cytogenetics）是细胞学（cytology）与遗传学（genetics）相结合的一门学科。主要是在细胞学的平台上，从染色体相关的结构和功能，以及染色体与其他细胞器的关系来进行遗传学的研究，用以阐明遗传和变异的机制。在临床上对于血液病诊断、产前诊断和遗传咨询具有重要意义。在细胞遗传学中我们主要的研究对象是染色体（chromosome）。染色体是由 Hofmeister 发现，并在1888年由 Waldeyer 定名的，意为可以染色的小体。"chromosome"是由希腊文"chromos"（颜色）和"soma"（小体）组合而成的。在不断地研究中人们发现染色体是真核细胞在有丝分裂或减数分裂时 DNA 存在的特定形式。染色体上直线排列着可以自我复制的基因，因而能够控制真核细胞生物的遗传、形态、生理和生化等，是遗传物质的载体。自染色体的发现和命名再到现在检测方法的不断改进和完善经历了百年的时间，在这期间细胞遗传学得到了充分的发展（表5-1）。其对于一些病因不清的先天性和家族性遗传疾病给出了正确的判断；在血液病临床诊疗中，同细胞形态学（morphology）、免疫学（immunology）和分子生物学（molecular biology）一起被 WHO 确定为不可或缺的标准，不仅对研究白血病发病机制和生物学特征有重大意义，而且对指导临床治疗和预后判断具有实用价值。

表5-1　人类染色体发展简史

时间	事件
1873年	Schneider 发现细胞中的棒状结构
1875—1879年	Eduar Strasburger 和 Walther Flemming 分别在植物和动物上证明染色体的存在
1882年	Walther Flemming 发表第一幅人类染色体插图
1888年	Waldayer 将染色体正式命名
1900年	Mendelian 提出染色体遗传理论
1955年	Ford 和 Hamerton 提出应用秋水仙碱增加中期分裂细胞
1956年	确定正常人的体细胞染色体数目为46条
1959年	首次发现染色体疾病病历，Down 综合征、Turner 综合征等
1960年	Nowell 等首次发现染色体异位产生的染色体 Ph
1960年	Peter Nowell 将植物血凝素（PHA）应用于染色体制备
1960年	丹佛会议召开，发表《人类有丝分裂染色体标准命名系统》
1963年	提出了用 A~G 7个字母表示人类7组染色体的分类方法
1963—1964年	Lejeune 提出染色体疾病猫叫综合征
1966年	多位学者提出《人类染色体组和畸变速记符号的标准命名体制》
1969年	Gall、Pardue 和 John 等人，分别独立建立了同位素原位杂交技术
1971年	通过巴黎会议制定了人类细胞遗传学标准化文件及模式图

续表

时间	事件
1970年	Q、G、R和C显带技术相继建立，显带技术正式应用
1914年	Boveri提出染色体畸变是导致肿瘤的基本原因的假设学说
1974年	Evans第一次将染色体显带技术和原位杂交技术结合
1976年	Yunis首次应用甲氨蝶呤（MTX）细胞同步化培养法制备染色体
1978年	人类细胞遗传学命名法国际体制（1978）即ISCN（1978）通过实施
1986年	Cremer与Lieher等开辟了间期细胞遗传学研究
2016年	ISCN发表2016版

荧光原位杂交技术（fluorescence in situ hybridization，FISH）是在20世纪80年代在细胞遗传学、分子生物学和免疫学相结合的基础上，与已有的放射性原位杂交技术相结合发展起来的一种非放射性分子细胞遗传学技术。它利用已知核酸序列作为探针，根据核酸碱基互补配对原理，以荧光素直接标记或间接标记后作为特异性探针，与中期或间期细胞内的靶向DNA区域或RNA分子相结合，通过在荧光显微镜或共聚焦激光扫描仪下观察定位荧光信号，来检测细胞核、染色体或切片组织中的分布情况。在细胞遗传学检测过程中多色荧光原位杂交（M-FISH）、比较基因组原位杂交（comparative genomic hybridization，CGH）、三维荧光原位杂交（3D-FISH）和微流控芯片-荧光原位杂交技术已广泛应用于染色体的识别。随着科技不断地发展，会有更多更新的技术手段被引入到荧光原位杂交中，推动FISH技术在生物学、医学等领域中发挥更加重要的作用。

第二节　染色体的结构和形态

一、体细胞分裂周期

细胞从一次分裂完成时开始，到下一次完成分裂结束为止的整个连续过程我们称之为细胞分裂周期。整个过程一般分为两个阶段：分裂间期和分裂期（图5-1）。染色体作为生物遗传物质的主要载体，在细胞增殖周期中的不同时期，染色体的形态结构发生着周期性有规律的变化。在细胞分裂间期中，细胞核内呈现解旋状态的DNA蛋白质纤维，通常伸展成细长的丝状物，称为染色质。在有丝分裂期，这些DNA蛋白质纤维进行了高度螺旋并且凝聚浓缩起来形成染色体。所以，染色体与染色质是同一物质在细胞周期的不同时期所表现的不同形态。在分裂期的中期中，染色体逐渐缩短变粗，形态是最典型的，经染色处理，可以在光学显微镜下观察到平常所说的染色体，其形状可以进行染色体核型分析，用于染色体研究和临床上染色体病的诊断。

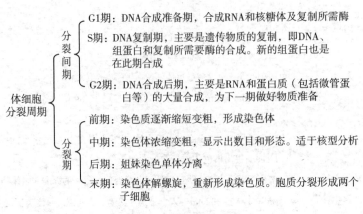

图5-1　体细胞分裂周期

二、结构和形态

每一中期染色体都是由有两条染色单体组成，它们都含有一条DNA双螺旋链，是在细胞分裂间期，经一条染色体复制而成的，故称姐妹染色单体。纵向并列的两条单体之间只有着丝粒相连接，是一段狭窄的部分，亦称主缢痕，其功能与有丝分裂和减数分裂时染色体移动有关。在染色体上发生凹陷缢缩部位称之为次缢痕。在每条染色体上着丝粒的位置是固定的，因而可把染色体分成上下两部分，较短的称为短臂（p），较长的一端称为长臂（q）。在染色体的末端含有一种加大的染色粒，称为端粒。端粒起着维持染色体形态结构稳定性和完整性的作用，是染色体不可缺少的组成部分。在人类染色体短臂的末端有一球状结构，称为随体，随体柄部为缩窄的次缢痕，次缢痕与核仁的形成有关（图5-2）。中期染色体按着丝粒的位置可分为中着丝粒染色体、亚中着丝粒染色体、近端着丝粒染色体3种类型（图5-3）。正常人类的染色体组成为二倍体，即2n=46，其中常染色体22对，性染色体一对（女性为：XX，男性为：XY），根据染色体的长度、长短臂比例和着丝粒位置可分为A（1~3号）、B（4~5号）、C（6~12和X号）、D（13~15号）、E（16~18号）、F（19~20号）、G（21~22和Y号）7组。

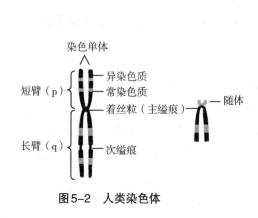

图5-2 人类染色体

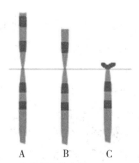

A：中着丝粒染色体；1/2~5/8
B：亚中着丝粒染色体；5/8~7/8
C：近端着丝粒染色体；7/8~末端

图5-3 人类染色体类型

第三节 染色体制备常规

一、外周血染色体制备

正常情况下，在外周血中的淋巴细胞大多处在G0期，通过在加入植物血凝素（PHA）的培养液中培养，能够刺激淋巴细胞转化为淋巴母细胞从而进行有丝分裂，通过秋水仙素的作用使细胞分裂停止在中期而获得大量的分析细胞。接种、培养步骤如下。

（1）无菌条件下采静脉血1~2ml放入含有肝素的采血管中，转动血液与肝素充分混匀。

（2）将肝素抗凝血液滴入至外周血培养基内，每5ml培养液内滴入血滴0.5ml轻轻混匀。

（3）置37℃含有5%CO_2恒温箱内，静止培养68~72小时。每天将培养液摇一摇以便细胞得到充分培养。

（4）终止培养前3小时，加入秋水仙素，使最终浓度为0.1μg/ml。轻轻摇匀后，再放入恒温箱内，继续培养3小时，以积累较多停止在中期的分裂相。

（5）收获细胞：将培养物转入15ml离心管中，以1500rpm离心10分钟，弃上清液。

（6）低渗处理：在离心管中加入预温（37℃）的0.075mol/L氯化钾低渗液9ml，用滴管混匀，置37℃恒温水浴中低渗15分钟。

（7）预固定：低渗后加入1ml固定液（冰醋酸∶甲醇=1∶3），轻轻混匀后1500rpm离心10分钟。

（8）固定：弃上清，加入10ml固定液，轻轻混匀，在室温下静置30分钟，1500rpm离心10分钟，弃上清液。

（9）再固定：重复上述固定方法2次后加入2~3ml固定液，混匀，细胞悬液保存在4℃冰箱或直接滴片。

二、骨髓细胞染色体制备

骨髓细胞的染色体制备方法众多，常见的有细胞短期培养法、直接法、同步化培养法和高中期相法等。短期培养法是指骨髓细胞按一定的细胞数接种于培养基中经过18~24小时的培养再收获细胞进行操作，此法多用于急性非淋巴细胞白血病的首选操作。直接法是将收到的标本直接进行收获操作不经过培养，此法多用于急性淋巴细胞白血病的染色体检查。同步化培养法是指加入指定的试剂，使细胞的分裂周期同步的培养方法。常见的有甲氨蝶呤和氟脱氧尿嘧啶核苷同步化方法。近年来所提出的高中期相法主要是指在短期培养法的基础上使秋水仙素的作用时间延长至24小时左右，从而增加中期分裂相的数量以方便操作。

1. 细胞短期培养法

（1）取新鲜骨髓进行有核细胞计数，按照（1~2）× 10^6/ml 的细胞量接种于RPMI-1640培养液（含有10%~20%胎牛血清），且规格为25cm^{2}的带膜培养瓶中。当外周血中的幼稚细胞达到10%~15%时也可以用外周血培养。

（2）将接种后的培养瓶放入37℃含有5% CO_2 的培养箱中培养18~24小时。

（3）秋水仙素处理：在培养液中加入终浓度为0.05μg/ml的秋水仙碱，轻摇匀后置37℃恒温箱培养继续培养1小时。

（4）收获细胞：将培养物转入15ml离心管中，以1500rpm离心10分钟，弃上清液。

（5）低渗处理：在离心管中加入预温（37℃）的0.075mol/L氯化钾低渗液9ml，用滴管混匀，置37℃恒温水浴中低渗30分钟（中间吹打一次）。

（6）预固定：低渗后加入1ml固定液（冰醋酸：甲醇=1：3），轻轻混匀后1500rpm离心10分钟。

（7）固定：弃上清，加入10ml固定液，轻轻混匀，在室温下静置30分钟，1500rpm离心10分钟，弃上清液。

（8）再固定：重复上述固定方法2次后加入2~3ml固定液，混匀，细胞悬液保存在4℃冰箱或直接滴片。

2.直接法

（1）取新鲜骨髓进行有核细胞计数，按照6× 10^6/ml的细胞量接种于25cm^{2}的培养瓶中，补充生理盐水至10ml。如遇细胞量较少可经离心浓缩或直接接种。

（2）将接种后的培养瓶中加入终浓度为0.05μg/ml的秋水仙碱，轻摇匀后置37℃恒温箱培养继续培养1小时。

（3）收获、低渗、预固定等方法与培养法相同。

骨髓细胞染色体制备过程是一个谨慎连续的过程。实验表明，接种的细胞数量并不是绝对的，适当的调整对整个操作无太大的影响，但应注意加样量，以防止整个培养体系量的变化对秋水仙素终浓度的影响。同时应本着愈新鲜愈好，特殊情况可适当保存于4℃环境中，且24小时以内为好。在秋水仙素处理上，时间越长，加量越多，可使分裂的细胞增多，所得到的核型也越多，但是核型多以短小为主，反之，则少而细长，故秋水仙素的浓度及时间要准确掌握。固定液应在使用前临时配制，载玻片也一定要洁净，否则染色体分散不好。在整个滴片过程中尽量保证温度（22~25℃）、湿度（50%~60%）的恒定，同时滴片的高度、手法等都对染色体的质量存在较大的影响。近年来全自动染色体收获系统和全自动滴片仪等仪器的应用使整个过程程序化的同时，最大化的减少了外界因素的干扰。

三、染色体玻片的制备

1.气干法 将洁净玻片浸泡在含有冰块的三蒸水或超纯水中，滴片时取出斜立于滤纸上，用吸管吸取适当浓度的细胞悬液从10cm以上高处滴下，每片2~3滴，立即吹气，使染色体充分分散。待其干燥后放入75℃烤箱中3小时。

2.火焰法　将洁净玻片浸泡于95%乙醇中，滴片前取出重新浸泡于20%乙醇中，滴片时斜立于滤纸上，滴片后迅速在火焰上方通过，使附着于玻片表面上的固定液着火燃烧，反复在火焰上方重复5次。

第四节　染色体显带及染色

染色体经过一定程序的特殊处理并通过特定的染色后，染色体上可显示出一系列连续的深浅不同的条纹，这样的带纹称为染色体带。这种染色体带的操作技术称染色体显带技术，其优点是能显现染色体本身更细微的结构。按染色体带纹出现的位置进行分类，可分为两类：一种是分布于整个染色体长度上都呈现带纹的方法，如G、R和Q带；另一种是仅在染色体的少数特定区域呈现出带纹，如C、Cd、T、和N带。其中现阶段常用的为G和R显带技术。

一、G显带技术

G带：将中期染色体制片后经热盐水、蛋白酶、碱、尿素等处理后再用Giemsa进行染色后所呈现的染色体区带。其中重复性好、推广度高的为胰酶消化法，其带型一般与Q带相符。操作方法如下。

（1）胰蛋白酶（0.1%）和乙二胺四乙酸二钠（0.02%）按1∶1混合于立式染缸中，并将pH调至6.8~7.0，置37℃水浴箱中温浴。

（2）将预处理的标本片分别浸入混合液中，轻轻摇动30~75秒钟或更长。每次的作用时间并不完全相同，可先试一张片子，再根据显带效果调整胰酶作用时间。

（3）将处理过的标本在磷酸缓冲液中漂洗2次。

（4）立即用5% Giemsa染液染色5~10分钟。

（5）流水冲洗，空气干燥后镜检。

二、R显带技术

R显带技术是指在高温的处理下，诱发了染色体蛋白质的变性。普遍认为是染色体上含有AT碱基对的DNA区域的变性，从而产生了对Giemsa染液不亲染或浅染，由于GC区却恰恰相反的状态，从而出现了不同的带纹。由于这种显带技术所显示的深浅带纹区域正同G显带技术产生的纹区域相反，即前者的阳性带相当于后者的阴性带，反之亦然，故又称逆相G带。在实际应用中R显带技术产生的核型带型清晰，易于识别，标本显带重复性强，除Y染色体外，其余染色体末端均呈深带，对揭示涉及染色体末端的缺失和易位有重大的诊断价值。特别适用于恶性血液病的染色体核型分析。现比较常用的为RHG法。操作方法如下。

（1）显带缸放入pH 6.5的Earle's显带液，置于87.5±0.5℃水浴箱中，预热至少30分钟后间隔放入玻片，进行显带。

（2）显带时长：初次显带可在60分钟后每隔5分钟取出一张玻片，冲洗后进行染色观察，找出适合本实验室的显带时间。

（3）染色：将涮洗后的玻片用10% Giemsa染液染色20~40分钟，然后在低倍镜下观察颜色，以紫红色为染色标准。

（4）空气干燥后镜检。

第五节　人类常见染色体的异常

人类在长期的发展过程中，在不断地和外界环境相互作用与适应过程中形成了遗传性的相对稳定，对染色体上的基因恒定起到了关键的作用。当染色体因自身条件改变或受某些外在环境诱发因素影响而发生数目异常或结构畸变，必将造成遗传物质的增减或位置改变，而表现出各种症状，即形成染色体病。由于染色体上基因众多，常常染色体病容易影响多个基因或基因外序列的遗传结构和组成的改变，因此染色体病常涉及多个器官和系统，造成其形态和功能异常。因为疾病的多样性，常表现为综合征。故染色体病是一大类严重的遗传病。在血液病中绝大部分存在非随机性的染色体改变，所以在血液病的诊断分型和预后中起到重要作用。染色体的改变分为数目异常和结构异常。

一、人类染色体的数目异常

正常人类染色体的数目为23对共计46条，是由来自父方精子所携带的染色单体和来自母方卵细胞所携带的染色单体组成，因此叫二倍体（2n）。正常男性为46，XY，女性为46，XX，其中1~22对为男女所共有，称为常染色体；另外一对为决定性别的染色体（X、Y），男女不同，称为性染色体。根据染色体数目改变的不同可分整倍性改变和非整倍性改变。

1. 整倍性改变　是指染色体数目改变以染色体组（单倍体/n）的数量进行的增减。通常超过二倍体（2n）的整倍体为多倍体。在2n的基础上减少一组染色体组即为单倍体（n=23），通常表示为23，X或23，Y。在2n的基础上增加一组染色体组即为三倍体（3n=69）即每一号染色体有3条相同个体，如69，XXY或69，XXX等。在2n的基础上增加两组染色体组即为四倍体（4n=92），如92，XXYY或92，XXXX等。以此类推。三倍体以上的称为多倍体。通常认为三倍体是由一个具有n=23的精子或卵子与一个2n=46异常的卵子或精子受精的结果。这个异常的精子或卵子是由一个四倍体产生的。一个异常的二倍体卵子与一个单倍体精子结合所产生的合子为双雌；而一个单倍体的卵子与两个单倍体的精子相结合且没有分裂所产生的合子为双雄（图5-4）。

2. 非整倍性改变　染色体的数目不是成倍增加的，而是二倍体细胞中某组染色体单个或几个的增加或减少的改变称为非整倍体。在正常情况下，细胞每次分裂时必须复制整个基因组，并将每个染色体的一个副本分配到每个子核中，而非整倍体是有丝分裂过程中染色体分配错误的结果。非整倍体是临床中是比较常见的染色体畸变类型，约90%的实体肿瘤和50%以上的造血肿瘤都存在非整倍体。在细胞发育和增殖过程中非整倍体的产生是组织发育成功的重要阻碍，是导致流产和智力低下的主要原因。临床上80%~90%的常染色体数目异常发生在13、18、21号染色体，即21三体综合征、18三体综合征和13三体综合征。其中生存期比较长的为21三体综合征（唐氏综合征）。在恶性血液病中可见任何一条和（或）多条染色体数目的改变。

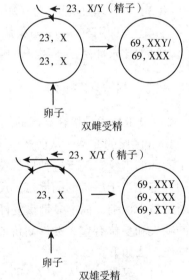

图5-4　三倍体形成图

根据人类细胞遗传学命名的国际体制（ISCN）的规定，在染色体数目的改变上，通常用众数来表示数量；然后列出性染色体；用"+"或"–"号来表示某一条染色体的增加或缺失。如46，XY，47，XY，+18等。当众数不能用某一精确的数字表达时可用ISCN的规定表示（表5-2）。

表5-2　ISCN 2016众数数

类型	数量	类型	数量
近单倍体（23 ±）	≤34	超二倍体	47~57
亚单倍体	<23	近三倍体（69 ±）	58~80
超单倍体	24~34	亚三倍体	58~68
近二倍体	35~57	超三倍体	70~80
亚二倍体（46 ±）	35~45	近四倍体（92 ±）	81~103

类型	数量	类型	数量
亚四倍体	81~91	超六倍体	139~149
超四倍体	93~103	近七倍体（161±）	150~172
近五倍体（115±）	104~126	亚七倍体	150~160
亚五倍体	104~114	超七倍体	162~172
超五倍体	116~126	近八倍体（184±）	173~195
近六倍体（138±）	127~149	亚八倍体	173~183
亚六倍体	127~137	超八倍体	185~195

二、人类染色体的结构异常

染色体的结构异常通常也被称为结构变异，产生的根本原因是染色体在物理、化学、遗传等因素的影响下产生了断裂。通常染色体产生了断裂后能够发生自我原位重新连接，且没有发生染色体的结构和遗传学效应的改变称之为愈合或重合。

如果一条染色体发生断裂后没有发生愈合，而是与自身其他片段产生了连接，或者和其他一条或多条染色体断裂点进行了任意的连接或缺失，称为染色体重排。染色体的重排可以直接引起癌症的发生，如慢性髓系白血病等。同时也可以表现为疾病向不良或恶性的转化。染色体的重排包括缺失、易位、倒位等（表5-3，图5-5）。

表5-3 ISCN（2016）部分重排术语

形式/缩写	中文	英文
del	缺失	deletion
der	衍生染色体	derivative chromosome
dic	双着丝粒体	dicentric chromosome
dup	重复	duplication of a portion of a chromosome
i	等臂染色体	isochromosome
ins	插入	insertion of a portion of a chromosome
inv	倒位	inversion
mar	标记染色体	marker chromosome
p	染色体短臂	short arm of chromosome
q	染色体长臂	long arm of chromosome
r	环状染色体	ring chromosome
t	易位	translocation
,	区分染色体数目、性染色体和染色体畸变	
-	丢失	
（ ）	结构、断裂点说明	
+	获得	
;	涉及一条以上的染色体结构重排中，用来分开各有关染色体和断裂点	
//	用于分开嵌合克隆	

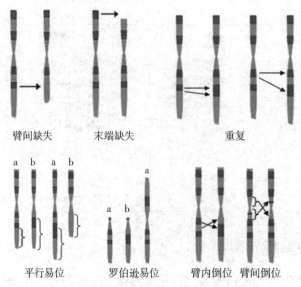

臂间缺失　　　末端缺失　　　　　　重复

平行易位　　　罗伯逊易位　　　臂内倒位　臂间倒位

图5-5　染色体结构变异部分结构示意图

根据ISCN的规定，完整的人类染色体都是由一系列连续的带组成，中间没有不显带的区域。每条染色体在带的基础上细化为若干个区，每个区根据染色的深浅，按照一定的排列顺序又分为若干条带，在带的基础上可逐级细分出来若干个亚带和次亚带。区和带共同组成了染色体的带纹。每条正常染色体的带纹是固定的。我们可以根据染色体号、臂号符号、区的代号和带的代号的顺序对染色体进行描述。例如：2p21.11即为2号染色体短臂2区1带1亚带1次带。在染色体结构变异种中带纹的描述是不可缺少的。例如：t（9；22）（q34.1；q11.21）表示为9号染色体和22号染色体产生了易位，断裂点分别在9号染色体长臂3区4带1亚带和22号染色体长臂1区1带2亚带1次带上。染色体结构变异是多种多样的，在ISCN中有详细的介绍。近年来由于科技的不断发展，FISH的探针数量不断增多，对染色体结构变异位点也更加准确。

第六节　染色体核型分析在恶性血液病中的应用

传统的染色体核型分析在恶性血液病中的作用尚无法被新的技术取代，反而愈来愈重要，为恶性血液病的诊断、分型、指导治疗、监测疗效、评估预后、判断移植成功与否，以及肿瘤复发来源等提供了重要依据。染色体核型分析已成为血液病患者一项必要的初诊及复查检验项目。本小节就染色体改变对不同类型恶性血液病的诊治、疗效，以及预后的作用进行阐述。

一、在慢性髓系白血病（CML）中的应用

细胞遗传学检查是确诊CML的必备条件之一。在90%~95%的CML患者中可看见典型的t（9；22）（q34.1；q11.21）染色体核型异常，这种染色体通常被称为费城染色体（Ph）和（或）*BCR-ABL1*融合基因。在这种异位中，位于9号染色体q34.1上的一种酪氨酸激酶*ABL1*基因与22号染色体q11.21上的*BCR*基因易位形成了*BCR-ABL1*融合基因，由于*BCR-ABL1*基因的过度表达导致使细胞在没有生长因子调控的情况下启动并过度增殖，从而产生了CML。

在大约5%的CML患者中可见9号和22号染色体参与并涉及3条或3条以上除Y染色体以外所有染色体形成的复杂易位。如：t（6；9；22）（p21；q34；q11）、t（X；9；22；12）（q22；q34；q11；q24）、t（1；9；22）（q21；q34；q11.2）等。这种多元染色体的易位产生了非典型的Ph染色体，称为隐匿性异位，极易误诊为Ph阴性CML。

近年来随着检验技术的不断发展，已证实不论变异、复杂或隐匿的Ph易位，它们都具有和典型Ph

异位相同的分子病理学基础和临床、血液学及预后特征。在临床检测中 *BCR-ABL1* 基因阳性也存在于一些急性淋巴细胞白血病（ALL）患者中，我们可以通过荧光原位杂交（FISH）和聚合酶链式反应（PCR）等方法进行区分。

CML各期的细胞遗传学表型也存在不同。慢性期（CML-CP）多以t（9；22）（q34.1；q11.21）染色体异常核型为主。大约7%的CML出现额外的染色体异常，多表现为双Ph、+8、-Y等。急变期（CML-AP）约80%可发生细胞遗传学核型的改变，即出现额外的染色体异常。在CML-AP患者中按照异常出现的频率主要以+Ph、+8、i（17）、+19、+21等染色体为主，它们可在Ph存在的基础上单独或联合出现。附加越复杂的额外染色体，预后越差，伴t（7；12）（p10；q10）易位预后极差。-Y在正常的老年男性健康人群中也可以出现，因而应结合相关检测结果对疾病做出综合分析。加速期（CML-BP）的异常染色体核型多在CML-AP的基础上出现，同时超二倍体及亚二倍体也易常见。在Ph阳性同时与额外出现的染色体中，5q-、7q-、+8可提示CML向急性粒细胞白血病、骨髓增生异常综合征、淋巴瘤等疾病的转变。-7、i（17）核型的存在常常为急淋变或急髓变。部分患者在Ph存在的基础上可见t（8；21）、t（15；17）、t（9；11）、inv（16）、inv（3）等出现，分别提示CML急粒变、早幼粒变、急单、急粒单变或巨核细胞变。检测Ph染色体和 *BCR-ABL1* 融合基因可诊断CML，监测二者的变化情况能够评估疗效和及时调整用药。

二、在慢性淋巴细胞白血病（CLL）中的应用

约80%的CLL患者存在至少一种细胞遗传学异常，最常见的遗传学异常为del（13q）、+12、del（11q）、del（17p）、14q+等，其中del（13q）预后较好，del（17p）、del（11q）、+12预后较差。del（13q14）在CLL中发生率为40%~60%，具有良好的临床特征，中位生存时间甚至比正常核型的患者更长。+12起病常出现肝脏肿大，病情进展快，并且免疫表型不典型，具有中等偏差的预后，对嘌呤类药物不敏感，若一线治疗含有利妥昔单抗可提高获益。del（11q）是CLL患者的高风险预后指标，化学免疫疗法在del（11q）的患者中应答率较高，但无进展生存期短于无del（11q）的患者。携带del（17p）（*TP53* 抑癌基因的位点）的患者呈侵袭性病程，无进展生存期较低，对治疗反应欠佳，总生存期较短，对于携带del（17p）或 *TP53* 突变的年轻患者，推荐进行同种异基因造血干细胞移植。

三、在急性淋巴细胞白血病（ALL）中的应用

ALL多出现在儿童。成人ALL对化疗不敏感，预后较差。染色体数目的改变较为常见。t（12；21）（p13；q22）、超二倍体属预后好的一组；t（9；22）（q34.1；q11.21）、近单倍体、t（4；11）（q21；q23）、t（8；14）（q24；q32）、t（5；14）（q31；q32）和t（10；11）（p13；q14）、低二倍体（30~39条染色体）、17p异常、-13和复杂核型预后差；正常核型、t（1；19）（q23；p13）、del（6q）、del（9p）、dic（9；22）等属于中等预后组。

1. B急性淋巴细胞白血病（B-ALL）

（1）21号染色体内部扩增（iAMP21）：2016年WHO修订分类中B淋巴母细胞白血病/淋巴瘤增加了伴有重现性异常的2种类型：ALL伴21号染色体内部扩增和ALL伴累及酪氨酸激酶以及细胞因子受体的易位（*BCR-ABL1* 样ALL）。iAMP21表现为21号染色体长臂存在不少于5个的RUNX1信号，并且缺失21号染色体亚端粒区域。iAMP21是B-ALL中重现性染色体异常，在儿童ALL中占2%。iAMP21的患者多伴有其他遗传学异常，如：-7/7q-、X染色体扩增、RAS通路的基因突变、*RB1* 基因缺失以及 *ETV6* 基因缺失等。iAMP21患者常表现为外周白细胞计数降低；多见于年龄稍大的儿童，中位年龄9岁；常规治疗方案预后不佳，复发率高，强化治疗有助于提高预后。

（2）t（v；11q23.3）；*KMT2A* 重组：t（4；11）（q22；q23）在ALL患者中的发生率为8%~10%，婴儿患者中发生率最高（超过10%），年龄小于6个月的患者占50%。11号染色体的q23部分与70多个其他

区域重排，其中以t（4；11）（q22；q23）/MLL-AFF1（KMT2A-AF4）重排最多见。其他重排包括t（10；11）（q22；q23）的KMT2A-TETI融合基因，t（11；19）（q23；p13.3）的KMT2A-ENL融合基因。t（v；11q23.3）的儿童和成人ALL患者预后不良。t（4；11）（q22；q23）的B-ALL患者预后较差，特别是年龄两岁以下的儿童。其免疫表型常为CD34⁺、CD19⁺、CD10⁻，常伴有髓系抗原CD15或CD65表达。大部分t（4；11）（q22；q23）患者容易发生中枢神经系统白血病。

（3）t（9；22）（q34.1；q11.2）；BCR-ABL1：Ph⁺ALL在儿童ALL发生率<10%，成人ALL多达25%～30%，是成人ALL中最常见的染色体异常。Ph⁺ALL中P190占66.6%，表达P210的部分患者可同时伴有P190。约2/3的新诊断患者除t（9；22）外，还存在一个或多个次级染色体畸变，最常见的是der（22）t（9；22）、7、7p-、9p-、+21、+8和+X的异常。在大约15%的Ph⁺患者中检测到高度超二倍体。Ph⁺ALL患者多表现为白细胞增高，常规化疗具有完全缓解率低、复发率高、预后差、总生存期短等特点，应用TKI诱导化疗后可提高其完全缓解率及总生存率。

（4）t（12；21）（p13.2；q22.1）；ETV6-RUNX1：t（12；21）在儿童B-ALL中发生率大约25%，在成人中几乎不出现。t（12；21）（p13；q22）导致TEL-AML1（ETV6-RUNX1）融合，因t（12；21）的改变十分微小，常用FISH、RT-PCR进行检测。3/4的t（12；21）患者时长伴随其他染色体的改变，最常见的是12p-伴ETV6基因第二拷贝丢失（55%~70%），+21（15%~20%）和一个额外的der（21）t（12；21）（10%~15%）。t（12；21）儿童的预后极好，完全缓解率高，复发率低。

（5）超二倍体：超二倍体在儿童ALL中占20%~25%，男性较女性多（1.3∶1），具有+4、+10和+17号染色体的预后特别好。大约一半的超二倍体患者存在其他染色体畸变，如1q、del（6q）或i（17）（q10），但它们的存在不影响预后。临床表现为白细胞计数不高，治疗效果好，特别是出现58~66条的超二倍体患者，6年内无病生存率可达到100%。

（6）亚二倍体：43条或更少染色体的亚二倍体预后极差，在儿童ALL中占1%~2%。亚二倍体被分为三个不同的亚群：近单倍体（24~31条染色体）、低亚二倍体（32~39条染色体）和高亚二倍体（40~43条染色体）。在诊断时及时识别低亚二倍体患者，对给予强化和持续治疗至关重要。

（7）t（5；14）（q31.1；q32.3）；IL3-IGH：t（5；14）（q31；q32）是14q32上的IGH基因与5q31上的IL3基因重排，导致IL-3在血液中过度增高并释放成熟的嗜酸性粒细胞，需要在治疗期间、治疗后监测嗜酸性粒细胞，因为嗜酸性粒细胞增多可能意味着复发。大部分患者为青年（中位年龄：14.3），男性多见（男∶女=5∶1），绝大多数患者外周血几乎无原始细胞。患者常出现中枢神经系统相关症状、诱导失败和高水平的微小残留病（MRD），对治疗反应差。

（8）t（1；19）（q23；p13.3）；TCF3-PBX1：t（1；19）（q23；p13）是在B-ALL中发生率为3%~5%。无论平衡易位还是不平衡易位，在含有t（1；19）的易位中均导致位于19p13的转录因子3（TCF3）与1q23的PBX1融合，形成融合基因，其蛋白产物可改变细胞分化进程，患者白细胞水平高。大多数t（1；19）易位表现典型的免疫学表型，其中CD19、CD10、CD9均匀表达，CD34不表达，CD20表达降低。随着治疗方案的改进，t（1；19）（q23；p13.3）及形成的TCF3-PBX1融合基因不再预示高危因素。t（1；19）阳性患者预后良好，5年无事件生存率为84%，血液学复发风险较低，但中枢神经系统复发风险仍高。

2.伯基特淋巴瘤/白血病 以男性多见，成人较儿童多见。约80%的染色体畸变为t（8；14）（q24；q32），即8q24的MYC基因与14q32的IGH基因易位，其余易位为t（2；8）（p12；q24），即8q24的MYC基因和2p12的IGK基因产生融合；t（8；22）（q24；q11），即8q24的MYC基因和22q11的IGλ免疫球蛋白基因产生融合。8q24（MYC）位点易位与伯基特淋巴瘤/白血病的发生发展密切相关。患者通常白细胞计数较低，起病迅猛，进展速度快，病情较重，多伴有骨髓、中枢神经系统及结外浸润。

3. T-ALL 在诊断时，T-ALL中细胞遗传学正常的病例比例高于B-ALL，大约50%的T-ALL患者核型正常。33.3%的T-ALL患者有涉及T细胞受体（T cell receptor，TCR）基因的易位，其断点通常累及TCR基因位点，如TCRα/δ（14q11）、TCRβ（7q35）和TCRγ（7p15）。易位多见于：t（11；14）（p13；

q11）、t（10；14）（q24；q11）、t（1；14）（p32~34；q11）、t（8；14）（q24；q11）和t（11；14）（p15；q11）。成人中最常见的易位是t（10；14）（q24；q11.2），其引起TLX1（HOX11）基因的过表达，预后良好。20%~30%的儿童T-ALL中出现t（5；14）（q35；q32）易位，引起TLX3与BCL11B融合，临床多表现为白细胞计数增高，常伴随中枢浸润，预后不良。

四、在急性髓系白血病（AML）中的应用

AML患者白血病细胞的特异性遗传异常是影响预后的主要因素。大多数细胞遗传学异常是不重叠的，它们与临床表现（年龄、白细胞计数和形态学）、治疗反应（诱导后获得完全缓解）、复发率和总存活率之间存在明显的相关性。t（8；21）（q22；q22）、t（15；17）（q24；q21）以及inv（16）（p13；q22）/t（16；16）（p13；q22）提示预后良好；正常核型、+8、del（7q）、del（11）（q23）、11（q23）的易位等预示中等预后；−5/del（5q）、−7、t（9；11）（q22；q23）等染色体畸变预后不良或较差。预后不良的细胞遗传学发生在老年患者比例较高，婴儿AML发病率较大龄儿童高，且常伴不良的遗传学异常。

1. t（8；21）（q22；q22.1）；AML1-ETO（RUNX1-RUNX1T1）　t（8；21）的患者中80%~90%形态为AML-M2。t（8；21）（q22；q22.1）的易位可产生AML1-ETO融合基因。通常表达B细胞表面标志，包括CD19（CD19/34⁺细胞）、PAX5和CD79a，具有丰富而独特的颗粒，临床检验显示髓过氧化物酶强阳性，骨髓嗜酸性粒细胞增多，Auer小体显著。美国国立综合癌症网络（National Comprehensive Cancer Network，NCCN）指南将伴有c-KIT突变的t（8；21）的AML定义为中危，伴FLT3-ITD突变的t（8；21）的AML定义为高危。大约70%的t（8；21）患者能检测到次级核型异常，可出现del（9q）（15%）、−Y（30%）和−X（16%）。t（8；21）患者在诊断时可能隐匿性地并发肥大细胞增多症，预后较差，应考虑同种异基因造血干细胞移植以改善预后。

2. inv（16）（p13.1；q22）/t（16；16）（p13.1；q22）；CBFβ-MYH11　inv（16）导致融合基因CBFβ-MYH11的产生，通常表现为inv（16）（p13.1；q22）或者t（16；16）（p13.1；q22）。分子学特征是该易位导致原位于16p13的平滑肌肌球蛋白重链（MYH11）基因与位于16q22的核心结合因子β亚单位（CBFβ）并置，形成CBFβ-MYH11融合基因。在伴有发育不良的嗜酸性粒细胞（M4Eo）的M4中是最常见的形态学类型。约40%的inv（16）患者能检测到次级核型异常，通常出现+21（6%）和+22（15%~20%）。inv（16）AML患者一般年龄较大，白细胞计数和骨髓原始细胞百分比较高，易发生髓外病变，例如淋巴结肿大、肝脾肿大、侵犯中枢神经系统。中高剂量的阿糖胞苷巩固化疗是inv（16）AML患者的最佳治疗方案。

3. t（15；17）（q24；q21）；PML-RARα　>95%的APL患者存在t（15；17）（q24；q21）易位，形成PML-RARα。APL患者最显著的临床特征是多伴有广泛且严重的出血症状，低纤维蛋白原血症。1%~2%的APL病例，RARα与其他的替代伙伴基因易位，形成变异的RARα融合基因，这种易位包括t（11；17）（q23；q21）、t（5；17）（q35；q21）、t（11；17）（q13；q21）、t（4；17）（q12；q21）和t（X；17）（q28；q21）。对于t（11；17）（q23；q21）/PLZF-RARα相关的APL，对全反式维甲酸（ATRA）不敏感。而ATRA仍对其余变异性RARα有效。

4. t（9；11）（p21.3；q23.3）；MLLT3-KMT2A　AML中t（9；11）（p21.3；q23.3）导致MLL（KMT2A）与MLLT3（AF9）融合，通常具有单核细胞分化形态特点。位于11q23的MLL基因是急性白血病中复发性易位的靶点，目前有60多个伙伴基因被鉴定。t（9；11）在儿科患者中最常见，临床多表现为白细胞增高，伴随脏器的肿大，常受累于皮肤，通常被认为是中度风险。

5. t（6；9）（p23；q34.1）；DEK-NUP214　t（6；9）（p23；q34）易位发生率低，在AML患者中占1%，多见于年轻患者。AML细胞免疫表型多表达CD13，CD33，CD34，CD38，CD45，HLA-DR，TdT，很大部分（71%~88%）患者出现FLT3-ITD突变。患者预后差，特别是起病伴有原始细胞增高以及高白细胞的患者，预后更差。

6. inv（3）(q21.3；q26.2) /t（3；3）(q21.3；q26.2)；*GATA2-MECOM*　inv（3）或t（3；3）在 AML中占2%~2.5%，可以为新发，也可以继发于MDS。其临床特征为多系异常增生，血小板计数正常或 升高，骨髓中巨核细胞异常增生为突出改变。在inv（3）或t（3；3）的病例中常见的继发性异常是-7。 inv（3）或t（3；3）患者耐药性高、完全缓解率低、预后差。

7. t（1；22）(p13.3；q13.3)；*RBM15-MKL1*　t（1；22）(p13；q13)的AML非常罕见，多见于 2岁以下且不伴有唐氏综合征的儿童所发生的急性巨核细胞白血病（AMKL）。t（1；22）占儿童期AMKL 病例的28%~33%，大多是2岁以下儿童，中位发病年龄为4个月。这一易位使*RBM15*（*OTT*）和*MKL1* （*MAL*）产生了融合，后者与正常巨核细胞的成熟有关。临床特征多表现为年轻患者、女性较男性多、 弥漫性肝肿大，以及起病时伴有骨髓纤维化，预后不良。

五、在MDS伴孤立性5q- 中的应用

50%~60%的MDS患者出现染色体异常，包括5q-、7q-、+8号和复杂核型。5q-是髓系肿瘤中最常 见的染色体异常，见于10%~15%的MDS患者或40%的继发性AML患者。WHO 2016版以前将骨髓原始 细胞<5%，外周原始细胞<1%伴有5q-归类为MDS伴孤立性5q-，WHO（2016）分型将MDS 5q-遗传学 诊断标准更改为可以增加1个非高危型异常，即除了del（5q）之外伴有除-7或 del（7q）以外的1个细 胞遗传学异常（5q-伴ACA），孤立性del（5q）的MDS仍可以被诊断。MDS伴孤立性5q-患者女性多见， 临床表现为难治性贫血，通常依赖输血，可能伴有血小板增多和中性粒细胞减少，并伴有骨髓巨核细胞 减少，多伴巨核系病态造血。患者病程进展缓慢，对来那度胺的反应良好，且其已作为该类患者的首选 药物。

六、在多发性骨髓瘤（MM）中的应用

MM为发生于骨髓浆细胞恶性克隆性疾病，细胞遗传学异常与其预后密切相关。与MM高风险相关 遗传异常是17p13（*TP53*）缺失、t（14；16）(q32.3；q23)和t（14；20）(q32；q12)；亚二倍体核型、t（4； 14）(p16.3；q32.3)、del（13）(q14)为中危标志；t（11；14）(q13；q32)、t（6；14）(p25；q32)的 MM预后较好。

1. t（14；16）(q32.3；q23)　t（14；16）(q32.3；q23)产生*IGH-MAF*融合基因，在MM中的发 生率为5%~10%。常规的核型分析方法难以检测其易位，需要FISH进行检测。CD20抗原在携带t（11； 14）(q13；q32)的MM细胞中高表达，可能代表其起源于靠近淋巴浆细胞的未成熟浆细胞阶段。14q32 是免疫球蛋白重链基因（IgH）的重要易位位点，参与MM发病的早期阶段。约25%的MM患者起病伴随 肾衰竭。携带t（14；16）(q32.3；q23)的MM临床表现较少伴有髓外肿瘤形成，多与高钙血症和不良预 后相关。

2. t（11；14）(q13；q32)　t（11；14）(q13；q32)易位在MM最常见，易位形成*IGH-CCND1*融 合基因，占新诊断MM的20%，大多数出现在IgE、IgM以及非分泌型的骨髓瘤。t（11；14）易位的断 裂点在11号染色体cyclinD基因处，使细胞周期蛋白D1（cyclinD1）过表达。cyclinD1蛋白是控制B细胞 增殖的重要因子，与MM的病程进展相关。t（11；14）(q13；q32)易位常伴随CD20的表达，呈现淋巴 浆细胞形态。接受规范化疗的t（11；14）易位的MM患者，其长期生存率、预后效果较好。具有t（11； 14）的MM细胞抗凋亡蛋白*BCL-2*的表达相对较高，可能对*BCL-2*抑制剂的敏感性较高，但*BCL-2*抑制 剂与某些新型药物的组合能否改善t（11；14）MM患者的预后需要进一步研究。

3. 17p13　del（17p）缺失导致肿瘤抑制基因*p53*的丢失，可在6%~9%的新发MM中发现，常伴随 其他染色体异常。常见的有1q21+、del（13q14）。17p13的缺失常伴随髓外病变、中枢神经系统受累和 浆细胞白血病的出现。对不含硼替佐米的化疗反应不佳，预后极差，总体生存期短。

4. t（4；14）(p16.3；q32.3)　t（4；14）在MM中的发生率为15%~20%，常见于IgA亚型，易位

产生融合基因*IGH-FGFR3*。常规核型分析难以检测到t（4；14），需要更高灵敏的方法（例如FISH等）。目前未发现t（4；14）存在于其他B细胞肿瘤或除血液肿瘤以外的其他肿瘤，有学者认为其可能为MM所特有。患者大多数伴有13号染色体的缺失。t（4；14）以前被报道为预后不良，但长期应用硼替佐米治疗的t（4；14）患者，可得到较好的治疗效果，可以改善这类患者的预后，所以t（4；14）目前被归类为中度危险组。

七、在淋巴瘤中的应用

90%淋巴瘤为非霍奇金淋巴瘤（non-Hodgkin's lymphoma，NHL），大部分来源于B细胞的肿瘤转化，其余来源于T细胞或NK细胞。细胞遗传学可作为诊断或判断预后的生物标志物，亦可为耐药的淋巴瘤患者寻找新的治疗靶向，在淋巴瘤患者诊治过程中起着越来越重要的作用。

1. t（14；18）（q32；q21） t（14；18）（q32；q21）是NHL最常见的染色体异常之一，与生发中心B细胞相关，发生于70%~90%的滤泡性淋巴瘤（follicular lymphoma，FL），20%~30%的弥漫大B细胞淋巴瘤（diffuse large B cell lymphoma，DLBCL），以及5%~10%的其他不太常见的亚型。t（14；18）将18号染色体上的*BCL-2*基因与14号染色体上的免疫球蛋白重链基因（IgH）增强子融合，通过*BCL-2*表达抑制细胞凋亡，从而延长了B细胞的生存期。t（14；18）只出现在CD22$^+$的B细胞中，在CD3$^+$的T淋巴细胞中不出现。t（14；18）的患者接受R-CHOP的生存率高于接受CHOP的患者。

2. t（11；14）（q13；q32） t（11；14）（q13；q32）是套细胞淋巴瘤（mantle cell lymphoma，MCL）特征性的染色体异常，在MCL中约占95%以上。MCL为成熟的B细胞肿瘤，表达B细胞标记CD19、CD20、CD22和CD79a。t（11；14）导致14号染色体上的*IgH*连接区与11q13上*BCL-1*的染色体位点并置，*BCL-1*失调控，cyclinD1蛋白过表达。cyclinD1使细胞由G1期进入S期，致使细胞增殖调控过程出现紊乱，在侵袭性淋巴瘤中的作用至关重要。常规染色体核型分析对t（11；14）敏感性仅为70%~75%，而FISH敏感性更高，可达100%，但为避免遗漏伴随的其他染色体异常，仍需要结合常规染色体核型分析进行全面检验。对于CD20强表达、CD23阴性或弱表达、sIg强表达的不典型CLL均需要检测t（11；14），从而与MCL相鉴别。t（11；14）的MCL临床多呈侵袭性，伴有淋巴结广泛受累，多有结外病变，可见于外周血、骨髓、肝、脾的浸润。相比于干扰素，利妥昔单抗可提高患者的总生存期。

3. t（11；18）（q21；q21） t（11；18）（q21；q21）是11号染色体上的*API2*基因和18号染色体上的*MALT1*基因的易位，是黏膜相关淋巴组织（mucosa associated lymphoid tissue，MALT）淋巴瘤的特异性基因。患者常伴有单克隆丙种球蛋白病，尤其是IgM亚型多见，且复发率高，但预后好。t（11；18）MALT淋巴瘤最常见的原发部位是肺，其次是胃。利妥昔单抗对各种部位的MALT淋巴瘤均有效，缓解率可达55%~73%。

4. t（3；14）（q27；q32） 30%~40%的DLBCL出现3号染色体异常，最常见的是t（3；14）（q27；q32），3号染色体*BCL-6*基因和14号染色体的*IgH*发生重排，易位伙伴不一定只是*IgH*，也可出现涉及t（3；22）（q27；q11）的免疫球蛋白轻链基因（*IgL*）和t（2；3）（p12；q27）的*IGK*。*BCL-6*基因异常的患者具有不良预后。2016版WHO淋巴肿瘤修订分类中，将伴*MYC*和*BCL-2*和（或）*BCL-6*重排的DLBCL归为高度侵袭性B细胞淋巴瘤。

5. t（2；5）（p23；q35） t（2；5）（p23；q35）在间变性大细胞淋巴瘤（anaplastic large cell lymphoma，ALCL）中约占60%，是ALCL特征性的染色体改变，男性为主，儿童以及青少年多见，表达CD30。t（2；5）是2号染色体上*ALK*与5号染色体*NPM*形成*NPM-ALK*融合基因，产生NPM1-ALK蛋白。患者通常表现为晚期疾病（Ⅲ期）和全身症状，预后不良。

八、新技术

最近新出现一种用于染色体外围（chromosome periphery，CP）成像的小分子荧光探针ID-IQ，它具有聚集诱导发光（aggregation-induced emission，AIE）特性。CP是覆盖在染色体外表面的复杂网络，它作为核仁成分的载体，帮助维持染色体结构，在有丝分裂中起重要作用。AIE探针通常具有荧光底色低、信噪比高、光稳定性好等特点。ID-IQ具有AIE性质，可广泛用于不同细胞类型的CP成像。通过标记CP，ID-IQ可以突出显示染色体边界，有助于染色体重叠或接触的染色体簇的分割。此外，ID-IQ染色可以清楚地识别出染色体的着丝粒位置，从而区分不同形态的染色体，并准确地估计染色体的臂长。ID-IQ与FISH结合，可以更准确地定位染色体上的基因。ID-IQ为染色体分析提供了一种新的细胞遗传学工具，对临床诊断检测和基因组研究意义重大。但ID-IQ对样本预处理要求较高、仅勾画染色体轮廓，无法检出染色体平衡易位等结构改变。

细胞遗传学分析广泛用于肿瘤学、血液学等领域的研究。传统的染色体核型分析虽然可能因分裂相数量等原因导致漏检少数异常核型的克隆，但仍为较全面的对染色体数量及结构进行观察的方法。临床将染色体核型分析与荧光原位杂交、分子生物相结合，及时发现致病基因，进而明确诊断、分型、指导治疗方案的药物选择，有助于进一步了解疾病进展与预后，并为基因靶向治疗提供了可靠的基础。

第七节　荧光原位杂交在恶性血液病中的应用

荧光原位杂交（fluorescence in situ hybridization，FISH）通过探针来识别特定的染色体和染色体区域，检测组织样本中单个细胞内DNA和RNA片段的数量、大小和位置，从而识别与血液系统恶性疾病相关的染色体异常。目前使用频率较高的FISH有：比较基因组杂交、间期FISH（I-FISH）、染色体涂染分析、反向涂染、多色FISH。FISH不受分裂相的影响，对微小克隆、克隆的分裂指数低、隐匿的染色体异常均有较高的分辨率和敏感性，因此FISH分析是一种快速、高效、高灵敏度的检测方法。以下分别介绍FISH在各种恶性血液病中的应用及进展。

一、FISH 在急性髓系白血病（AML）中的应用

1. t（8；21）（q22；q22.1）　AML-M2（FAB分类）伴t（8；21）（q22；q22.1），其特点是位于21号染色体的AML1基因与位于8号染色体的ETO基因融合。伴有该异位的患者具有较高的缓解率和存活率，预后良好。异位染色体的空间接近性可能导致染色体易位，易位染色体通常位于核中心。通过分析根据染色体的空间组织对细胞核（正常核、过渡细胞核和恶性核）的分类，应用3D-FISH比2D-FISH更能提供准确的预后，特别是对于缓解期样本。

2. t（15；17）（q24；q21）　t（15；17）（q24；q21）在FAB分型中形态学表现为AML-M3，临床上容易伴随弥散性血管内凝血（DIC），有广泛且严重的出血症状，使这部分患者发生早期死亡率较高。PML-RARα融合基因是APL诊断和监测MRD的重要标志。RARα基因有时被融合到一个替代伙伴形成变异RARα融合基因，这种易位包括t（11；17）（q23；q21）、t（5；17）（q35；q21）、t（11；17）（q13；q21）、t（4；17）（q12；q21）和t（X；17）（q22；q21）。王蓉等人利用传统细胞遗传学核型分析监测t（15；17）（q24；q21）易位的敏感度为88.3%，而FISH的敏感度为98%，特异性更高。形态学上不典型的颗粒型M3难以与M2、M3相鉴别，且M3患者容易出现出血症状，应尽早利用FISH识别进行诱导分化。

3. inv（16）（p13.1；q22）or t（16；16）（p13.1；q22）　5%~8%AML出现16号染色体异常，inv（16）导致产生白血病融合基因CBFβ-MYH11，常出现附加染色体改变和（或）基因突变。inv（16）在断点处可能会发生缺失，尤其是16q上3'的CBFβ基因和CTCF基因与16p的5'端的MYH11基因缺失。其中3'端的CBFβ与5'端的MYH11常作为inv（16）的融合产物一起缺失。5'MYH11-3'CBFβ融合基因在AML发病机制中可能作用甚微。CTCF是一种肿瘤抑制基因。以上基因的缺失和融合基因的片段较小，难以依靠常规染色体核型发现，需要结合FISH检测。临床表现无显著特点，尚未见额外的表型变化，但部分患者预后较差，易复发，仍需要利用FISH对这部分患者进行进一步研究。

4. NUP98-NSD1 隐匿性t（5；11）（q35；p15.5）使5号染色体长臂的*NSD1*基因与11号染色体短臂的*NUP98*基因形成*NUP98-NSD1*融合基因。该易位发生率较低，常出现在染色体核型正常的儿童AML患者中，常规的染色体核型分析难以发现该易位。形态学上FAB分型多为M4或M5型（63%），少部分表现M2型，也可见于其他FAB分型。*FLT3-ITD*在*NUP98-NSD1*中表达的阳性率为74%~91%。同时伴有*FLT3-ITD*和*NUP98-NSD1*的患者肿瘤细胞增殖活性高，预后不良，对米哚妥林（*FLT3*抑制剂）、达沙替尼（*SRC/ABL*抑制剂）和*BCL-2*抑制剂敏感。

二、FISH 在急性淋巴细胞白血病（ALL）中的应用

1. **t（12；21）（p13；q22）** t（12；21）（p13；q22）易位是儿童ALL最常见的易位之一，具有B系免疫表型（CD10$^+$、CD19$^+$），预后良好。由于12p和21q在大小和带型上的相似性，细胞遗传学分析难以检测到t（12；21）（p13；q22），但FISH可以发现易位。

2. **11q23** 急性白血病中涉及11q23上的*MLL*基因易位有30多种，大约75%的婴儿白血病发生该易位。*MLL*易位导致11号染色体上形成一个嵌合基因，该嵌合基因由*MLL*的5' 区和配对基因的3' 区组成。该易位与中等到较差的临床结果相关。FISH可以检测到*MLL*基因的重排。

3. **中枢神经系统（CNS）** 准确检测ALL患者CNS受累情况对其早期诊断和治疗后随访至关重要。脑脊液细胞学的检查依赖于检查人员的经验和标本质量，在合并感染难以发现恶性细胞，免疫细胞化学和流式细胞术需要在几小时内新鲜且大量的标本，而I-FISH需要较少的细胞，可以在单细胞水平上识别遗传畸变，以检测复发性遗传异常。对于已检测到分子细胞遗传学的患者，应将I-FISH结合CSF细胞学检测，加强对CNS白血病细胞的检测。

三、FISH 在慢性淋巴细胞白血病（CLL）中的应用

CLL是西方成人最常见的白血病，其特征是成熟B淋巴细胞异常增殖，预后差异很大。大多数CLL细胞的有丝分裂指数低，使得传统核型分析仅在40%~50%的病例中可以检测到染色体异常，而FISH使得80%以上的CLL患者检测出染色体畸变。FISH可发现CLL中常见的染色体异常，如13q14缺失 ［del（13q）］、12三体（+12）、11q23.3~q23.1缺失 ［del（11q）］和17p13缺失 ［del（17p）］。

1. **del（13q）** del（13q）是CLL最常见的染色体异常，在40%~60%的CLL病例中被发现。这种缺失既可以是杂合的 ［单等位基因（76%）］，也可以是纯合的 ［双等位基因（24%）］，前者多为小的缺失，主要发生在疾病的早期；后者通常是大的缺失，发生在疾病的晚期。del（13q）高百分比的患者淋巴细胞计数较高，并且多表现为弥漫性的骨髓浸润和脾肿大，比del（13q）低百分比的患者生存期短。常用的检测探针为GLP RB1和GLP 13S25等。总体来讲，del（13q）的CLL患者预后好，总生存期长。

2. **+12** +12出现在10%~20%的CLL病例中，与典型的形态学和免疫表型相关。+12患者常有*IGHV*、*ZAP-70*突变阳性。*NOTCH1*突变在高达40%的+12病例中出现，并且临床病程进展迅速。与其他染色体异常相关的+12包括t（14；18）（q32；q21）和18三体。约24%的+12CLL患者会出现细胞减少症，可由骨髓衰竭或自身免疫性疾病所引起。+12患者中等预后风险，首次治疗的中位时间为33个月，总生存期的中位数为114个月。

3. **del（11q）** 在10%~20%的CLL病例中存在11q23缺失，且大多数11q缺失的患者相对年轻。11q23缺失包含几个基因，其中位于11q22.3~23.1的肿瘤抑制基因*ATM*是比较常用的FISH检测位点。在11q23缺失的CLL患者中，大约存在30%的*ATM*基因突变。11q23缺失的CLL患者多伴有淋巴结病变，表现为外周、纵隔以及腹部淋巴结的肿大。临床分期大部分为晚期，疾病进展迅速、恶化快、治疗反应差，总生存期较其他异常核型或正常核型短。

4. **del（17p）** del（17p）出现在3%~8%的CLL病例中，通常与*TP53*抑癌基因的缺失有关。FISH对*TP53*异常的检出高效且灵敏。del（17p）CLL的患者病情呈高度侵袭性，进展迅速，Richter转化率很高，

中位生存期不到3年。del（17p）的患者对嘌呤类药物有耐药性，所以使用氟达拉滨、环磷酰胺和（或）利妥昔单抗（FCR）的标准治疗对del（17p）患者效果不佳，但阿仑单抗（抗CD52抗体）效果较好。无论FCR的化学免疫疗法还是基于阿仑单抗的治疗方案，del（17p）的CLL患者对其均只有短期的反应，无法持久地控制病程进展，相比之下，异基因造血干细胞移植可能为更好选择。即使B细胞受体途径和 *BCL-2* 抑制剂在del（17p）CLL中产生的应答率高，但其复发速度仍然较没有del（17p）的CLL患者快。

四、FISH 在慢性骨髓增殖性肿瘤中的应用

1. 慢性髓细胞白血病（CML） CML是一种克隆性骨髓增殖性肿瘤，90% ~95% 的CML患者骨髓细胞出现Ph染色体。FISH比传统细胞遗传学敏感性高1%~5%，I-FISH可以分析未分裂的细胞，使用一些探针（D-FISH、LSI BCR/ABL ES探针）可大大降低检出 *BCR-ABL1* 融合基因的假阳性细胞率。随着细胞遗传学在分子水平的发展，人们对CML的认识更进一步。在传统细胞遗传学检测中，对于一些非典型的异常重排、隐性或变异的t（9；22）易位检出率较低，而FISH可弥补此不足，同时能够识别易位断点附近的缺失，这些被传统染色体核型分析所遗漏的缺失对CML患者的预后很有意义。FISH是检测微小残留的高特异性、高灵敏度的一项技术，其敏感度>1/1 000，可利用FISH判断患者是否真正达到遗传学缓解。

CML患者通常在1~4年后进入加速期或急变期，并多伴随复杂核型以及额外染色体异常，预示不良的预后。其中2Ph、+8、i（17q）、+19和+21多见，附加的额外染色体越复杂预示预后越差。利用FISH及早发现新出现的微小染色体易位能及时指导临床治疗。并且CML患者外周血和骨髓细胞均可用于FISH监测 *BCR-ABL*，为患者减轻取材的痛苦。

2. 慢性嗜酸粒细胞白血病（CEL）

2008版WHO分类将伴有 *PDGFRα*、*PDGFRβ* 和 *FGFR1* 重排的CEL归入髓系肿瘤并独立分类。2016年修订版的WHO分类将 *PCM1-JAK2* 也纳入该分类。以往CEL与高嗜酸性粒细胞综合征（hypereosinphilic syndrome，HES）的临床特征极大部分重叠，难以鉴别。随着FISH技术的广泛应用，在55%的HES患者中可检出 *FIP1L1-PDGFRα* 融合基因，应诊断为CEL，而非HES。伴有 *FIP1L1-PDGFRα* 的CEL多出现在男性患者，最常涉及皮肤病变，其次为脾脏、肺和嗜酸性心脏病，维生素 B_{12} 和胰蛋白酶经常升高。由于 *FIP1L1-PDGFRα* 融合基因的发现，使CEL的治疗效果得以改善，伊马替尼是首选治疗方案，对于获得长期的完全血液学应答和完全分子应答有效。

五、FISH 在多发性骨髓瘤中的应用

多发性骨髓瘤（multiple myeloma，MM）是一种浆细胞克隆性疾病，细胞遗传学异常使临床病程异质性明显。MM因骨髓浸润程度各不相同使细胞分布非常不均匀，所以供观察的分裂象质量差、数量不足，从而传统的核型分析异常检出率低。FISH无须寻找分裂象，可检测间期细胞，很好地对传统染色体核型分析进行了补充，使得异常染色体的检出率大大增加。MM常见的遗传学异常有染色体1q21的扩增、13q14缺失、免疫球蛋白重链（*IGH*）基因重排和17p13（*p53*）缺失。建议骨髓标本进行FISH检测时首先进行CD138的富集。

1. 1q21的扩增 1q21扩增在MM患者中检出率达35% ~50%，复发MM患者的检出率高于初诊患者，与疾病的进展和转化有关。1q21的扩增多同时伴随t（4；14）异位和13q缺失，多涉及细胞增殖和MM耐药有关的基因。其中 *CKS1B* 与调节MM增殖相关，*PMSD4* 基因与耐药相关。1q21扩增的患者预后不良，硼替佐米可以提高该类患者缓解率，但无法改变总生存率。有研究认为≥4个1q21扩增信号的患者，其预后较3个扩增信号的患者差。

2. *IGH* 基因重排 传统染色体核型分析较难发现 *IGH* 易位，FISH大大提高了此类患者的检出率。2019中国MM指南中将FISH诊断 *IGH* 基因重排分为t（14；16）（q32.3；q23）（*IGH-MAF*）、t（4；14）（p16.3；q32.3）（*IGH-FGFR3*）、t（11；14）（q13；q32）（*IGH-CCND1*）、t（6；14）（p21；q32）

（IGH–CCND3）与t（14；20）（q32；q11）（IGH–MAFB）。t（11；14）（q13；q32）占新诊断MM的20%，大多出现在IgE、IgM以及非分泌型的骨髓瘤。t（11；14）使细胞周期蛋白D1［cyclin D（CCND1）］基因过表达，该基因可促进炎症反应，与细胞死亡、凋亡、增殖和代谢有关的基因相关。t（11；14）的MM患者生存期长，治疗反应好，特别对硼替佐米较为敏感。因CCND1在MM中较为突出的作用，目前已研制出多种CCND1抑制剂。

3. del（13q14） 约50%的新诊断MM患者存在13q14缺失。主要探针包括GLP RB1、GLP 13S25和GLP 13S319。del（13q14）干扰细胞正常的有丝分裂，FISH较常规染色体核型分析检出率高。初诊时del（13q14）MM患者骨髓浆细胞水平、血清β$_2$MG水平、IL–6较未缺失13q14患者高，而且常患有Ⅲ期疾病，对常规化疗反应差、生存期短、预后不良，以上可能与其增高的骨髓瘤细胞增殖活性有关，或合并其他预示预后不良的遗传学改变有关。含有硼替佐米的基础化疗降低肿瘤负荷，有助于改善13q14缺失的MM患者的预后。

4. del（17p） 可在6%~9%的新发MM患者中发现del（17p），通常与TP53抑癌基因的缺失有关。FISH对TP53微小的异常缺失检出高效且灵敏。del（17p）常伴随其他染色体异常，如：1q21+、del（13q14）等。17p13的缺失常伴髓外病变、中枢神经系统受累和浆细胞白血病的出现，对放疗反应差，对不含硼替佐米的化疗反应不佳，预后极差，总体生存期短。

六、FISH 在骨髓增生异常综合征（MDS）中的应用

MDS患者染色体异常类型多样，染色体异常检出率达40%~60%。核型演变可导致MDS向AML转化，转化率为35%~40%。最常见的有染色体异常有–5/5q–、7/7q–、+8、20q–，应用FISH探针可提高上述异常核型的检出率。常用的FISH检测探针为：EGR1和CSF1R、D7S486和D7S822、–5、–7、+8、20q–、–Y和tp–53。I–FISH在MDS中的作用尚无结论，研究认为若核型分析正常分裂相少于20个，应使用组合探针完善FISH检测，若正常分裂相大于20个或出现复杂核型异常，则无须进行FISH检测。

1. 5q– MDS伴孤立性5q–患者TP53突变发生率较高，达15%~20%，常用的检测位点探针为：EGR1、CSF1R和TP53。5q–与疾病进展相关，预示来那度胺耐药或治疗失败，生存时间短，临床应常规检测其位点突变，从而判断预后。

2. –7和del（7q）、del（20q）、+8 7号染色体全部丢失或长臂部分缺失，可能与抑制肿瘤基因缺失有关，从而使MDS易于向白血病转化，预后不良。–7和del（7q）出现在20%的原发性MDS患者以及50%继发性MDS患者，多发生在儿童。血小板减少和中性粒细胞减少更为突出，成人患者血细胞特征没有明显差别。del（20q）出现于各型MDS，以难治性贫血伴环状铁粒幼细胞最多见，病程进展缓慢。+8最常见于成人MDS，异常患者临床多表现为各类血细胞的减少、对免疫抑制剂敏感、造血干细胞疗效佳，但总生存期无明显改善。应用FISH探针快速且准确提高异常核型的检出率，准确进行分型并评估预后。常用探针为：D7S522、D7S486、–5、–7、+8、20q–。

七、FISH 在淋巴瘤中的应用

1. DUSP22、TP63 间变性淋巴瘤激酶（ALK）阴性的间变性大细胞淋巴瘤（ALK–ALCL）在2017年WHO分类中被定为独立亚型。与ALK+ALCL相比，二者在形态学上难以区分，且ALK–ALCL患者临床表现、病情进展和长期预后差异较大，这与遗传学改变密切相关。利用FISH探针敏感、高效地明确染色体异常部位有助于及时对患者病情进行评估。有文献报道染色体3q2上的TP53家族TP63基因和染色体6p25.3上的DUSP22–IRF4基因分别产生染色体重排，这些染色体易位重排与ALK–ALCL的分期及预后存在密切关系。DUSP22缺失的ALK–ALCL患者的5年生存率水平低于DUSP22正常患者，DUSP22易位重排的ALK–ALCL患者预后相对Tp63易位重排良好；Tp63易位重排相对少见，临床常伴有原发性难治性疾病、化疗效果差、预后不良、5年生存率低。如果原发性皮肤的ALK–ALCL同时出现DUSP22和

TP63 两种易位，临床病程具有较强的侵袭性。

2. 双打击淋巴瘤　2017版WHO淋巴组织肿瘤修订分类将生物学特性介于弥漫大B细胞淋巴瘤（DLBCL）和伯基特淋巴瘤（BL）之间的B细胞淋巴瘤定义为高级别B细胞淋巴瘤。其中伴有*MYC*与*BCL-2*或*BCL-6*基因重排的淋巴瘤称为双打击淋巴瘤（double hit lymphoma，DHL），而同时具有*MYC*、*BCL-2*和*BCL-6*基因重排的淋巴瘤称为三打击淋巴瘤（triple hit lymphoma，THL），三打击淋巴瘤和双打击淋巴瘤的表现差别不大。*MYC*重排发生的位点可以是免疫球蛋白基因（IG）编码位点，包括*IGH*、*IGK*、*IGL*，还可发生在非IG（non-IG）位点。*MYC*重排影响治疗结果，发生在IG易位的预后最差。滤泡性淋巴瘤（FL）可转化为DLBCL，其中21%转化为DHL。FL患者多伴有*BCL-2*基因重排，对于复发难治的FL需要完善FISH检查，及时发现是否有*BCL-6*、*MYC*基因重排，对患者预后进行评估。*MYC/BCL-2*双打击淋巴瘤大部分是GCB型，预后差；*MYC/BCL-6*大部分是非GCB型，预后尚无定论。DHL患者临床分期晚，乳酸脱氢酶水平高，细胞增殖指数水平较高，病情进展迅速，多有结外侵犯，受累于中枢神经系统和骨髓，尚无标准治疗方案，治疗效果差。

3. t（14；18）和IRF4/MUM1染色体易位　约85%的FL有染色体t（14；18）（q32；q21）易位。t（14；18）在3级FL中的发生率低于1级或2级FL，且在18岁以下的FL几乎不存在t（14；18）。

2016版WHO造血和淋巴组织肿瘤分类新增加了伴有*IRF4*基因易位的大B细胞淋巴瘤（IRF4+LBCL），常见于青少年和儿童，这一亚型的出现随着年龄的增长而显著降低，集中在韦氏环/颈部淋巴结。形态学与高级别FL类似，不伴有t（14；18），但常出现*IRF4*基因异常，基因表达谱与经典的DLBCL不同。治疗效果较高级别FL和DLBCL好。FISH能够鉴定与*IGH*基因座相邻的*IRF4/MUM1*染色体易位，在常规细胞遗传学检测中常常被遗漏。此类临床病理特征特殊的病种较新，需要依赖I-FISH检测进行识别，从而对疾病展开更好的临床诊断和治疗。

FISH极大地扩展了对恶性血液病细胞遗传学和病理学的认识。相比于细胞遗传学分析的费时、费力，FISH具有高度的敏感性和特异性，可以快速地对大量细胞进行检测。但FISH仅限于应用当前已有的探针检测染色体异常，只能获得目标染色体的细胞遗传学数据，不能很好地筛查全部的细胞遗传学改变。临床将FISH与染色体核型、分子分析联合使用，明确染色体变异位置，从而明确诊断、分型，为治疗方案提供靶向药物选择。治疗过程中监测变异染色体，从而对治疗效果进行评估，及时指导下一步治疗。

【精华与陷阱】

1. 染色体制备过程中应严格按照适应本实验室的SOP操作，特别是秋水仙素、低渗液浓度和作用时间等

2. 玻片必须清洁，注意滴片时的温度、湿度和适当的固定液滴片浓度能够增加染色体的分散效果

3. 染色体核型分析中应大胆怀疑，慎做结论

4. 在血液病临床诊断中除见到特异性染色体异常针对的疾病外，都应结合MICM综合分析。可加做外周血染色体分析，以排除体质性异常

5. 多色FISH和CGH是染色体核型分析的有力补充

6. 常规FISH检测受到探针的限制，只能有针对性地进行检测

7. FISH结果判读的阈值是根据各个实验室的实际条件自我做出的，所以稍有不同

（宋　鹏　吕成芳　刘亚波）

第六章　分子生物学检验技术

章节概述： 本章简单介绍了常用的分子生物学技术的原理、适用范围及优缺点。着重讲述了各类血液肿瘤中常见的分子生物学标记物，尤其是对融合基因和突变基因在血液肿瘤的诊断分型、预后评估、治疗指导和微小残留病监测的应用做了较为详细的介绍，是本章的重点内容。

第一节　概　述

分子生物学是研究生物体内生物大分子（如核酸和蛋白质）的结构、功能和它们之间的相互作用，从而探究生命现象本质的一门科学。1953年Watson和Crick提出的DNA双螺旋结构，使得人们认识到DNA为遗传物质的载体，至此分子生物学的研究进入了新的纪元。

临床医学的进步得益于分子生物学技术的不断突破。聚合酶链式反应（polymerase chain reaction，PCR）和Sanger法测序技术的问世，使得人们对于疾病的认识及诊疗进入到分子水平。21世纪人类基因组计划的完成，绘制了全面的人类基因组图谱，使检测基因单个碱基的改变成为可能。近年来高通量测序（next generation sequencing，NGS）技术的飞速发展，使得测序成本大大降低的同时测序速度大幅度提高，一周即可完成人类基因组测序，极大地推动了NGS技术在临床的快速应用，开启了精准医疗的新时代。血液系统疾病是分子生物学渗透最早，也是应用最广泛的疾病。随着分子生物学技术的迅猛发展，人们对血液系统疾病尤其是血液肿瘤发生和发展的机制有了进一步深入的认识，发现了越来越多具有重要临床意义的分子标记物，在血液系统疾病的诊断分型、预后判定、治疗指导和微小残留病监测方面发挥重要的作用，推动血液系统疾病进入以精准诊断为核心的个体化诊疗时代。

第二节　分子生物学技术简介

目前，在血液系统疾病的检测中，应用较为成熟和广泛的分子生物学技术主要包括聚合酶链式反应、测序和基因芯片。

一、聚合酶链式反应技术

聚合酶链式反应（PCR）是一种用于扩增特定DNA片段的一类分子生物学技术，它最大的特点是能使微量的目标DNA片段在体外呈指数级扩增。PCR原理：DNA双链在95℃时变性成单链，60℃左右时引物与单链DNA按碱基互补配对的原则结合，在DNA聚合酶最适反应温度（一般为72℃）时合成互补链，这样反复进行10~40个循环，从而实现扩增目标DNA片段的目的。至今，PCR技术已经历了三代的演变。

1. 第一代PCR　第一代PCR是对扩增后的终产物进行定性分析的一类PCR，其中最常用的一种是反转录（reverse transcription，RT）PCR。RT-PCR是将RNA逆转录和PCR相结合的技术，其原理是首先在逆转录酶作用下将RNA逆转录合成cDNA，再以cDNA为模板进行PCR扩增反应。RT-PCR是检测基因表达最常用的方法之一。其他常见的PCR改良技术见表6-1。

表6-1 PCR的改良技术

改良技术	技术简介	应用
巢式PCR	第二对引物特异性识别并扩增第一对引物扩增后的产物序列，增加敏感性和特异性	*FIP1L1/PDGFRα* 等融合基因
多重PCR	在同一体系加入多对引物识别两个或多个不相关的基因	筛查疾病相关的多种融合基因
长距离PCR	使用优化的聚合酶进行PCR扩增最多10 kb的DNA片段	—
长距离反向PCR	一种检测主基因的断裂位点集中，且涉及多种伴侣基因融合的技术	涉及*IGH*的融合基因
位点特异性PCR	区分基因某个位点上两个等位基因的PCR，如点突变的野生型和突变型	*MYD88 L265P* 等

2.第二代PCR 由于第一代PCR技术无法实现对起始模板进行定量，第二代PCR实时荧光定量PCR（real-time quantitative PCR，RQ-PCR）由此应运而生。

RQ-PCR是一种在PCR反应体系中加入荧光基团，通过PCR反应过程中荧光信号的变化实时监测反应进程，运用内参或标准品对待测样品中特定DNA片段进行定量分析的方法。与RT-PCR相比，RQ-PCR全程监控PCR扩增的变化，并能够通过内参基因的扩增曲线进行相对定量或标准品的标准曲线进行绝对定量，准确度更高。另外，由于RT-PCR监测的是终产物，当基因表达水平较高时，PCR反应中后期反应体系可能达到饱和，因此用RT-PCR检测高表达的基因时并不准确。RQ-PCR由于其灵敏度高、且可定量，已常规用于微小残留病的监测。

3.第三代PCR 第二代PCR虽然可以实现对模板的定量，但需要依赖于内参基因或标准品，而第三代数字PCR（digital PCR，dPCR）不依赖于标准曲线或内参基因，可直接计数起始模板中的DNA分子个数。其反应原理是通过微反应器或微滴将模板DNA分子分配到几万个反应单元中，每个反应单元中最多存在一个分子的DNA模板，经过PCR扩增，有模板的反应单元就会发出荧光信号，根据荧光信号的相对比例和反应器的体积可以推算出原始溶液的特定模板的浓度。

与RQ-PCR相比，dPCR可绝对定量，具有灵敏度、分辨率和稳定性高等优点，可用于检测基因拷贝数变异、微量基因表达、二代测序库检和低频突变的验证等。

二、测序技术

基因突变是血液系统疾病常见的一种分子生物学异常，其检测依赖于测序技术的发展。目前测序技术正在经历第三代的演变。

1.一代测序 Sanger测序又称双脱氧链终止测序法，由Frederick Sanger和他的同事在1977年发明，因此而得名。它是应用最为广泛的一代测序技术，也是目前测序的金标准。经典的双脱氧链终止反应体系包括目标DNA片段、引物、DNA聚合酶和四种脱氧核苷三磷酸（dNTP），每次序列测定由四个单独的反应构成，每个反应混入一定量的双脱氧核苷三磷酸（ddNTP），延伸过程中ddNTP随机与目标序列互补配对而终止延伸，最终生成4组分别终止于A、T、C、G位置上不同长度DNA片段的混合物。产生的片段通过高分辨变性聚丙烯酰胺凝胶电泳（或毛细管电泳）和放射自显影技术，可读出新合成DNA链的碱基顺序，从而推断出待测模板DNA链的碱基序列。如果使用四种不同的荧光基团对ddNTP进行标记，可以实现4个测序反应在同一反应管中进行。现如今经典的Sanger测序法不断被优化，并发展成为自动化测序，可在2小时内，对96或384个样本的多孔面板进行检测，测序的DNA片段长度能达到1000个碱基。

Sanger测序的优势在于其准确度很高，能够准确地检测到基因的点突变和小片段的插入/缺失，如常见于骨髓增殖性肿瘤中的*JAK2V617F*和常见于急性髓系白血病中的NPM1 c.860_863dupTCTG。其不足之处在于检测灵敏度只有10%~20%，当等位基因突变负荷小于10%时不能准确判定；通量低，适用于数量有限的异常基因检测。

2.二代测序 高通量测序（high-throughput sequencing，HTS）又称为大规模平行测序（massively parallel sequencing，MPS）或下一代/二代测序（next generation sequencing，NGS）技术，它是由包括焦磷酸测序在内的多种技术进一步改进和发展得到的超高通量测序技术，可以一次性完成数百到数万个基因的测序，可同时检测到碱基替换、插入/缺失、基因融合和拷贝数变异等多种分子水平的变异形式。二代测序技术（NGS）顾名思义是相对于一代测序技术来命名的，其最大的特点就是边合成边测序（sequencing by synthesis，SBS），显著加快了数据读取的速率，从而提高测序速度，可在数天内完成人类基因组的测序。

NGS技术主要通过多重PCR或打断后探针捕获的方式将靶向区域扩增或片段化为100~400bp小的核酸片段，并通过桥式PCR（bridge PCR）或乳液PCR（emulsion polymerase chain reaction，emPCR）对文库进行扩增，同时对几十万到几百万条核酸短片段分子进行测序。目前市面上最主流的两大测序平台是Illumina和Ion Torrent（life technologies），两个平台主要区别见表6-2。

表6-2 Illumina和Ion Torrent测序平台比较

测序平台	Illumina	Ion Torrent
测序原理	通过采集DNA合成时4种不同带有特异荧光标记dNTP所释放的荧光信号来获取碱基序列信息	通过监测DNA合成时释放氢离子时引起的pH变化来获取碱基序列信息
文库制备	核酸片段化+探针捕获	多重PCR
模板制备	桥式PCR扩增	油包水（微乳液）PCR扩增
测序载体	flowcell（流动池）	半导体芯片
分析软件	广泛的第三方分析软件	厂家的分析软件
技术优点	通量大，错误率低，对于单个碱基重复序列的检测准确性高	测序速度快，实验周期短
技术缺点	随着测序反应轮数增加，其检测信号会衰减，影响检测结果准确性	对于单个碱基重复序列检测准确性较差，可能导致假阳性或假阴性的结果

目前，全外显子组和全基因组测序由于成本、数据分析和解读难度等原因，主要应用于基础和临床研究，尚未广泛应用于临床实验室。然而，针对数十到数百个已知与疾病密切相关的热点突变基因的靶向目标区域测序，因其效率高、成本低而在临床实验室中得到广泛应用。靶向测序能一次性检测出与疾病相关的所有分子遗传学的改变，为高度异质性的血液系统疾病的诊断提供了强有力的证据，有助于在分子层面进行更为精细的诊断分型和危险度分层，从而制定更为个性化的治疗方案。

与Sanger测序相比，NGS技术除了高通量的优势，同时具有更高的检测灵敏度，而且通过增加测序深度和优化实验及分析流程可进一步提高灵敏度。但由于其技术原理的缺陷，在测序过程中会引入部分的假阴性和假阳性结果，故必要时还需要通过Sanger测序或PCR技术对检测结果进行验证。

3.三代测序 第三代测序技术，又称从头测序（de novo sequencing），是单分子测序技术，其最大的特点是测序前不需要经过PCR扩增，实现了对每条DNA分子的单独测序。三代测序技术主要以单分子实时（single molecule real-time，SMRT）测序技术和纳米孔（nanopore）测序技术为代表，主要应用于基因组的从头测序和甲基化研究等。与二代测序技术相比，其优势是读长长、测序速度快，但是由于是单个分子测序，测序中的每个错误都会被记录，单次测序的准确性较低（约85%），虽然可以通过重复测序进行一定程度的矫正，但这也极大限制了其在临床上的应用。

三、基因芯片

基因芯片（genechip），又称DNA微阵列（DNA microarray），其原理是将已知序列的探针固定在一种基质上，将已标记的模板DNA与芯片上探针进行杂交，通过检查杂交信号强度从而获得模板DNA的数量和序列信息。基因芯片在检测基因表达方面具有显著的优势，另外还可用于检测已知的基因突变和基因组多态性分析等。与二代测序相比，基因芯片有数据分析简单、成本低、实验周期短等优势，另外基因芯片不需要PCR扩增，数据保真性较好；但其缺点在于只能对已知的序列进行检测，灵敏度低，且探针的合成和固定比较复杂，限制了其在血液肿瘤分子诊断中的应用。

第三节　分子生物学检查在血液肿瘤中的应用

血液肿瘤是一类异质性较强的疾病，其诊断依赖于形态学、免疫学、遗传学和分子生物学的综合分析。近年来，随着分子生物学技术的不断迭代和应用，众多的分子标记物不断被挖掘。这些标记物的检查除了可进一步明确血液肿瘤的诊断并分型外，更多地在预后分层、治疗指导、微小残留病监测及克隆演变方面发挥重要价值。以下重点介绍分子生物学检查在不同血液肿瘤中的临床应用。

一、在急性白血病中的应用

急性白血病（acute leukemia，AL）主要的分子异常改变包括：融合基因、基因突变、基因重排和基因异常表达。融合基因的形成是AL的主要致病机制之一，50%的AL患者伴有融合基因的表达，是诊断AL的主要依据。其中，当患者伴有 *RUNX1-RUNX1T1*、*PML-RARα* 和 *CBFβ-MYH1*1时，即使原始细胞<20%，也应诊断为急性髓系白血病（AML）。近些年，随着高通量测序技术的应用，大量在AL中扮演重要角色的突变基因被鉴定。2016版WHO分类中将伴有 *NPM1*、*CEBPα*、*RUNX1* 基因突变的AML患者列为独立亚型。此外，NCCN指南中将突变基因作为AML预后分层的主要指标。因此，融合基因和基因突变的检测是AL诊断分型、预后分层、治疗指导、微小残留病监测的主要依据。90%以上的ALL患者可以检测到 *TCR* 或 *IG* 基因单克隆重排，基因重排的检测是ALL患者辅助诊断及微小残留病监测的重要指标。基因异常表达则主要在AL的预后分层和微小残留病监测方面发挥作用。

1. 急性髓系白血病

（1）融合基因

① *PML-RARα*：*PML-RARα* 融合基因约占AML中融合基因的10%，由t（15；17）（q22；q11-12）易位形成，是急性早幼粒细胞白血病（acute promyelocytic leukemia，APL）的特异性诊断指标，约占APL的99%。伴有该融合基因的APL患者对全反式维甲酸和砷剂治疗敏感。*RARα* 基因的断裂位点比较保守，位于Intron2上。*PML* 基因断裂位点主要集中在3个区域。根据 *PML* 基因断裂位点的不同将融合基因分为3种：断裂点位于Intron6造成 *PML* 基因Exon6和 *RARα* 基因的Exon3结合形成L型（p6r3），约占55%；断裂点位于Intron3造成 *PML* 基因Exon3和 *RARα* 基因的Exon3结合形成S型（p3r3），约占40%；断裂点位于Exon6造成 *PML* 基因部分Exon6和 *RARα* 基因的Exon3结合形成V型，约占5%。其中，L型的预后优于其他两型，S型预后最差，早期发生DIC和颅内出血的风险较高。

② *RUNX1-RUNX1T1*：*RUNX1-RUNX1T1*（*AML1-ETO*）融合基因见于5%~10%的AML，由t（8；21）（q22；q22.1）易位形成。该融合基因和FAB分型中AML-M2密切相关，尤其是AML-M2b亚型，约90%的AML-M2b患者中伴有 *RUNX1-RUNX1T1* 融合基因。*RUNX1* 和 *RUNX1T1* 基因的断裂位点均比较保守，位于同一个内含子上。伴有该融合基因的成人AML患者完全缓解率高、预后较好，对高剂量阿糖胞苷的治疗方案可能有较高的敏感性。

③ *CBFβ-MYH11*：*CBFβ-MYH11* 融合基因见于5%~10%的AML，由inv（16）（p13.1；q22）倒位或t（16；16）（p13.1；q22）易位形成。该融合基因与FAB分型中AML-M4Eo密切相关，但也可见于其他类型AML。*CBFβ* 基因上的断裂位点比较集中，99%出现在该基因的5号内含子上，而 *MYH11* 基因的断裂位点比较分散，目前已发现至少12个不同的断裂位点区域，但最常见的A型约占85%，D型和E型各占约5%。在核型水平上有时inv（16）变化非常细微，容易漏检，因此分子水平检测尤为重要。伴有该融合基因的患者通常有较好的预后，巩固治疗期使用高剂量阿糖胞苷可能获益。

④ *KMT2A*：*KMT2A*（*MLL*）基因位于染色体11q23.3，是AL中常见的受累基因，变异形式包括缺失、

倒位、重复和易位，其中易位最为常见，至少涉及了160种不同的易位，在AML和急性淋巴细胞白血病（ALL）中均可见到。成人AML中最常见的*KMT2A*融合基因包括t（9；11）（p21.3；q23.3）易位导致的*KMT2A-MLLT3*（*MLL-AF9*），约占所有*KMT2A*融合基因的24%；t（6；11）（q27；q23.3）易位导致*KMT2A-MLLT4*（*MLL-AF6*），约占10%；t（11；19）（q23.3；p13.3）易位导致*KMT2A-MLLT1*（*MLL-ENL*），约占4%；t（11；19）（q23.3；p13.1）易位导致*KMT2A-ELL*（*MLL-ELL*），约占12%；t（10；11）（p12；q23.3）易位导致*KMT2A-MLLT10*（*MLL-AF10*），约占9%。其中伴*KMT2A-MLLT3*的AML为伴重现性遗传学异常的AML的一个亚型，2017年欧洲白血病网（european leukemia net，ELN）关于成人AML诊疗建议将*KMT2A-MLLT3*归为预后中等组，其他*KMT2A*基因重排均被归类为预后不良组。除了*KMT2A*发生融合外，还在4%~7%核型正常的AML病例中发现了*KMT2A*基因N端部分外显子内部串联重复（PTD），*KMT2A-PTD*突变的AML患者通常预后较差。由于*KMT2A*基因变异形式多变，融合的伴侣基因众多，针对特异性位点的FISH融合探针和RT-PCR检测局限性较大，*KMT2A*分离探针可用于筛选*KMT2A*融合基因，但不能明确其伴侣基因，长距离反向PCR技术可以检测出*KMT2A*的各种变异形式。另外，NGS双端mRNA测序也可以检测到60%~70%的*KMT2A*融合。

（2）基因突变：AML患者常发生基因突变，尤其是细胞遗传学正常的AML（cytogenetically normal AML，CN-AML）患者，几乎均伴有基因突变。以下介绍几种常见于AML的突变基因。

①FLT3：Fms样酪氨酸激酶3（Fms-like tyrpsine kinase3，*FLT3*）是AML中常见的突变基因之一，主要包括两种突变类型：近膜区的内部串联重复（internal tandem duplication，ITD）和酪氨酸激酶结构域2（tyrosine kinase domain2，TKD2）上位于活化环（AA829-858）内的点突变。其中*FLT3-ITD*突变更为常见，约占CN-AML的23%，*FLT-ITD*高突变负荷（突变型/野生型>50%）是AML患者独立的预后不良因素，2017年ELN指南将*FLT-ITD*高负荷且不伴有*NPM1*突变的患者归为预后不良组。FLT3抑制剂已被常规用于治疗有此类突变或类似分子生物学事件的患者。*FLT3-TKD*突变见于约7%的CN-AML患者，其中最常见的突变位点是D835，目前*FLT3-TKD*突变患者的预后意义尚不明确。

②NPM1：核磷酸蛋白1（nucleophosmin 1，*NPM1*）突变是AML中最常见的突变基因，占AML患者的20%~25%，CN-AML患者的50%~60%，伴*NPM1*突变的AML患者为2016版WHO分类中AML的独立亚型。NPM1突变通常为位于11号外显子编码区域的小片段（通常为4bp，有时为11bp）插入。单纯*NPM1*突变的AML患者的无病生存期和总生存期较长。*NPM1*突变常与*FLT3-ITD*同时出现，约40%的*NPM1*突变的AML患者同时伴有*FLT3-ITD*。2017年ELN指南中结合这两个基因突变的情况，将AML分成三个预后组：预后良好组为*NPM1*阳性伴有*FLT3-ITD*低突变负荷或不伴有*FLT3-ITD*；预后中等组为*NPM1*阳性伴有*FLT3-ITD*高突变负荷或*NPM1*阴性不伴有*FLT3-ITD*；预后不良组为*FLT3-ITD*高突变负荷不伴有*NPM1*突变。

③CEBPα：CCAAT增强子结合蛋白α（CCAAT enhancer binding protein alpha，*CEBPα*）基因突变可见于7%~11%的AML患者。伴*CEBPα*突变的AML患者为2016版WHO分类中AML的独立亚型。*CEBPα*突变常发生在两个区域，即氨基端的TAD结构域和羧基端的BZIP结构域，且多为双等位基因突变，这类患者预后较好。伴有*CEBPα*胚系突变的患者易发展为AML，是AML的遗传易感基因。

④RUNX1：RUNX家族相关转录因子1（RUNX family transcription factor1，*RUNX1*）基因突变见于约10%的新发AML，伴*RUNX1*突变的AML患者为2016版WHO分类中AML的暂定独立亚型。该突变与低分化AML密切相关，可见于约25%FAB分型的AML-M0患者，且与TdT阳性相关。伴有*RUNX1*突变的AML患者预后不良。*RUNX1*突变常伴有*ASXL1*突变，此类患者预后更差。*RUNX1*的胚系突变与家族性血小板异常相关，且易导致AML的发生，是AML的遗传易感因素。

⑤表观遗传调控相关突变基因：AML中常见的表观遗传调控相关突变基因主要有*DNMT3A*、*TET2*、*ASXL1*和*IDH1/2*。*DNMT3A*、*TET2*和*ASXL1*被认为发生在白血病早期，且常出现在与年龄相关的克隆造血患者中，伴有这3个基因突变的AML患者化疗缓解期基因突变克隆的持续存在不会增加疾病的复

发率。*TET2*、*IDH1*和*IDH2*3个基因突变通常不会同时出现。*DNMT3A*突变常伴随*NPM1*和*FLT3*突变，*DNMT3A*突变的患者使用高剂量蒽环类药物可能获益。IDH相关抑制剂已获批用于治疗伴有该类基因突变的复发难治AML患者。目前认为*ASXL1*基因突变与AML患者的不良预后相关。

⑥其他突变基因：*KIT*基因突变常见于核心结合因子（core-binding factor，CBF）AML，即AML伴*RUNX1-RUNX1T1*或*CBFβ-MYH11*，约见于20%的病例。*KIT*基因突变是预后不良的指标。*TP53*突变见于12%~13%的AML，在复杂核型和治疗相关的AML中更为常见，伴有*TP53*突变的AML预后较差。

（3）基因异常表达

①*WT1*：Wilms肿瘤1型（Wilms tumor type 1，*WT1*）基因异常表达常见于AML中，表达水平与体内白血病细胞的数量和病程进展等相关。AML患者初诊时*WT1*高表达为不良的预后因素，与白血病复发风险增高相关。另外，*WT1*表达还可作为化疗和骨髓移植后微小残留病监测的敏感指标。有研究报道，APL患者缓解后*WT1*持续高表达是预测疾病分子水平复发的可靠指标，对于这类患者使用化疗药物进行早期干预有助于预防疾病的复发。RQ-PCR是检测*WT1*表达水平的常规方法。

②*EVI1*：亲嗜性病毒整合位点1（ecotropic virus integration site-1，*EVI1*），又名*MECOM*，基因位于3q26，该基因异常表达常发生于AML中。*EVI1*高表达常与3q重排、*KMT2A*重排、7号染色体和11q23单体型密切相关，也可发生在正常核型的AML患者中。*EVI1*基因高表达与年轻AML（≤60岁）患者的完全缓解率降低和无病生存期缩短相关，是这类AML患者独立预后不良分子标志。RQ-PCR是检测*EVI1*表达的常规方法。

2. 急性淋巴细胞白血病

（1）基因重排：几乎所有B淋巴母细胞性白血病/淋巴瘤（B-lymphoblastic leukemia/ lymphoma，B-ALL/LBL）均伴有免疫球蛋白（immunoglobulin，IG）基因的克隆性重排，其中主要为*IGH*（80%~90%）和*IGK*（50%~60%）的重排，而且多数患者还会出现*TCR*基因重排。几乎所有T淋巴母细胞性白血病/淋巴瘤（T-lymphoblastic leukemia/lymphoma，T-ALL/LBL）均伴有*TCR*基因的克隆性重排，其中TCR β的阳性率约90%，TCR γ的阳性率为55%~100%，有的还可能出现免疫球蛋白重链基因重排。故*IG*和*TCR*重排均不具有谱系特异性。

（2）B淋巴母细胞性白血病/淋巴瘤：*BCR-ABL1*融合基因见于约25%的成人和2%~4%的儿童B-ALL/LBL，多数儿童和约一半成人患者为p190型（m-BCR），另一半成人患者为p210型（M-BCR）。伴有*BCR-ABL1*的B-ALL/LBL患者为ALL中独立的亚型，此类患者预后不良，生存期较短。酪氨酸激酶抑制剂为*BCR-ABL1*融合蛋白的靶向药物，在接受酪氨酸激酶抑制剂治疗的B-ALL/LBL患者中可以出现ABL激酶的耐药性突变。*ETV6-RUNX1*（*TEL-AML1*）融合基因见于约25%的儿童和2%的成人B-ALL/LBL，由t（12；21）（p13；q22）易位形成伴*ETV6-RUNX1*的B-ALL/LBL是ALL中独立的亚型，该类患者预后较好。常规的核型分析不易检出t（12；21）（p13；q22），需要使用FISH或RT-PCR进行*ETV6-RUNX1*的检测。

Ph样ALL是2016版WHO分类中的一个新的暂定亚型，此类患者与Ph阳性的ALL具有相似的基因表达谱系，常伴有淋系发育相关转录因子的异常及细胞因子受体和激酶信号通路活化相关的分子异常，主要包括*CRLF2*、*PDGFRβ*、*ABL1*、*JAK2*和*EPOR*相关的易位，以及*JAK1*、*JAK2*、*FLT3*、*RAS*和*IL7R*等突变。Ph样ALL患者使用常规化疗方案效果差，易复发。体内外研究表明酪氨酸激酶抑制剂（TKI）有助于改善疗效。

*IKZF1*基因缺失/突变是B-ALL中最常见的基因突变，见于15%~20%儿童B-ALL和25%~25%成人B-ALL中，在Ph样ALL中阳性率可高达约70%。*IKZF1*基因缺失/突变与患者不良预后和更高的复发率有关。其他常见于B-ALL的基因突变包括*PAX5*、*CDKN2A/2B*、*K/NRAS*、*FLT3*、*CREBBP*、*TP53*、*JAK2*和*CRLF2*等。

（3）T淋巴母细胞性白血病/淋巴瘤：50%以上的T-ALL/LBL患者中存在细胞遗传学异常，T-ALL/

LBL常涉及的易位包括位于14q11.2的TCRα和δ、7q35的TCRβ、7p14-15的TCRγ，常见的转录因子相关的伴侣基因有*HOX11*（*TLXI*），*HOX11L2*（*TLX3*），*MYC*，*TAL1*（*SCL*），*LMO1*，*LMO2*等。

*NOTCH1*基因突变见于约50%的T-ALL中，突变常发生在PEST结构域（Exon 34）和HD结构域（Exons 26-27），突变导致NOTCH信号通路的过度激活。*FBXW7*基因突变见于约30%的T-ALL病例，该基因是*NOTCH1*的负性调控基因，突变后可导致NOTCH1蛋白半衰期延长。*NOTCH1*的激活是T-ALL/LBL的发病机制之一，可能成为未来治疗的靶点。NOTCH信号通路的激活可以被γ分泌酶抑制剂（GSI）所抑制。*NOTCH1-FBXW7*突变且不伴有*RAS-PTEN*突变的患者具有较好的预后。其他常见于T-ALL的基因突变还有*PHF6*、*RUNX1*、*JAK1*、*PTEN*、*IL7R*、*ETV6*、*CDKN2A/2B*和*FLT3*等。

2016版WHO分类将早期T细胞前体（early T-cell precursor，ETP）ALL作为T-ALL/LBL的一个暂定亚型，ETP-ALL的免疫表型和基因表达不成熟，预后较差。ETP-ALL具有与髓系肿瘤相似的突变谱，常见的基因突变有*FLT3*、*RAS*家族基因、*DNMT3A*、*IDH1/2*、*EZH2*、*SUZ12*、*SETD2*和*EP300*，其中伴有*DNMT3A*和*IDH1/2*突变的ETP-ALL预后更差。

二、在骨髓增生异常综合征中的应用

近年来的研究认为骨髓增生异常综合征（MDS）的发生和演变是一个涉及多基因的多步骤的病理过程。基因检测对于个别MDS亚型具有关键性的诊断价值，然而其更重要的意义体现在对MDS患者预后的评估及克隆演变的研究。MDS患者涉及的突变基因众多，按其功能大致分为RNA剪接因子、DNA甲基化、染色质修饰、转录因子、信号通路及黏连蛋白复合物等，代表性的突变基因和预后意义见表6-3。*SF3B1*、*TET2*、*SRSF2*、*ASXL1*、*RUNX1*和*DNMT3A*是MDS中最常见的突变基因。*SF3B1*突变与环形铁粒幼细胞增多密切相关，2016年WHO更新的分类扩大了MDS-RS的定义，将*SF3B1*突变作为MDS伴环形铁粒幼细胞增多的诊断指标，且与良好预后相关。除外*SF3B1*，绝大多数突变基因与不良的临床特征相关，如*TP53*突变和复杂核型相关，*RUNX1*、*NRAS*和*TP53*突变常和骨髓原始细胞增多和严重血小板减少相关。*ASXL1*、*TP53*、*EZH2*、*ETV6*和*RUNX1*的突变与总体存活率较低相关。在MDS向AML转化的病例中*IDH1*、*IDH2*、*FLT3*和*RAS*通路相关基因突变的发生率增高。此外，某些突变与特定治疗效果有关，*TET2*和*DNMT3A*突变的MDS患者对低甲基化药物的治疗反应较好。而在MDS伴del（5q）的患者中，*TP53*突变提示对来那度胺的反应较差。与正常老年人出现的突变基因相比，MDS患者中突变基因具有更高的等位基因频率和更多数量的突变基因。

表6-3　常见于MDS的基因突变

功能分类	基因	突变频率	预后意义
RNA剪接因子	*SF3B1*	20%~30%	良好
	SRSF2	10%~15%	较差
	U2AF1	8%~12%	较差
	ZRSR2	5%~10%	较差
DNA甲基化	*TET2*	20%~25%	—
	DNMT3A	12%~18%	—
	IDH1	<5%	—
	IDH2	<5%	较差
染色质修饰	*ASXL1*	15%~25%	独立预后不良
	EZH2	5%~10%	独立预后不良
	BCOR	<5%	较差
转录因子	*RUNX1*	10%~15%	独立预后不良

续表

功能分类	基因	突变频率	预后意义
信号通路	*ETV6*	<5%	独立预后不良
	NRAS	5%~10%	较差
	CBL	<5%	—
	NF1	<5%	—
	FLT3	—	较差
抑癌基因	*TP53*	8%~12%	独立预后不良
	WT1	—	较差
黏连蛋白复合物	*STAG2*	5%~10%	较差
其他	*NPM1*	—	较差

部分MDS或AML与遗传性或胚系基因突变相关，这类患者具有相对特异的遗传学特征和临床表型。发病年龄与遗传易感性突变的基因相关，多数在儿童和青少年时期发病，也有少部分表现为老年发病。2016版WHO分类将这类疾病作为髓系肿瘤新增的一个亚类，命名为遗传易感性髓系肿瘤，依据突变基因、临床表型和患病前是否存在其他器官功能障碍将这类疾病进一步细分为3类，见表6-4。当患者存在多癌种病史、血液肿瘤家族史、先天性骨髓衰竭病史和先天畸形等相关临床特征中的一项，或患病前几年存在血小板相关异常就有必要对患者及其1~2级亲属进行髓系肿瘤遗传易感性相关基因的检测。

表6-4　遗传易感性髓系肿瘤分类

分类	基因	分型
既往无疾病或器官功能障碍的遗传易感性髓系肿瘤	*CEBPα*	急性髓系白血病伴*CEBPα*胚系突变
	DDX41	髓系肿瘤伴*DDX41*胚系突变
既往有血小板疾病的遗传易感性髓系肿瘤	*RUNX1*	髓系肿瘤伴*RUNX1*胚系突变
	ANKRD26	髓系肿瘤伴*ANKRD26*胚系突变
	ETV6	髓系肿瘤伴*ETV6*胚系突变
其他器官功能障碍的遗传易感性髓系肿瘤	*GATA2*	髓系肿瘤伴*GATA2*胚系突变
	SBDS、先天性角化不良相关基因、先天性纯红细胞再生障碍性贫血相关基因和范可尼贫血相关基因等	骨髓衰竭综合征相关髓系肿瘤
	ACD、*CTC1*、*DKC1*、*NAF1*、*NHP2*、*NOP10*、*PARN*、*POT1*、*RTEL1*、*TERC*、*TERT*等	端粒酶生物学缺陷相关髓系肿瘤
	CBL、*KRAS*、*NF1*、*PTPN11*等	多发性神经纤维瘤、努南综合征或努南综合征样疾病相关的幼年性粒单细胞白血病
	*GATA1*和21三体	唐氏综合征相关髓系肿瘤

三、在骨髓增殖性肿瘤中的应用

根据2016版WHO分类，骨髓增殖性肿瘤（MPNs）分为7个亚型。依据Ph染色体存在与否，MPN可分为Ph阳性MPN（慢性髓细胞白血病）和Ph阴性MPN，其中真性红细胞增多症（PV）、原发性血小板增多症（ET）和原发性骨髓纤维化（PMF），合称为Ph阴性经典MPN。MPN的诊断主要依赖于形态学特征性的改变及遗传学或分子生物学特异性的标志物检测。

1.慢性髓细胞白血病 t（9；22）（q34.1；q11.2）易位（Ph染色体）及形成的*BCR-ABL1*融合基因是慢性髓细胞白血病（CML）患者特征性的改变，也是此类患者确证的最后依据。

*ABL1*基因的断裂位点通常位于2号外显子5′端，有极少部分位于3号外显子5′端。*BCR*基因断裂位点变异较大。*ABL1*基因和不同断裂位点的*BCR*基因形成不同的融合基因。①M-bcr，断裂点位于外显子12~16（b1~b5）区，编码P210融合蛋白，转录本包括e13a2（b2a2）、e14a2（b3a2）；②m-bcr，断裂点位于外显子1和2之间的内含子区，编码P190融合蛋白，转录本为e1a2；③μ-bcr，断裂点位于外显子19下游，编码P230融合蛋白，转录本为e19a2。CML患者中，95%以上患者表达P210；1%~5%患者表达P190，且对酪氨酸激酶抑制剂的反应不佳，预后差；较罕见的患者表达P230，此融合蛋白与CML患者伴中性粒细胞增多相关，需要与慢性中性粒细胞增多症相鉴别。

极少数情况下，患者的临床表现、形态学、染色体核型和FISH检查结果均支持CML的诊断，但是上述所有类型*BCR-ABL1*融合基因检测为阴性，此时应警惕患者可能表达非典型的*BCR-ABL1*融合基因。非典型的*BCR-ABL1*融合基因转录本主要包括e6a2、e19a2、e1a3、e13a3、e14a3、e8a2等。通过定量检测*BCR-ABL1*的表达水平，可对CML患者进行疗效判定、微小残留病监测和预测复发。

*BCR-ABL1*融合蛋白具有持续活化的酪氨酸激酶活性，酪氨酸激酶抑制剂（TKI）是治疗CML的靶向药物。TKI治疗可使大多数CML患者达到完全缓解，*ABL1*基因激酶区突变是导致CML患者TKI耐药的主要机制。目前已报道近百种*ABL1*激酶突变类型，不同的突变对药物的耐受程度不同，NCCN2020年第3版CML指南总结的*ABL1*基因常见的耐药突变见表6-5。CML初诊阶段处于慢性期的患者没有必要进行*ABL1*激酶突变的检测，当出现以下情况时，需要进行突变检测：①初诊处于加速期或急变期；②使用一代TKI伊马替尼治疗，未获得最佳疗效或*BCR-ABL1*表达水平持续升高；③使用二代TKI达沙替尼或尼罗替尼治疗，未获得血液学或细胞遗传学缓解。对于突变检测阳性的患者，应依据突变类型及时改变治疗方案，如增加伊马替尼的剂量、更换敏感的TKI药物或allo-HCT等。

表6-5　CML中*ABL1*基因常见的耐药突变

耐受药物	耐药突变
博苏替尼	T315I，V299L，G250E，F317L
达沙替尼	T315I/A，F317L/V/I/C，V299L
尼洛替尼	T315I，Y253H，E255K/V，F359V/C/I，G250E

2. Ph阴性经典MPN *JAK2V617F*突变的鉴定开创了Ph阴性经典MPN分子诊断的新纪元，之后陆续发现的*JAK2Exon12*、*MPL*、*CALR*基因突变进一步提高了此类肿瘤的诊断率，并改变了其治疗方案。

2016版WHO分类将*JAK2*、*CALR*和*MPL*基因突变列为这类疾病的主要诊断指标。*JAK2V617F*突变见于90%左右的PV患者和50%~60%的ET和PMF患者，其他髓系肿瘤中也有少数报道。*JAK2Exon12*突变见于*JAK2V617F*突变阴性的PV中（1%~5%），ET和PMF中未检测到。*JAK2*突变阳性患者对JAK2抑制剂（如芦可替尼）治疗反应良好，可明显改善患者脾大等临床症状，提高总体存活率。

*MPL*基因突变见于1%~10%的ET和PMF患者，未在PV患者中检测到。*CALR*基因突变发生在20%~30%的PMF和ET患者中，PV患者中罕见报道。*CALR*基因突变以第9号外显子的移码突变为主，主要包括两种类型：1型为52bp碱基缺失导致的p.L367fs*46；2型为5bp碱基插入导致的p.K385fs*47。1型突变主要与PMF表型相关，2型突变主要与ET表型相关。1型突变可作为PMF危险度分层的评分指标。与*JAK2*或*MPL*突变相比，*CALR*突变的ET和PMF患者血栓形成风险较低，中位生存期较长。不到1%的患者存在*JAK2*与*MPL*或*CALR*基因同时突变。*JAK2*、*MPL*、*CALR*三者联合检测可诊断约90%的Ph阴性经典MPN，被称为驱动基因。10%左右的患者*JAK2*、*CALR*和*MPL*突变均阴性，称为三阴患者，其临床病程往往更具侵袭性，中位生存期更短。

除以上三个驱动基因外，随着NGS技术的广泛应用，Ph阴性经典MPN中发现了越来越多的非驱动基因，主要包括信号通路、转录因子、DNA甲基化、组蛋白修饰等相关基因。驱动基因突变常同时伴随有非驱动基因的突变。大多数ET和PV患者携带1个非驱动基因突变，而PMF常携带3个及以上的非驱动基因突变。突变基因数量越多，预后越差。2016版WHO分类将*ASXL1*、*EZH2*、*TET2*、*IDH1*、*IDH2*、*SRSF2*和*SF3B1*基因突变作为疾病诊断的次要标准用来确定疾病的克隆性。

3. **慢性中性粒细胞白血病**　作为MPN的一个亚型，长期以来慢性中性粒细胞白血病（chronic neutrophilic leukemia，CNL）的诊断主要是排除性诊断。2013年*CSF3R*基因突变的鉴定为CNL的诊断和治疗带来了突破性的进展，并被列为2016版WHO分类中CNL的主要诊断标准。*CSF3R*基因突变包括两大类，截短突变和近膜突变，其中T618I最为常见，约占所有突变类型的80%。截短突变和近膜突变激活不同的下游信号通路，分别对SFK-TNK2激酶抑制剂和JAK激酶抑制剂敏感。因此*CSF3R*基因突变的检测可同时为CNL的诊断及靶向治疗提供分子依据。

四、在淋巴瘤中的应用

根据不同的淋巴细胞谱系，淋巴瘤可分为B细胞和T/NK细胞淋巴瘤，具有很强的异质性，通过形态学和流式细胞学检查有时很难准确鉴别，一些特异性的分子遗传学水平的改变可辅助鉴别诊断和分型，并有助于预后评估。

1. **基因重排**　基因重排的检测已常规用于淋巴瘤的诊断及微小残留病监测。*IGH*和*IGK*联合检测在B细胞淋巴瘤中的阳性率高达99%，*TCRB*和*TCRG*联合检测在T细胞淋巴瘤中的阳性率约95%。但应注意，*IG*和*TCR*基因单克隆重排不一定是谱系的标志，在未成熟淋巴细胞性恶性肿瘤中高频发生谱系交叉，例如B-ALL、SLL/CLL等。另外，*IG*和*TCR*基因发生单克隆重排不一定代表淋巴瘤，某些良性疾病也可发生，例如CD8⁺（有时CD4⁺）T细胞增生症、良性单克隆γ-球蛋白病、EBV感染性淋巴组织增生性病变等。

2. **B细胞淋巴瘤**

（1）慢性淋巴细胞白血病：慢性淋巴细胞白血病（CLL）中，免疫球蛋白重链可变区（immunoglobulin heavy chain variable region，IGHV）基因突变状态具有重要的预后价值，与IGHV高突变患者相比，IGHV未突变（通常定义为与胚系基因有98%及以上的同源序列）患者的预后更差，生存期较短。另外，CLL中常见的基因突变包括*NOTCH1*、*SF3B1*、*MYD88*、*BIRC3*和*TP53*。*TP53*突变与以氟达拉滨或苯达莫司汀为基础的治疗方案耐受和生存期缩短相关，且与染色体17p状态无关。*SF3B1*突变在11q22-q23缺失的病例中更为常见，与氟达拉滨耐药、疾病快速进展和整体存活率较低相关。*BIRC3*和*ATM*突变也可作为预后不良的指标。*BTK*和*PLCG2*突变与伊布替尼和阿卡替尼（Acalabrutinib）耐药性相关。未来，通过对这些重现性突变基因的分析，可进一步细化CLL的危险度分层。

（2）弥漫大B细胞淋巴瘤：弥漫大B细胞淋巴瘤（DLBCL）根据基因表达谱系按细胞来源可分为生发中心B细胞样（germinal center B-cell，GCB）和活化B细胞样（activated B-cell，ABC）DLBCL，两者对靶向和化疗药物具有不同的治疗反应。GCB型DLBCL常携带表观遗传调控基因突变，如*EZH2*、*KMT2D*和*CREBBP*等；而ABC型DLBCL常伴随NF-κB信号通路相关的基因突变，如*CD79B*、*MYD88*、*CARD11*和*TNFAIP3*等；其他常见于DLBCL中的突变基因还有*CD58*、*TNFSRF14*、*B2M*、*TP53*和*NOTCH1/2*等。其中*EZH2*、*NOTCH2*突变可能与良好预后相关，而*TP53*、*MYD88*和*NOTCH1*是预后不良的指标。

（3）套细胞淋巴瘤：套细胞淋巴瘤（MCL）中95%以上的病例存在由t（11；14）（q13；q32）易位导致的*IGH-CCND1*融合基因，但是由于断裂位点比较分散，限制了PCR技术在该融合基因检测的应用，FISH可以较为准确的检测到*CCND1*相关的重排。MCL中常见的基因突变有*RB1*、*TP53*、*CCND1*和*NOTCH1/2*，其中*NOTCH1/2*突变与不良预后相关。

（4）毛细胞白血病：毛细胞白血病（hairy cell leukemia，HCL）是一种低级别的成熟B细胞淋巴瘤，*BRAF V600E*突变几乎存在于所有经典型HCL患者。而变异型HCL（HCLv）和表达*IGHV4-34*的HCL患者

常发生 *MAP2K1* 的激活突变，罕见 *BRAF V600E* 突变。这两个基因的检测有助于 HCL 的诊断及鉴别诊断。

（5）淋巴浆细胞性淋巴瘤：淋巴浆细胞性淋巴瘤（lympho plasmacytic lymphoma，LPL）/华氏巨球蛋白血症（Waldenström's macroglobulinemia，WM）是一种成熟的 B 细胞淋巴瘤，90% 以上的病例中存在 *MYD88 L265P* 突变，该突变的检查有助于 LPL/WM 和其他低级别淋巴瘤（如 MZL 和 CLL 等）的鉴别诊断。*CXCR4* 突变可见于约 40% 的 LPL/WM 中，携带该突变的患者往往具有更强的疾病侵袭性。除诊断价值外，*MYD88* 和 *CXCR4* 突变可影响 LPL/WM 患者对伊布替尼的反应。

（6）脾边缘区淋巴瘤：脾边缘区淋巴瘤（splenic marginal zone lymphoma，SMZL）无明显的重现性细胞遗传学异常，常见的基因突变有 *NOTCH2*（25%）、*KLF2*（40%）、染色质重塑相关的基因（如 *KMT2D* 和 *ARID1A*）和 NF-κB 通路相关基因（如 *TNFAIP3*、*MYD88*、*CARD11*、*TRAF3*），其中 *NOTCH2* 和 *KLF2* 突变可作为辅助诊断的参考指标。

（7）伯基特淋巴瘤：伯基特淋巴瘤（Burkitt's lymphoma，BL）是一种高侵袭性的 B 细胞淋巴瘤，其特征是伴有 *MYC* 基因的易位，其中 80% 以上为 t（8；14）（q24；q32）易位导致的 *MYC-IGH* 融合。常规的 PCR 技术不适用于 *MYC* 易位的检测，长距离反向 PCR 和 FISH 分离探针通常用于检测这类变异。BL 中常见的基因突变包括 *ID3*，*TCF3* 和 *CCND3*，这些突变见于 70% 以上的病例中，可作为 BL 诊断和鉴别诊断的辅助性分子标志。

3. T/NK 细胞淋巴瘤

（1）T 细胞大颗粒性淋巴细胞白血病：T 细胞大颗粒性淋巴细胞白血病（T-cell large granular lymphocytic leukemia，T-LGLL）是一种细胞毒性 CD8 阳性的 T 细胞肿瘤。有 28%~43% 的病例中存在 *STAT3* 基因的激活突变，小部分未发生 *STAT3* 突变的 T-LGLL 病例可发生 *STAT5B* 突变，*STAT5B N642H* 突变的患者具有较强的侵袭性。

（2）血管免疫母细胞性 T 细胞淋巴瘤：血管免疫母细胞性 T 细胞淋巴瘤（angioimmunoblastic T-cell lymphoma，AITL）常见的突变基因有 *RHOA*（60%~70%）、*TET2*（50%~80%）、*IDH2*（20%~30%）和 *DNMT3A*（20%~30%），其中，*IDH R172* 突变在 AITL 中相对特异。*RHOA* 基因热点突变为 G17V，研究表明，*RHOA G17V* 阳性病例中，94% 伴随其他 3 个基因（*TET2*、*IDH2*、*DNMT3A*）至少 1 种突变。*TET2* 和 *DNMT3A* 突变发生在细胞早期，而 *RHOA* 和 *IDH2* 突变发生于肿瘤转化晚期。此外，AITL 患者伴有多种异常表达基因，其中超过 50% 的 AITL 表达 *CTLA4-CD28* 融合基因，*CARMA1* 和 *MYCBP2* 基因过表达与不良预后相关。

【精华与陷阱】

1. 每一种分子生物学技术都有其优缺点。临床应用中，应基于技术本身的特点，综合考虑检测目的、检测周期、检测成本等选择合适的检测方法

2. 使用 PCR 技术检测融合基因时需要特别注意适用范围，防止假阴性结果出现。由于某些基因的断裂位点变异性大，引物设计有可能会覆盖不到全部的断裂位点，从而出现漏检

3. NGS 技术具有通量大、灵敏度高、成本低等优势，极大地提高了疾病的诊疗水平，尤其在预后判定、微小残留病监测及克隆演变方面具有重要价值。然而核型分析、FISH、PCR 和 Sanger 测序等传统技术可弥补 NGS 的某些技术缺陷，仍然有着不可替代的优势

4. 抗原受体基因单克隆重排并不局限于单独的 B 或 T 细胞谱系，*TCR* 单克隆重排有可能发生在 B 系肿瘤，同样 *IG* 基因单克隆重排有可能发生在 T 系肿瘤。此外，单克隆重排不代表一定是恶性肿瘤

5. 多数分子生物学异常并不具有疾病特异性，需要结合形态病理学、免疫表型和其他分子细胞遗传学等结果综合考虑进行临床决策。如常见于 HCL 中的 *BRAF V600E* 突变，也可在 MM 中检测到；*ASXL1*、*TET2*、*SF3B1* 突变常发生于 MDS 中，也可见于 AML 和 MPN 中

6. 在正常人群中（尤其是老年人），也存在疾病相关的基因突变（如 *DNMT3A*、*TET2* 和 *ASXL1* 等），这些基因突变的检出需要结合患者临床表现和其他检测结果谨慎解读

（陈 龙 蔺亚妮 高海燕）

第七章 血细胞数字成像与图像分析技术

章节概述： 数字成像与图像分析技术的理论基础、软硬件研究发展状况、优缺点以及在临床形态学分析工作流程中的应用。

借助光学显微镜进行血细胞形态学检查已有百年历史，血细胞显微镜检作为血液学检查的基本检验方法已被广泛接受，并成为血液学常规检验工作的一部分。然而，血细胞形态学显微镜检结果往往容易受到临床样本的制片效果、染色质量（染色试剂、pH、时间和温度）、检验人员的阅片经验水平、细胞形态学分类标准等因素的影响。此外，临床上需要进行血细胞形态学显微镜检的样本数量较大，日常检验工作繁重。因此，临床检验实验室迫切需要出现一种新的标准化的细胞形态学检验工具和方法。

数字成像技术的出现为检验医学带来了优异的成像质量、实时显示和处理图像的能力、方便快捷的图像存贮，且能随时随地检索信息和记录，实现了便捷的诊断功能，极大地提高了医学检验和服务的质量。数字成像技术已成为当今医学诊断领域最为活跃的技术之一。数字成像不仅可以方便地将医学病理图像显示在屏幕上，而且可以进行各种图像处理和分析。这种数字化的病理图像，加上专用的图像分析软件工具，使得病理学家和检验医师能够利用数字图像进行准确的医学诊断，而不依赖于传统显微镜成像。从使用光学显微镜检查逐渐转向利用数字屏幕来查看病理组织和细胞学图像，现代病理和临床检验实践正朝向数字化的工作流程发展。

一、数字成像技术理论基础

数字成像技术分为数字图像获取和输出两大类，主要采用数字图像扫描仪（CCD或CMOS数码相机）将图像信息以数字化形式记录下来进行图像获取，成像原理主要有光学显微成像、共聚焦显微成像、超分辨显微成像3种。数字图像扫描仪中的自动对焦技术是现代成像系统中必不可少的关键技术，决定着显微成像的精确性和实时性，对焦原理主要有基于数字图像处理的对焦深度法和基于光学离焦误差检测的离焦深度法。对焦深度法通过改变镜头位置获取一系列模糊程度不同的图像，并通过计算每幅图像的清晰度评价函数值形成对焦评价曲线，最终移动镜头到对焦评价曲线的最值处，即最佳对焦位置。离焦深度法根据拍摄图像的参数建立离焦模型，通过对图像的局部区域进行处理和分析确定图像的模糊程度和深度信息。此外对焦窗口（图像分析区域）的选择决定着数字成像的效率。图像分析耗费的时间与参与计算的图像像素数量成正比，为了减少像素运算数量从而达到最佳成像和实时成像的双重要求，通常直接选取图像中央或图像四周4个具有代表性的像素区域，即对焦窗口中央选择法和多区域选择法。针对临床上往往存在病理图像分析区域面积较大问题，近年来发展出全数字切片技术，利用图像拼接（面阵相机）和全景扫描（线阵相机）技术扩大图像分析区域，例如徕卡、蔡司光学、飞利浦全切片成像系统以及无透镜系统。数字成像原理为玻片通过镜头在图像传感器上成像，自动对焦系统通过数据处理得到最佳对焦图像，经过图像拼接或全景扫描组成全玻片的数字图像（图7-1）。

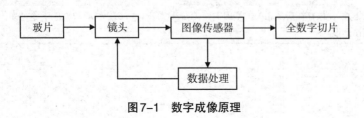

图7-1 数字成像原理

二、数字图像分析技术

数字图像分析主要利用图像分析工具对图像进行亮度、反差、颜色等级调整，校正偏色和饱和度等，去除杂色、斑点等，并从数字化的细胞和病理组织切片图像中提取基于分析区域、细胞以及其他组织相关的测量参数。典型的细胞数字图像分析主要包含细胞图像分割、颜色标准化、细胞分类识别、计算机软件辅助分析、结果输出。其原理是数字图像经过软件自动细胞分割以后，由算法根据细胞特征进行自动分类和识别，然后将图像分析结果以报告形式输出。

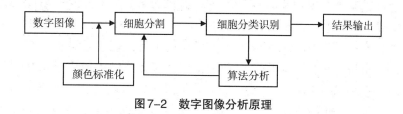

图7-2　数字图像分析原理

三、骨髓涂片数字成像与分析基础

骨髓涂片一般为手工涂片，染色为瑞氏-吉姆萨染色。骨髓涂片分析一般要求在涂片特定的区域内分类和计数500个骨髓有核细胞，分析区域位于涂片的体尾交界处，细胞呈单层均匀分布。骨髓涂片的数字成像与分析的一般原理为：首先在骨髓涂片上选取合适的分析区域，利用自动对焦技术获得清晰的细胞图像，并得到包含完整分析区域的全数字切片；接着对数字切片上的骨髓有核细胞进行定位和细胞分割，并排除偏酸或偏碱颜色的干扰；然后利用分析算法对有核细胞进行分类和识别，并输出骨髓有核细胞分类计数结果；最后由医生对有核细胞分析结果进行复核，出具骨髓涂片分析报告。（图7-3）虽然软件可以自动得到骨髓涂片的分析结果，但是医生结合专业知识对自动分析结果的复核和临床解释也至关重要。

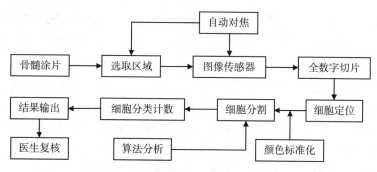

图7-3　骨髓涂片数字成像与分析原理

四、骨髓细胞数字成像与图像分析发展状况

在骨髓细胞自动分析软件方面，国外研究人员对白细胞分割和白血病形态学诊断进行了大量的算法研究，然而这些研究仅停留在实验室研究阶段。在骨髓细胞形态学的应用研究中，2015年Thurman等开发了一款支持骨髓细胞分析的APP，并使用188例外周血样本和62例骨髓样本对其进行验证。2016年Krappe等开发了可以识别16种骨髓细胞的分类器。2017年Woo等尝试开发基于多模态卷积神经网络的骨髓细胞形态分析算法。与国外情况相同，目前国内对骨髓细胞图像分析的研究也仅停留在算法和软件开发阶段。2001年许军利用神经网络实现了血细胞的三分类和五分类及异常细胞的系统设计。2005年浙江大学的谢华进行了基于多分类器融合的骨髓细胞识别技术研究，同年内蒙古农业大学的侯振杰探索了多种骨髓细胞的分割和识别算法，谢文娟等设计的骨髓细胞多光谱显微图像分类器达到了90％以上的分

类精度，2006年刘茜萍等将骨髓细胞可识别的类别扩展到30类。2007年郑辉将BP神经网络引入血细胞自动识别；2009年艾大萍将BP神经网络用于临床150例样本的骨髓细胞分析并取得较高的分类准确率；2010年张培培将BP神经网路用于骨髓细胞分类，设计的三层网络对红系细胞和粒系细胞具有很好的分类效果。2013年陆丽娜开发的多分类器融合的骨髓细胞自动识别技术达到很高的细胞分类精度；2015年陈林伟等将极限学习集成入骨髓细胞识别中，进一步提高了细胞分类精度。2016年宋有义研究了显微医学图像重叠目标分割方法；2018年师婷婷利用大量临床骨髓细胞样本构建了骨髓涂片显微图像数据库和单一骨髓细胞数据库，提出基于稀疏表示和数学形态学操作的骨髓细胞分割算法，实现了对临床样本骨髓显微图像的单个骨髓细胞的自动分割，该算法对14种细胞的识别的平均准确率达到82.46%，在骨髓细胞分割和识别方面的出色表现对骨髓检查的自动化识别进程具有重要意义。2019年Enmin Song等构建了逐步平均法（SAM）算法，该算法对5种类型骨髓细胞的平均识别率达到87.49%。

在骨髓细胞自动分析设备方面，多数研究和设备厂商直接或间接使用蔡司光学Axio Imager Z2、徕卡 Aperio AT2 scanner高通量快速扫描仪以及尼康显微镜进行图像获取，目前尚未有可用于实际临床工作的骨髓细胞自动分析设备。国内北昂开发BEION V4.20骨髓细胞形态学图文系统虽然支持HIS、LIS信息系统，但是不能用于细胞形态学自动分析，只能辅助医务人员出具骨髓涂片检查报告。深析智能开发的细胞形态显微图像分析仪声称可以对40多种常见的骨髓细胞进行细胞形态鉴别和判读，准确率高达97.5%，判读时间同比缩短了90%。杭州智微开发的全自动骨髓有核细胞分析系统可自动分类识别40类细胞，对常见细胞识别率高达86%，帮助医生提高诊断效率和准确度。台湾云象科技研发的aetherAI Hema实现了11类骨髓细胞的识别。奥地利West Medica研发的Vision Bone Marrow实现了骨髓涂片自动分析和自动批量上片（4张/8张/200张），并可接入医院LIS信息系统。骨髓细胞自动分析设备研究方面进展缓慢，主要是由于骨髓涂片厚度不均，自动对焦比较困难，尤其是在高倍油镜下对焦更具有挑战性；其次是骨髓涂片分析区域的不确定性和骨髓细胞种类繁多。

五、外周血细胞数字成像与图像分析发展状况

20世纪90年代末，随着高性能计算机的出现，以及LIS在医疗领域普遍的应用，数字图像被用于临床诊断。这种信息通讯首先在远程病理诊断领域开始应用，随后发展到血液学分析检测，所谓的远程血液学诊断也应运而生。

在外周血细胞形态自动分析方面，国外研究人员开发了基于白细胞形态学图像分析的设备，例如1974年研发的白细胞分析仪HEMALOG D，1982年Technicon研发的H6000白细胞五分类图像分类系统，以及HITACHI 8200白细胞分析仪。自1990年以后则开始陆续推出具有白细胞五分类功能的血细胞分析仪，如Sysmex XE-2100。瑞典CellaVision公司于1994年推出的第一代Diff Master Octavia系统，随着20世纪计算机技术和互联网的发展，目前全球数字细胞形态分析系统用户数量最多的CellaVision公司又相继推出DM型号仪器DM96系统配有10×、50×、100×物镜的自动显微镜、步进马达和光控单元、CCD彩色照相机等，并将以上组件和细胞定位及特征分析软件的系统整合至一台计算机上。该系统以染色后的血涂片为标本，以模拟传统显微镜观察法的技术对血液中的白细胞和红细胞进行初步分类，使血细胞形态学检验在自动化、标准化、智能化方面达到先进水平，并与日本Sysmex公司 XN系列血液分析流水线整合在一起的全自动数字细胞形态DI-60系统。使血细胞形态学检验在自动化、标准化、智能化方面达到先进水平。

2018年罗氏诊断推出了新款血细胞分析仪cobas m 511，该检测系统以数字化、形态学和人工智能原理进行外周血细胞分析，通过图像法来完成对白细胞、红细胞与血小板的计数和识别，白细胞分类，红细胞形态分析，红细胞参数计算，并可提供外周血细胞的数字图像。

六、数字成像与图像分析的优缺点

在临床实践中，外周血、骨髓涂片细胞形态学分析一直存在涂片有差异、染色偏酸或偏碱、细胞形

态学鉴定和评价标准不完全统一等问题。数字图像自动分析技术有望解决外周血、骨髓涂片分析中的主观性问题，有核细胞自动分类可以提高细胞识别的客观性和准确性，细胞自动计数可以提高外周血、骨髓涂片分析的效率；同时全切片数字图像分析可以观察到更多有核细胞，辅助医生诊断，缓解医务人员用眼疲劳；生成的数字图像也易于保存、传输和复查，也可用于远程会诊、辅助教学等。

数字成像与图像分析的主要缺点是只能提供形态学证据，只能提供选定分析区域内的有核细胞信息，不能提供全片细节，这通常会增加细胞分类和临床诊断的难度，在现实的医疗环境中，医生不仅可以使用整个涂片，还可以使用其他临床信息，包括病史、外周血涂片等检测结果，深度神经网络可以接受多种数据类型的输入，这有助于解决上述问题。其次是生成的数字图像过大，存储耗费资源；此外存在图像传输速度慢和数据安全风险问题，将来普及5G技术将会缓解这一问题。

数字成像技术方兴未艾，检验医学数字化和智能化正成为现实，随着5G新基建解决数字图像信息传输、存储和云计算问题，外周血、骨髓涂片自动分析的数字化工作流程将改变外周血、骨髓涂片的传统实验室显微镜检查。同时血细胞形态学检验的数字化工作流程也将整合多种临床数据和信息，从而形成血液病的综合诊断，如免疫表型分析、细胞遗传学分析、分子细胞遗传学分析（荧光原位杂交）和分子遗传学诊断的结果（图7-4）。

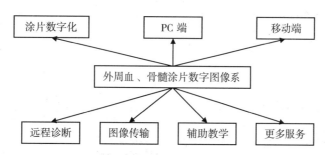

图7-4 外周血、骨髓涂片数字成像与图像分析系统功能示例

七、展望

近十年来，人类在医学科技领域取得长足进步，在人工智能、大数据、云计算、云存储、物联网技术等不断渗入医疗和健康行业的大环境下，检验医学已进入数字化时代，数字化、标准化、自动化和智能化是血细胞形态学检验发展的必然趋势。借助先进的数字成像与图像处理技术和人工智能技术，从血细胞样本数字图像的自动扫描与生成，到血细胞图像的自动分割与形态学识别，再到临床检验报告的自动生成，从而形成血细胞形态学检验的全新数字化工作流程。在未来检验医学的发展和构建中，数字成像与图像分析技术也必将发挥更加重要的作用。

【精华与陷阱】

1. 数字成像技术已成为当今医学诊断领域最为活跃的技术之一

2. 数字图像自动分析技术有望解决外周血、骨髓涂片细胞形态学分析中的主观性问题，有核细胞自动分类可以提高细胞识别的客观性和准确性，细胞自动计数可以提高外周血、骨髓涂片细胞形态学分析的效率

3. 生成的数字图像易于保存、传输和复查，也可用于远程会诊、辅助教学等

4. 数字成像与图像分析的主要缺点是只能提供形态学证据，只能提供选定分析区域内的有核细胞信息，不能提供全片细节

5. 随着5G新基建解决数字图像信息传输、存储和云计算问题，同时数字化工作流程也将整合多种临床数据和信息，从而形成血液病的综合诊断

6. 未来检验医学发展会依赖电子计算机和信息技术，从电子高速路的创建和创新，到人工智能检验结果的判读，特别是自动细胞识别等新技术的应用，可在未来的检验医学发展和构建中发挥重要作用

（付鑫焱　马　影　高海燕）

第二部分

血液病检验诊断评估

第八章 贫血、白细胞减少和血小板减少症的评估

章节概述： 本章主要介绍各种贫血、白细胞减少和血小板减少性疾病的临床特征、实验室检查、诊断及鉴别诊断，简单介绍了每种疾病的发病机制。重点掌握各种常见疾病的诊断流程和思路。

第一节 贫血类疾病的评估

贫血是医学上最常见的症状之一，而非一个独立的疾病诊断。引起贫血的原因多种多样，发生的机制也是错综复杂的。贫血的分类和情况复杂，这也是导致临床诊断困难和不易找到病因的原因。

一、贫血的诊断标准和分级（表8-1，表8-2）

表8-1 诊断贫血的WHO标准和中国标准

人群	WHO标准Hb（g/L）	中国标准Hb（g/L）
成年男性	<130	<120
成年女性	<120	<110
孕妇	<110	<100

表8-2 贫血分级的WHO标准和中国标准

贫血分级	WHO标准Hb（g/L）	中国标准Hb（g/L）
0级（正常）	成年男性≥130	成年男性≥120
	成年女性≥120	成年女性≥110
1级（轻度贫血）	100~正常参考值下限	91~正常参考值下限
2级（中度贫血）	70~99	61~90
3级（重度贫血）	<70	31~60
4级（极重度贫血）	—	≤30

注：—表示无此项。

二、诊断贫血的实验室手段

目前我们可以利用到的贫血诊断的主要实验室手段如下。

（1）全自动血细胞分析仪得出的血红蛋白含量、血细胞浓度、血细胞比容、网织红细胞计数等。

（2）外周血涂片与骨髓涂片镜检，各种涂片细胞化学染色方法，以及骨髓活检及特殊染色。

（3）血液生化及免疫学检查如血清铁蛋白、维生素B_{12}、叶酸、血清铁、总铁结合力、促红细胞生成素、可溶性转铁蛋白受体以及胆红素、抗红细胞抗体等溶血性贫血的实验室检查，流式细胞术检测各种细胞表面标志。

（4）细胞遗传学及分子生物学检查。

（5）放射性核素检查如红细胞寿命测定。

三、贫血的常见分类

诊断贫血也特别需要注意患者的病史和体格检查，因为实验室方法和症状只能判断患者是否贫血，而找到贫血的病因才能有效进行治疗。引起贫血的3种基本情况是骨髓有效生成减少、出血和溶血。下面对贫血的常见分类进行概述。

1.按贫血的程度分类

根据贫血的程度分类（表8-2）。

2.按贫血发生进程分类

根据贫血发生的进程分类，分为急性贫血、慢性贫血。

3.按红细胞形态分类

根据红细胞的形态分类，依据红细胞平均体积（MCV）、红细胞平均血红蛋白浓度（MCHC）分为大细胞性贫血MCV>100 fl，正常细胞性贫血MCV正常，单纯小细胞性贫血MCV<80 fl，小细胞低色素性贫血MCV<80fl，MCHC<320g/L（表8-3）。

表8-3　贫血的细胞形态学分类

贫血的类型	MCV（fl）	MCH（pg）	MCHC（g/L）	病因
大细胞性贫血	>100	>34	320~360	巨幼细胞贫血、溶血性贫血伴网织红增多、骨髓增生异常综合征、肝脏疾病、甲状腺疾病、结核
正常细胞性贫血	80~100	27~34	320~360	再生障碍性贫血、纯红再障、急性失血性贫血、某些溶血性贫血
单纯小细胞性贫血	<80	<27	320~360	慢性感染、慢性肝肾疾病贫血
小细胞低色素性贫血	<80	<27	<320	缺铁性贫血、慢性病贫血、珠蛋白生成障碍性贫血、铁粒幼细胞贫血、转铁蛋白缺乏症

4.按骨髓红系增生度分类

根据骨髓红系增生度分类，分为增生性贫血和增生不良性贫血（表8-4）。

表8-4　贫血的骨髓增生度分类

贫血类型	病因
增生性贫血	巨幼细胞贫血、缺铁性贫血、急慢性失血性贫血、溶血性贫血、某些继发性贫血
增生不良性贫血	再生障碍性贫血、继发性骨髓造血功能衰竭性疾病

5.按病理机制（病因）分类

根据病理机制分类，可分为红细胞生成减少、红细胞破坏过多、红细胞丢失过多（表8-5）。

表8-5　贫血的病理机制分类

类型	病理机制		病因
红细胞生成减少	造血原料缺乏		缺铁性贫血、巨幼细胞贫血、负氮平衡、其他微量元素（如锌等）缺乏所致贫血
	骨髓造血功能衰竭		原发性和继发性骨髓衰竭症（再生障碍性贫血）
红细胞破坏过多	红细胞内在缺陷		
		红细胞膜异常	遗传性球形红细胞增多症、椭圆形红细胞增多症、阵发性睡眠性血红蛋白尿症
		红细胞酶缺陷	葡萄糖-6-磷酸脱氢酶（G-6-PD）缺乏、丙酮酸激酶（PKD）缺乏、嘧啶5'-核苷酸酶（P5'ND）缺乏
		珠蛋白异常	异常血红蛋白病、珠蛋白生成障碍性贫血
		血红素异常	遗传性红细胞生成性卟啉病、红细胞生成性原卟啉病

类型	病理机制	病因
	红细胞外在因素	
	免疫性破坏	自身免疫性溶血性贫血、新生儿免疫性溶血性贫血、血型不合输血
	机械性损伤	创伤性心源性溶血性贫血、微血管病性溶血性贫血、行军性血红蛋白尿
	化学、物理、生物因素	砷化氢中毒、大面积烧伤、蛇咬伤
	脾脏内阻留破坏	脾功能亢进
红细胞丢失过多	急性失血性贫血	外科或妇产科疾病大出血、消化道大出血、血液系统疾病所致的大出血等
	慢性失血性贫血	反复少量上消化道出血、痔疮出血、寄生虫病、月经过多

（一）小细胞性贫血

小细胞性贫血是指红细胞平均体积（MCV）小于正常参考值，成人一般小于80fl，儿童小于相应年龄组正常值。铁、卟啉及珠蛋白代谢异常等会引起血红蛋白生成减少，从而导致小细胞性贫血。

1.缺铁性贫血　缺铁性贫血（iron deficiency anemia，IDA）是指由于体内贮存铁消耗殆尽，不能满足正常红细胞生成的需要时发生的贫血。分三个阶段：第一阶段为储存铁缺乏（iron depletion，ID），第二阶段为红细胞内铁缺乏（iron deficient erythropoiesis，IDE），第三阶段为缺铁性贫血（IDA）。IDA是最常见的贫血。虽然分三个阶段，但患者如果有不适来医院就诊时都已经到了IDA阶段。

常见原因有：①铁摄入不足，见于婴幼儿辅食添加不足、育龄妇女妊娠、哺乳期妇女、青少年偏食等。②铁吸收障碍，见于胃大部切除术后，胃肠道功能紊乱如慢性肠炎、长期腹泻、Crohn病等。③铁丢失过多，消化道溃疡、息肉、肿瘤、寄生虫感染等导致肠道长期慢性失血，女性月经过多，肺结核、肺癌长期咯血等。

【临床表现】

（1）贫血一般表现

1）症状：乏力、头晕、头痛、耳鸣、眼花、心悸、气促、纳差等。

2）体征：苍白、心率快、严重可有心脏扩大、心脏杂音、心律失常即贫血性心脏病。

（2）组织缺铁表现

1）症状：儿童生长发育迟缓、智商低、注意力不集中；体力、耐力下降；易感染；精神行为异常：容易兴奋、烦躁、易怒或淡漠，吞咽困难；异食癖（喜好进食不同寻常的物质，如墙皮、纸、土块，或不同寻常地喜欢进食某种食物）。

2）体征：口腔炎、舌炎、口角皲裂；毛发干枯、脱落，皮肤干燥；指甲缺乏光泽、扁平，甚至反甲。

（3）缺铁原发病表现

消化性溃疡、肠道寄生虫、肿瘤或痔疮导致的黑便、血便及腹部不适、腹痛；女性月经过多，肿瘤性疾病的消瘦。

【实验室检查】

（1）血象：小细胞低色素性贫血。平均红细胞体积（MCV）小于80fl，平均红细胞血红蛋白量（MCH）小于27pg，平均红细胞血红蛋白浓度（MCHC）小于32%。血涂片可见红细胞体积小，中心淡染区扩大（图8-1），红细胞分布宽度（RDW）可增加。网织红细胞计数正常或轻度增加。白细胞计数多正常或减低。血小板计数正常或增加。

（2）骨髓象：红系造血呈轻或中度活跃，以中晚幼红细胞增生为主，幼红细胞体积小，外形不规则，易见"碳核"，胞质量减少，呈"核老质幼"表现（图8-2）。粒系、巨核系无明显异常。骨髓涂片用亚铁氰化钾染色后，骨髓小粒中无深蓝色的含铁血黄素颗粒，在幼红细胞内铁小粒减少或消失，是诊断IDA的可靠指标。铁粒幼细胞少于15%。

（3）生化检查：血清铁蛋白<12μg/L，血清铁<8.95μmol/L，总铁结合力升高>64.44μmol/L，转铁蛋白饱和度降低<15%。卟啉代谢：游离原卟啉FEP>0.9μmol/L（全血），血液锌原卟啉ZPP>0.96μmol/L（全血），红细胞内游离原卟啉FEP/Hb>4.5μg/gHb。血清可溶性转铁蛋白受体测定sTfR>26.5nmol/L。

（4）其他检查：为明确缺铁性贫血的病因或原发病的检查，如便潜血、尿常规、肝肾功能、胃肠镜、肿瘤系列、甲状腺功能、ANA谱等。

【诊断】

（1）IDA

1）小细胞低色素性贫血：MCV<80fl，MCH<27pg，MCHC<32%；红细胞形态可有明显低色素表现。

2）有明确的缺铁病因和临床表现。

3）血清铁蛋白（SF）<12μg/L。

4）血清铁<8.95μmol/L，总铁结合力升高>64.44μmol/L。

5）转铁蛋白饱和度<15%。

6）骨髓铁染色显示骨髓小粒可染铁消失，铁粒幼细胞<15%。

7）红细胞游离原卟啉（FEP）>0.9μmol/L（全血），血液锌原卟啉（ZPP）>0.96μmol/L（全血），FEP/Hb>4.5μg/gHb。

8）血清可溶性转铁蛋白受体测定（sTfR）>26.5nmol/L。

9）铁剂治疗有效。

符合第1）项和2）~9）项中任何两项以上者，可诊断为缺铁性贫血。

（2）ID

1）血清铁蛋白（SF）<12μg/L。

2）骨髓铁染色显示骨髓小粒可染铁消失。

（3）IDE：符合ID的标准与IDA的5）~8）项中的任何一项即可诊断IDE。

（4）病因诊断：确立诊断后，应进一步查找病因或原发病。只有明确病因，IDA才能根治。有时缺铁的病因比贫血本身更严重。比如胃肠道恶性肿瘤伴慢性失血，应调整状态尽早做胃肠道检查。

【鉴别诊断】

（1）铁粒幼细胞贫血：遗传或不明原因导致的红细胞铁利用障碍，常为小细胞正色素性贫血，血清铁增高而总铁结合力正常，转铁蛋白饱和度增高，血清铁蛋白增高，骨髓小粒含铁血黄素颗粒增多，铁粒幼细胞明显增多，环形铁粒幼细胞>15%。

（2）地中海贫血：常有家族史，外周血涂片可见大量靶形红细胞，血红蛋白电泳可见胎儿血红蛋白（HbF）或血红蛋白A_2（HbA_2）增加，血清铁正常或升高。

（3）慢性病性贫血：血清铁有降低，但总铁结合力不增加或有降低，转铁蛋白饱和度正常或稍增加，血清铁蛋白增高，骨髓小粒含铁血黄素增多，铁粒幼细胞减少或缺如。

（4）转铁蛋白缺乏症：先天性转铁蛋白缺乏症是一种极为罕见的常染色体隐性遗传病，幼年发病，获得性转铁蛋白缺乏见于严重肝病、肿瘤等继发，表现为小细胞低色素性贫血，但血清铁、总铁结合力、血清铁蛋白及骨髓含铁血黄素均明显减低。

2.慢性病性贫血

慢性病性贫血（anemia of chronic disease，ACD）是指与慢性感染、炎症和一些恶性肿瘤相关的轻至中度贫血，血红蛋白（Hb）70~120g/L，也称炎症性贫血（anemia of inflammation，AI），其特征为血清铁水平低，转铁蛋白水平正常或减低，铁蛋白水平正常或增高。

这种贫血是由于IL-6通过增加肝细胞合成的铁调节激素铁调素起作用，铁调素抑制巨噬细胞和肝细胞铁的释放，由此引起低铁血症和发育期红细胞可利用铁受限。全球感染性疾病的患病率和恶性疾病的患病率居高不下，因此ACD可能是继缺铁性贫血和珠蛋白生成障碍性贫血之后，位居第二或第三位的最常见贫血类型。研究发现，本病有红细胞破坏增加，是由于宿主因素被激活，巨噬细胞过早地从血流中清除衰老的红细胞；某些细胞因子TNF-α、IL-1和干扰素能抑制红系集落的形成；TNF-α、IL-1还能抑制EPO的合成。

【临床特征】

慢性病性贫血的临床表现通常被原发病的症状和体征所掩盖。贫血可以加重原有缺血性心脏病或呼吸系统疾病的症状，或导致乏力和活动耐力下降。

【实验室检查】

（1）血象：早期为正细胞正色素性贫血，随着病情的加重或病程延长，逐渐演进为小细胞低色素性贫血。网织红细胞绝对计数正常或轻度增高。

（2）骨髓象：骨髓检查主要是获得铁含量分布情况。慢性病性贫血骨髓铁粒幼细胞减少或缺如，而巨噬细胞铁是增多的，即细胞内铁减少，外铁增多（图8-3）。储存铁增高伴循环铁水平减低和铁粒幼细胞数量减少是AI的特征。

（3）铁代谢

1）血清铁浓度减低，这在感染或严重炎症起病数小时内即可发生。

2）转铁蛋白的浓度中度降低，即总铁结合力降低。因转铁蛋白半衰期为8~12天，所以血清转铁蛋白浓度下降要慢于血清铁水平的下降。

3）血清铁蛋白浓度增高。

4）红细胞游离原卟啉（FEP）增多。

5）可溶性转铁蛋白受体（sTfR）不变或下降。

6）血清铁调素水平升高，但铁调素检测尚未标准化。

【诊断】

根据患者基础疾病、贫血及相关铁代谢指标，可诊断ACD。

诊断标准如下。

（1）临床表现

1）贫血多为轻度至中度。

2）常伴有慢性感染、炎症或肿瘤。

（2）实验室检查

1）可为正细胞正色素性贫血，严重时（30%~50%）可为小细胞低色素性贫血，但MCV很少<72fl。

2）网织红细胞正常或下降。

3）骨髓细胞铁染色示幼红细胞中铁粒减少，巨噬细胞内铁粒增多。

4）血清铁（SI）及总铁结合力（TIBC）均低于正常，转铁蛋白饱和度正常或稍低（一般大于15%）血清铁蛋白（SF）水平高于正常。

5）红细胞游离原卟啉（FEP）增多。

【鉴别诊断】

（1）感染、炎症疾患、慢性肾病和肿瘤可并发药物诱导的骨髓抑制或药物诱导的溶血：细胞毒药物或特发性毒性反应导致骨髓抑制时，血清铁趋于升高而网织红细胞计数、结合珠蛋白、胆红素和乳酸脱氢酶常常是增高的。

（2）慢性失血耗竭储存铁：当慢性病性贫血与慢性失血共存时，炎症本身可使血清铁蛋白升高，慢性失血引起的铁蛋白降低可能会被同时存在的炎症掩盖。如果明确了慢性失血问题，补铁试验治疗有效，则可确诊慢性病贫血伴铁缺乏。

（3）肾功能不全导致的EPO缺乏性贫血：尿毒症患者中血清铁水平正常或升高，但同时血肌酐也升高可明确诊断。肾衰竭导致的炎症状态可合并出现ACD对EPO治疗抵抗，炎症状态时ESR及CRP升高。

（4）内分泌病：包括甲状腺功能减退、甲状腺功能亢进、睾丸衰竭和糖尿病，可伴有慢性正细胞正色素性贫血。除非同时存在炎症或相关的铁缺乏，否则在这些疾病中血清铁应是正常的。

（5）肿瘤转移浸润骨髓所致的骨髓病性贫血：抗肿瘤化疗药物也可引起贫血，其本身血清铁正常或增高。这类贫血常常是在患者机体已存在的恶性肿瘤相关慢性病贫血的基础上进一步发展的。通常外周血涂片异常，可见异形红细胞、晚幼红细胞或不成熟的髓系细胞。确定诊断需要直接骨髓检查。

3.铁粒幼细胞贫血

铁粒幼细胞贫血（sideroblastic anemia，SA）是由不同病因引起的血红素合成障碍和铁利用不良所致的一组异质性疾病，以骨髓中出现环形铁粒幼细胞为特征，伴有无效性红细胞生成，血清铁和组织铁水平增加，其外周血表现为小细胞低色素性贫血。

【分类】

按病因可分为遗传性和获得性。

（1）获得性

1）原发性铁粒幼细胞贫血（骨髓增生异常综合征）

2）继发性铁粒幼细胞贫血：①药物：异烟肼、吡嗪酰胺、环丝氨酸、氯霉素；②乙醇；③铅中毒；④慢性肿瘤性疾病；⑤锌引起的铜缺乏。

（2）遗传性

1）X连锁伴性遗传。

2）常染色体遗传。

3）线粒体遗传：Pearson骨髓-胰腺综合征。

【临床表现】

（1）原发性获得性铁粒幼细胞贫血：见骨髓增生异常综合征。

（2）继发性获得性铁粒幼细胞贫血：由药物引起的贫血可以很严重，甚至需要输血，药物多为吡哆醇拮抗剂，故停药并给予服用吡哆醇治疗后，贫血症状会迅速改善。慢性酒精中毒者停止饮酒后贫血亦逐渐减轻。完全胃肠外营养患者未补充铜或长期摄入锌所致铜缺乏的贫血常进行性加重，补充铜后可逐渐恢复。

（3）遗传性铁粒幼细胞贫血：非常少见，并且呈异质性。其中X连锁较常染色体为多，患者男性居多。贫血通常在出生后几个月或几年即较明显，甚至出生前即可出现贫血，幼儿生长发育迟缓，长期输血可致铁负荷过载，表现为皮肤色素沉着，肝功能异常，糖尿病。共济失调相关的铁粒幼细胞贫血患者可发生于出生后第1年。骨髓-胰腺综合征者出生后不久即发病，伴胰腺外分泌功能不全，晚期发生肝肾衰竭，大多数患者死于婴儿期。

【实验室检查】

（1）血象：多为小细胞低色素性贫血，网织红细胞正常或轻度增高，白细胞、血小板多正常。部分患者红细胞呈双形性，即部分红细胞为低色素而另一部分为正色素性。

（2）骨髓象：骨髓中红系细胞过度增生，可见形态异常（图8-4），如核固缩、空泡、核畸形等。骨髓铁染色显示外铁增多，铁粒幼细胞明显增多（图8-5），环形铁粒幼细胞（铁小粒绕核≥1/3，≥5个铁小粒）大于15%。一般粒系和巨核系无明显改变，但MDS的原发性铁粒幼细胞贫血，粒系、巨核系可出现病态造血。

（3）生化检查：血清铁、转铁蛋白饱和度、铁蛋白升高，总铁结合力降低，间接胆红素可增高。

（4）染色体及分子生物学检查：遗传性、原发获得性环形铁粒幼细胞贫血均有可能有染色体及分子生物学异常。

【诊断】

根据实验室检查，首先判断是否为铁粒幼细胞贫血，然后根据病史、家族史、用药史及临床表现判断是哪种类型，最后根据是否有染色体和基因变化判断确切疾病原因。

4.地中海贫血

见第一章内容。

（二）正细胞性贫血

正细胞性贫血是指红细胞平均体积（MCV）在正常范围内，为80~100fl，根据网织红细胞计数分为增生不良性贫血和增生性贫血。

1.纯红细胞再生障碍性贫血

纯红细胞再生障碍性贫血（pure red cell aplasia，PRCA）是一种较少见的异质性骨髓单纯红系造血障碍综合征，特征是骨髓中红系幼稚细胞明显减少甚至缺如，而粒细胞系和巨核细胞系无明显受累，因而该病主要表现为血红蛋白水平减低、网织红细胞减少和骨髓红系前体细胞显著减少或缺失。

任何年龄组和性别均可发病，分为先天性（Diamond-Blackfan）和获得性两类，获得性又分原发性和继发性。获得性PRCA，无明显病因或诱因可查的，为原发性PRCA；PRCA可继发于各种不同疾病，如胸腺瘤、大颗粒淋巴细胞白血病（LGLL）和其他淋巴增殖性疾病、实体瘤、药物使用、自身免疫性疾病、异基因造血干细胞移植及微小病毒B19感染等，为继发性PRCA。

【临床表现】

（1）常见苍白、乏力、倦怠等贫血相关的症状和体征，无出血和发热，原发性者无肝脾大。

（2）部分患者有胸腺瘤。有些继发性患者发病前有氯霉素或苯等接触史。有的患者合并恶性肿瘤或自身免疫性疾病（如系统性红斑狼疮）或其他血液病（如慢性淋巴细胞性白血病），故如患者出现肝脾淋巴结肿大，常提示为继发性PRCA。

（3）可发生在没有基础疾病时。

（4）先天性患者发病早，可伴畸形，父母常为近亲结婚。

【实验室检查】

（1）血象：程度不同的贫血，呈正细胞正色素性。网织红细胞比例<1%，绝对值<10×10^9/L。白细胞计数及分类正常，血小板计数正常。合并感染时，可能会出现白细胞轻度减少和血小板轻度异常，淋巴细胞比例也可能轻度增高。

（2）骨髓象：是诊断的最主要依据。骨髓红细胞系统各阶段显著低于正常值，幼红细胞少于5%，粒系及巨核系的各阶段在正常范围内（图8-6）。红系严重减少时，粒系的百分比相对增加，但各阶段比例正常。个别患者的巨核细胞可以增多。三系细胞无病态造血，罕有细胞遗传学异常，无髓外造血。

（3）溶血相关检查：抗球蛋白试验（Coombs）、酸溶血试验（Ham）、尿含铁血黄素试验（尿Rous）均阴性，流式细胞术检测CD55、CD59、Flaer，无PNH克隆。

（4）铁代谢指标：血清铁升高，转铁蛋白饱和度升高，铁蛋白升高。

（5）细胞遗传学检测：染色体核型检测除外以PRCA为早期表现的MDS，TCR重排检测除外淋巴系统恶性增殖性疾病。如淋巴细胞或浆细胞比例增多，若确定其为多克隆性，则诊断为免疫机制介导的获得性PRCA；如为单克隆性，则诊断为淋巴系统肿瘤性疾病继发的PRCA。

（6）病毒及其他检查：有条件时，可检测PRCA相关的病毒及其抗体滴度，尤其是微小病毒B19。长期使用重组EPO诱发的PRCA可检测到抗EPO抗体。另外需要检查结缔组织病的血清学标志、肝肾功能、甲状腺功能、肿瘤标志物等有助于继发性病因的确定。

（7）影像学检查：CT或MRI检查是否有胸腺瘤或其他淋巴瘤。

【诊断】

PRCA的特点包括：①外周血呈正细胞正色素性贫血，白细胞和血小板计数正常，网织红细胞显著减少或缺如；②骨髓增生度正常，幼红细胞明显减少而其他细胞系正常。据此可作出诊断。

应注意病因的查找，特别是有无胸腺瘤，如有淋巴增殖性疾病和自身免疫性疾病等基础疾病的临床表现，强烈提示为继发性，需要做相关的确诊检查。

【鉴别诊断】

在成人，原发性PRCA主要应与PRCA为初始表现的MDS相鉴别。MDS的网织红细胞通常>1%，平均红细胞体积轻度增大，外周血涂片可能发现单核细胞增多、Pelger-Huët畸形，骨髓幼红细胞减少，但很少<5%，且通常表现为巨幼样变特征，可有粒系和巨核细胞形态异常，粒系细胞核左移，原始细胞增多，单圆核巨核细胞或小巨核细胞增多，骨髓造血细胞染色体核型可异常。对于免疫抑制治疗无反应的原发性PRCA，应特别注意复查以除外MDS。

2.再生障碍性贫血

再生障碍性贫血（aplastic anemia，AA），简称再障，是一种可能由不同病因和机制引起的骨髓造血功能衰竭症。主要表现为骨髓造血功能低下、全血细胞减少和贫血、出血、感染综合征，免疫抑制治疗有效。其年发病率在我国为0.74/10万人口，可发生于各年龄段，老年人发病率较高；男、女发病率无明显差别。目前认为T淋巴细胞异常活化、功能亢进造成骨髓损伤在原发性获得性再障发病机制中占主要地位，新近研究显示遗传背景在再障发病及进展中也可能发挥一定作用，如端粒酶基因突变，也有部分病例发现体细胞突变。先天性再障罕见，主要为范科尼贫血（Fanconi anemia，FA）、先天性角化不良、先天性纯红细胞再生障碍、Shwachmann-Diamond综合征等。绝大多数再障属获得性，这里所指为原发性获得性再障。

【临床表现】

再障的临床表现主要为贫血、出血、感染。临床表现的轻重取决于血红蛋白、白细胞和血小板减少的程度，也与骨髓衰竭和外周血细胞减少发生的急缓速度有关。我国学者根据再障骨髓造血衰竭严重程度和临床病程进展情况，将再障分型为重型再障（severe aplastic anemia，SAA）和非重型再障（non severe aplastic anemia，NSAA）。

（1）重型再生障碍性贫血：特点为起病急，进展快，病程短，病情重。

1）贫血：发病初期贫血常不明显，但随着病程进展，贫血呈进行性加重，逐渐出现乏力、头晕、心悸、气短等症状。原因与红细胞寿命长有关。

2）出血：常为起病时的主要症状，出血部位广泛，除皮肤、黏膜出血外，常有深部脏器出血，严重可有颅内出血，危及生命。

3）感染：多数患者起病时伴有感染，以口咽部、肺、会阴肛门周围较常见。感染菌种多样，严重可合并败血症，并且不易控制。感染加重出血，是比较重要的死亡原因。

（2）非重型再生障碍性贫血：特点是起病和进展较缓慢，病程较长，病情较重型轻。

1）贫血：贫血为首起和主要表现，就诊时主诉乏力、头晕和心悸、气短等贫血症状。

2）出血：出血倾向较轻，以皮肤、黏膜出血为主，内脏出血少见，甚至无出血。

3）感染：以呼吸道感染多见，其次是牙龈炎，感染相对较轻，容易控制。

【实验室检查】

（1）血象：不同程度的全血细胞减少，早期少数患者表现为二系减少，但无血小板减少时再障的诊断宜慎重。网织红细胞计数减低。贫血一般为正细胞正色素性，也有部分大细胞者。淋巴细胞计数无明显变化，但因髓系细胞减少，其比例相对升高。

（2）骨髓象：多部位穿刺（不同平面）涂片增生减低或重度减低（图8-7）；脂肪滴增多，骨髓小粒空虚，早期细胞少见，非造血细胞成分如淋巴细胞、网状细胞、浆细胞、肥大细胞等比例增高（图8-8）；巨核细胞明显减少或缺如；红系、粒系细胞均明显减少。再障一般无明显病态造血现象，偶见病态造血者，亦仅见于红系且为轻度。非重型病例骨髓中仍可残存造血增生灶，但巨核细胞数量减少。骨髓铁染色示贮铁增多，中性粒细胞碱性磷酸酶染色强阳性。

（3）骨髓活检：主要特点是骨髓脂肪变和有效造血面积减少，全切片增生减低，造血组织减少（图8-9），巨核细胞显著减少是AA的特异性表现之一，脂肪组织和（或）非造血细胞增多，网硬蛋白不增加，无异常细胞浸润，无骨髓纤维化等。如有淋巴细胞增生、浆细胞增生和基质损伤提示预后不良。骨髓活检有AA的组织学典型改变，病人不需多部位穿刺即可确诊。

（4）T细胞亚群分析：CD4$^+$细胞：CD8$^+$细胞比值减低；Th1/Th2型细胞比值增高，CD8$^+$T抑制细胞和 $\gamma\delta$TCR$^+$T细胞比例增高。

（5）血清IL-2、IFN-γ、TNF-α水平增高。

（6）自身抗体相关检查，包括风湿免疫相关抗体、溶血相关检查均阴性。

（7）血清铁蛋白、叶酸和维生素B$_{12}$水平不减低。

（8）细胞遗传学检查：染色体核型分析为正常核型，荧光原位杂交（FISH），评估克隆性髓系疾病。

（9）流式细胞术：检测骨髓CD34$^+$细胞数量。检测阵发性睡眠性血红蛋白尿症（PNH）克隆（CD55、CD59、Flaer）。

（10）肝肾功能、甲状腺功能、病毒学（肝炎病毒、EB病毒、巨细胞病毒CMV等）。

【诊断】

（1）诊断标准

1）全血细胞减少，网织红细胞百分数<0.01，淋巴细胞比例增高。

2）一般无肝脾大。

3）骨髓涂片特点是脂肪滴增多，骨髓颗粒减少。骨髓多部位增生减低（<正常50%）或重度减低（<正常25%），小粒空虚，造血细胞减少，非造血细胞比例增高，巨核细胞明显减少或缺如；红系、粒系细胞均明显减少。

4）骨髓活检：全切片增生减低，造血组织减少，脂肪组织和（或）非造血细胞增多，网硬蛋白不增加，无异常细胞。

5）除外先天性和其他获得性、继发性骨髓衰竭症，如阵发性睡眠性血红蛋白尿症（PNH）、低增生骨髓增生异常综合征或低增生性白血病、自身抗体介导的全血细胞减少（包括免疫相关性全血细胞减少症和Evans综合征）、急性造血功能停滞、骨髓纤维化、恶性淋巴瘤、严重的营养不良性贫血、分枝杆菌感染。

（2）分型诊断

1）重型再障（SAA-Ⅰ）又称急性再生障碍性贫血（acute aplastic anemia，AAA）。①血象：须具备下列三项中的两项：中性粒细胞（ANC）<0.5×10^9/L；网织红细胞<1%，绝对值<15×10^9/L；PLT<20×10^9/L。若ANC<0.2×10^9/L为极重型AA。②骨髓细胞多部位增生减低，三系造血明显减少，非造血细胞相对增多。

2）非重型再障（NSAA），又称慢性再生障碍性贫血（chronic aplastic anemia，CAA），指达不到SAA-Ⅰ型诊断标准的AA。如NSAA病情恶化，临床、血象及骨髓象达到SAA-Ⅰ型诊断标准时，呈

SAA-Ⅱ型。

【鉴别诊断】

（1）阵发性睡眠性血红蛋白尿症（PNH）：是一种获得性克隆性红细胞膜缺陷溶血病，与再障关系密切，可互相转变。临床上可有血红蛋白尿发作，实验室检查酸溶血试验阳性。流式细胞术检查外周血CD55或CD59阴性的粒细胞或红细胞>10%可诊断。

（2）低增生性骨髓增生异常综合征（MDS）：是一种造血干细胞克隆性疾病。外周血可呈全血细胞减少，或为一系或二系减少。多数患者骨髓增生活跃，病态造血为其特点。少数MDS表现为骨髓增生低下即所谓低增生性MDS，与再障相似，仔细寻找发育异常血细胞和异常克隆证据有助于两者鉴别。骨髓涂片中若存在幼稚细胞，骨髓活检标本中，网状纤维、CD34$^+$细胞增加以及较多的残存造血面积提示为低增生性MDS而非AA。若存在前体细胞异常定位（ALIP）则更加提示MDS。

（3）低增生性白血病：部分急性白血病，如急性早幼粒细胞白血病表现为外周血全血细胞减少，幼稚细胞少见，但骨髓中可见多数幼稚细胞，不难鉴别，少数急性淋巴细胞白血病发病早期表现为类似再障的骨髓衰竭，造成诊断上的困难，应予注意，必要时可做骨髓活检，可见白血病表现。

（4）自身抗体介导的全血细胞减少：包括Evans综合征等，可检测到外周成熟血细胞的自身抗体或骨髓未成熟血细胞的自身抗体，患者可有全血细胞减少并骨髓增生减低，但外周血网织红细胞或中性粒细胞比例往往不低甚或偏高，骨髓红系细胞比例不低且易见"红系造血岛"，Th1/Th2降低（Th2细胞比例增高）、CD5$^+$B细胞比例增高，血清IL-4和IL-10水平增高，对糖皮质激素和（或）大剂量静脉滴注丙种球蛋白的治疗反应好。

（5）急性造血功能停滞（acute arrest of hematopoiesis）：是一种骨髓突然停止造血的现象。发病因素包括感染（尤其是微小病毒B19，也见于肝炎病毒、流行性出血热病毒、EB病毒等）和药物（苯妥英钠、秋水仙碱、磺胺、干扰素等）。急性造血停滞多见于慢性溶血性贫血的患者，称为再障危象，但也偶见于无溶血性贫血史的患者。发病较急，贫血迅速发生或加重，网织红细胞明显减少或缺如，少数也可有白细胞和（或）血小板减少，类似急性再障表现。骨髓增生度自活跃至减低不等，以红系减少为著，偶可伴有其他细胞系的降低，病程中可出现特征性的骨髓涂片片尾部巨大原始红细胞（图8-10），它是与AA鉴别的最主要依据，需要检验医生特别仔细查找，以免误诊。本病呈自限性经过，多数患者在一般升血支持治疗下可在1个月左右恢复。

（6）原发性骨髓纤维化：骨髓常呈干抽，出现泪滴样红细胞、幼稚细胞、脾肿大，疾病后期显示增生低下，骨髓活检可见大量网状纤维组织。骨髓纤维化不合并脾肿大的患者则提示有可能继发于其他恶性肿瘤。

（7）恶性淋巴瘤：可表现为全血细胞减少，骨髓增生减低，骨髓涂片可见局部淋巴瘤细胞浸润。AA患者淋巴细胞显著增高，但系正常淋巴细胞，可通过免疫分型和基因重排检测与淋巴瘤细胞进行区分。另外脾肿大也可作为鉴别AA与淋巴瘤的依据。

（8）严重的营养不良性贫血：见于神经性厌食或长期饥饿，可表现为全血细胞减少、骨髓增生减低、脂肪细胞和造血细胞丢失，骨髓涂片背景物质增多，HE染色为浅粉色。叶酸、维生素B$_{12}$检测可协助鉴别诊断。

（9）分枝杆菌感染：有时表现为全血细胞减少和骨髓增生减低，可见肉芽肿、纤维化、骨髓坏死和噬血征象。结核分枝杆菌一般没有特征性肉芽肿。抗酸杆菌属于不典型分枝杆菌，其常被泡沫样巨噬细胞吞噬。

（10）原发免疫性血小板减少症（ITP）：部分AA患者初期仅表现为血小板减少，后期出现全血细胞减少，需要与ITP相鉴别。这类AA患者骨髓增生减低、巨核细胞减少或消失。这种表现在ITP不常见，可用于鉴别早期AA及ITP。

3.失血后贫血

正常人大量失血后立即采血做血常规检测可能不会有贫血的结果，因血液中血红蛋白浓度未来得及调整，仍为失血前状态。但如果临床医生立即补液，适量补充红细胞，此时采血做血常规可能会出现稀释性贫血。血红蛋白浓度下降，此为正细胞正色素性贫血。如造血原料充足，继而网织红细胞可在3~5天开始上升，7~10天达高峰，此时可为大细胞性贫血，如果病因去除，贫血可逐渐恢复正常。

4.溶血性贫血

溶血性贫血（hemolytic anemia，HA）是由于红细胞破坏速率增加，寿命缩短，超过骨髓造血的代偿能力而发生的一种贫血。骨髓有产生正常红细胞6~8倍的代偿潜力。如红细胞破坏速率在骨髓的代偿范围内，则虽有溶血，但不出现贫血，称为溶血状态（hemolytic state）。正常红细胞寿命约120天，只有在红细胞寿命缩短至15~20天时，红细胞破坏速度远远超过骨髓的代偿能力，才会发生贫血。根据溶血的速度、程度、部位和患者的代偿能力，患者的临床表现差别极大，自无明显症状至危及生命的急重症不等。溶血性贫血可发生于各个年龄段，占全部贫血的5%左右。

【分类】

溶血性贫血的临床分类，按病情可分急性溶血和慢性溶血；按溶血的部位可分血管内溶血和血管外溶血；按病因可分为红细胞自身异常和红细胞外部异常所致的溶血，前者多为遗传性疾病，后者多为获得性。

（1）按溶血场所分类

1）血管内溶血：成熟红细胞在血管内循环血液中破坏，游离血红蛋白大量入血，与血液中的结合珠蛋白结合，在肝中降解进行胆红素代谢。导致结合珠蛋白减低或耗尽。未被结合的血红蛋白从肾小球滤出，形成血红蛋白尿（尿呈浓茶色、红葡萄酒色，甚至酱油色），其中部分血红蛋白被近曲小管上皮细胞重吸收并分解为卟啉、珠蛋白、铁，反复溶血，铁以铁蛋白或含铁血黄素的形式沉积在上皮细胞内并可随尿排出，形成含铁血黄素尿。

2）血管外溶血：红细胞在单核-巨噬细胞系统破坏，释出的血红蛋白分解为珠蛋白和血红素，后者进一步被分解为游离胆红素，游离胆红素入血后被肝细胞摄取，与葡萄糖醛酸结合形成结合胆红素随胆汁排入肠道，经肠道细菌作用还原为粪胆原随粪便排出。少量粪胆原被肠道重吸收入血通过肝细胞重新排到肠道，其中入血的粪胆原少部分通过肾脏随尿液排出，称为尿胆原。当溶血程度超过肝处理胆红素能力时，会发生溶血性黄疸。

3）原位溶血：是指骨髓内的幼红细胞在释入血液循环之前已在骨髓内破坏，可伴有黄疸，其本质是一种血管外溶血。常见于巨幼细胞贫血、骨髓增生异常综合征。

（2）按病因分类

1）红细胞自身异常

①红细胞膜异常：如遗传性球形红细胞增多症、遗传性椭圆形红细胞增多症等。

②遗传性红细胞酶缺陷：如葡萄糖-6-磷酸脱氢酶（G-6-PD）缺乏症、丙酮酸激酶（PK）缺乏症等。

③遗传性珠蛋白生成障碍：地中海贫血、异常血红蛋白病等。

2）红细胞外部异常

①免疫性溶血性贫血

a.自身免疫性HA：系某种原因使机体产生针对自身红细胞的抗体，与红细胞膜表面抗原结合，活化补体，导致自身红细胞破坏加速，使红细胞寿命缩短，从而发生溶血性贫血的一组疾病。

b.同种免疫性HA：新生儿同种免疫性溶血性贫血、血型不合输血。

②血管性溶血性贫血

a.微血管病性HA：如血栓性血小板减少性紫癜、溶血尿毒综合征、弥散性血管内凝血、败血症等。

b.瓣膜病：人工心脏瓣膜、主动脉瓣狭窄伴钙化等。

c.血管壁受到反复挤压：如行军性血红蛋白尿。

③生物因素：蛇毒、疟疾、黑热病等。

④理化因素：大面积烧伤、血浆中渗透压改变和化学因素如苯肼、亚硝酸盐等中毒。

【临床表现】

（1）急性溶血：多为血管内溶血，起病急，短期大量溶血引起寒战、发热、头痛、呕吐、四肢腰背疼痛及腹痛，继之出现血红蛋白尿。严重者可发生周围循环衰竭、肾衰竭。其后出现黄疸和面色苍白等贫血的症状和体征。

（2）慢性溶血：多为血管外溶血，起病缓，症状相对轻，表现为贫血、黄疸和脾大三大特征。长期高胆红素血症可并发胆石症和肝功能损害。感染可诱发溶血加重，发生溶血危象和再障危象。

【实验室检查】

除贫血的一般实验室检查外，还要做溶血性贫血的特殊检查。

（1）红细胞破坏增加的检查：外周血血红蛋白浓度降低，血浆游离血红蛋白升高，血清结合珠蛋白降低，血红蛋白尿，含铁血黄素尿，高胆红素血症（游离胆红素升高），粪胆原升高，尿胆原升高，乳酸脱氢酶升高，外周血涂片可见红细胞畸形和破碎红细胞，红细胞寿命缩短（限于研究用）。

（2）红系造血代偿增生的检查：网织红细胞计数升高，外周血涂片出现有核红细胞，血中大红细胞增多，骨髓象示红系增生旺盛，粒/红比例降低或倒置（图8-11）。

（3）针对不同溶血性贫血的特殊检查

1）抗球蛋白试验（Coombs）：自身免疫性溶血性贫血。

2）酸溶血试验（Ham）、流式细胞术测CD55、CD59：PNH。

3）红细胞形态：球形、椭圆形、破碎红细胞，Coombs阴性：遗传性球形/椭圆形红细胞增多症，微血管病性溶血性贫血。

4）高铁血红蛋白还原试验：G-6-PD。

5）血红蛋白电泳：地中海贫血、血红蛋白病。

（4）其他检查：部分自身免疫性溶血性贫血可能继发于风湿免疫病或淋巴系统增殖性疾病，需要做相关检查，如ANA谱、免疫分型或局部病理。

【诊断】

（1）确定溶血的存在：有急性或慢性溶血的临床表现，实验室检查有红细胞破坏增多和红系造血代偿性增生的证据，此时即可诊断溶血性贫血。

（2）确定溶血的部位：贫血、黄疸和脾大是大多数慢性溶血的共同表现，一般为血管外溶血。出现血红蛋白尿则强烈提示急性血管内溶血。

（3）寻找溶血的病因

1）临床证据：询问年龄、种族、职业、家族史、遗传史、用药史。查体注意黄疸及肝、脾、淋巴结大小，分析是先天性还是后天获得性溶血性贫血。如果后天获得性溶血性贫血肝、脾、淋巴结肿大，需要注意是否有淋巴系统增殖性疾病继发原因，如有风湿免疫病表现，需要排查相关疾病。

2）实验室证据：针对不同溶血性贫血的特殊检查，确定溶血的病因和类型。

【鉴别诊断】

（1）贫血伴网织红细胞增多者，如失血性、缺铁性贫血或巨幼细胞贫血的恢复早期。

（2）兼有贫血及无胆红素尿性黄疸者，如无效性红细胞生成。

（3）有幼粒-幼红细胞性贫血、成熟红细胞畸形、轻度网织红细胞增多，如骨髓转移癌等，骨髓活检可协助诊断。

（三）大细胞性贫血

大细胞性贫血是指红细胞平均体积（MCV）大于100fl的贫血，最常见于叶酸、维生素B_{12}缺乏的巨幼细胞贫血，其次急性失血或溶血性贫血后，骨髓代偿增生旺盛时，大量未成熟的网织红细胞释放入外周血，可导致整体红细胞平均体积偏大，部分先天性红细胞生成障碍性贫血可呈大细胞性。

1.巨幼细胞贫血

巨幼细胞贫血（megaloblastic anemia，MA）是由于血细胞DNA合成障碍所致的一种大细胞性贫血，其共同的细胞形态学特征是骨髓中红细胞和髓细胞系出现"巨幼变"。病因多样，以叶酸和（或）维生素B_{12}缺乏最常见。叶酸和维生素B_{12}均为DNA合成过程中的重要辅酶，缺乏时将造成细胞DNA合成障碍，包括非造血细胞，特别是增殖较快的细胞如黏膜、皮肤细胞也发生病变，故是一种全身性疾病。造血细胞受累的特点是细胞核/质发育失衡，细胞核发育落后于细胞质，细胞体积大，呈现巨幼变形态。受累的红系前体细胞不能正常分化发育成熟，大部分在骨髓中原位破坏或凋亡，属于无效造血。并且同样累及粒、巨核系，引起白细胞、血小板减少。维生素B_{12}缺乏所致的巨幼细胞贫血可引起神经脱髓鞘变，出现相应的神经系统表现。

根据缺乏物质的种类，分为单纯叶酸缺乏性贫血、单纯维生素B_{12}缺乏性贫血及叶酸和维生素B_{12}同时缺乏性贫血。根据病因分为：①摄入减少：营养不良、酗酒、素食者可导致叶酸或维生素B_{12}摄入不足；②吸收障碍：胃肠道疾病、药物干扰和内因子抗体形成；③需要量增加：哺乳期、孕妇；④药物影响：某些抗肿瘤药物、抗代谢药物、抗惊厥药物等。国内巨幼细胞贫血以营养性多见，其中又以叶酸缺乏为主。恶性贫血是因内因子缺乏导致的巨幼细胞贫血，与遗传因素和人种有关，欧美国家白人常见，我国少见。

【临床表现】

（1）血液系统表现：贫血进展缓慢，特别是维生素B_{12}缺乏所致者。早期可无明显症状，在血细胞比容严重下降时才会出现明显症状。就诊时多已有中至重度贫血。同时发生骨髓内血管外溶血可引起严重的皮肤苍白和轻度黄疸，两种表现同时存在使皮肤呈现柠檬黄色。少数患者可有轻度脾大。部分严重患者因白细胞减少、血小板减少明显可出现感染、出血症状。

（2）消化系统表现：食欲不振、腹胀、腹泻或便秘，可反复发作口角炎、舌炎、口腔溃疡，舌乳头萎缩致舌面光滑称"镜面舌"，或舌质绛红称"牛肉舌"，少数可出现味觉消失。

（3）神经系统表现：主要见于维生素B_{12}缺乏，有时神经系统表现是主要就诊原因。病变主要累及脊髓后侧束的白质和脑皮质，周围神经亦可受累，出现外周神经病和亚急性脊髓联合变性的表现，如四肢远端麻木、深感觉障碍、共济失调或步态不稳，味觉、嗅觉降低，锥体束征阳性、肌张力增加、腱反射亢进，视力下降，重者可有大小便失禁。维生素B_{12}缺乏者的精神症状有抑郁、失眠、记忆力下降、表情呆滞、反应迟钝、嗜睡、谵妄、幻觉、妄想甚至精神错乱、人格变态等。有报道钴胺素缺乏可通过使同型半胱氨酸水平升高而增加血管疾病的风险。

（4）其他表现：部分患者可有体重降低和低热。

【实验室检查】

（1）血象：呈大细胞正色素性贫血（MCV>100fl），重者全血细胞减少。网织红细胞正常或轻度增高。血涂片中红细胞大小不均，出现数量不等的大椭圆形红细胞，偶见有核红细胞，中央淡染区消失，且可见点彩红细胞、Cabot环及Howell-Jolly小体，中性粒细胞分叶过多（5叶者>5%或6叶者>1%），偶可见到巨大血小板。

（2）骨髓象：骨髓增生活跃，以红系细胞增生为主。各系髓细胞均呈巨幼变特征，以红系最为显著（图8-12）。红系各阶段细胞均较正常胞体大，胞质比胞核成熟，呈"核幼质老"现象，核染色质呈分散的颗粒状浓缩，可见双核或多核巨幼红细胞。红细胞内可见Cabot环及Howell-Jolly小体。成熟粒细胞多分叶，巨晚幼粒细胞和巨杆状核粒细胞在发病早期即可出现。巨核细胞胞体巨大，分叶过多，胞质内颗粒稀少，血小板生成障碍。骨髓铁染色常增多。

（3）生化检查：血清叶酸和维生素B_{12}测定：可用放射免疫法测定，血液标本应在治疗开始前采集。血清叶酸低于6.8nmol/L（3ng/ml），红细胞叶酸低于227nmol/L（100ng/ml）可诊断为叶酸缺乏，红细胞叶酸测定判断叶酸缺乏更为准确。血清维生素B_{12}低于74pmol/L（100ng/ml）可诊断为维生素B_{12}缺乏。

【诊断】

根据病史、典型临床表现，血象呈大细胞性贫血，骨髓细胞典型巨幼变，可以确诊巨幼细胞贫血，通过血清叶酸、维生素B_{12}测定可以明确哪种物质缺乏所致。需要注意的是检测叶酸、维生素B_{12}的同时也应该检测铁蛋白等相应指标，因部分偏食营养不良患者可能同时存在缺铁，如有缺乏需要同时补充。另外需要做甲状腺功能检测，部分甲状腺功能减低患者可能继发巨幼细胞贫血，需要同时治疗甲减，否则单纯治疗巨幼细胞贫血效果不佳。

【鉴别诊断】

（1）骨髓增生异常综合征：可引起血细胞减少，大细胞性贫血，但叶酸、维生素B_{12}不低，并且骨髓为巨幼样变，有病态造血，染色体等相关检查可协助鉴别。

（2）风湿免疫病：部分风湿免疫病患者也会出现反复口腔溃疡，故ANA谱等风湿免疫指标也需要检测，协助鉴别诊断，部分患者可能同时存在风湿免疫病和缺乏维生素B_{12}，需要一起治疗。

（3）红白血病：见急性白血病鉴别诊断。

2. 先天性红细胞生成异常性贫血

先天性红细胞生成异常性贫血（congenital dyserythropoietic anemia，CDA）是一组少见的红系无效造血为特征的常染色体遗传性疾病。表现为慢性、难治性贫血，间歇性黄疸、脾大，骨髓中红系增生并出现多核红系前体细胞，红系无效造血以及继发性铁过载。

【临床分型】

根据红细胞形态和血清学检查将其分为3个主要亚型和几个少见组。大部分报道的病例来自西欧及中亚国家，美国、印度、日本和中国也有个别病例报道。

CDA Ⅰ型约占15%，为常染色体隐性遗传，致病基因定位于15q15.1~15.3，命名为*CDAN1*基因。可在儿童的任何年龄阶段发病，部分可能成年才确诊。贫血为轻到中度，常伴间断黄疸，脾大及部分伴肝大。常伴有多种畸形，常见的累及手、足骨（单个或多个指/趾骨发育不全），也有体格矮小，蓝色杏眼、眼距宽、小颌畸形等。血涂片呈大细胞性、大小不一，显著异型性，偶见有核红、嗜碱性点彩红细胞、卡波氏环，网织红细胞偏低，骨髓示红系增生明显活跃，双核的中幼红细胞易见，特异性的两个幼红细胞核之间出现染色质间桥。电镜下可见60%的中幼和晚幼红细胞的细胞核中有一种海绵样（瑞士奶酪样）超微结构。

CDA Ⅱ型约占60%，为常染色体隐性遗传。致病基因定位于染色体20q11.2，命名为*SEC23B*。贫血程度从轻度到重度不等，少部分有输血依赖，伴有黄疸和肝脾肿大，常并发胆结石，可有严重的铁过载，约20%患者可继发肝硬化。血涂片呈正细胞性，可见红细胞大小不等，以及大量球形红细胞，酸溶血试验可阳性。易与遗传性球形红细胞增多症相混淆，但遗传性球形红细胞增多症为常染色体显性遗传，网织红细胞升高，切脾有效。骨髓中幼和晚幼红细胞可有双核、多核、核分叶，核碎裂常见。电镜下常可见假性双层核膜结构。

CDA Ⅲ型是最少见的一型，多为常染色体显性遗传，致病基因*CDAN3*定位于15q22~25。临床上贫血轻到中度，轻度黄疸，可伴有黄斑变性、单克隆球蛋白血症、骨髓瘤、淋巴瘤等疾病。肝脾肿大和铁过载少见。血涂片示正或大红细胞，偶可见巨大红细胞，可见异形红细胞。骨髓内红系增生明显活跃，可见巨大多核、分叶核幼稚红细胞。电镜下胞质内可见异染色质裂隙、自噬空泡、含铁线粒体及髓鞘样结构。

【诊断标准】

（1）先天性或遗传性贫血/黄疸证据。

（2）骨髓无效性红细胞生成。

（3）骨髓幼红细胞典型形态改变。

（4）除外已知的符合以上（1）（2）条件的其他先天性贫血，如地中海贫血、遗传性铁粒幼细胞贫血等。

【鉴别诊断】

（1）巨幼细胞贫血：红细胞巨幼变，与CDA相似，有神经系统症状，严重可全血细胞减少，叶酸、维生素B_{12}检测有助于鉴别。

（2）骨髓增生异常综合征（MDS）：部分MDS可单纯红系巨幼样变、多核等异常，但MDS发病年龄大，无先天性疾病表现，染色体基因等检测可协助鉴别。

（3）地中海贫血：可为先天性贫血，有特殊的"地中海面容"，血红蛋白电泳可协助鉴别。

（4）阵发性睡眠性血红蛋白尿症（PNH）：两者都可出现酸溶血试验阳性，血红蛋白尿，但PNH流式细胞术检测CD55、CD59降低，可出现全血细胞减少，可协助鉴别。

（四）贫血类疾病诊断流程图汇总

贫血性疾病种类繁多，部分病种病情复杂，现总结各种贫血的特点，根据临床思维，绘制常见贫血性疾病的诊断流程图（图8-13，图8-14，图8-15，图8-16，图8-17），供参考。

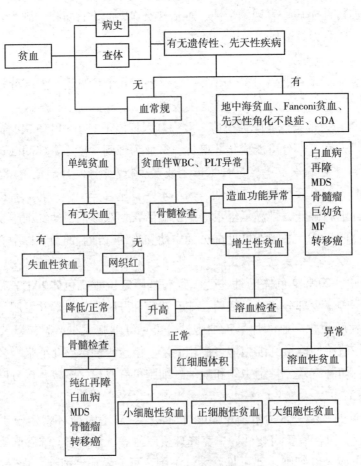

图8-13 贫血诊断流程图

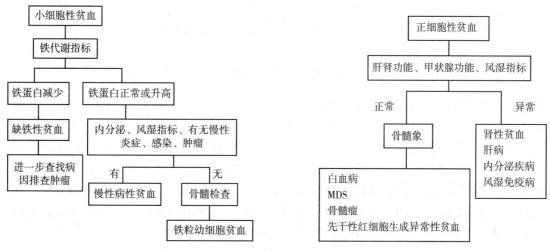

图8-14　小细胞性贫血诊断流程图

图8-15　正细胞性贫血诊断流程图

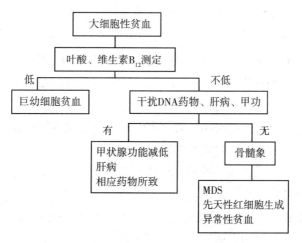

图8-16　大细胞性贫血诊断流程图

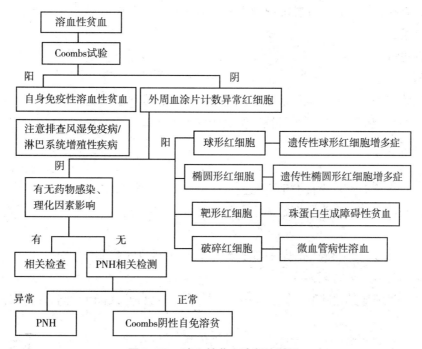

图8-17　溶血性贫血诊断流程图

第二节 白细胞减少症的评估

中性粒细胞减少症

白细胞减少（leukopenia）指外周血白细胞绝对计数持续低于 4.0×10^9/L。中性粒细胞减少（neutropenia）指外周血中性粒细胞绝对计数，在成人低于 2.0×10^9/L，在儿童 ≥ 10岁低于 1.8×10^9/L 或 <10岁低于 1.5×10^9/L。中性粒细胞绝对计数低于 0.5×10^9/L 时，称为粒细胞缺乏症（agranulocytosis）。外周血中性粒细胞绝对值计数系通过将外周血白细胞总数乘以白细胞分类计数中中性粒细胞的百分率而获得。

骨髓是产生中性粒细胞的唯一场所。中性粒细胞在骨髓中的生成分为增殖池和储存池。成人每天产生 1×10^9/kg 中性粒细胞，其中约90%贮存于骨髓，约10%释放于外周血，后者约一半存在于循环池，另一半存在于边缘池，两者之间可以自由交换，构成动态平衡。

【分类】

中性粒细胞减少的病因可分为先天性和获得性，后者多见。根据细胞动力学，中性粒细胞减少的病因和发病机制分为三大类：生成减少、破坏或消耗过多、分布异常。

1.生成减少

（1）骨髓损伤：电离辐射、细胞毒类抗肿瘤药和某些化学药物，其中化疗药是最常见原因。化疗药物可直接损伤或抑制造血干/祖细胞及早期分裂细胞，通常与药物剂量有关；由化学药物引起的中性粒细胞减少机制涉及多种，包括剂量依赖性骨髓抑制或特异性免疫反应。

（2）骨髓浸润：骨髓造血组织被白血病、骨髓瘤及转移瘤细胞等浸润，可抑制正常造血。

（3）骨髓衰竭：再生障碍性贫血、周期性中性粒细胞减少症。

（4）感染：可见于病毒、细菌感染，其机制为中性粒细胞消耗增加和感染时产生造血负调控因子的作用，以及病毒本身对骨髓粒系造血的抑制。

（5）成熟障碍：维生素 B_{12}、叶酸缺乏或代谢障碍所致的巨幼细胞贫血，骨髓增生异常综合征等，大量幼稚细胞未能正常成熟，在骨髓内迅速死亡，出现无效造血。

（6）遗传性中性粒细胞减少：Kostmann综合征，系一种在围生期即表现有显著的中性粒细胞减低伴感染的一种婴幼儿疾病；周期性中性粒细胞减少症，多在儿童期发病，每隔21天出现一次严重的中性粒细胞减少现象，持续3~6天。

2.破坏或消耗过多

（1）免疫因素

①药物：与药物的种类有关，与剂量无关，往往在停药后可逐渐恢复。

②自身免疫性粒细胞减少：见于全身性结缔组织病如系统性红斑狼疮、类风湿关节炎、Felty综合征等，以及淋巴系统增殖性疾病等。

（2）非免疫因素

①消耗增多：重症感染时，中性粒细胞在血液或炎症部位消耗增多。

②脾大导致脾功能亢进：大量中性粒细胞在脾内滞留、破坏增多。

3.分布异常

（1）假性粒细胞减少：中性粒细胞转移至边缘池导致循环池的粒细胞相对减少，但粒细胞总数并不减少。见于异体蛋白反应、内毒素血症等。

（2）粒细胞滞留循环池其他部位，如血液透析开始后2~15分钟滞留于肺血管内；脾大，滞留于脾脏。

【临床表现】

主要取决于粒细胞减少的程度。轻度 ≥ 1.0×10^9/L，中度（0.5~1.0）$\times 10^9$/L，重度 <0.5×10^9/L。

1.轻度减少 患者临床不出现特殊症状，多表现为原发病症状，在检查血象时偶然被发现。

2.中度减少 可发生感染和出现疲乏、无力、头晕、食欲减退、心悸及失眠等非特异症状。中度减少者对感染的易感性因人而异。

3.重度减少 即粒细胞缺乏，往往起病急骤，全身症状严重，病情常在数小时至数日内发展到极期。临床表现为突发寒战、高热、头痛、全身肌肉或关节疼痛、虚弱、衰竭。常见的感染部位是呼吸道、消化道、泌尿生殖道及胆道，可出现高热、黏膜坏死溃疡及严重的败血症、脓毒症或感染性休克，病灶不易局限，迅速恶化及蔓延，严重可危及生命。粒细胞严重缺乏时，感染部位不能形成有效的炎症反应，常无脓液。

【实验室检查】

1.血象 白细胞或中性粒细胞低于正常值下限，红细胞和血小板可以正常，也可能减少。粒细胞缺乏时粒细胞极度降低或缺如。淋巴细胞相对增多，部分患者可见中性粒细胞核左移或核分叶过多，胞质内常见中毒颗粒及空泡。

2.骨髓象 因粒细胞减少的原因不同，骨髓象各异。白细胞减少或中性粒细胞减少骨髓中可呈幼粒细胞不少而成熟细胞不多的"成熟障碍"，也可表现为粒系代偿性增生。药物诱发的中性粒细胞减少骨髓象表现出特征性的髓系"成熟停滞"。粒细胞缺乏的骨髓早期原始和早幼粒细胞先增多，出现类白血病骨髓象，须与急性白血病鉴别，以后才逐渐恢复正常。粒细胞也可以出现中毒现象（同外周血）。

3.特殊检查 中性粒细胞特异性抗体测定：包括白细胞聚集反应、免疫荧光粒细胞抗体测定法，判定是否存在抗粒细胞抗体。肾上腺素试验：肾上腺素促使边缘池中性粒细胞进入循环池，从而鉴别假性粒细胞减少。

4.寻找病因的检查 肝炎系列、肝脾彩超、结缔组织病相关检查（如ANA谱、ANCA、免疫指标、肝自身抗体谱等）、感染相关检查如相关病毒抗体检测、肿瘤标志物等。

【诊断】

根据血常规结果即可作出白细胞减少、中性粒细胞减少或粒细胞缺乏的诊断。为排除不同仪器的误差，须反复做血常规，包括人工显微镜下分类，可以更准确分析细胞数量及形态有无异常。

需要仔细询问有无药物、化学物质、电离辐射、放化疗史，有无感染性疾病、自身免疫性疾病、肿瘤性疾病史，询问家族史，查体须检查有无脾大，如均排除，须尽早做骨髓象检查以明确是否有造血系统本身疾病。

淋巴细胞减少症

正常人淋巴细胞总数为（1.0~4.0）×10⁹/L，70%为T淋巴细胞，约20%为B淋巴细胞，10%为NK细胞，其中T细胞中约2/3为CD4⁺（辅助性）T细胞。成人外周血T淋巴细胞平均绝对值为1.9（1.0~2.3）×10⁹/L，CD4⁺T细胞平均值为1.1（0.7~1.4）×10⁹/L，CD8⁺T细胞平均值为0.65（0.38~0.97）×10⁹/L。

淋巴细胞减少症定义为全淋巴细胞计数<1.0×10⁹/L，也有些学者认为正常值的低限应为1.5×10⁹/L，儿童小于2×10⁹/L。2岁以下<3.0×10⁹/L。当淋巴细胞总数<0.5×10⁹/L时为严重淋巴细胞减少症。淋巴细胞减少症可进一步细分为T细胞淋巴细胞减少症，B细胞淋巴细胞减少症，NK细胞淋巴细胞减少症或其各种组合。大多数患有淋巴细胞减少症的患者，其T淋巴细胞总数会有所降低，尤其是CD4⁺T淋巴细胞。故这里淋巴细胞减少症主要指T淋巴细胞减少。

【病因与发病机制】

1.遗传性原因

（1）先天性免疫缺陷病：有些由于干细胞质量与数量的异常导致淋巴系无效造血。对于T细胞发展起关键作用的基因突变则无法产生成熟T细胞，最终导致严重的联合免疫缺陷病和淋巴细胞减少。其他免疫缺陷病，如Wiskott-Aldrich综合征，因细胞骨架的缺陷过早破坏T细胞，引起淋巴细胞减少。

（2）基因多态性引起的淋巴细胞减少：某些种族群体有原因不明的低CD4⁺T细胞计数，例如埃塞俄比亚人和楚科奇土著人。

2. 获得性原因　获得性淋巴细胞减少症为排除由遗传性疾病引起的，与血淋巴细胞缺失相关的综合征。

（1）感染性疾病

①病毒：最常见的与淋巴细胞减少有关的感染性疾病是HIV引起的AIDS，是由于感染HIV-1或HIV-2的CD4⁺T细胞被破坏所引起的。其他还有SARS病毒、肝炎病毒、流感病毒、单纯疱疹病毒、疱疹病毒6型、疱疹病毒8型、麻疹病毒等。

②细菌、结核、伤寒、肺炎、立克次体、败血症等。

（2）医源性：免疫抑制剂如ATG、阿仑单抗、糖皮质激素、细胞毒药物化疗、放射治疗，皆可因外周血淋巴细胞破坏导致淋巴细胞减少，造血干细胞移植、肾移植、血液透析、大手术，长期使用补骨脂素和紫外线照射治疗银屑病也可导致淋巴细胞减少，部分原因不明。

（3）系统性疾病：自身免疫性有关的全身性疾病如系统性红斑狼疮、类风湿关节炎、原发性干燥综合征和重症肌无力等，可能与自身抗体介导的淋巴细胞减少有关。蛋白丢失性胃肠病，淋巴细胞可从体内丢失。严重烧伤可因外周血T细胞重新分配至组织而导致T淋巴细胞减少。另外霍奇金淋巴瘤、癌症、原发性骨髓纤维化、心力衰竭、急性重症胰腺炎等也可T淋巴细胞减少。

（4）营养和饮食：锌对于正常T细胞的发育和功能必不可少。锌剂治疗纠正了淋巴细胞减少症中锌的缺陷，并使淋巴细胞的功能恢复。酗酒可导致淋巴细胞增殖受损和淋巴细胞减少，戒酒后可缓解。

（5）再生障碍性贫血。

3. 特发性CD4⁺T淋巴细胞减少症　特发性CD4⁺T淋巴细胞减少症（idiopathic CD4⁺ T lymphocytopenia，ICL）是由美国疾病预防控制中心命名的一种罕见的免疫缺陷性疾病。其诊断标准为：①至少间隔6周2次以上外周血CD4⁺T淋巴细胞绝对数 <0.3 × 10⁹/L，或外周血CD4⁺T淋巴细胞占总T淋巴细胞（CD3⁺T细胞）的百分比 <20%；②除外HIV感染的血清学证据；③除外其他已知病因或治疗相关因素引起的免疫功能抑制。

【临床表现】

1. 部分淋巴细胞减少症在一般情况下不引起症状，通常都是在诊断其他疾病的过程中被发现的，特别在那些反复发生的病毒性、真菌性或原虫感染病例。

2. 有些淋巴细胞减少患者反复感染，常对一般情况下良性传染源发生不寻常反应或伴发少见的病原体感染，如发生卡氏肺囊虫、巨细胞病毒、风疹或水痘性肺炎。

3. 有较高的癌症或自体免疫性疾病的发生率。

4. 皮肤异常如脱发、湿疹、脓皮病或毛细血管扩张。

5. 如为血液系统疾病可以表现出血液病本身的表现。

【诊断】

血常规淋巴细胞计数可确定淋巴细胞减少，通过多参数流式细胞仪可测定淋巴细胞亚群。白细胞减少的诊断流程如图8-18所示。

单核细胞减少症

见第十六章第一节。

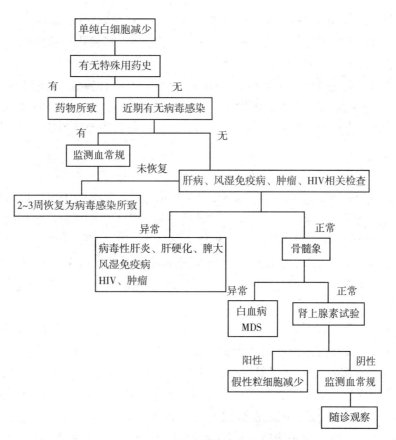

图8-18 白细胞减少诊断流程图

第三节 血小板减少症的评估

血小板是由骨髓内巨核细胞多倍体细胞产生的无核血细胞，直径约为2mm。成人每天产生的血小板数目约为$1×10^{11}$，如果有必要的话，这一数目可增加20倍或更多。正常情况下，人血小板在血液循环中的平均寿命为7~10天。每天有10%~12%的循环血小板被单核巨噬细胞系统所清除，主要是通过脾脏和肝脏内的巨噬细胞。

血小板减少症（thrombocytopenia）为血小板计数低于正常下限，是一种较常见的血液系统异常，可由血小板生成减少、破坏过多、分布异常及血液稀释等原因造成。血液样本的采集、储存不当等可能对血小板数量造成影响，血小板凝集和/或血小板卫星现象、血小板形态异常等可能造成检测分析误差，故血小板减少的诊断需要至少两次以上的血常规检查，同时须通过血涂片进行复核。目前绝大多数西方国家将<$150×10^9$/L作为血小板减少症的标准，我国专家达成共识，将血小板减少定义为计数<$100×10^9$/L，并且在各种疾病诊断中，更注重血小板计数的动态变化，而不是具体某一数值。在无其他因素影响下，血小板计数低于$30×10^9$/L的患者会有轻微皮肤出血点、瘀斑的表现，如果低于$10×10^9$/L的患者会有危及生命的自发性出血风险，出血症状还与影响血小板或者凝血系统的并发症有关，包括肝硬化、尿毒症、弥散性血管内凝血或者使用抗血小板药物。

【分类】

1.假性血小板减少

2.血小板生成障碍

（1）先天性因素

（2）获得性骨髓疾病：①营养缺乏（叶酸、维生素B$_{12}$缺乏）和乙醇所致；②克隆性血液学疾病

（骨髓增生异常综合征、白血病、骨髓瘤、淋巴瘤、阵发性睡眠性血红蛋白尿症）；③再生障碍性贫血；④实体肿瘤的骨髓转移；⑤感染性物质的骨髓浸润（HIV、结核、布鲁氏杆菌等）；⑥免疫性血小板减少（ITP）；⑦药物所致的血小板减少。

3.血小板破坏增多　①免疫性血小板减少（ITP）；②血栓性微血管病；③弥散性血管内凝血；④妊娠相关的血小板减少；⑤血管瘤；⑥人为因素（血液透析、心肺分流术、体外膜肺氧合）。

4.血小板分布异常　①脾功能亢进；②低体温；③大量输血；④大量液体输注。

一、假性血小板减少

假性血小板减少（pseudothrombocytopenia，PTCP）是指体外抗凝血液中血小板出现聚集或其他原因，导致血细胞分析仪无法识别血小板，引起血小板计数结果明显低于血小板真实值的现象。

体外引起PTCP的原因主要有以下几种：①抗体介导的血小板聚集，最常见原因是抗凝剂乙二胺四乙酸（ethylenediaminetetraaceticacid，EDTA）引起的假性血小板减少（EDTA-PTCP）和血小板卫星现象；②标本不正确采集或抗凝剂未充分混匀而导致血小板活化引起血小板聚集；③其他一些巨大血小板引起血小板计数假性减低。

抗体介导的血小板聚集，机制尚未完全明确，通常认为是一种免疫机制介导的现象，发生在体外血液中EDTA依赖性血小板自身抗体诱导的血小板聚集，这些抗体原本与清除衰老及受损的血小板有关，不介导病理过程，其他抗凝剂也可以引起血小板聚集，包括枸橼酸钠、草酸钠、枸橼酸右旋糖和肝素等。自动血细胞分析仪仅仅通过识别体积大小来计数血细胞，将体积为2~20fl的细胞划定为血小板，而血小板聚集成团的体积多超过20fl，因此常被划定为白细胞，因而，计数结果就会出现假性血小板减少同时伴有假性白细胞增多。抗凝血采集后上机检测的时间越晚，越容易发生血小板聚集，导致血小板计数减少。为避免上述情况，可将血样加温至37℃保存，或换用枸橼酸钠抗凝，可证实为假性血小板减少症，但也有10%~20%标本仍存在血小板聚集。

临床上患者无出血症状，因体检发现，最常发生于EDTA抗凝血采集的样本，镜下涂片可见血小板聚集成簇，形成团块，或可能与白细胞，通常是围绕中性粒细胞形成团块，即血小板卫星现象（图8-19，图8-20）。此类患者多数为健康人，也有自身免疫病、心血管疾病、感染、妊娠、肿瘤等患者，血细胞分析仪检测结果血小板可以非常低，甚至$<20 \times 10^9/L$，此结果临床上需要输注血小板，并且医生需要交代各种出血风险，且须全面检查病因，对患者造成很大的经济和心理负担。故如果遇到无出血症状的血小板严重减低患者，必须进行血涂片人工镜检复核，以证实是真性还是假性血小板减少。

假性血小板减少症本身并无临床意义，关键是要尽早识别并与其他血小板减少疾病进行鉴别，以避免不必要的检查和治疗。

原发免疫性血小板减少症

原发免疫性血小板减少症（primary immune thrombocytopenia，ITP）是临床最为常见的出血性疾病，以缺乏明确特异性病因的孤立性血小板减少为特征，是一种复杂的多种机制共同参与的获得性自身免疫性疾病。该病的发生是由于患者对自身血小板抗原免疫失耐受，产生体液免疫和细胞免疫介导的血小板过度破坏和巨核细胞数量和质量异常而导致血小板生成不足，出现血小板减少，伴或不伴皮肤黏膜出血。这里主要讲成人ITP。

【临床表现】

1.症状　成人ITP一般起病隐袭。常表现为反复的皮肤黏膜出血、月经过多、鼻出血、牙龈出血等。严重内脏出血少见。部分患者仅有血小板减少而没有出血症状。部分患者可有明显的乏力症状。出血过多或长期月经过多可出现失血性贫血。

2.体征　一般无肝、脾、淋巴结肿大。不到3%的患者因反复发作，脾脏可轻度肿大。

【实验室检查】

1.血象 血小板计数减少，血小板平均体积偏大。白细胞计数、血红蛋白水平正常，失血过多时可有程度不等的正常细胞或小细胞低色素性贫血。血涂片镜检是为了排除假性血小板减少。

2.凝血功能正常，血小板功能正常。

3.骨髓象 骨髓巨核细胞数量正常或增加，巨核细胞发育成熟障碍，表现为巨核细胞体积变小，胞质内颗粒减少，幼稚巨核细胞增加，产板型巨核细胞显著减少（图8-21）。红系、粒系、单核系正常。

4.血清学检查

（1）血浆血小板生成素（TPO）水平正常或轻度升高。

（2）约70%的患者抗血小板自身抗体阳性，部分患者可检测到抗心磷脂抗体、抗核抗体、抗甲状腺抗体。

（3）伴自身免疫性溶血性贫血的患者Coombs试验可呈阳性（称为Evans综合征），血清胆红素水平可升高。

【诊断】

1.诊断要点

（1）至少2次血常规检查血小板计数减少（涂片镜检），血细胞形态无异常。

（2）脾脏一般不大。

（3）骨髓检查巨核细胞数正常或增多，有成熟障碍。

（4）排除其他继发性血小板减少症。

2.分型诊断

（1）新诊断的ITP：确诊后3个月以内。

（2）持续性ITP：确诊后3~12个月血小板持续减少。

（3）慢性ITP：血小板减少持续超过12个月。

（4）重症ITP：指血小板$<10 \times 10^9/L$，且就诊时存在需要治疗的出血症状或常规治疗中发生新的出血症状，需要用其他升高血小板药物治疗或增加现有治疗的药物剂量。

【鉴别诊断】

1.假性血小板减少 患者无出血症状，因体检发现，常发生于EDTA抗凝血采集的样本，镜下涂片可见血小板聚集成簇，形成团块，换用枸橼酸钠抗凝采集血液样本可证实为假性血小板减少症。

2.自身免疫性疾病 如系统性红斑狼疮、抗磷脂抗体综合征和其他结缔组织病可引起血小板减少，通过ANA谱、抗磷脂抗体检测如有阳性可考虑全身性自身免疫性疾病，血小板减少只是全身性自身免疫性疾病的一个表现，需要注意排查，即使阴性结果也需要定期复查，部分患者随着疾病进展，有可能逐渐达到相关疾病诊断指标。

3.甲状腺疾病 甲状腺功能亢进或减退患者可出现轻度的血小板减少，纠正甲状腺功能异常后血小板水平可出现回升。

4.淋巴系统增殖性疾病、恶性血液病 均可引起血小板减少，单纯血小板减少一定要做骨髓检查，有少部分急性白血病患者外周血仅表现为血小板减少，如果不做骨髓穿刺，容易漏诊，通过骨髓象、流式细胞术检测免疫分型等可明确诊断。

5.骨髓增生异常 如再生障碍性贫血、骨髓增生异常综合征可通过骨髓象分析鉴别。部分难治性ITP有可能实际上就是骨髓增生异常综合征。

6.慢性肝病脾功能亢进 早期可表现为单纯血小板减少，通过相关肝炎病毒检测、肝脾彩超检查如提示脾大，可考虑本病继发所致。

7.药物诱导的血小板减少 详细询问病史，药物毒物暴露史，如某些化疗药、奎宁、肝素、中药等。

8.**感染所致的继发性血小板减少** 某些急性病毒感染或减毒活疫苗接种可造成一过性血小板减少。细菌、真菌等感染也可继发血小板减少，感染控制，血小板可恢复。

9.**血小板消耗性减少** 血栓性血小板减少性紫癜、溶血尿毒综合征、弥散性血管内凝血。

肝素诱导的血小板减少症

肝素诱导的血小板减少症（heparin-induced thrombocytopenia，HIT）是由肝素类药物诱发、免疫介导的具有血栓形成高风险的一种临床综合征，实际上是肝素类药物的一种严重不良反应。临床上以血小板计数降低为主要表现，可引发静、动脉血栓形成，严重者甚至导致死亡。成人HIT发病率0.5%~5%，其中30%~60%的患者出现血栓事件。HIT分两型：Ⅰ型HIT为非免疫相关的良性过程，无需特殊处理，Ⅱ型HIT是免疫相关的，此处所述指Ⅱ型。普通肝素发生HIT的风险比低分子肝素（LMWH）高10倍，大手术术后患者发生HIT的概率比小手术后或长期透析的患者更高，女性发生HIT风险比男性高。

血小板α颗粒中的血小板因子4（PF4）与外源肝素分子以1∶1结合形成PF4-肝素复合物（PF4-H）后，两者构象发生变化，暴露内部抗原，可激活边缘区B淋巴细胞产生免疫应答，释放HIT抗体。IgG型HIT抗体与PF4-H结合形成IgG-PF4-H复合物，结合在血小板表面特异性IgG抗体的受体（FcγRⅡa）上，进而引起大量血小板激活、聚集，血小板数量下降。血小板广泛激活后，血小板膜囊泡释放颗粒，激活凝血系统，凝血酶形成增加，活化的血小板与凝血因子相互作用，最终导致血栓形成，进一步消耗血小板。

【分类】

按照血小板计数下降的时间顺序HIT可分为3种类型。

1.**经典型HIT（60%）** 血小板计数明显降低发生于肝素给药后的5~10天（肝素给药的首日定为0天）。

2.**速发型HIT（30%）** 患者血小板计数在接触肝素后24小时内（最早数分钟至数小时内）迅速降低，此类患者多于过去的100天内（特别是30天内）曾经使用肝素类药物，且血液中仍存在HIT抗体，再次接触肝素类药物时迅速引发免疫反应。

3.**迟发型HIT（10%）** 患者血小板数量明显减低发生于停用肝素后3周之内，可能与患者循环血液中持续存在高浓度HIT抗体有关，在停用肝素后这些HIT抗体仍可激活血小板，通常在出院后数日到数周出现血栓栓塞表现。此型患者如未能及时诊断，病死率较高。

【临床表现】

HIT以血小板计数减低，伴血栓形成（HITT）或不伴血栓形成（孤立HIT）为主要表现，少数患者可出现急性全身反应，HIT相关出血少见。

1.**血小板减少** 血小板计数减低是HIT患者最主要的临床表现，血小板数量下降至其基线值的50%以上的有90%的患者，降低30%~50%的比例不到10%，且最低血小板计数一般>20×10^9/L，应注意基线血小板计数较高的患者，即使血小板下降50%以上仍可在正常范围。

2.**血栓形成** 未接受非肝素类药物替代抗凝治疗的HIT患者，血栓形成的风险很高，约为17%~55%。HIT患者在静脉、动脉均可发生血栓，发生比例约为4∶1。临床多见下肢深静脉血栓形成，可发生致死性肺栓塞，上肢静脉血栓最常见于中心静脉置管患者。而动脉血栓则可出现脑卒中、心肌梗死或周围动脉闭塞引起的肢体缺血坏死或器官梗死。

3.**急性全身反应** 少数患者在静脉注射肝素30分钟后出现急性全身反应，表现为肌肉僵直、寒战、发热、大汗、呼吸困难、心动过速或血压升高等，严重者可导致心脏、呼吸骤停。特殊情况下，可并发弥漫性血管内凝血，造成纤维蛋白原大量消耗和下降。此外，个别患者在使用肝素后发生全身性过敏反应，严重者可出现低血压和喉头水肿等临床表现。

【诊断】

肝素暴露的患者，如果出现血小板下降和（或）血栓形成应考虑到HIT的可能；目前主要诊断思路是利用评分系统、血小板数量动态监测、HIT抗体检测和活化血小板功能检测。首先进行临床可能性评估，采用4T's评分；中度和高度临床可能性患者应检测HIT抗体，不能确认和有条件可以进行血小板功能试验。

1.4T's评分（表8-6） 4T's评分包括血小板减少（thrombcytopenia）、血小板下降的时间点（timing of onset）、血栓形成（thrombsis）以及是否存在其他导致血小板减少的原因（other cause of thrombcytopenia）4种临床情况，4项评分相加，根据得分多少确定HIT的临床可能性。6~8分为高度临床可能性，HIT概率30%~80%；4~5分为中度可能性，患病概率10%~30%；0~3分为低度可能性，患病概率<5%。

2.HIT抗体免疫检测和功能检测 临床4T's评分中等或高可能性HIT患者需要进行HIT特异性IgG抗体检测，临床常用ELISA方法检测，特异性可达74%~86%。相比于免疫检测结果，活化血小板功能检测与HIT的相关性更为密切。常用的HIT抗体功能检测方法有5-羟色胺释放测定（SRA）和肝素诱导的血小板激活试验（HIPA），其中SRA被认为HIT诊断试验中的金标准。敏感性和特异性均大于95%。但该检测方法因使用放射性物质而成本和技术要求较高，多仅适用4T's评分高但免疫检测结果达不到诊断标准的患者。

表8-6 4T's评分

评估要素	2分	1分	0分
血小板减少的数量	具备下列两项： 1.血小板减少>50% 2.最低值>20×10⁹/L	具备下列两项： 1.血小板减少30%~50% 2.最低值（10~19）×10⁹/L	具备下列两项： 1.血小板减少不超过30% 2.最低值<10×10⁹/L
应用肝素后血小板计数减少的时间点	具备下列两项之一： 1.使用肝素5~10天 2.再次接触肝素≤1天（过去30天内曾接触肝素）	具备下列两项之一： 1.使用肝素>10天 2.使用肝素≤1天（过去30~100天内曾接触肝素）	使用肝素<5天 （近期未接触肝素）
血栓形成的类型	新形成的静、动脉血栓；皮肤坏死；肝素负荷剂量后的急性全身反应	进展性或再发生的血栓形成，皮肤红斑；尚未证明的疑似血栓形成	无
其他导致血小板减少的原因	没有	可能有	确定有

对HIT的诊断需要结合4T's评分和HIT抗体检测结果：①评分低可能性（0~3分），可基本排除HIT，无须送检HIT抗体。②评分高可能性（6~8分），免疫学测定抗体阳性可确诊HIT，极少数抗体阴性患者需要用另一种免疫学测定或功能检测以证实或除外诊断；如果有经验的医生判断HIT为高可能性，即使没有抗体结果，亦可按HIT处理。③评分中可能性（4~5分），免疫学测定抗体阴性可除外HIT，阳性结果可基本确诊HIT。

【鉴别诊断】

鉴别诊断包括：免疫性血小板减少症；血栓性血小板减少性紫癜；药物、感染等所致的血小板减少；多种复杂因素影响下的血小板减少；EDTA诱导的血小板聚集。

感染相关性血小板减少

感染相关性血小板减少症是由于病毒、细菌、真菌、立克次体、支原体、寄生虫等感染引起的血小板减少，其中病毒、细菌最常见。感染引起血小板减少的机制有：病原体对血小板直接破坏，减少骨髓巨核细胞血小板生成，增加免疫破坏，诱导感染的患者出现DIC等消耗血小板。临床上各种感染导致的血小板减少，大多随疾病控制而逐渐恢复。

在西方国家，HIV是导致血小板减少的主要原因。HBV、HCV是我国成人血小板减少的另一主要原因，其引起血小板减少的机制还有脾功能亢进，肝功能不全导致TPO减少，治疗HCV的药物（干扰素）等均可导致血小板减少。

血栓性血小板减少性紫癜

血栓性血小板减少性紫癜（thrombotic thrombocytopenic purpura，TTP）是血栓性微血管病的一种，可累及任何一个器官，经典临床表现为血小板减少、溶血性贫血（含大量破碎红细胞）、神经症状、肾损害以及发热五联症。

正常情况下，在血管受损部位，大分子量的血管性血友病因子（von Willebrand factor，VWF）多聚体通过与血小板表面糖蛋白以及结缔组织结合从而介导血小板黏附。ADAMTS13是一种含凝血酶敏感蛋白-1重复序列的解整联蛋白，为金属蛋白酶家族的第13号成员，是一种金属蛋白酶，也称为VWF裂解酶，在高剪切力或蛋白轻度变性条件下可以裂解VWF，从而使黏附的血小板解聚。TTP患者ADAMTS13缺乏是由于体内结合ADAMTS13的多克隆自身抗体所致，该抗体常为IgG，偶尔为IgA或IgM，抑制ADAMTS13活性，导致超大分子量VWF的持续存在，从而促进血管内血小板聚集，血小板消耗性减少，导致广泛的微血管性血小板血栓形成，继发出血，微血管管腔狭窄，红细胞破坏，受累的组织器官损伤或功能障碍。ADAMTS13活性达10%以上便能防止血栓性微血管病的发生，TTP患者ADAMTS13抗体可使血浆ADAMTS13活性下降至正常值的10%以下。

TTP分为先天性和获得性，获得性又分为原发性和继发性。先天性TTP是由于染色体9q34上的ADAMTS13基因发生纯合或者复杂核型突变而导致其失活所引起的，这种突变会破坏ADAMTS13的合成和分泌，其特征是常染色体隐性遗传和慢性复发性血栓性微血管病。在TTP中占少数。多数获得性TTP病因不明，为原发性TTP，如果有明确基础疾病或诱发因素导致的称为继发性TTP，可继发于妊娠、药物、自身免疫性疾病、严重感染、肿瘤、造血干细胞移植等。获得性TTP发病高峰为30~50岁，男女患病比为1∶2，大于60岁性别比率接近相等。

【临床表现】

1.**神经系统异常**　是最常见的表现，可以表现为头痛、精神错乱或神志异常、抽搐、失语、视物障碍等任何神经系统症状，特点是一过性、反复性和多变性，严重者可有昏迷，局灶性的感觉或运动障碍通常并不突出或持续时间短。CT或MRI检查多无异常发现。

2.**出血**　因血小板减少可以导致皮肤、黏膜的瘀点、紫癜等，少数患者可有消化道、泌尿生殖系统出血甚至颅内出血。

3.**溶血与贫血**　黄疸、尿色加深、乏力、皮肤黏膜苍白。

4.**肾脏损害**　可有蛋白尿、血尿、肾功能不全，罕见少尿、急性肾衰竭。

5.**发热**　多为低热或中等热，如有寒战伴高热应考虑有感染性疾病。

6.**胃肠道症状**　常见腹痛、腹泻、恶心、呕吐，罕见血便。

7.**其他**　广泛的微血管血栓也会影响其他组织，如心脏、胰腺、肾上腺、皮肤、脾脏、骨髓等，偶尔还会出现关节痛、肌肉痛及视网膜出血或剥离症状。

【实验室检查】

1.**血象**　血小板减少，多数患者可降至 $30 \times 10^9/L$ 以下。溶血性贫血，不同程度的正细胞正色素性贫血，伴网织红细胞计数升高，血涂片示破碎红细胞（或裂片红细胞）增加易见（图8-22）。

2.**生化**　乳酸脱氢酶（lactate dehydrogenase，LDH）升高，结合珠蛋白降低，血清胆红素升高，可有肾功能不全的肌酐、尿素氮升高。

3.**溶血检查**　抗球蛋白试验阴性。

4.**尿常规**　血尿、蛋白尿。

5.**凝血功能**　基本正常。

6.特殊检查 VWF多聚体分析可见UL-VWF，血浆ADAMTS13活性<10%，获得性TTP可检测到自身抗体。

【诊断标准】

1.初步诊断 存在血小板减少和微血管病性溶血性贫血，且无其他可以解释的原因，可初步诊断TTP，如同时存在神经系统表现、肾脏损害、发热，进一步支持TTP，但并非必需。

2.确定诊断 血浆ADAMTS13活性显著降低（<10%）或同时检出ADAMTS13抗体，可确诊TTP。

【鉴别诊断】

1.以血小板减少和（或）贫血为表现的其他血液病 Evans综合征可通过Coombs试验鉴别，阵发性睡眠性血红蛋白尿症可通过酸溶血试验、CD55、CD59检测协助鉴别，巨幼细胞贫血通过叶酸、维生素B_{12}检测鉴别，骨髓增生异常综合征通过骨髓病态造血以及相关单克隆造血证据协助鉴别。外周血涂片检查破碎红细胞有助于排查上述疾病，协助诊断TTP。

2.可产生破碎红细胞的其他血管内溶血性疾病 心脏瓣膜病、机械瓣膜均可产生红细胞碎片，但对血小板无影响，弥散性血管内凝血可导致微血管病性溶血性贫血和血小板减少，凝血功能检查可协助鉴别。

3.其他原发性血栓性微血管病 产志贺毒素大肠杆菌介导的溶血尿毒综合征（STEC-HUS）、非典型的溶血性尿毒症（aHUS），典型临床表现、粪便志贺毒素或大肠埃希菌血清学抗体检测、补体相关功能检测和基因突变检测分别有助于鉴别上述疾病。

4.可继发血栓性微血管病的其他系统性疾病 全身感染、药物、恶性肿瘤晚期、妊娠相关子痫、HELLP综合征、恶性高血压、自身免疫性疾病如系统性红斑狼疮、抗磷脂综合征以及异基因造血干细胞移植等，有原发疾病的相关表现。

血小板减少诊断流程如图8-23所示。

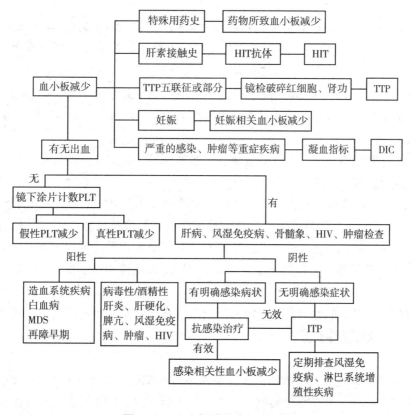

图8-23 血小板减少诊断流程图

第四节　特殊的骨髓功能衰竭综合征的评估

阵发性睡眠性血红蛋白尿症

阵发性睡眠性血红蛋白尿症（paroxysmal nocturnal hemoglobinuria, PNH）是一种后天获得性造血干细胞基因突变引起的良性克隆性疾病。临床上以血管内溶血所致间歇发作的睡眠后血红蛋白尿为特征，可伴有血栓形成及骨髓衰竭表现。本病患病率未确定，属罕见病，欧美等国少见，东南亚和远东地区相对较多，我国北方居多，发病高峰年龄在20~40岁，男性多于女性。

本病是由于一个或多个造血干细胞X染色体上磷脂酰肌醇聚糖A（phospha– tidylinosital glycan class A，*PIGA*）基因突变所致。*PIGA*基因产生蛋白为糖基转移酶，是合成糖磷脂酰肌醇（glycosylphospatidy linosital，GPI）锚所必须的酶，*PIGA*基因缺陷导致需要通过GPI锚连接在细胞膜上的多种功能蛋白（称为GPI锚链蛋白）缺失。CD55（衰变加速因子）和CD59（反应性溶血膜抑制因子）为补体调节蛋白，均属GPI锚链蛋白。CD55可抑制补体C3转化酶的形成，CD59能阻止液相的补体C9转变成膜攻击复合物。由于红细胞膜缺乏CD55、CD59，导致其易遭受补体攻击而破坏，最终导致血管内溶血。因*PIGA*基因发生于造血干细胞水平，其所有子代细胞，红细胞、粒细胞、单核细胞、淋巴细胞及血小板均可缺乏GPI锚链蛋白，故可引起骨髓衰竭，全血细胞减少。血小板被补体激活，溶血造成促凝物质增加可能与血栓栓塞有关。

PNH患者的血液是正常细胞和异常细胞的"嵌合体"，GPI锚链蛋白缺失程度不同，患者表现也不同。根据GPI锚链蛋白的缺失程度，PNH红细胞分为3型：Ⅰ型细胞表达正常，对补体敏感性正常；Ⅱ型细胞部分缺失，对补体中度敏感；Ⅲ型细胞为完全缺失，对补体高度敏感。各型细胞的多少决定了临床表现的差异和血红蛋白尿的发作频率。

【临床表现】

发病隐匿，病程迁延，病情轻重不一。首发症状多为溶血性贫血的表现，半数患者有肝、脾大。

1.**血红蛋白尿**　约1/4患者以血红蛋白尿为首发症状。尿液呈酱油或红葡萄酒样，伴乏力、胸骨后及腰背疼痛、发热等，可持续数天，轻者仅尿隐血阳性。血红蛋白尿多在清晨加重，也可发生在每天睡眠后，可能与睡眠后酸性代谢产物积聚，pH降低，补体通过替代途径激活有关。感染、月经、输血、手术、饮酒、疲劳、情绪波动，服用药物（铁剂、维生素C、阿司匹林、苯巴比妥、磺胺、氯化铵等）也可诱发血红蛋白尿。

2.**骨髓衰竭**　所有患者均有不同程度的贫血。若溶血频繁，含铁血黄素尿持续可引起铁丢失，引起贫血加重，除因溶血导致外，少部分患者可转化为AA–PNH综合征，骨髓衰竭也导致贫血。中性粒细胞减少及功能缺陷，可致各种感染。血小板减少可有出血倾向，严重出血是本病致死原因之一。

3.**血栓形成**　约1/3患者并发静脉血栓，动脉栓塞少见。肝静脉血栓（Budd–Chiari综合征）在西方国家较常见，表现腹痛、肝脾肿大、黄疸、腹腔积液，为PNH死亡的主要原因之一。其次为脾静脉、肠系膜静脉、脑静脉和下肢静脉，引起相应临床表现。我国患者血栓相对少见，以肢体浅静脉为主，内脏少见。

4.**平滑肌功能障碍**　可引起吞咽困难、腹痛、胃胀、食管痉挛、勃起障碍等。可能与溶血产生大量游离血红蛋白使一氧化氮被消除有关。

【实验室检查】

1.**血象**　贫血可呈正细胞或大细胞性，合并缺铁也可小细胞，中至重度贫血，网织红细胞可升高，但不如其他溶血性贫血明显，可伴有粒细胞和（或）血小板减少，约半数患者全血细胞减少，有血栓形成时，涂片可见裂片红细胞。

2.骨髓象 半数以上患者骨髓增生活跃或明显活跃,尤以红系明显。不同患者或同一患者不同时期检查骨髓增生程度可有明显差异。有时可呈增生低下。长期铁丢失,铁染色示骨髓内、外铁减少。

3.溶血检查 血清游离血红蛋白升高,结合珠蛋白降低,血红蛋白尿,尿红细胞阴性但隐血阳性,尿Rous试验可阳性。

4.诊断性检查

(1)流式细胞术检测CD55和CD59:粒细胞、单核细胞、红细胞膜上的CD55、CD59表达下降。目前此方法已取代传统试验,成为诊断PNH的金标准。

(2)流式细胞术检测嗜水气单胞菌溶素变异体:嗜水气单胞菌产生的溶素前体可特异性结合GPI锚链蛋白,通过流式细胞术检测外周血有核细胞,粒细胞、单核细胞(不包括红细胞),经荧光标记的变异体(fluorescent aerolysin,FLAER),可区分GPI阳性和阴性细胞(图8-24)。此方法更敏感、更特异,且不受输血和溶血影响。

(3)传统特异性血清学试验:酸化血清溶血试验(Ham试验)、蔗糖溶血试验、蛇毒因子溶血试验,敏感性和特异性均不高。

【诊断】

(一)PNH的诊断

1.临床表现符合PNH

2.实验室检查

(1)Ham试验、蔗糖溶血试验、蛇毒因子溶血试验、尿潜血(或含铁血黄素)等项实验中符合下述任何一项情况。

①两项以上阳性。

②一项阳性,但须具备下列条件:a.两次以上阳性,或一次阳性,但操作正规、有阴性对照、结果可靠,即时重复仍阳性者。b.有溶血的其他直接或间接证据或有肯定的血红蛋白尿出现。c.能除外其他溶血性疾病。

(2)流式细胞术检测发现外周血中CD55或CD59阴性的中性粒细胞或红细胞>10%,(5%~10%为可疑),或FLAER阴性细胞>1%。

临床表现符合PNH,实验室检查具备(1)项或(2)项者均可诊断,(1)(2)两项可以相互佐证。

(二)PNH-再障综合性的诊断

包括以下4种情况。

1.再障-PNH 指原有肯定的再障(而非未能诊断的PNH的早期表现)后转变为PNH,而再障的表现已不存在。

2.PNH-再障 指原有肯定的PNH(而非下述的第4类)后转变为再障,而PNH的表现(包括实验室检查)已不存在。

3.PNH伴有再障特征 指临床及实验室检查均说明病情仍以PNH为主,但伴有一处或一处以上骨髓增生低下,巨核细胞减少,网织红细胞数不高等再障表现者。

4.再障伴有PNH特征 指临床及实验室检查均说明病情仍以再障为主,但出现PNH异常血细胞(检测补体敏感的有关试验阳性,或用其他方法可检出PNH异常细胞)。

(三)PNH分类

1.经典型PNH 该类患者有典型的溶血和血栓形成。

2.合并其他骨髓衰竭型疾病 如AA或MDS。

**3.亚临床型PNH患者有微量PNH克隆,但没有溶血和血栓的实验室和临床证据。

【鉴别诊断】

1. 再生障碍性贫血 当PNH全面血细胞减少且骨髓增生低下时易与再障混淆，通过流式细胞术检测CD55、CD59、FLAER及溶血特异性检查可协助鉴别。

2. 骨髓增生异常综合征（MDS） 个别PNH骨髓可见病态造血或少量原始细胞，但MDS骨髓可见病态造血，无溶血特异检查异常。

3. 自身免疫性溶血性贫血 同样有溶血表现，但自身免疫性溶血性贫血患者抗球蛋白试验持续阳性，糖皮质激素治疗有效。

4. 阵发性冷性血红蛋白尿 血红蛋白尿发作因寒冷诱发，持续时间短，冷热溶血试验阳性。

【精华与陷阱】

1. 对于常见病，全面检查很重要，只有少见病，高度怀疑时做相关特殊检查。对于血液科患者，只要有血常规异常，如果没有禁忌，建议最好做骨髓象分析，因为少部分患者症状不明显，单纯轻度的贫血、白细胞减少、血小板减少的均不能除外白血病、骨髓增生异常综合征甚至骨髓瘤，如果不做骨穿，容易漏诊
2. 部分白血病患者也会出现叶酸、维生素B_{12}缺乏，原因是骨髓内大量白血病细胞增殖，消耗造血原料，并非真正的单纯营养性贫血，建议检查骨髓象，以免漏诊
3. 对于贫血患者，叶酸、维生素B_{12}、铁蛋白要同时做，因为部分患者可能同时都有缺乏，会导致红细胞容积在正常范围内，或者大细胞性贫血合并缺铁，或小细胞性贫血同时缺乏叶酸或维生素B_{12}，如果同时缺乏，需要同时补充。对于营养性贫血患者，甲状腺功能、风湿免疫指标、肿瘤系列也建议做，如果同时合并相关疾病，可以早发现、早治疗，如果仅按营养性贫血治疗，可能漏诊
4. 对于PNH克隆检测，诊断需要有粒细胞和单核细胞PNH克隆比例，红细胞PNH克隆有时不准确，因为溶血和输血会明显减少红细胞PNH克隆，但红细胞检测依然重要，因为红细胞检测可以测出PNH Ⅱ型细胞
5. 所有与免疫紊乱有关的疾病如自身免疫性溶血性贫血、免疫性血小板减少症等均需要做风湿免疫指标的筛查，因为血液系统疾病有可能是风湿免疫病的一个血液系统表现，如果阴性也不能完全排除，需要定期复查，因为疾病是逐渐发展的，部分患者在一段时间后再检查相应指标可能会出现阳性，不能一成不变地对待某种疾病。同样，此类疾病也可能继发于淋巴系统增殖性疾病，也要注意观察相应指标
6. 总结诊断流程图只是绝大多数情况的诊断思路，个别疑难病例可能不完全符合，并且有时同一患者可能存在多种因素，另外也不除外疾病本身发展变化，所以诊治疾病一定要动态观察及监测，及时发现异常，及时复查相关检查，以免漏诊、误诊

（刘 娟 何 昕 吕成芳）

第九章　血细胞发育异常及低原始细胞的评估

章节概述： 认识"发育异常"的概念，熟练掌握发育异常的形态学表现；掌握MDS的诊断、分型和鉴别诊断。

第一节　概　述

一、"dysplasia"发育异常

Dysplasia是一个病理学术语，起源于希腊语"δυσπλασία"，是指一组特定的细胞发育异常，其表征是在显微镜下可辨认的重现性细胞形态学异常（dysmorphia）。Myelodysplasia的含义为骨髓中髓系细胞（包括粒-单核系、红系和巨核系细胞）一个系别或多个系别的细胞发育异常。部分国内专家认为具有形态学异常的造血细胞即为病态造血细胞（dyshemopoietic cell）。"病态造血"这一术语仅用于骨髓粒、红、巨三系细胞的异常形态学表现。

骨髓增生异常综合征（MDS）是一组起源于造血干细胞的髓系异质性克隆性疾病，其特点是髓系细胞发育异常，表现为无效造血、难治性血细胞减少，高风险向急性髓系白血病（AML）转化。MDS是血液系统常见恶性肿瘤，粗略统计MDS在我国发病率为每年1.5/10万人，且呈年轻化趋势。

MDS的外周血常表现为血细胞减少，但骨髓通常增生过度（年龄校正后），少部分病例亦可增生减低。细胞形态常表现发育异常，当某一系发育异常细胞比例≥10%时才被认为有意义，然而其形态学异常并不是MDS所特有的。部分MDS病例（如MDS伴原始细胞增多时），亦可没有发育异常的形态学特征。发育异常的形态学特点见表9-1和图9-1~图9-9。

表9-1　发育异常的形态学特点

	骨髓	外周血
粒系	假性Pelger-Huët畸形（中性粒细胞分叶不能）、环形核、双核、不规则多分叶核、巨大分叶核粒细胞等中性粒细胞颗粒减少或缺失（MPO缺乏）、假Chediak-Higashi颗粒、Auer小体核质发育失衡ALIP现象（骨髓活检病理）	同左
红系	核畸形，即核出芽、核间桥、核碎裂、花瓣核、分叶核等；核分裂异常，即病态奇数分裂，可见3核、5核、7核等奇数核幼红细胞以及病态多极分裂，可见多核细胞中核体大小不一；Howell-Jolly小体原红、早幼红细胞胞质出现空泡；PAS染色阳性；环形铁粒幼细胞（即幼红细胞胞质中蓝色颗粒≥5个，且围绕核周≥1/3周以上）核质发育失衡，表现为胞质发育较成熟，胞核发育不成熟，即巨幼细胞样改变热点现象（骨髓活检病理）	外周血红细胞大小不均，大红细胞增多，可见巨大、异形、点彩及有核红细胞
巨核系	小巨核、微小巨核、单圆核、多圆核、分叶少的巨核细胞、核深染的大巨核细胞	小巨核细胞，巨大、畸形血小板、低颗粒血小板

二、低原始细胞的评估

原始细胞的形态特点见第二章和第十章。原始细胞增多对临床血液肿瘤的诊断和预后判断有重要的提示和鉴别作用。MDS（如MDS-U、MDS-EB-1、MDS-EB-2）、MPN（如PMF）、MDS/MPN（如CMML）

等髓系肿瘤患者外周血、骨髓中都可以见到多少不等的原始细胞，根据血象特点和原始细胞的百分比不同及相关其他检查可以综合诊断分型。需要注意的是在使用粒细胞集落刺激因子（G-CSF）、粒细胞-巨噬细胞集落刺激因子（GM-CSF）和某些重症感染患者的外周血和骨髓中可见到原始细胞增多。

血细胞发育异常的判定、计数及原始细胞的计数是形态学的重要内容，本章我们重点讲解两者在MDS的诊断、分型和鉴别诊断中的作用。

（高海燕　墙　星）

第二节　骨髓增生异常综合征

【临床表现】

MDS各亚型间临床表现有相似性，亦有差别，主要与减少的细胞系及减少的程度有关。

1.贫血　常见，由于MDS患者红细胞减少、血红蛋白下降，出现贫血表现、面色苍白、乏力、活动后心悸、气短，严重时可致心衰、昏迷。

2.感染　约60%以上的MDS患者伴有中性粒细胞绝对值减少及粒细胞功能低下，容易发生感染，以呼吸道感染最为常见。

3.出血　当MDS患者有血小板减少时可表现为出血，以皮肤黏膜出血常见，严重时可发生颅内出血而死亡。

【诊断与分型标准】

MDS是一组异质性克隆性疾病，其诊断与分型的思路是要先确定MDS的诊断，再进行分型。目前MDS诊断多采用维也纳标准，分型多采用WHO标准。

一、最低诊断标准

2006年由美国国立综合癌症网络（NCCN）、MDS国际工作组（IWG）、欧洲白血病网（ELN）等的代表，在维也纳会议中通过了MDS最低诊断标准，一直被广泛采用。随着分子标志物和靶向药物的出现，2017国际共识小组更新了此标准，对MDS诊断的两个必备条件、三个确诊条件、三个辅助条件进行了修改（表9-2）。同时满足两个必备条件和1个及以上确诊条件者可诊断MDS；若仅满足必备条件而不具备确诊条件时，参考辅助条件，满足的辅助条件越多，则MDS的可能性越大。其中血细胞减少的标准为：中性粒细胞绝对值$<1.8 \times 10^9$/L，血红蛋白<100g/L，血小板计数$<100 \times 10^9$/L。

表9-2　骨髓增生异常综合征（MDS）的最低诊断标准

（1）必备条件（两条均须满足）

　　①持续4个月一系或多系血细胞减少

　　②排除其他可导致血细胞减少和发育异常的造血及非造血系统疾病

（2）确诊条件（至少满足一条）

　　①发育异常：骨髓涂片中红细胞系、粒细胞系、巨核细胞系发育异常细胞的比例≥10%

　　②环状铁粒幼细胞占有核红细胞比例≥15%，或≥5%且同时伴有*SF3B1*突变

　　③原始细胞：骨髓涂片原始细胞达5%~19%（或外周血涂片达2%~19%）

　　④常规核型分析或FISH检出有MDS诊断意义的染色体异常

（3）辅助条件（对于符合必备条件、不具备确诊条件者，如符合≥2条辅助条件，诊断为疑似MDS）

　　①骨髓细胞的流式细胞术检测发现多个MDS相关的表型异常，并提示红系和（或）髓系存在单克隆细胞群

　　②骨髓病理和（或）免疫组化结果支持MDS诊断

　　③基因测序检出MDS相关基因突变，提示克隆性造血

二、2016 WHO MDS 修订分型（表 9-3）

表9-3　WHO 2016 MDS 分型

亚型	发育异常	血细胞减少	环状铁粒幼细胞	骨髓和外周血原始细胞	染色体核型分析
MDS伴单系血细胞发育异常（MDS-SLD）	1系	1~2系	<15%或<5%	骨髓<5%，外周血<1%，无Auer小体	任何核型，但不符合MDS伴单纯del（5q）标准
MDS伴多系血细胞发育异常（MDS-MLD）	2~3系	1~3系	<15%或<5%	骨髓<5%，外周血<1%，无Auer小体	任何核型，但不符合MDS伴单纯del（5q）标准
MDS伴环状铁粒幼细胞（MDS-RS）					
MDS-RS-SLD	1系	1~2系	≥15%或≥5%	骨髓<5%，外周血<1%，无Auer小体	任何核型，但不符合MDS伴单纯del（5q）标准
MDS-RS-MLD	2~3系	1~3系	≥15%或≥5%	骨髓<5%，外周血<1%，无Auer小体	任何核型，但不符合MDS伴单纯del（5q）标准
MDS伴单纯del（5q）	1~3系	1~2系	任何比例	骨髓<5%，外周血<1%，无Auer小体	单纯del（5q），可以伴有1个其他异常［-7或del（7q）除外］
MDS伴原始细胞增多（MDS-EB）					
MDS-EB-1	0~3系	1~3系	任何比例	骨髓5%~9%或外周血2%~4%，无Auer小体	任何核型
MDS-EB-2	0~3系	1~3系	任何比例	骨髓10%~19%或外周血5%~19%或有Auer小体	任何核型
MDS，不能分类型（MDS-U）					
外周血原始细胞1%	1~3系	1~3系	任何比例	骨髓<5%，外周血=1%，无Auer小体	任何核型
单系血细胞发育异常伴全血细胞减少	1系	3系	任何比例	骨髓<5%，外周血<1%，无Auer小体	任何核型
伴有诊断意义核型异常	0系	1~3系	<15%	骨髓<5%，外周血<1%，无Auer小体	有定义MDS的核型异常

注：MDS-RS如果存在 *SF3B1* 突变，环形铁粒幼细胞阈值下调到5%；若环状铁粒幼细胞≥15%的病例有明显红系发育异常，则归类为MDS-RS-SLD；外周血=1%的原始细胞必须有两次不同时间的检测记录。

【实验室检查】

一、全血细胞分类计数

一定时间内连续的全血细胞分类计数（CBC）用以确定血细胞减少的速度及其程度，分析持续性和渐进性血细胞减少的病史有助于MDS的诊断。血细胞减少定义为血红蛋白<100g/L、血小板计数<100×10⁹/L、中性粒细胞绝对计数<1.8×10⁹/L。如有MDS发育异常的形态学特征和（或）细胞遗传学有明确证据的患者，可见这些水平以上的轻度贫血或血小板减少，且外周血单核细胞必须<1×10⁹/L。MDS伴单纯del（5q-）或inv（3）（q21.3；q26.2）或t（3；3）（q21.3；q26.2）患者，血小板计数可见增高（≥450×10⁹/L）。在MDS的发病过程中，MCV逐渐增加而血红蛋白逐渐下降的动态变化值得重视。

外周血原始细胞计数对MDS的分型非常重要。当血涂片原始细胞的比例高于骨髓涂片，此时血涂片的原始细胞百分比对诊断更有重要影响。当骨髓涂片原始细胞<5%，血涂片检出原始细胞等于1%时，需要复查血涂片，要在至少两个不同时机得到相同结果（两次采集制作标本或两名经验丰富的形态学专家）才可诊断MDS-U。当血涂片原始细胞为2%~4%或骨髓涂片原始细胞为5%~9%时，应诊断为MDS-EB-1。

二、骨髓细胞形态学检查

对于MDS的骨髓细胞形态学诊断，原始细胞、发育异常细胞和环形铁粒幼细胞的评估和判定是3个关键点。

原始细胞增多是最重要的参数，具有独立的诊断价值。原始细胞≥5%、≥10%是诊断MDS-EB的重点。原始细胞的形态虽然可以正常也可以异常，某些特殊形态对MDS诊断很有意义，如小原始细胞和颗粒增多伴异型性明显的原始细胞。

骨髓细胞发育异常是诊断原始细胞不增多型MDS的重要指标，粒、红、巨三系发育异常形态学表现见表9-1，单系的发育异常最低数量界定为10%。IWGM-MDS对粒细胞发育异常定义做了以下主要修订：①将"异常大的中性粒细胞"改为"巨大分叶核中性粒细胞（macropolycytes）"，且做出规定应至少达正常分叶核中性粒细胞大小的2倍；②将"胞质颗粒减少或无颗粒"定义为胞质颗粒减少至少至正常细胞的2/3；③将"胞核棒槌小体（4个以上，非性染色体相关的）""异常染色质凝集（大块状，有清亮区分隔）"和"非假性Pelger-Huёt样核异常的其他核发育异常（指不符合已有发育异常形态学定义但确有异常）"的定义明确。这些粒细胞发育异常的界定可以进一步消除或减少形态学观察者之间的差异。

铁染色检查环形铁粒幼细胞计数是诊断MDS-RS的必须指标。要求环形铁粒幼细胞（即幼红细胞胞质中蓝色颗粒≥5个，且围绕核周≥1/3周以上）≥15%，如果存在*SF3B1*突变，其≥5%即可。而环形铁粒幼细胞对原始细胞增高的MDS、MDS伴单纯del（5q）、MDS-U不是诊断标准，如MDS-EB的患者可以有环形铁粒幼细胞≥15%。

三、骨髓活检病理

骨髓活检病理在MDS诊断及预后中有重要价值，是骨髓涂片的重要补充。所有怀疑MDS的患者均需要进行骨髓活检病理检查。MDS表现为：①有核细胞增生过度（提示增生异常）或低下（提示低增生性，并与低增生性AML和AA进行鉴别）；②观察CD34⁺细胞异常分布或定位，即幼稚前体细胞异常定位现象（abnormal localization of immuture precursor，ALIP），其远离骨小梁（大于50μm，约5个细胞直径距离）在骨髓腔中心出现髓系前体细胞（原始、早幼粒细胞）簇或聚集成灶（簇状3~5个，灶状则≥6个细胞），即为"ALIP"，3个以上为阳性；③粒系细胞伴CD56表达；④伴免疫组化P53阳性；⑤网状纤维增生；⑥结合免疫组化CD41、CD42b或CD61观察分叶少的小巨核、微小巨核细胞及单圆核、多圆核巨核细胞有重要意义，当小梁旁区出现较多巨核细胞时，亦属异常；⑦红系"热点（hot-pot）现象"，即红系细胞成熟停滞。

四、流式细胞术

流式不能直接诊断或排除MDS，但流式是MDS诊断中的重要补充。其表现为：①骨髓/外周血髓系原始细胞数量增高；②髓系原始细胞克隆性聚集；③CD45 vs SSC异常，即髓系原始细胞CD45平均荧光强度（mean fluorescene intensity，MFI）减低，粒系细胞侧向散射光（SSC）降低；④髓系原始细胞CD34、CD117、CD123、CD13的MFI增高，CD38的平均荧光强度（MFI）降低；⑤髓系原始细胞错系表达（伴CD2、CD5、CD7、CD56、CD19等表达）；⑥髓系原始细胞不同步表达（伴CD10、CD11b、CD15、CD16、CD6成熟标记表达）；⑦粒系细胞CD13 vs CD16模式异常；⑧较成熟的粒系细胞或单核细胞伴CD2、CD56异常表达；⑨B祖细胞比例降低；⑩单核细胞的CD45 vs SSC的MFI减低；⑪单核系的HLA-DR、CD14、CD13、CD36的MFI减低；⑫红系CD36、CD71的MFI减低（图9-10）。

2016版WHO MDS标准指出，流式检测结果应与骨髓细胞形态学等结果相整合，而不是单独作为MDS初诊时的依据。流式细胞术在克隆性和反应性骨髓改变的鉴别诊断中有重要意义，但不能用流式细胞术CD34阳性细胞百分比取代骨髓和外周血原始细胞百分比。

骨髓内存在反应性增生的B祖细胞（hematogone），在骨髓涂片上有时很难与髓系原始细胞区别，需要结合流式综合评估。

五、细胞遗传学

细胞遗传学检测对MDS的诊断和病情的判断具有重要的意义。常规染色体核型分析是主要的检查手段，通常需要分析20个骨髓细胞的中期分裂象。40%~60%的MDS患者具有非随机的染色体异常，以+8、−7/del（7q）、del（20q）、−5/del（5q）和−Y最为多见，部分具有诊断价值（表9-4，图9-11）。持续性血细胞减少的病例，形态学未达到标准，若检出具有诊断价值的细胞遗传学异常，应诊断为MDS未分类型（MDS-U）。而当形态学证据不充足时，单凭+8、del（20q）和−Y尚不能推测患者为MDS，因为特异性不足，其亦可见于再生障碍性贫血和其他血细胞减少症，如免疫抑制剂治疗有效、长期随访未出现MDS发育异常的血细胞减少患者，−Y可能与年龄有关。如不能获取足够的核分裂象，FISH检测成为常规核型分析的必要补充，至少包括del（5q）（EGR1和CSF1R）、del（7q）（D7S486和D7S522）、−5、−7、+8、del（20q）、−Y和TP53这几个探针。

细胞遗传学异常可证实克隆性病变的存在，有助于区别MDS和反应性增殖的异常，而且具有重要的预后价值。所以MDS患者都应常规进行细胞遗传学分析。

表9-4　骨髓增生异常相关的细胞遗传学改变

核型类别	核型异常	发病比例（%）	预后
复杂核型	3个或更多的异常	5%~15%	差
不平衡异常	−7/del（7q），del（5q）/t（5q），i（17q）/t（17p），−13/del（13q），del（11q），del（12p）/t（12p），idic（X）（q13）	15%~30%	较差
平衡异常	t（11；16）（q23.3；p13.3），t（3；21）（q26.2；q22.1），t（1；3）（p36.3；q21.2），t（2；11）（p21；q23.3），t（5；12）（q32；p13.2），t（5；7）（q32；q11.2），t（5；17）（q32；p13.2），t（5；10）（q32；q21.2），t（3；5）（q25.3；q35.1）	5%	中
正常核型	—	40%~60%	好

六、分子生物学

相关分子标志物的检测对MDS的诊断分型、预后评估及微小残留病（MRD）检测等方面具有指导性意义。MDS中越来越多高频异常基因突变相继被发现，常见的有TET2、SF3B1、SRSF2、ASXL1、DNMT3A、RUNX1、TP53等，约半数以上MDS患者至少携带一种基因突变。其中少数突变具有相对特异的临床表型，对MDS亚型的诊断具有潜在的应用价值，如剪接因子3B亚基1（splicing factor 3B subunit 1，SF3B1），该基因位于2号染色体，其编码蛋白是剪切体中U2小核核糖核蛋白（U2 snRNP）的核心成分，在RNA剪接过程中发挥重要作用。SF3B1基因突变与伴环形铁粒幼细胞增多的MDS有较特异的相关性。SF3B1在RS中的突变占60%~80%，在其他不含环形铁粒幼细胞的MDS中小于10%，研究表明存在SF3B1突变的MDS患者具有典型的表型特征，SF3B1突变的患者预后较好，总体生存率和无进展生存期较长。正常人群也可出现这些MDS的获得性克隆性基因突变，目前称为意义未明的克隆性造血（clonal hematopoiesis of indeterminate potential，CHIP）。若MDS相关基因异常合并难治性血细胞减少，称为意义未明的克隆性血细胞减少（clonal cytopenia of uncertain significance，CCUS），目前尚不能诊断为MDS，鉴于上述情况，基因突变作为MDS克隆性标志的特异性较差，必须与发育异常相结合方有意义。

随着研究深入，人们发现某些类型的高频突变直接影响MDS的预后判断，TP53、EZH2、ETV6、RUNX1、ASXL1这5种突变均是MDS不良预后的独立危险因素，进一步影响MDS治疗方案的选择。未来的研究还需要进一步明确众多突变基因的临床价值，探究相关基因在MDS发生发展中的作用机制，从而为制定合理的个体化治疗方案提供分子靶标。

七、排除性检查

血清铁四项检查，排除铁缺乏和可疑的慢性病贫血。贫血四项检查，排除巨幼细胞贫血。血清铜、锌、铜蓝蛋白检查，排除铜缺乏。网织红细胞计数、生化全套，排除溶血。肾功能检查，排除肾衰竭相关性血细胞减少。肿瘤标志物、自身免疫性疾病和慢性感染性相关检查，排除潜在的相应疾病。

【诊断要点】

MDS的诊断应抓住几个关键词：其一，血细胞减少，该词的关键是除外其他血液与非血液系统疾病引起的血细胞计数减少；其二，发育异常，寻找发育异常的证据，主要从广义的细胞形态学（包括骨髓涂片细胞形态分析、骨髓活检病理形态、骨髓涂片普鲁士蓝染色、有核红细胞糖原染色等细胞化学染色分析以及骨髓病理切片免疫组织化学染色）着手，结合流式细胞术免疫表型分析和体外造血干/祖细胞培养等；其三，克隆性，包括骨髓细胞常规染色体核型分析、FISH检测以及基因突变检测。

一个高度怀疑MDS患者，在病史询问时以下几点应引起高度重视：①是否有肿瘤病史以及药物治疗和放射治疗等相关情况；②如有输血史，输血的频率和累计总量；③如果患者长期做血常规检查，要关注平均红细胞体积（MCV），MDS患者MCV有一个渐进增大的变化过程，此过程伴随着血红蛋白的逐渐下降。

MDS-SLD特点是原始细胞不增高，其细胞发育异常仅表现在一个血细胞系列。发育异常的系列与发生血细胞减少的系列可以相同，也可以不同。多数MDS-SLD患者表现为贫血和单纯的红系细胞发育异常。MDS-SLD可以双系列血细胞减少，而单系发育异常和全血细胞减少的病例被归为MDS-U。

MDS-MLD是最常见的MDS亚型，原始细胞缺如，血细胞多系（两系或三系）发育异常及一系或多系血细胞减少。MDS-MLD的预后差于MDS-SLD和MDS-RS-SLD。因此，在病例中评估血细胞单列发育异常还是多系发育异常很重要。

MDS-RS需要通过铁染色识别出环形铁粒幼细胞。在所有髓系肿瘤中，环形铁粒幼细胞的存在与剪接体基因SF3B1的突变密切相关，而剪接体基因SF3B1又与MDS的良好预后相关。SF3B1突变存在时，环形铁粒幼细胞诊断阈值可下调到5%；当环形铁粒幼细胞≥15%时，与SF3B1突变状态无关。MDS-RS分为单系发育异常（MDS-RS-SLD）和多系发育异常（MDS-RS-MLD）。根据定义，红系在所有MDS-RS病例中都是发育异常，因为环形铁粒幼细胞是红系发育异常的一种形式。因此，当有红系之外的其他系列发育异常时都要求将其分类为MDS-RS-MLD，其预后差于MDS-RS-SLD。

MDS伴单纯del（5q）预后良好。患者通常表现为大细胞性贫血，红系通常百分率升高，同时伴有红系发育异常。血小板可增多，骨髓巨核细胞可见大单圆核巨核细胞。患者对来那度胺有很好的疗效，能使大多数患者克服输血依赖性并与抑制异常克隆密切相关。

MDS-U是一种不常见亚型，在MDS患者中其发病率占6%。MDS-U分为3组：①一系或多系发育异常，外周血原始细胞1%；②单系血细胞发育异常伴全血细胞减少；③伴有MDS诊断意义核型异常。既往研究表明MDS-U外周血原始细胞1%组患者向AML的进展率较高，预后较其他两组差。

高危MDS类型是骨髓或外周血原始细胞增多，或出现Auer小体。包括MDS-EB-1，MDS-EB-2。诊断的重点是原始细胞的百分比和Auer小体的有无，此型对血细胞发育异常、细胞遗传学异常没有特殊要求。

【特殊类型】

一、儿童难治性血细胞减少

MDS多发病于中老年人，儿童MDS少见，全球年发病率1.8/100万，与成人MDS相比，除具有共同的"造血功能异常"，儿童MDS有其特殊性（表9-5）。根据骨髓原始细胞比例和发育异常，2016 WHO将儿童MDS分为以下4型：儿童难治性血细胞减少症（refractory cytopenia of childhood，RCC），外周血原始细胞<2%，骨髓原始细胞<5%；难治性贫血伴原始细胞增多（refractory anemia with excess blasts，RAEB），外周血原始细胞2%~19%和（或）骨髓原始细胞2%~19%；转化中的RAEB（RAEB in transformation，

RAEB-t），外周血原始细胞和（或）骨髓原始细胞20%~29%；难治性贫血伴环形铁粒幼细胞（refractory anemia with ringed sideroblasts，RAS）。Hasle等提出儿童MDS最低诊断标准，至少符合以下4项中的任何两项即可做出诊断：①持续性不明原因的血细胞减少（中性粒细胞减少、血小板减少或贫血）；②至少两系细胞具有发育异常的形态学特征；③造血细胞存在获得性细胞遗传学异常；④原始细胞≥5%。此标准与成人标准基本一致。

表9-5 儿童MDS与成人MDS的区别

	儿童MDS	成人MDS
发病率	（1~4）/1，000，000	>40/1，000，000
伴环形铁粒幼细胞性难治性贫血（%）	<1%	25%
遗传性骨髓衰竭和易感相关	>30%	<5%
家族性发病	常见	少见
染色体畸变率		
-7/7q-	25%~30%	10%
-5/5q-	1%	20%
分子遗传学异常	存在胚系突变（如GATA2） 少见体细胞突变 缺失或异常剪接突变	胚系突变不太常见 常见体细胞突变 剪接突变常见

RCC是儿童MDS最常见类型，占儿童MDS的半数，平均发病年龄为7~8岁。GATA2突变的MDS患儿年龄相对较大（平均发病年龄12.3岁），GATA2突变型患者首次诊断年龄晚于GATA2野生型患者，约7%的儿童原发性MDS伴GATA2基因突变，约15%的高级别MDS伴GATA2基因突变，在+7的MDS中，有37%的伴GATA2基因突变，继发的MDS基本上检测不到GATA2基因突变。伴GATA2突变时，骨髓表现为增生低下，单核细胞比例减低，B祖细胞比例减低，多系血细胞发育异常，尤其是巨核系（分离核），伴网状纤维增生。2016 WHO MDS-RCC诊断标准：持续3个月以上的血细胞减少伴外周血原始细胞<2%，骨髓原始细胞<5%，且至少一系发育异常比例大于10%或有两系发育异常，并除外其他骨髓衰竭性疾病及继发性MDS。

骨髓增生减低的RCC与AA，特别是与非重型AA的鉴别诊断存在困难，RCC表现为增生低下状态合并发育异常，而AA表现为骨髓造血衰竭但细胞形态正常（表9-6）。

表9-6 RCC与AA的形态学鉴别

鉴别要点	RCC	AA
红系	骨髓活检显示红系生成呈斑片状分布，分裂相增多，成熟障碍；每个红系生成灶至少有20个红系前体细胞，原红细胞数量增加	骨髓活检可能看不到红细胞生成灶，或仅见单一红系生成灶，其中晚期阶段红系细胞数少于10个，无发育异常改变
粒系	粒细胞增生减低，有明显的发育异常	粒细胞增生减低，无发育异常
巨核系	巨核细胞生成减少伴发育异常且骨髓活检中可见小巨核细胞	骨髓活检中几乎没有巨核细胞，巨核细胞无发育异常，无小巨核细胞
原始细胞	骨髓活检可见CD34阳性的原始细胞	骨髓活检无原始细胞

二、治疗相关MDS

在2016年WHO分类中，治疗相关MDS与治疗相关AML一起分组，因为这些疾病的预后往往与原始细胞百分比无关。治疗相关MDS主要发生在暴露于损害DNA的药物（烷基化剂、铂衍生物、亚硝基脲）或暴露于电离辐射后。这些因素引起疾病的机制还不完全清楚。虽然人们普遍认为这些药物引起的DNA

损伤会导致MDS相关癌基因的突变，但最近的数据表明，细胞毒性对骨髓微环境的影响可能会促进先前存在的携带*TP53*或其他突变克隆的扩展。临床疾病的发病可能最早在开始使用化学药物治疗后6个月开始，但更典型的是潜伏期为2年或更长，在5~6年达到高峰。患者可能呈现任何MDS亚型的特征。不管分型如何，预后通常很差，与新发MDS相比，血细胞减少和向AML进展更快，生存期更短，主要是由于与治疗相关的MDS中的不良细胞遗传学特征和*TP53*突变的高发生率相关联。

三、低增生的 MDS

尽管存在1~3系血细胞减少，大多数MDS患者骨髓增生度并不低下，这反映了该疾病的特征是无效造血。然而，成人中10%~15%的MDS（如前所述，儿童中的比例更高）表现为与年龄不符的骨髓增生度。在2016 WHO分类中，低增生的MDS并不是一个独立的亚型。由于AA可表现出轻微的发育异常形态，甚至与MDS有相似的短暂克隆性细胞遗传学异常，低增生MDS和AA之间的鉴别可能很困难。必须对骨髓涂片进行仔细的原始细胞计数，以区分低增生性MDS-EB和低增生性AML。骨髓活检病理的CD34染色是很有意义的。AA可见+8，del（20q），-Y，但不可见-5/del（5q），-7/ del（7q）等高危险程度分级的染色体异常。

四、红系为主的 MDS

以红系为主的MDS病例（红系成分≥50%）约占所有MDS的15%。目前认为经非红系公式计算后诊断为急性红白血病（2008 WHO分类）的患者，疾病进展并非如AML预测的那样侵袭；此外，相比AML，急性红白血病的遗传学改变与初发MDS更相似。基于这些原因，WHO取消非红系原始细胞计数的规则，将这类红白血病从AML的分类中移出。在2016 WHO髓系肿瘤分类中，红系优势的MDS并没有特定的亚型，这些病例通常根据有核细胞中原始细胞百分比归类为相应的MDS亚型，如MDS-MLD、MDS-SLD、MDS-RS或MDS-EB。根据骨髓原始细胞比例、既往放化疗病史、是否伴重现性遗传学异常及是否符合AML伴骨髓增生异常相关改变（AML-MRC）条件等将有核红细胞≥50%的髓系肿瘤进一步诊断分类，见表9-7。

表9-7 骨髓有核红细胞≥50%的髓系肿瘤诊断分类

骨髓有核红细胞	骨髓（或血液）中原始（粒）细胞百分比	既往放化疗史	重现性遗传性异常	符合AML-MRC条件	2008 WHO诊断分类	2016 WHO诊断分类
≥50%	不适用	是	不适用	不适用	治疗相关髓系肿瘤	治疗相关髓系肿瘤
≥50%	≥20%	无	有	不适用	AML伴重现性遗传学异常	AML伴重现性遗传学异常
≥50%	≥20%	否	否	是	AML伴骨髓增生异常相关改变	AML伴骨髓增生异常相关改变
≥50%	≥20%	无	无	无	AML, NOS, 急性红白血病（红/髓亚型）	AML, NOS（非红系亚型）
≥50%	<20%, 但占非红系细胞≥20%	无	无*	不适用	AML, NOS, 急性红白血病（红/髓亚型）	MDS**
≥50%	<20%且占非红系细胞<20%	无	无*	不适用	MDS**	MDS**
有核红细胞>80%, 其中原始红细胞≥30%	<20%	否	否*	不适用	AML, NOS, 急性红白血病（纯红系细胞型）	AML, NOS, 急性纯红系细胞白血病

注：*AML伴t（8；21）（q22；q22.1）；*RUNX1-RUNX1T1*，伴inv（16）（p13.1；q22）或t（16；16）（p13.1；q22）；*CBFβ-MYH11*或APL伴*PML-RARα*病例，很少情况下原始细胞可以<20%，诊断将优先于AML，NOS或MDS的诊断。**分类基于原始（粒）细胞占骨髓有核细胞和外周血白细胞的百分比并符合MDS的其他标准。AML-MRC为AML伴骨髓增生异常相关改变；AML，NOS为急性髓细胞白血病非特指类型。

五、MDS 伴骨髓纤维化

MDS中可出现中度或偶尔明显的骨髓纤维化（MF）。与低增生的MDS和以红细胞为主的MDS一样，在2016WHO分类中，MDS伴MF并不是一个独立的疾病类型。大约15%的MDS病例中，骨髓显示出明显的网状纤维增生（高级别MF，2~3/3级）。这类病例被称为纤维化性MDS（MDS-F），大多数属于MDS-EB类别（MDS-EB-F）。高级别MF的存在是MDS独立的预后参数。MF可能造成骨髓"干抽"，原始细胞百分比需要借助骨髓活检，通过CD34免疫组化染色阳性来确认。MDS-F的一个特征是巨核细胞数量增加，具有高度的发育异常，可见微小的和其他大小不等的高度发育异常的巨核细胞。CD61免疫组化染色也有助于辨识纤维化MDS中数量和比例增加的微小巨核细胞。MDS-F需要与PMF、其他伴有MF的慢性骨髓增殖性肿瘤以及急性巨核细胞白血病等鉴别。

六、其他类型

MDS偶尔会出现一些不常见的形态学特征。它们不属于正式的分类，对它们的介绍是为了能够更加准确和全面的对MDS和其他血液系统疾病做出诊断。

1.伴嗜酸性粒细胞增多的MDS　患者表现为血细胞减少、嗜酸性粒细胞增多，还可能出现肺泡蛋白质沉积症。骨髓增生活跃，嗜酸性粒细胞及其前体细胞增多并出现发育异常，也可能伴发嗜碱性粒细胞增多和其他血细胞发育异常。该病预后差。

2.伴嗜碱性粒细胞增多的MDS　以外周血和（或）骨髓中嗜碱性粒细胞增多并出现发育异常改变为特征，也可能出现嗜酸性粒细胞增多和其他血细胞出现发育异常。有文献报道该病可能会出现骨髓纤维化。该病预后差。

3.伴肥大细胞增多的MDS　可以是原发，也可以出现在其他MDS的病程中。需要与其他肥大细胞增多的良性或血液系统肿瘤性疾病进行相鉴别。

【鉴别诊断】

1. **Pelger-Huët畸形**　是一种常染色体显性遗传病，为家族性粒细胞异常。特征表现是中性粒细胞核不分叶或低分叶，染色质则呈成熟、粗糙的斑块状，患者临床表现不一，严重者可骨骼畸形、身材矮小等，诊断需要结合家族史、遗传学检查等。

2. **可能进展为MDS的前驱性疾病**　这组前驱性疾病包括意义未明的特发性血细胞减少症（idiopathic cytopenia uncertain significance，ICUS）、意义未明的特发性血细胞发育异常（idiopathic dysplasia of uncertain significance，IDUS）、意义未明的克隆性造血（clonal hematopoiesis of indeterminate potentia，CHIP）以及意义未明的克隆性血细胞减少（clonal cytopenia of uncertain significance，CCUS）。ICUS是指一系或多系的意义未明的血细胞减少，未能达到MDS或其他血液系统疾病的诊断标准，可伴或不伴有克隆性造血，常用于指无克隆性造血证据的血细胞减少症。IDUS形态上发育异常显著，无血细胞减少，或仅轻度减少，但达不到MDS诊断标准。CHIP是正常人群也可出现MDS的获得性克隆性基因突变。CCUS是有MDS相关基因异常合并难治性血细胞减少，目前尚不能诊断为MDS。

它们与MDS的鉴别见表9-8。

表9-8　可能进展为MDS的前驱疾病和MDS的比较

	ICUS	CCUS	CHIP	IDUS	MDS
血细胞减少	+	+	-	-	+
发育异常	-或轻微	-或轻微	-	+有 <10%	+>10%
细胞遗传学异常	-	-	+	-	+
分子生物学异常	-	+	+	-	+
单克隆或寡克隆	-	+	+	-	+

3.**再生障碍性贫血（AA）** 两者会有部分重叠，鉴别很困难，AA患者骨髓造血细胞减少，非造血细胞增多，脂肪细胞增多，无或轻度红系、粒系及巨核系发育异常表现，骨髓活检无幼稚细胞前体异常定位（ALIP），细胞遗传学检查正常。

4.**巨幼细胞贫血** 两者均可出现红系巨幼变，但两者的巨幼变程度是不一样的。PAS染色可以将两者相鉴别，MDS的幼红细胞通常呈阳性反应。巨幼细胞贫血血清叶酸或维生素B_{12}水平明显降低。

5.**纯红细胞再生障碍性贫血** 网织红细胞<1%，骨髓幼红细胞<5%，三系无发育异常，无细胞遗传学异常。

6.**特发性血小板减少性紫癜** MDS有一系、两系或三系发育异常，ITP仅累及巨核系，表现为巨核细胞成熟障碍。

7.**铜缺乏症** 缺乏微量元素铜导致的疾病，病因主要是铜摄入不足或吸收不良。铜不足影响铁的吸收，所以体内缺铜多数表现为小细胞低色素性贫血，骨髓中性粒细胞成熟障碍，外周血白细胞减少，易发生感染。铜缺乏常导致全血细胞减少及细胞发育异常，其特征形态学改变为红系及髓系早期细胞出现胞质空泡，浆细胞胞质铁颗粒易见。

8.**急性造血功能停滞** 常因感染或药物引起，全血细胞尤其红细胞骤然减少，网织红细胞可下降至零，骨髓三系减少，可见巨大原始红和早幼粒细胞。疾病呈自限性。

9.**脾功能亢进** 脾大伴有一系或多系血细胞减少，脾切除后血象恢复正常。骨髓增生活跃或明显活跃，可有成熟障碍的表现，无发育异常。

10.**阵发性睡眠性血红蛋白尿症（PNH）** 造血干细胞疾病，绝大部分患者全血细胞减少，伴有血红蛋白尿，部分患者以静脉血栓起病。骨髓增生一般活跃或欠佳，红系增生，可见少许发育异常细胞，无原始细胞、小巨核细胞等改变，核型正常，流式细胞术检测粒细胞和（或）红细胞CD55$^+$和CD59$^+$比例降低。

11.**先天性红系发育异常性贫血（CDA）** 对儿童和青少年MDS的鉴别诊断更为重要。CDA可见明显红系细胞发育异常，如巨幼样变、多核、核碎裂、Howell-Jolly小体等，粒系、巨核系细胞形态基本正常，与儿童RCC红系细胞发育异常高度重叠，但CDA患者一般外周血象为单一贫血，黄疸及肝脾肿大常伴随出现。细胞遗传学检查是良好的鉴别方法，CDA不会出现特异性的MDS相关染色体异常。

12.**地中海贫血** 是遗传性珠蛋白生成障碍性贫血，我国主要分布在广东、广西两省。临床表现为黄疸、贫血、脾大。血液学表现：血红蛋白减少，小细胞低色素改变，易见靶形红细胞和嗜碱性点彩红细胞，红细胞无明显的大小不均。诊断金标准为基因检测。

13.**大颗粒淋巴细胞白血病（LGLL）** T-LGLL可合并纯红细胞再生障碍性贫血、中性粒细胞减少、血小板减少，也可伴随少许细胞发育异常，但数量及恶性程度与MDS不同，多为反应性增生，可通过流式细胞术（包括TCR Vβ分析）及*TCR*基因重排对二者进行鉴别。

14.**反应性病因引起的发育异常** 如HIV感染，特别是艾滋病晚期，可有血细胞减少和发育异常的形态学改变，HIV病毒检测和外周血T细胞亚群分析有助于艾滋病的诊断。

15.**骨髓增生异常/骨髓增殖性肿瘤伴环形铁粒幼细胞和血小板增多（MDS/MPN-RS-T）** 是2016 WHO分类中MDS/MPN的一个亚型。此亚型为外周血红系发育异常相关的贫血，伴或不伴多系发育异常，环形铁粒幼细胞≥15%，血小板大于$450×10^9$/L。部分患者*SF3B1*阳性。除了有较高比率的*JAK2V617F*阳性外，还可出现低比率的MPL<5%和CALR<5%。

16.**急性髓细胞白血病（AML）** AML尤其是伴有血细胞发育异常的患者、低增生性AML或AML-M7等，形态可见部分髓系发育异常，或者仅有少量的细胞存在发育异常，由于外周血或骨髓原始细胞≥20%，所以不能被诊断为MDS。有时候骨髓涂片中因为有核细胞数量较低，对于这些疾病的诊断与鉴别诊断有困难，需要结合骨髓活检、免疫分型等检查综合判断。

17.**AML伴重现性遗传学异常** 存在以下3种情况：AML伴t（8；21）（q22；q22）、AML伴t（15；17）（q22；q12）、AML伴inv（16）（p13.1；q22）或t（16；16）（p13.1；q22）。尽管有时候原始细胞

<20%，也直接诊断为相应的 AML。

18. 肿瘤骨髓浸润　尤其是毛细胞白血病，多发性骨髓瘤，肝脾 T 细胞淋巴瘤等。这些肿瘤需要经过适当的流式细胞学和骨髓活检的免疫组化来鉴别。

（刘亚波　吕成芳　高海燕）

第三节　典型病例

MDS-MLD

【临床资料】老年男性患者，无明显病因发热、头晕，后出现尿频、尿急、尿痛，自服药物效果欠佳，无头痛，无咳嗽，无恶心、呕吐，无腹泻、腹胀，心、肺功能正常。查体：T 38.5℃，P 80 次 / 分，R 20 次 / 分，BP 90/60mmHg。贫血面容，无肝脾、淋巴结肿大，皮肤黏膜无黄染，无皮疹、皮下出血。

【实验室检查】血常规：WBC 3.38×10^9/L，RBC 3.76×10^{12}/L，Hb 90L，PLT 3×10^9/L。血涂片：白细胞数略低，粒细胞比例减低，淋巴细胞比例增高；成熟红细胞大小不等，可见异形红细胞；血小板少见。骨髓涂片：取材、涂片、染色良好。骨髓增生明显活跃，粒系增生尚可，可见中性粒细胞 Pelger-Huёt 畸形、环形杆状核粒细胞、中性粒细胞颗粒减少。红系增生活跃，以中、晚幼红细胞为主，可见少量三核幼红细胞、畸形核幼红细胞。成熟红细胞大小不一。全片见巨核细胞 10 个，易见小巨核、单圆核、多圆核巨核细胞，血小板散在、少见，可见巨大血小板。粒系、巨核系中的发育异常细胞都大于 10%（图 9-12，图 9-13）。骨髓活检：免疫组化 CD34 小血管（+），CD117 少，CD61 巨核细胞多（+），可见单圆核巨核细胞；结论与意见：免疫组化示幼稚细胞略可见，巨核系细胞可见明显发育异常，符合骨髓增生异常综合征，请结合骨髓细胞形态学和细胞遗传学检查助诊。分子生物学检查：显示 43 种融合基因均（−）。免疫分型：可见 2.22% 的原始 / 幼稚髓细胞表达紊乱，请结合活检综合考虑。染色体：48，X，−Y，+3，+8，+9〔6〕/46，XY〔14〕（图 9-14）。

【诊断】MDS-MLD。

【病例解析】

MDS 伴多系发育异常（MDS-MLD）是 MDS 的一个亚型，占 MDS 的 30%，常见于老年人。其特征是外周血细胞一系、两系或三系减少，外周血原始细胞 <1%，骨髓原始细胞 <5%，无 Auer 小体，在骨髓两系或三系中，发育异常细胞 ≥ 10%，细胞遗传学染色体核型分析出现任何具有诊断价值的核型，除外 MDS 伴单纯 del（5q），即可确诊。

此病例患者外周血三系减低，骨髓粒系、巨核系发育异常易见 >10%，骨髓活检病理巨核系细胞可见明显发育异常，染色体异常，免疫分型原始 / 幼稚髓细胞表达紊乱，符合 MDS-MLD。

（刘亚波）

【精华与陷阱】

1. 发育异常是 MDS 的诊断核心，发育异常是血细胞形态异常，诊断 MDS 要求发育异常细胞比例 ≥ 10%。但发育异常并非 MDS 所特有，需要和其他疾病相鉴别

2. 加强对发育异常血细胞的认知有助于提高 MDS 的诊断率，减少误诊、漏诊的可能

3. 原始细胞是 MDS 诊断和预后相关的独立指标

4. 2016 WHO MDS 诊断标准中原始细胞比例改为 ANC 计数，不再采用 NEC 计数

5. 因骨髓内存在正常增生的前体 B 细胞（hematogones），切勿将该类细胞误计数为肿瘤性的原始细胞。尤其在低危 MDS 诊断时，建议常规行流式细胞术检查

6. 分子生物学 *SF3B1* 阳性与 MDS-RS 关系紧密，可使环形铁粒幼细胞阈值降至 5%

7. 2016 WHO MDS 诊断标准对 MDS 伴单纯 del（5q）遗传学诊断进行了修订，除了 del（5q）之外还可以有 1 个细胞遗传学异常，单体 7 或 del（7q）除外

8. MDS-U 的 1% 的原始细胞要确保可重复性，需要两次以上分类计数外周血涂片均见 1% 原始细胞才能确诊

9. 细胞化学染色（铁染色、糖原染色等）在 MDS 亚型诊断中具有实用价值。在某些原始细胞增多的 MDS 病例中，因原始细胞酶缺失或发育异常，MPO 染色呈阴性反应，需要结合 FCM 综合分析，以排除原始样淋巴瘤细胞侵犯骨髓

10. 免疫组化 CD117 敏感度和特异度均低于流式，成熟巨核细胞亦可 CD34 阳性

11. 对于红系、粒系细胞的病态识别，骨髓活检不如骨髓涂片，但其在巨核细胞计数及发育异常的识别方面有突出优势，可借助免疫组化确认

12. 在伴骨髓纤维化时，骨髓涂片常常会稀释，故需要做骨髓印片检查

13. 流式在标本处理过程中添加溶血素会溶解部分有核红细胞，导致红系比例降低，原幼细胞比例相对增高，故原始细胞计数需要以镜下细胞学计数比例为准

14. *TET2*、*SF3B1*、*ASXL1*、*SRSF2*、*DNMT3A*、*RUNX1* 及 *TP53* 基因突变是最常见于 MDS 病例中的基因突变。其中只有 *SF3B1* 基因预后较好，其余绝大部分基因突变都是提示预后不良，且基因突变数量与预后有直接关系，基因突变数量越多，预后越差。如果 MDS 伴单纯 del（5q）患者出现 *TP53* 基因突变，来那度胺的治疗效果较不伴随 *TP53* 基因突变的 MDS 伴单纯 del（5q）差

15. 相比于异常原始粒细胞（核形不规则/Auer 小体），小巨核/淋巴样小巨核，假性 Pelger-Huët 异常，粒系发育失衡，胞质颗粒减少或缺乏等高度特异性形态特征，目前还没有一项红系发育异常在 MDS 形态学诊断中有高度特异性。单纯以红系细胞发育异常为表现的病例，必须与其他可能引起红系发育异常的疾病相鉴别，如巨幼细胞贫血，CDA，感染，自身免疫相关性疾病，铜缺乏症等

16. 细胞遗传学检查对 MDS 危险程度分级及预后判断有重要价值。来那度胺对 MDS 伴单纯 del（5q）患者治疗效果良好，且中位生存期高。儿童的 -7 发生率高达 50%，表现为髓系异常，常有肝脾大，难治性贫血，白细胞升高，血小板降低及反复感染，易转化为急性白血病；-7/del（7q）MDS 在治疗相关 MDS 中占 55%，与烷化剂化疗或放疗有关，提示预后不佳。Del（17p）MDS 形态学特征表现为粒系的发育异常，中性粒细胞有假 Pelger-Huët 核异常，胞质有小空泡；患者临床表现为治疗无效，病情进展快，生存期短。单纯伴有 del（20q）的 MDS 患者转化 AML 的发生率低，生存时间长，预后较好。当常规染色体核型分析失败时，FISH 检测是较好的补充

17. 在实际工作中，儿童 MDS 发病率低，诊断也较复杂，不能单纯依靠细胞发育异常来做定性结论，特别是面对原始细胞比例增高不明显的病例，完整的病史收集、长期临床观察、定期骨髓细胞形态学检查及细胞遗传学检测，有助于疾病的诊断

第十章　原始细胞及等同原始细胞的评估

章节概述： 着重指出"等同原始细胞"的意义及急性白血病诊断的注意事项；以2016版WHO分类为核心，对AML及相关肿瘤、ALL/LBL、母细胞性浆细胞样树突状细胞肿瘤（BPDCN）等进行全面解读。重点强调诊断和鉴别诊断，这也是本章的难点。

第一节　概　述

原始细胞主要用于髓系肿瘤的评估，如急性髓系白血病（AML）、骨髓增生异常综合征（MDS）、骨髓增殖性肿瘤（MPN）、骨髓增生异常/骨髓增殖性肿瘤（MDS/MPN），主要包括原始粒细胞和原始单核细胞等。

IWGM-MDS和ELN共识将原始细胞分为无颗粒和有颗粒两种类型。Ⅰ型为无颗粒原始细胞，Ⅱ型和Ⅲ型原始细胞一般以20颗为界定，这二者细胞核和细胞质的基本形态仍具有原始细胞特点，尤其细胞核必须符合原始细胞形态特点。颗粒原始细胞常是核质发育不同步或有异型性改变的细胞，颗粒一般较细小或大小不一，可以局限于某一区域，胞质内可见浅红色区域，相当于不完全发育或发育异常的高尔基体。不能识别系列的原始细胞，可以归类为"不另作分类原始细胞"。

在WHO髓系肿瘤分类中出现"等同原始细胞"的概念，所谓"等同意义"就是本身不是真正的原始细胞，但是特定情况下（如诊断APL、急性粒单细胞白血病和单核细胞系急性白血病、纯红系细胞白血病及MDS和MDS/MPN时）将其视作原始细胞。主要包括颗粒增多的早幼粒细胞（常说的异常早幼粒细胞）、幼稚单核细胞、原始红细胞。

各种正常的原始细胞形态特点见第二章介绍。肿瘤性原始细胞形态，实际上非常复杂，具有高度可变的形态，可以比成熟淋巴细胞稍大且规则，也可以体积大并呈多形性特点（表10-1）。

表10-1　原始细胞及等同原始细胞形态特征

细胞类型	主要形态特征
原始粒细胞	体积从小到大，高核质比，核染色质疏松细致，核仁多数小而多或无核仁。核圆形或轻度不规则。细胞质通常少，可含有颗粒，可聚集成簇分布。胞质内易见短粗Auer小体
异常早幼粒细胞	大、中型细胞，核形多变，可见蝴蝶状核；胞质丰富，胞质颗粒多伴融合，可见内外质；Auer小体易见（柴捆状Auer小体）
原始单核细胞	通常体积大，核呈卵圆形或轻度扭曲折叠，核仁大而明显，多为1个。胞质丰富，灰蓝色，可见空泡和或颗粒，Auer小体多细长
幼稚单核细胞	中等大小，细胞核染色质疏松，扭曲折叠，可见呈明显的"皱褶"。核仁少而不明显。胞质丰富，可见颗粒和或空泡
原始红细胞	体积为中到大，核圆，染色质疏松，常可见多核，胞质深嗜碱性，常有空泡，可融合，半圆形钝伪足较易见。在胞质少的情况下，空泡被压扁呈拉长状态
原始巨核细胞	体积从中到大，核染色质可见不同程度凝聚，胞质很少至中等量，常无颗粒或很少颗粒，易见细胞质凸起。细胞可以成团

在髓系肿瘤中，原始巨核细胞一般不列入前面所述的原始细胞范畴，但形态不典型或缺乏特征的也隐含其中。它多见于急性巨核细胞白血病、其他AML类型和MDS等。与正常原始巨核细胞多有不同，与小巨核细胞也不同。其形态变异大，大小不一，胞质丰富，易见凸起。形态可似原始红细胞、原始单

核细胞，也有部分无显著形态特征。肿瘤性的原始巨核细胞的识别需要借助其流式免疫表型，特别是细胞免疫化学标记染色更有意义。

急性淋巴细胞白血病（ALL）的原始淋巴细胞形态学，形态也是多样性的。B-ALL中原始淋巴细胞通常小到中等大小，细胞质稀少；细胞核可以是圆形或不规则的，核染色质疏松细致，核仁常不明显。一些病例原始细胞呈非典型的形态，体积大和明显的核仁，嗜碱性的细胞质，含有空泡。部分细胞胞质内粗大的嗜天青颗粒。部分细胞呈"手镜形细胞"。T-ALL中的原始淋巴细胞通常也是小到中等大小，细胞质稀少。在某些情况下，T-ALL中原始淋巴细胞可以是中等大小，胞质中等，类似于AML细胞。细胞核从圆形到不规则形，可见扭曲，核仁可明显也可不见。胞质可见空泡。T-ALL与B-ALL的原始淋巴细胞从形态上无法区分。必须通过流式免疫分型或免疫组化进行鉴别。

在所有可疑的急性白血病病例中，建议在骨髓涂片上至少计数500个有核细胞，在血涂上至少200个有核细胞，准确计数原始细胞的百分比是至关重要的，要尽可能得到精确的原始细胞计数。在建立急性白血病诊断中，原始细胞计数的"金标准"是人工计数骨髓涂片和血液涂片。流式细胞术和骨髓活检细胞计数都不能代替骨髓穿刺涂片的细胞计数。

在因骨髓"干抽"而无法获得良好的骨髓涂片的情况下，可以用骨髓印片计数原始细胞计数。在某些特殊情况下，可能没有获得骨髓涂片或印片，或由于血液稀释而不具代表性，在这种情况下，可以根据骨髓活检标本中存在≥20%的原始细胞来诊断AML，前提是使用显示原始细胞标记物（如CD34和/或CD117、CD3、CD19、TDT等）做免疫组化。需要注意的是，当外周血中的原始细胞计数≥20%的原始细胞的时候，可确定诊断AML，与骨髓中原始细胞的有或无无关。另外，当有髓系肉瘤存在的情况下，可以不考虑骨髓或者血中原始细胞是否≥20%。急性淋巴细胞白血病的诊断与此不同，必须是骨髓中可见原始淋巴细胞≥20%。

在诊断各种急性白血病的临床工作过程中，首先要知道是否有异常原始细胞（或等同原始细胞）增多，然后要看其是否达到20%的这个分界线，最后要综合形态和其他各种手段判断是哪一个系列的。各种原始细胞系列界定的标准，见表10-2。

表10-2　各系标志物在不明急性白血病诊断中的应用

髓系

髓过氧化物酶（MPO）通过细胞化学（≥3%的细胞）或免疫组化、流式细胞术呈阳性。或至少表达以下两种单核细胞标志物：CD11c、CD14、CD64、溶菌酶、非特异性酯酶

B淋系列

强表达胞膜CD19加上以下至少一种标记物：细胞质CD79a，细胞膜或细胞质CD22、CD10。或弱表达胞膜CD19加上以下至少两个标记物：细胞质CD79a，细胞膜或细胞质CD22、CD10

T淋系列

胞质CD3（至少在一个原始细胞亚群中），在正常T细胞水平上表达

在评估AML患者的骨髓原始细胞时，还应评估成熟粒细胞成分的发育异常情况。AML伴成熟细胞的显著发育异常与预后不良相关，并在2016年WHO AML-MRC分类中被定义为了特定的AML类别。与用于定义MDS诊断的发育异常细胞占各系列的10%阈值不同，为了诊断AML-MRC，将标准定义为发育异常细胞的阈值为50%，并且至少有两个细胞系列必须受到影响。尽管所有细胞系列在诊断AML-MRC的发育异常评分方面被认为是平等的，但最近的证据表明，特别是巨核细胞发育异常似乎对预后的影响最大，而红细胞发育异常可能与预后无关。2016年WHO分类中AML形态学的主要作用是建立部分AML-MRC的诊断和分离AML-NOS亚群。

在2001年WHO第3版髓系肿瘤分类中，遗传学信息首次被纳入各种病种的诊断规则。在该版前言中也预言，因髓系肿瘤诊断和分类有关的遗传学信息迅速出现，未来修订版是必需的。事实也确实是这样的，随着遗传学信息的迅速出现，到了2008年WHO分类第4版出版时，发现了一些与髓系肿瘤亚组

或亚组内特定病种相关的重要遗传学异常。后来甚至描述了更大量的与髓系肿瘤相关的遗传和表观遗传事件，形成了用这些数据来分类和提示预后的更具挑战性的方法，尤其随着基因表达分析和新一代测序技术的进步，发现了许多与急性白血病相关的独特生物标志，2014年春，由100位国际病理学家、血液病学家、肿瘤科医生和遗传学家组成的临床顾问委员会（clinical advisory committee，CAC）提出了新的修改意见，2016年4月在BLOOD上发布。2017年9月，蓝皮书正式出版，也就是WHO分类第4版的修订版。

急性髓系白血病（AML）是成人白血病中最常见的类型，是一组高度异质性的克隆性疾病，联合化疗及造血干细胞移植是该病治疗的主要手段。过去几十年里，治疗AML的新药研究进展缓慢。然而，近年来随着人类基因组计划的完成、第二代基因测序技术等分子生物学领域的进展，以及对白血病分子生物学、细胞遗传学、免疫调节等机制研究的不断深入，各种基于不同机制的AML新药不断涌现并在临床试验中取得了较好的研究成果。

2017年至2019年间，美国食品药品监督管理局（food and drug administration，FDA）批准了8种治疗AML的新药，包括FLT3抑制剂米哚妥林（midostaurin）和吉瑞替尼（gilteritinib），IDH1抑制剂艾伏尼布（ivosidenib），IDH2抑制剂恩西地尼（enasidenib），BCL2抑制剂维奈托克（venetoclax）等。这些新型药物的应用开启了AML靶向治疗的大门，打破了既往只有联合化疗、移植的治疗模式，使AML的治疗步入了个体化精准治疗的新时代。

精准治疗离不开精准诊断，WHO倡导的MICM分型为精准诊断提供了可能性。诊断的过程中需要关注一些重要的信息和原则（表10-3）。本章接下来会以2016版WHO分类为核心，对AML与相关肿瘤、ALL/LBL、母细胞性浆细胞样树突状细胞肿瘤（BPDCN）等进行全面解读。

表10-3 诊断过程中各项原则

标本要求

疑似患者应在任何决定性治疗之前采集外周血和骨髓标本

外周血涂片和骨髓涂片或印片用瑞氏-吉姆萨染色或类似方法

骨髓活检标本≥1.5cm，达到10个小梁间区，并且尽可能与皮质骨成直角

骨髓标本用于细胞遗传学分析，有必要时，可用于流式细胞术，另外建议用冷冻保存标本用于分子遗传学检查；后者的检查应在初始核型、临床、形态学和免疫表型结果的基础上进行

外周血和骨髓原始细胞评估

通过显微镜检查确定外周血和骨髓涂片中的原始细胞百分比，为确定原始细胞和等同原始细胞的"金标准"，不推荐以流式细胞法替代显微镜检查计数原始细胞

骨髓计数有核细胞达到500个，外周血涂片计数有核细胞200个，尽可能精准计数原始细胞百分比

等同原始细胞百分比包括幼稚单核细胞、异常早幼粒细胞、原始红细胞。在特定的环境下，意义同原始细胞，如除了罕见的急性纯红白血病，原红细胞不计为原始细胞

骨髓"干抽"抽吸物少或标本取材不良，可以用骨髓印片确定原始细胞和等同原始细胞。必要时可用骨髓活检结合免疫组化评估原始细胞及等同原始细胞比例

原始细胞系列评估

建议使用多参数流式细胞仪（至少3色）；所用套组应足以确定肿瘤性细胞群的系列以及异常抗原表达谱

细胞化学，如髓过氧化物酶或非特异性酯酶可能有帮助，尤其是AML，NOS，但不是所有病例都必需

骨髓活检免疫组化可能有所帮助；现在有许多抗体可用于识别髓系和淋系抗原

遗传学特征的评估

初诊时骨髓完整的细胞遗传学分析

应该在临床、实验室和形态学信息指导下进行额外检查，如荧光原位杂交或逆转录酶聚合酶链反应

新发AML病例应进行包括常规融合基因以外的分子相关检查，如NPM1、CEBPα、RUNX1和FLT3-ITD突变套组检查，更大的套组可能成为大多数髓系肿瘤的标准检查

整合报告

结合临床病史、重要体征检查和实验室各项检查，将所有数据建议整合到一份陈述WHO诊断的报告中，给临床一份精准的诊断报告

（高海燕 王占龙 柏世玉）

第二节 急性髓系白血病伴重现性遗传学异常

伴有平衡易位/倒位的急性髓系白血病,其重现性遗传异常与独特的临床病理特征相关,并具有重要的预后意义。WHO继续专注于有意义的细胞遗传学和分子学亚组来定义特定的AML病种。在近几年中,发现了AML中大量的重现性、平衡性细胞遗传学异常,2008版和2016版AML伴重现性遗传学异常对比见表10-4。

表10-4 2008版和2016版AML伴重现性遗传学异常对比

2008版AML伴重现性遗传学异常	2016版AML伴重现性遗传学异常
AML伴t(8;21)(q22;q22.1);*RUNX1-RUNX1T1*	AML伴t(8;21)(q22;q22.1);*RUNX1-RUNX1T1*
AML伴inv(16)(p13.1;q22)或t(16;16)(p13.1;q22);*CBFβ-MYH11*	AML伴inv(16)(p13.1;q22)或t(16;16)(p13.1;q22);*CBFβ-MYH11*
APL伴t(15;17)(q22;12);*PML-RARα*[a]	APL伴*PML-RARα*[a]
AML伴t(9;11)(p21.3;q23.3);*MLL-MLLT3*[a]	AML伴t(9;11)(p21.3;q23.3);*KMT2A-MLLT3*[a]
AML伴t(6;9)(p23;q34.1);*DEK-NUP214*[a]	AML伴t(6;9)(p23;q34.1);*DEK-NUP214*[a]
AML伴inv(3)(q21.3;q26.2)或t(3;3)(q21.3;q26.2);*RPNI-EVI1*[a]	AML伴inv(3)(q21.3;q26.2)[a]或t(3;3)(q21.3;q26.2);*GATA2*,*MECOM*[a]
AML(原始巨核细胞)伴t(1;22)(p13.3;q13.3);*RBM15-MKL1*	AML(原始巨核细胞)伴t(1;22)(p13.3;q13.3);*RBM15-MKL1*
	暂定类型:AML伴*BCR-ABL1*[b]
AML伴*NPM1*突变[a](暂命名)	AML伴*NPM1*突变[a]
AML伴*CEBPα*突变[a](暂命名)	AML伴*CEBPα*双等位基因突变[a]
	暂定类型:AML伴*RUNX1*突变[b]

注:a表示有变化的病种;b表示新增暂定病种。

AML如排除放疗、化疗史和MDS或MDS-MPN病史,MDS细胞遗传学相关异常后,如检测到表10-4中的重现性遗传学异常则诊断为AML伴重现性遗传学异常。

AML伴t(8;21)(q22;q22.1)、AML伴inv(16)(p13.1;q22)或t(16;16)(p13.1;q22)和伴*PML-RARα*的急性早幼粒细胞白血病,被认为是急性白血病时不必考虑原始细胞及等同原始细胞的计数比例是否达到20%。当原始细胞计数<20%时,其他如AML伴t(9;11)(p21.3;q23.3),t(6;9)(p23;q34.1),inv(3)(q21.3;q26.2)或t(3;3)(q21.3;q26.2)或t(1;22)(p13.3;q13.1)以及伴*BCR-ABL1*融合基因的是否归为急性白血病仍存在争议。需要强调的是治疗相关的髓系肿瘤也可能具有上述的平衡易位和倒位,应优先诊断为治疗相关的髓系肿瘤。

AML伴t(8;21)(q22;q22.1);*RUNX1-RUNX1T1*

急性髓系白血病伴t(8;21)(q22;q22.1)染色体平衡易位,使*RUNX1-RUNX1T1*融合基因生成。AML-M2常有t(8;21)(q22;q22.1)染色体平衡易位,伴*RUNX1-RUNX1T1*融合基因生成,此类白血病细胞常伴有一定的细胞成熟。强化疗后完全缓解率高,且预后良好。

【临床表现】

急性髓系白血病的类型不同,临床表现大致相同,但又各有特点。本亚型患者以年轻人居多,可以以髓系肉瘤为首发表现。病程与CML类似,也可以分为平稳期和病重期,初期以贫血为主要症状,血象多为全血细胞减少(有幼稚细胞),经过3~5个月后出现发热、出血症状。

【实验室检查】

一、形态学

1.血象 以贫血为主，白细胞正常、下降或中度升高，外周原始及幼粒细胞增多，血小板中重度减少。

2.骨髓象 通常粒系分化，原始细胞体积较大，胞质丰富，呈嗜碱性，嗜天青颗粒较多，部分原始细胞有大的假Chediak-Higashi颗粒，原始及早幼粒细胞计数明显增多。异常的中性中幼粒细胞增生，其胞核常有核仁，有明显的核质发育不平衡，核质比约为1：2，核呈不规则形，核染色质细致、疏松，核仁明显、胞质丰富，可见Auer小体、胞质空泡。成熟粒细胞可见明显的发育异常如假Pelger-Huët畸形等，常伴有形态正常的嗜酸性粒细胞增多。

3.细胞化学染色 细胞MPO、SBB和CE染色呈阳性反应；原始细胞MPO染色阳性率高，异常中性中幼粒POX染色呈阳性或强阳性；原始细胞PAS染色大多数为阴性，少数呈弥散性淡红色阳性；NAE染色可呈弱阳性，不被NaF抑制。

二、免疫表型

伴t（8；21）易位的AML，骨髓原始细胞高表达CD34、HLA-DR、MPO和CD13，CD33的表达相对较弱（图10-2），表达中性粒细胞分化成熟的标志CD15和（或）CD65。原始细胞群表现为分化不同步，可同时表达CD34和CD15，异常表达B淋巴系抗原CD19、PAX5和胞质CD79a等，弱表达TDT。此外，CD56阳性提示预后差。

三、细胞遗传学

染色体t（8；21）（q22；q22.1）易位是此型白血病一种常见的非随机染色体重排，其在M2b亚型中检出率高达90%，*RUNX1*基因重排可作为本病诊断的基因标志。

四、分子生物学

核结合因子异二聚体复合物基因*RUNX1*（即*AML1*或*CBFα*）和*CBFβ*，参与形成此型急性白血病的重现性基因重排，即t（8；21）（q22；q22.1）导致的*RUNX1-RUNX1T1*（*AML1-ETO*）融合基因，并产生相应的融合蛋白抑制*RUNX1*的正常造血功能。研究显示70%以上的患者有附加染色体异常，如性染色体丢失、9q或9q22缺失等。在30%的儿童及10%~20%成人CBF相关白血病患者中，可合并*KRAS*或*NRAS*突变。此外，10%成人患者合并*ASXL1*突变，20%~25%患者合并*ASXL2*突变。

AML 伴 inv（16）（p13.1；q22）或 t（16；16）（p13.1；q22）；*CBFβ-MYH11*

急性髓系白血病伴inv（16）（p13.1；q22）或t（16；16）（p13.1；q22）产生融合基因*CBFβ-MYH11*，是一种骨髓以粒系和单核系细胞异常分化，及异常嗜酸性细胞组成为特征的AML。

【临床表现】

该病见于5%~8%的年轻AML患者，老年人少见。起病急缓不一，急者可以突发高热或严重出血，慢者表现为面色苍白、乏力及皮肤紫癜等。可以以髓系肉瘤为首发表现，白血病细胞易浸润牙龈，使牙龈增生、肿胀，皮肤出现蓝灰色斑丘疹，局部皮肤隆起、变硬，呈紫蓝色结节。少数患者可发生中枢神经系统白血病。

【实验室检查】

一、形态学

1.血象 白细胞数可增高、正常或减少，半数以上的患者白细胞计数（30~50）×10⁹/L，血红蛋白和红细胞计数为中到重度减少，血小板呈重度减少。外周血可见粒系及单核系早期阶段细胞，单核系以原始/幼稚单核细胞为主，粒系早幼粒及以下阶段的细胞均可见，有的患者异常嗜酸性细胞增多，涂片中见幼红细胞，血小板少见。

2.骨髓象 骨髓增生极度活跃或明显活跃，粒系、单核细胞系统异常增生，或仅见单核系。骨髓中可见各阶段的嗜酸性粒细胞，数量通常增多，但有时可 <5%，虽无成熟停滞，但早、中幼嗜酸性粒细胞异常明显，胞质中异常颗粒粗大而密集，呈紫黑色，成熟嗜酸性粒细胞有分叶减少。原始细胞可见 Auer 小体。骨髓中性粒细胞常减少（图 10-3）。

3.细胞化学染色 MPO 阳性，NSE 阳性，萘酚 ASD 氯乙酸酯酶阳性（正常嗜酸性粒细胞阴性）。

二、免疫表型

该型白血病细胞免疫表型复杂，可分成多个亚群。高表达 CD34 和 CD117 的原始细胞，可向粒系和单核细胞系分化，既有表达 CD13、CD33、CD15、CD65 和 MPO 的粒细胞亚群，也有表达 CD14、CD4、CD11b、CD11c、CD64、CD36 和溶菌酶的单核细胞亚群。分化标记不同步现象常见，CD2 可与髓系标记共表达，但对于诊断并不特异。

三、细胞遗传学

临床上 inv（16）（p13.1；q22）是最常见的染色体异常，t（16；16）（p13.1；q22）是较少见的，两者均可生成 *CBFβ-MYH11* 融合基因。该型白血病中，约 40% 的患者存在附加染色体异常，最常见的为 +22 和 +8，其次少见异常为 +21、del（7q）。+22 罕见于其他重现性遗传学异常 AML，因此对于 inv（16）（p13.1；q22）的 AML 是特异的。此外，+22 还可见于慢粒加速期或急变期。

四、分子生物学

患者除了 *CBFβ-MYH11* 融合基因，二次基因突变在 90% 的本型 AML 中是很常见的。30% 至 40% 病例可发生 *KIT* 的突变（最常见的是在 8 号和 17 号染色体外显子中），45% 的病例有 *NRAS* 突变，13% 的病例有 *KRAS* 突变和 14% 的病例有 *FLT3* 突变。尽管 *ASXL2* 突变常见于 t（8；21）的 AML，但在 inv（16）或 t（16；16）的 AML 中不常见。

APL 伴 *PML-RARα*

急性早幼粒细胞白血病伴 *PML-RARα* 是以异常早幼粒细胞增殖为特征的急性髓系白血病，绝大多数患者具有特异性染色体易位 t（15；17）（q22；q12），形成 *PML-RARα* 融合基因，其蛋白产物是 APL 发生的主要分子机制，致细胞分化阻滞和凋亡不足，形态学表现包括粗颗粒型（经典型）和细颗粒（少颗粒）型。*PML-RARα* 融合除了见于 t（15；17）（q22；q12）易位外，还可以是隐蔽易位或复杂的细胞遗传学重排导致，为了强调该融合基因的意义，将有此融合的 APL 更名为 *PML-RARα*。

【临床表现】

APL 易见于中青年人，平均发病年龄为 44 岁，APL 占 AML 的 5%~8%，发病率约 0.23/10 万。APL 临床表现凶险，除贫血、发热外，出血症状较重，常合并弥散性血管内凝血（DIC），以皮肤出血、瘀点、瘀斑、牙龈出血、月经量过多为多见。眼底出血可致视物障碍。起病及诱导治疗过程中容易发生全身广泛出血，颅内出血可发生头痛、恶心、呕吐、瞳孔大小不对称甚至昏迷、死亡。APL 髓外浸润发生率低，可有眼底及中枢神经系统白血病。

【实验室检查】

一、形态学

1.血象 白细胞计数可以升高、正常、或降低，平均白细胞水平约为 15×10^9/L，外周血涂片可见异常早幼粒细胞，可高达90%以上，易见Auer小体，多数患者血红蛋白轻至中度减少，少数重度减少，血小板中至重度减少。

2.骨髓象 骨髓中以异常早幼粒细胞为主，易见Auer小体，比其他AML中的更为粗大，常呈柴捆状。经典型APL为多颗粒型，异常早幼粒细胞大小不一，外形不一，多见胞质伪足或瘤状突起，白血病细胞核不规则，可呈肾型或双叶型，胞质颗粒密集、粗大，染色呈红色或紫红色，因颗粒掩盖可致胞质和胞核分界不清；某些细胞中，胞质内充满细尘状颗粒（图10-4，图10-5，图10-6）。

3.细胞化学染色 骨髓白血病细胞MPO染色强阳性，25%患者NAE染色弱阳性，且不被NaF抑制。

二、免疫表型

免疫分型在APL诊断中起到辅助作用，高表达CD13、CD33、CD117和MPO，不表达或弱表达CD34、HLA-DR、CD11a、CD11b、CD14、CD18、CD64、CD56。约20%的APL表达CD56，提示预后较差。

三、细胞遗传学

APL典型的细胞遗传学表现为t（15；17）（q22；q12）。变异型APL占2%，如t（11；17）（q23；q12）、t（5；17）（q35；q12）、t（11；17）（q13；q21）、der（17）、t（17；17）（q24；q12）、t（4；17）（q12；q21）、t（X；17）（p11；q21）、t（2；17）（q32；q21）、t（3；17）（q26；q21）、t（7；17）（q11；q21）、t（1；17）（q42；q21）等。5%的APL患者核型正常，常规染色体检测有时还可发现除t（15；17）以外的附加染色体异常。

四、分子生物学

临床患者中，98%以上的APL患者存在*PML-RARα*融合基因，另有低于2%的APL患者为其他类型融合基因，包括：*PLZF-RARα*、*NPM-RARα*、*NuMA-RARα*、*STAT5b-RARα*、*PRKAR1A-RARα*、*FIP1L1-RARα*、*BCOR-RARα*、*OBFC2A-RARα*、*TBLR1-RARα*、*GTF2I-RARα*、*IRF2BP2-RARα*、*STAT3-RARα*；检测*PML-RARα*融合基因是诊断APL最特异、敏感的方法之一。实时定量PCR（RQ-PCR）可在99%的典型APL患者中检出*PML-RARα*融合基因（图10-7），但仍有1%的APL患者可出现假阴性。部分APL患者可伴有*FLT3-ITD*突变，但对临床治疗疗效影响不大。

AML伴t（9；11）（p21.3；q23.3）；*KMT2A-MLLT3*

急性髓系白血病伴染色体t（9；11）（p21.3；q23.3）异常，形成融合基因*KMT2A-MLLT3*，致其通常具有一些单核细胞的特征。

【临床表现】

该型白血病可以发生在各个年龄段，但以儿童最多见。约占成人AML的2%，约占儿童AML的9%~12%，就诊时易合并弥散性血管内凝血（DIC），可出现髓系肉瘤，以及牙龈、皮肤等组织浸润等。

【实验室检查】

一、形态学

骨髓镜下多呈急性单核或粒-单核细胞白血病的形态学特征，但在其他无成熟型或成熟型AML中偶尔会检查出t（9；11）（p21.3；q23.3）异常。镜下原始单核细胞胞体较大，胞质丰富，呈嗜碱性，可见伪足。胞质散在细小嗜天青颗粒及空泡；核圆，染色质纤细，核仁明显，一个或多个。幼稚单核细胞胞核扭曲不规则，胞质弱嗜碱性，颗粒更明显，偶有大的嗜天青颗粒和空泡。原始和幼稚单核细胞的NBE呈强阳性，MPO阴性或弱阳性。

二、免疫表型

伴 t（9；11）（p21.3；q23.3）异常的儿童 AML 患者，白血病细胞高表达 CD33、CD65、CD4 和 HLA-DR，弱表达 CD13、CD34、CD14。伴 11q23.3 异常的 AML 患者常通过编码 CSPG4 表达一种硫酸软骨素 NG2 类似物，其可以与抗 -7.1 单克隆抗体反应。大多数伴 t（9；11）（p21.3；q23.3）异常的成年 AML 患者，表达单核细胞分化标记，包括 CD14、CD4、CD11b、CD11c、CD64、CD36 和溶菌酶，而不成熟标记 CD34、KIT（CD117）和 CD56 的表达程度不一。

三、细胞遗传学

位于 11q23.3 的 *KMT2A*（也就是 *MLL* 或 *HRX*）是一种组蛋白甲基转移酶，经染色体重塑，与 AML 患者 9p21.3 的 *MLLT3*（即 *AF9*）形成融合基因（图 10-9）。继发的细胞遗传学异常易见，以 +8 最多（伴 MECOM 阴性），但通常不影响患者的预后。

四、分子生物学

儿童及成人 AL 中涉及 *KMT2A*（*MLL*）易位的基因异常约有 120 多种，其中 79 种为特征性的，急性淋巴细胞白血病最常见的是 *AFF1*（即 *MLLT2* 或 *AF4*），急性髓系白血病中常见是 *MLLT3*（*AF9*）。此外，*MLL* 可以与 *MLLT1*（*ENL*）、*MLLT10*（*AF10*）、*AFDN*（*MLLT4*，*AF6*）及 *ELL* 发生融合，其中 *KMT2A-ELL* 仅见于 AML，其他融合基因主要见于 AML，亦可见于淋巴细胞白血病。另外，还有一群 AML 过表达 *MECOM*，主要与 *AFDNC-MLLT4* 易位有关，提示预后差。

AML 伴 t（6；9）（p23；q34.1）；*DEK-NUP214*

急性髓系白血病（AML）伴染色体 t（6；9）（p23；q34.1）异常，致 *DEK-NUP214* 融合基因生成，是一种外周血或骨髓中 ≥ 20% 原始细胞伴或不伴单核细胞特征的 AML，临床上常常伴嗜碱性粒细胞增多和多系发育异常。

【临床表现】

临床上能检测到 t（6；9）（p23；q34.1）的 AML 占 0.7%~1.8%。儿童和成人发病的中位年龄分别在 13 岁和 35~44 岁，预后不良，积极异基因造血干细胞移植可以改善预后。通常以贫血及血小板减少为首发症状，也可表现为全血细胞减少。在成年患者中外周血中位白细胞数较其他类型 AML 低，中位数约为 $12 \times 10^9/L$。

【实验室检查】

一、形态学

白血病细胞多具有 AML 成熟型和急性粒-单核细胞白血病的形态特征，1/3 患者的原始细胞内可见 Auer 小体。44%~62% 的患者骨髓和外周血嗜碱性粒细胞 ≥ 2%，可见粒系及红系病态造血，部分可见环形铁粒幼细胞，但巨核细胞系病态造血少见（图 10-10）。骨髓细胞 MPO 染色呈阳性，NBE 染色可以是阳性，也可以是阴性。

二、免疫表型

这些原始细胞没有特异性的髓细胞免疫表型，表达 MPO、CD9、CD13、CD33、CD38、CD123 和 HLA-DR。大部分病例表达 KIT（CD117）、CD34、CD15；少数病例表达与单核细胞相关的标志 CD64；约占半数的患者 TdT 阳性，其他淋系标记罕见。嗜碱粒细胞群表达 CD123、CD33 和 CD38，但 HLA-DR 阴性。

三、细胞遗传学

t（6；9）（p23；q34.1）是6号染色体上的*DEK*与9号染色体上*NUP214*（也称*CAN*）融合形成的，即形成*DEK-NUP214*（图10-11），除孤立的t（6；9）染色体异常外，一部分患者合并复杂染色体核型。

四、分子生物学

融合基因*DEK-NUP214*与核转录因子结合，干扰正常转录功能。*FLT3-ITD*突变在本型白血病中非常常见，儿童及成人患者的检出率分别为69%和78%，而*FLT3-TKD*罕见检出。

AML 伴 inv（3）（q21.3；q26.2）或 t（3；3）（q21.3；q26.2）；*GATA2，MECOM*

急性髓系白血病伴inv（3）（q21.3；q26.2）或t（3；3）（q21.3；q26.2）导致基因*MECOM*（*EVI1*）和*GATA2*表达下调，形成一种外周血和骨髓原始细胞≥20%的AML；多数伴血小板计数正常或升高，骨髓可见不典型巨核细胞，核呈双叶或单叶，并有多系病态造血。

【临床表现】

本型AML约占所有AML的12%，多见于成人，无性别差异，患者常表现为贫血、血小板正常或增高，明显血小板减少者占7%~22%。部分患者有肝、脾肿大，但淋巴结肿大不常见，此类患者生存期短，预后差。

【实验室检查】

一、形态学

1.血象 外周血改变包括粒细胞胞质颗粒减少，核分叶减少，有假Pelger-Huët畸形，伴或不伴外周血原始细胞。红细胞轻微异常，无泪滴样红细胞，巨核和巨大血小板常见，偶见巨核细胞裸核。

2.骨髓象 该型白血病骨髓形态和组化变化多样，以急性粒-单核细胞白血病和急性巨核细胞白血病骨髓象最常见。可见多系病态造血，巨核系统发育异常最常见，巨核细胞数可以正常或增加，体积小，核单叶或双叶，或仅为裸核；亦可见红系和粒系病态造血。骨髓中嗜酸性粒细胞或嗜碱性粒细胞及肥大细胞增多（图10-12，图10-13）。

3.骨髓活检 骨髓活检显示增生程度不一，小巨核细胞增加，呈单叶和双叶，有时合并其他形式的发育不良，骨髓细胞形态多变，可表现为血细胞减少，骨髓纤维化程度不一。

二、免疫表型

流式细胞学研究显示，原始细胞表达CD34、CD33、CD13、KIT（CD117）和HLA-DR；多数表达CD38；伴inv（3）较伴t（3；3）的患者，CD34表达阳性率更高；虽常见CD7异常表达，但其他淋系标记罕见；部分表达巨核细胞标记CD41和CD61。

三、细胞遗传学

髓系恶性肿瘤3号染色体长臂异常多种多样，其中最常见的是inv（3）（q21.3；q26.2）和t（3；3）（q21.3；q26.2），包括涉及3q26.2的致癌基因*MECOM*。inv（3）或t（3；3）重新定位远端*GATA2*增强子以激活*MECOM*表达，阻碍细胞分化；*MECOM*过表达还见于其他类型白血病，如t（3；21）（q26.2；q22.1）易位，形成*MECOM-RUNX1*融合基因。其他遗传学异常以7号染色体单体最常见，可见于一半的患者，其次是5q-和复杂染色体核型。慢性粒细胞白血病患者t（9；22）（q34.1；q11.2）和inv（3）（q21.3；q26.2）或t（3；3）（q21.3；q26.2）同时存在，提示疾病处于加速或急变期。

四、分子生物学

二次基因突变几乎发生在所有inv（3）或t（3；3）的AML患者，据报道在98%的病例中突变基因激活了RAS／受体酪氨酸激酶信号通路，其中最常见的是*NRAS*（占27%的病例），*PTPN11*（占20%），*FLT3*（占13%），*KRAS*（占11%），*NF1*（占9%），*CBL*（占7%）和*KIT*（占2%）；其他常见突变的基因是*GATA2*（占15%），*RUNX1*（占12%）和*SF3B1*（占27%，常伴*GATA2*）。

AML（原始巨核细胞型）伴t（1；22）（p13.3；q13.1）；*RBM15-MKL1*

急性髓系白血病（AML）伴t（1；22）（p13.3；q13.1）生成*RBM15-MKL1*融合基因，通常显示巨核细胞系成熟特征。

【临床表现】

该型为罕见型AML，在AML中发病率<1%；通常见于不伴Down综合征的婴幼儿（年龄≤3岁），女婴高发，亦有先天发病者，多数患者出生后6个月内发病，中位发病年龄4个月；大多数患者有脏器肿大，肝肿大最常见，可有贫血、血小板少，白细胞中度升高，强化疗可获得长期生存。

【实验室检查】

一、形态学

1.血象和骨髓象 该型白血病外周血及骨髓中原始细胞与急性巨核细胞白血病类似，原始巨核细胞大小不一，与许多未分化的原始细胞混合存在，该群原始细胞核质比高，与淋巴母细胞类似。原始巨核细胞胞体较大（12~18μm），细胞核稍不规则或有凹陷，染色质呈细网状，核仁1~3个；胞质呈嗜碱性，无颗粒，有空泡和伪足。原始巨核细胞SBB和MPO染色均阴性（图10-14A，图10-14B）。

2.骨髓活检 骨髓活检通常有网状和胶原纤维化，导致骨髓干抽；因此骨髓涂片中原始细胞计数可能小于20%，这种情况下骨髓活检的结果显得尤为重要。

二、免疫表型

原始巨核细胞表达一种或多种血小板糖蛋白：CD41（糖蛋白Ⅱb/Ⅲa）、CD61（糖蛋白Ⅲa）和CD42b（糖蛋白Ⅰb）；髓系相关标记CD13和CD33可能阳性；CD34、CD45和HLA-DR表达常为阴性；CD36为特征性阳性，但不是特异性的。原始细胞MPO抗体为阴性。淋系标记和TdT不表达。CD41或CD61的细胞质表达比膜表达更具特异性和敏感性。

三、细胞遗传学

在大多数情况下，t（1；22）（p13.3；q13.1）是唯一的核型异常，这种易位导致*RBM15*（也称为*OTT*）和*MKL1*（也称为*MAL*）的基因融合。融合基因可能参与调节核染色质组织，以及HOX诱导的分化和细胞外信号转导均参与本病发生。

AML 伴 *BCR-ABL1*

急性髓系白血病（AML）伴*BCR-ABL1*（目前分类中暂定类型），是一种新型AML，患者（治疗前或治疗后）均无任何慢性粒细胞白血病（CML）的证据。确诊混合表型急性白血病、治疗相关性髓系肿瘤或其他重现性遗传学异常的AML，应排除此类AML的可能。

【临床表现】

该型AML的发病率小于总AML的1%，主要见于成年男性，患者常伴以原始细胞增高为主的白细胞升高、贫血、血小板少；与CML急变的AML相比，AML伴*BCR-ABL1*的患者脾大少见，外周血嗜碱性较低（通常嗜碱性粒细胞<2%）。此类疾病预后差，能够从TKI治疗中受益。

【实验室检查】

一、形态学

AML伴*BCR-ABL1*镜下原始细胞缺乏特异性的形态学特征。侏儒巨核细胞较CML转化的AML少见。非原始细胞粒红比相对正常，而CML转化的AML粒红比是升高的。

二、免疫表型

关于AML伴*BCR-ABL1*免疫表型的研究少见，主要表达髓系抗原CD13、CD33和CD34，常见异常表达CD19、CD7和TdT。但是，患者符合混合表型急性白血病诊断标准的，应该被诊断为混合表型急性白血病伴*BCR-ABL1*。

三、细胞遗传学

所有患者均有t（9；22）（q34.1；q11.2）易位或*BCR-ABL1*融合的证据。绝大多数患者为P210型，即b2a2和b3a2融合，少数患者为P190型。此外，附加染色体异常还包括7染色体缺失、+8、inv（16）（p13.1；q22）、inv（3）（q21.3；q26.2）及复杂染色体核型。

四、分子生物学

AML伴*BCR-ABL1*阳性的部分患者可见基因突变为*NPM1*和*FLT3-ITD*。最近，研究发现本型AML还有*IKZF1*基因、*CDKN2A*基因的丢失，以及*IGH*、*TRG*基因的缺失。这些基因的缺失还可见于急性B淋巴细胞白血病，但CML转化的AML无这一现象。除此之外，还可合并*CEBPA*和*NPM1*突变。

AML伴*NPM1*突变

AML伴*NPM1*突变主要涉及*NPM1*外显子12，以及胞质特异性异常表达*NPM1*，该型AML骨髓多表现为粒-单核细胞或单核细胞特征，初发患者细胞核型多数正常。

【临床表现】

*NPM1*是AML中最常见的基因损伤之一，相对特异，发病率随年龄增高而增加，占儿童AML的2%~8%，占成人AML的27%~35%，45%~64%的成人患者核型正常，临床上表现为贫血、血小板少，白细胞计数较其他类型AML高，易引起髓外浸润，如牙龈、淋巴结、皮肤等，预后良好。

【实验室检查】

一、形态学

镜下骨髓形态学为急性粒-单核细胞白血病或急性单核细胞白血病的特征，易见杯口细胞（图10-15）。因此，80%~90%的急性单核细胞白血病有*NPM1*突变。但是，*NPM1*突变也可见于其他成熟或不成熟型AML及急性红白血病。引起*NPM1*突变的AML类型很多，部分有多系发育异常，与其他类型髓系白血病相比，本型骨髓原始细胞偏高。

二、免疫表型

伴*NPM1*突变的AML的特征为高表达CD33，CD13表达不稳定（通常较低），KIT（CD117）、CD123、和CD110阳性表达，HLA-DR常阴性表达。本型白血病病大概分两个亚群，一群为伴不成熟髓系表型，一群为单核细胞表型（CD36+，CD64+，CD14+）。绝大多数病例CD34阴性，CD34阳性提示疾病进展。少部分白血病细胞表达表型（CD34+，CD38−，CD123+）；CD34+、CD25+、CD123+、CD99+细胞亚群据报道与*FLT3-ITD*有关。

三、细胞遗传学

AML伴*NPM1*突变通常为正常核型，但仍有5%~15%的患者出现染色体异常，包括+8、del（9q）。

四、分子生物学

AML伴*NPM1*突变的患者同时有*FLT3*和*DNMT3A*突变，*IDH1*、*KRAS*、*NRAS*突变相对常见。本型AML有*HOX*基因高表达，这一点不同于其他类型AML。*NPM1*突变常发生在外显子12，罕见于9和11外显子。*NPM1*通常只有一个等位基因突变，另一个为野生型。迄今为止已经发现40余种*NPM1*突变，最常见的是突变A（图10-16）。*NPM1*异常定位于胞质，因此可以用免疫组化的方式来代替分子生物学方法检测*NPM1*突变，大多数患者可见于两系或更多系细胞（粒细胞、单核细胞、幼红细胞和巨核细胞）胞质*NPM1*染色阳性。

AML 伴 *CEBPα* 双等位基因突变

急性髓性白血病（AML）伴双等位基因*CEBPα*突变，通常符合AML成熟型和AML不成熟型的标准，患者表现为粒-单核细胞或单核细胞的特征，是一种新型白血病。携带*CEBPα*双突变的患者预后良好。

【临床表现】

双等位基因*CEBPα*突变见于4%~9%的儿童和青年AML患者，老年人发病更低，染色体核型正常。患者与无*CEBPα*突变的AML相比，血红蛋白水平较高，血小板和乳酸脱氢酶水平较低。本病淋巴结肿大及髓系肉瘤的发生率也较低。

【实验室检查】

一、形态学

急性髓性白血病（AML）伴双等位基因*CEBPα*突变没有特异的形态学特征，绝大多数有AML成熟型及不成熟型的特点；约26%的患者合并有多系病态造血，部分患者类似单核细胞或粒-单核细胞白血病。

二、免疫表型

早期研究发现，免疫表型很难区分*CEBPα*单突变和双突变，白血病细胞通常表达一个或多个髓系抗原，包括CD13、CD33、CD65、CD11b和CD15。原始细胞多表达HLA-DR和CD34。50%~73%的患者表达CD7，而CD56及其他淋系抗原一般为阴性。相反，*CEBPα*双突变的患者HLA-DR、CD7表达较高，CD15、CD56表达较低。单核细胞标记CD14和CD64多为阴性。

三、细胞遗传学

70%以上急性髓性白血病（AML）伴双等位基因*CEBPα*突变的患者染色体核型正常，部分患者可有染色体核型异常，与AML伴*NPM1*突变类似，del（9q）常见，del（11q）等与髓系发育异常相关的染色体罕见。

四、分子生物学

*CEBPα*编码一种转录因子，参与髓系祖细胞的增殖和分化，通常情况下，*CEBPα*的两个等位基因均有突变，突变可发生在整个基因的碱基序列，N端的读码框移位和C端的插入及缺失突变，5%~9%的患者合并*FLT3-ITD*突变，39%患者有*GATA2*锌指1突变。

AML 伴 *RUNX1* 突变

AML伴*RUNX1*突变（当前分类中的暂定实体）是一种新型白血病，骨髓或外周血原始细胞≥20%，具有AML-NOS的形态学特征，患者骨髓细胞微分化较多，确诊前应排除其他AML伴重现性细胞遗传学异常和AML-MRC。

【临床表现】

AML伴*RUNX1*突变的患者占4%~16%，多见于老年人（年龄大于60岁），无明显性别差异，较伴野生型*RUNX1*突变的患者相比，本型AML患者血红蛋白和乳酸脱氢酶水平更低，白细胞和外周血原始细胞计数更低。既往有放射治疗史，MDS、MDS/MPN病史的病例也可能伴有*RUNX1*突变，均应与本病相鉴别。

【实验室检查】

一、形态学

伴*RUNX1*突变的AML没有特定的形态学特征。尽管有15%~65%的AML患者呈微分化状态，但大多数患者有AML部分分化和急性单核细胞或粒-单核细胞白血病的骨髓象特征。

二、免疫表型

白血病细胞通常表达CD13、CD34和HLA-DR，部分表达CD33、单核细胞标记物和MPO等。

三、细胞遗传学

*RUNX1*多为单等位基因突变，涉及同源结构域（RHD）、外显子3~5、外显子6~8以及转录激活域（TAD），是最常见的移码及错义突变。突变可伴染色体异常，最常见为8和13染色体三体。*RUNX1*突变伴发的基因突变包括*ASXL1*、*KMT2A*部分串联复制（*KMT2A-PTD*）、*FLT3-ITD*、*IDH1* R132及*IDH2* R140和*R172*；但是与野生型*RUNX1*相比，发生率并无增加。关于MDS伴*RUNX1*突变的研究发现特征性基因突变包括*SRSF2*、*EZH2*、*STAG2*和*ASXL1*，与本型AML类似，而*NPM1*、*CEBPα*和*JAK2*突变罕见。

（孟红彬 苗美娟 刘亚波）

第三节 治疗相关性AML

治疗相关性AML（therapy-related acute myeloid leukemia，t-AML）是指在原发性疾病（包括良性疾病和恶性肿瘤）使用细胞毒性药物治疗和（或）放射治疗后晚期并发的急性髓系白血病。1970年由Smit首次报道，是放化疗的远期毒副作用。与治疗相关血液肿瘤有关的细胞毒性药物见表10-5。

表10-5 与治疗相关血液肿瘤有关的细胞毒性药物

烷化剂：马法兰，环磷酰胺，氮芥，苯丁酸氮芥，马利兰，卡铂，顺铂，氮烯唑胺，甲基苄肼，卡莫司汀，丝裂霉素C，塞替哌，洛莫司汀
电离辐射治疗：覆盖活性骨髓的大野照射
拓扑异构酶Ⅱ抑制剂：依托泊苷，替尼泊苷，多柔比星，柔红霉素，米托蒽醌，安吖啶，放射菌素
抗代谢药：硫嘌呤醇，霉酚酸酯，氟达拉滨
微管蛋白抑制剂（常与其他药物联合使用）：长春新碱，长春花喊，长春地辛，紫杉醇，多西紫杉醇

【临床表现】

患者既往有细胞毒性药物化疗（通常为烷化剂）和（或）放疗病史，t-AML多发生在治疗后的10~192个月。t-AML可分为烷化剂/放疗相关性和拓扑异构酶（Topo）Ⅱ抑制剂相关性，前者发病率随年龄的增长而上升，后者无明显变化。t-AML以成熟型为主，其次为急性粒-单核细胞白血病、急性单核细胞白血病、急性红白血病、急性巨核细胞白血病，很少为t-APL。总体上，t-AML的预后较差，5年生存率不到10%，其主要影响因素为异常核型及原发病。存在5号或7号染色体异常及复杂核型者预后尤其差，中位生存期不到1年。伴平衡易位者，如inv（16）（p13.1；q22）或t（16；16）（p13.1；q22），t（15；17）（q22；q12）预后相对较好，但较原发平衡易位患者差。

【实验室检查】

一、形态学

外周血表现为一系或多系血细胞减少，骨髓中有核细胞可以增多、正常或减低，大多数患者伴有多系发育异常。以大细胞贫血最常见伴红细胞形态异常，中性粒细胞发育异常包括核分叶过少和胞质颗粒减少，嗜碱性粒细胞增多，可见到大小不一的发育异常的巨核细胞，数量不一，表现为单个核或核分叶少或分开的多个核。骨髓活检25%病例呈低增生性，约15%患者存在不同程度的纤维化，偶有类似原发AML者。

二、免疫表型

该群患者没有特异性免疫表型，原始细胞通常表达CD34，同时表达髓系抗原CD13、CD33、MPO，部分患者MPO表达下调。流式细胞分析提示SCC异常，还可有CD56、CD7阳性。

三、细胞遗传学

超过90%的t-AML患者存在细胞遗传学异常，约70%的患者为染色体的不平衡易位，最常见的是5q-、-7、7q-等。5q-通常伴一种或多种附加染色体异常，如13q-、20q-、11q-、3p-、-17、17p-、-18、-21、+8等，因此多为复杂核型，但也有平衡易位，如t（9；11）（p21.3；q23.3）、t（11；19）（p23.3；q13.1）、t（8；21）（p22；q22.1）、t（3；21）（p26.2；q22.1）、t（15；17）（p24.1；q21.1）和inv（16）（p13.1；q22）等。

四、分子生物学

基因突变分析显示TP53的发生率高达50%，报道频率最高的基因变异为TET2，PTPN11，IDH1/2，NRAS和FLT3，但它们是否有临床意义，还不是很清楚。

附

治疗相关的髓系肿瘤（t-MNs）：包括治疗相关的急性髓系白血病（t-AML）、骨髓增生异常综合征（t-MDS），骨髓增生异常/骨髓增殖性肿瘤（t-MDS/MPN）是先前肿瘤性或非肿瘤性疾病的细胞毒性化疗和（或）放射治疗的晚期并发症。尽管根据血液和（或）骨髓中的细胞数，在形态学上可诊断为t-MDS、t-MDS/MPN或t-AML，但这些t-MNs最好被认为是一种独特的临床综合征，由先前的医源性暴露于致突变剂。不包括骨髓增殖性肿瘤（MPN）的进展和原发性MDS或原发性MDS/MPN向AML的演变（所谓的"继发性"AML）；在后两种情况下，演变为急性髓系白血病是原发性疾病自然史的一部分，可能无法区分自然进展和治疗引起的变化。

（孟红彬　苗美娟）

第四节　急性髓系白血病伴骨髓增生异常相关改变

按照白血病分层诊断顺序，对于急性髓系白血病伴骨髓增生异常相关改变（acute myeloid leukemia-myelodysplastic related changes，AML-MRC）的诊断，首先要未接受过细胞毒药物治疗和放射治疗史；其次，无AML伴重现性遗传学异常的特异性遗传学异常；然后，符合急性髓系白血病伴骨髓发育异常或称AML伴骨髓增生异常相关改变（AML-MRC）的以下诊断标准：外周血或骨髓原始细胞≥20%，伴有骨髓增生异常的形态学特征（形态检查两系或以上髓系，各系有50%以上的细胞存在病态造血），或有此前的MDS或MDS/MPN病史，或有MDS相关的细胞遗传学异常。一个具体病例可能由于上述的一种、两种或三种原因而归入其中。

【临床表现】

AML-MRC主要发生于老年患者，儿童罕见，占全部AML的24%~35%。常有严重的全血细胞减少，多预后不良。某些有20%~29%的原始细胞的患者，特别是那些由MDS转变而来或儿童患者，可能会进展缓慢；这些患者外周血细胞计数常相对稳定数周到数月，在FAB分型中诊断为MDS-RAEB-T，其临床表现可能更类似于MDS，而不像AML。

【实验室检查】

一、形态学

1.**血象**　外周血通常表现为全血细胞减少，可同时伴有原始细胞增多，可见有核红细胞及幼稚粒细胞等，并且可见部分细胞存在发育异常。某些病例外周血涂片中的粒系发育异常特征可能比骨髓涂片中更易确认。

2.**骨髓象**　骨髓有核细胞增生明显活跃，可见多系发育异常：至少在两系骨髓细胞系别中且至少有50%的细胞存在发育异常。各系血细胞发育异常见第九章第二节。

二、免疫表型

免疫表型可以有异质性。5号和7号染色体异常的患者，CD34、TdT和CD7的表达率可以增高。有前期MDS的患者原始细胞中常只有一部分表达CD34。原始细胞常表达泛髓系标志（CD33和CD13），常异常表达CD56和CD7。原始细胞表达CD14以及CD38、CD34和HLA-DR的表达减弱常与预后不良有关。

三、细胞遗传学

细胞遗传学检查是确诊AML-MRC的诊断标准之一。最常见的核型异常有：-7/del（7q）、-5/del（5q）和涉及5q的非平衡易位、复杂核型，而+8、老年男性的-Y、del（20q），不足以诊断AML-MRC。del（9q）的遗传学改变也不作为诊断AML-MRC的条件。伴有inv（3）或t（3；3），或t（6；9）的AML，骨髓可以有病态造血，但只能认定为AML伴重现性遗传学异常病例类型，不可以诊断为AML-MRC。而伴有t（11；16）（q23.3；p13.3）和t（2；11）（p21；q23.3）的AML，如果此前没有细胞毒药物治疗史，应该划为AML-MRC，而不被诊断为11q23.3的易位变异型。

AML-MRC染色体异常见表10-6（在原始细胞≥20%的情况下，足以诊断为AML伴骨髓增生异常相关改变的细胞遗传学异常）。

表10-6　伴骨髓增生异常相关改变的细胞遗传学异常

核型类别	核型异常
复杂核型	3个或更多的异常
不平衡异常	-7/del（7q），del（5q）/t（5q），i（17q）/t（17p），-13/del（13q），del（11q），del（12p）/t（12p），idic（X）（q13）
平衡异常	t（11；16）（q23.3；p13.3），t（3；21）（q26.2；q22.1），t（1；3）（p36.3；q21.2），t（2；11）（p21；q23.3），t（5；12）（q32；p13.2），t（5；7）（q32；q11.2），t（5；17）（q32；p13.2），t（5；10）（q32；q21.2），t（3；5）（q25.3；q35.1）

四、分子生物学

*U2AF1*突变以及*ASXL1*和*TP53*的突变，在AML-MRC中比较常见。其中，半数以上的AML-MRC有*ASXL1*突变，可能与预后不良有关。*TP53*突变常常与复杂的核型相关，预后可能更差。

NPM1突变或CEBPα双等位基因突变，无既往MDS病史及MDS相关的细胞遗传学异常的AML，分别诊断为NPM1突变的AML或CEBPα双等位基因突变的AML，而不是AML-MRC。若为由之前的MDS进展而来的AML，或有MDS相关的细胞遗传学异常，即使存在NPM1突变或CEBPα双等位基因突变，也应诊断为AML-MRC。

【诊断和鉴别诊断】

一、2016版WHO诊断标准（表10-7）

表10-7　急性髓系白血病伴骨髓增生异常相关改变（AML-MRC）的诊断标准

AML-MRC的诊断需要满足以下3个标准
1. ≥20%的原始细胞（在血液或者骨髓中）
2. 下列情形之一：
　MDS或MDS-MPN病史
　MDS相关细胞遗传学异常（表10-6）
　多系发育不良[a]
3. 不存在以下两种情况：
　既往非相关疾病的放疗、化疗史
　AML伴重现性遗传学异常（见本章第二节）

注：a表示在NPM1突变或CEBPα双等位基因突变的AML新发病例中，仅有多系发育不良不足以诊断AML-MRC。

二、鉴别诊断

1. 伴NPM1突变的AML　骨髓中虽有时可见明显发育异常，但是在无MDS病史及MDS相关的细胞遗传学异常时，则不被归类为AML-MRC，而是应该归类为伴NPM1突变的AML。

2. MDS　MDS虽然有骨髓发育异常，由于外周血或骨髓原始细胞不足20%，所以诊断为MDS。

3. 伴CEBPα双等位基因突变的AML　无MDS病史及MDS相关的细胞遗传学异常时，即使骨髓中有时可见明显发育异常，也不被归类为AML-MRC。2016版WHO白血病分类系统将AML伴CEBPα双等位基因突变正式定义为一种独立的疾病类型。

4. AML伴inv（3）（q21.3；q26.2）或t（3；3）（q21.3；q26.2）　骨髓中虽有时可见明显发育异常：其骨髓中可见小巨核细胞、单叶核及双叶核巨核细胞，中性粒细胞胞质颗粒减少伴假Pelger-Huët畸形，红系细胞也可见发育异常，即使同时存在MDS相关的细胞遗传学异常，也要诊断为AML伴inv（3）（q21.3；q26.2）或AML伴t（3；3）（q21.3；q26.2），而不是AML-MRC。

5. 急性髓系白血病，非特定类型　不存在两系或以上髓系发育异常，或者伴有发育异常但不足50%，此前无MDS或MDS/MPN病史，无MDS相关的细胞遗传学异常。

（张　云　刘亚波　苗美娟）

第五节　急性髓系白血病，非特定类型

急性髓系白血病，非特定类型［acute myeloid leukaemia, not otherwise specified（AML，NOS）］是一大组经过详细的临床特征分析、形态学检查和细胞遗传学以及分子生物学检查，在排除了AML伴重现性遗传学异常、AML伴MDS相关改变和治疗相关AML，以及系列未明急性白血病或唐氏综合征相关髓系肿瘤等特定标准的AML类型后，剩下的AML没有发现与临床等相关的特征性异常而暂时不需要再做分类的类型。

AML，NOS主要是按细胞形态、细胞化学和免疫表型来确定白血病细胞的系列归属与分化阶段。AML，NOS的判断标准为外周血或骨髓中原始细胞≥20%。2016版WHO造血和淋巴组织肿瘤分类更新，原始细胞计数（%）是基于所有骨髓有核细胞，包括红系为主的AML病例，而占非红系细胞百分比（NEC）被废弃。细胞分类计数（尤其是原始细胞计数）的要求为：血涂片分类计数200个白细胞，骨髓涂片分类计数500个有核细胞。原始细胞包括原始粒细胞、原始单核细胞和原始巨核细胞。幼单核细胞在急性粒–单细胞白血病、急性单核细胞白血病、急性原始单核细胞白血病中的诊断意义与原始单核细胞等同。纯红系细胞白血病的分类是独特的，它是根据异常、未成熟红细胞的百分比来分类的。在纯红系细胞白血病中，原始红细胞与原始细胞具有等同意义。

AML，NOS包含了10个类型：AML微分化型；AML不伴成熟型；AML伴成熟型；急性粒–单核细胞白血病；急性原始单核细胞白血病；急性单核细胞白血病；纯红系细胞白血病；急性巨核细胞白血病；急性嗜碱性粒细胞白血病；急性全髓增殖症伴骨髓纤维化。前8种在形态学上大致相当于FAB分类的M0、M1、M2a、M4、M5a、M5b、M6和M7。

【临床表现】

起病一般急骤，临床表现为贫血、出血、感染、发热和脏器浸润等。在老年人、低增生性急性白血病可以相对较缓。急性起病的往往以发热和感染、出血等为首要表现，而起病慢时则以贫血为主，进行性加重。

AML，NOS占所有AML的25%~30%，各类型发病率及好发年龄见表10-8。

表10-8 AML，NOS各类型发病率及好发年龄

类型	AML微分化型	AML不伴成熟型	AML伴成熟型	急性粒–单核细胞白血病	急性原始单核细胞	急性单核细胞白血病	急性巨核细胞白血病
发病率（约占AML%）	<5%	5%~10%	10%	5%~10%	<5%	<5%	<5%
好发年龄	见于各年龄段，以<3岁儿童和>60岁老年人居多	主要为成人，中位发病年龄46岁	年龄<25岁和>60岁的患者分别占20%和40%	老年人居多，中位发病年龄50岁。男女之比为1.4：1	年轻人多见	成人多见，中位发病年龄49岁	见于成人及儿童，在儿童AML中发病率较高

AML 微分化型

【实验室检查】

一、形态学

1.血象 红细胞计数及血红蛋白浓度明显减低，白细胞计数常升高，部分病例可减低。血小板计数明显减低。分类可见原始细胞、少量幼稚粒细胞、幼红细胞。

2.骨髓象 有核细胞增生明显活跃或极度活跃。原始细胞中等大小，核圆，可略有凹陷，染色质细，核仁1~2个。胞质量较少，嗜碱性、无颗粒、无Auer小体，部分可见空泡；有时细胞体积小、染色质凝集、核仁不清、胞质少，形似原始淋巴细胞（图10-17）。粒系增生减低或活跃，红系增生受抑，巨核细胞减少，血小板减少。

3.细胞化学染色 MPO、SBB和CE染色阴性或阳性率<3%；PAS染色阴性或阳性；NAE阴性或与单核细胞不同的非特异性弱阳性或局灶性阳性。

二、免疫表型

可表达：早期造血相关抗原如CD34、CD38和HLA-DR以及CD13或CD117，大约60%病例CD33阳性。不表达：粒系和单核系细胞成熟相关抗原如CD11b、CD15、CD14和CD65，T和B细胞相关胞质

淋巴系标志如cCD3、cCD79a和cCD22阴性。部分表达：流式细胞术或免疫组化检测中部分原始细胞MPO可阳性。40%~50%的TdT阳性，CD7、CD2和CD19也可以阳性，但强度比淋巴细胞白血病低（图10-18）。另外，AML微分化型幼稚细胞的侧向散射光（SSC）往往较低，与淋巴细胞相似，与其他类型AML不同。

三、细胞遗传学和分子生物学

无特异的染色体异常。染色体核型异常发生率高达58%~81%，复杂异常发生率可达42%。常见的异常包括-7/7q-和（或）-5/5q-，+8和del（11q）等不平衡染色体异常，但现多归类为AML伴MDS相关改变。*RUNX1*（*AML1*）和*FLT3*基因突变率分别为27%和16%~22%。

【诊断和鉴别诊断】

一、诊断

①原始细胞≥20%；②原始细胞形态上缺乏颗粒或Auer小体，易与原始淋巴细胞相混淆；③细胞化学MPO、SBB和CE阴性或阳性率<3%；④免疫表型不表达淋系标记（CD7和CD2除外），表达髓系标记CD13，CD33或CD117等；⑤不符合AML伴重现性遗传学异常、AML伴MDS相关改变或治疗相关AML任何一种的诊断标准。

二、鉴别诊断

需要与ALL、急性未分化细胞白血病（AUL）相鉴别。

AML 不伴成熟型

【实验室检查】

一、形态学

1.血象 红细胞计数及血红蛋白浓度常明显减低。白细胞计数常升高，部分病例可正常或减低。血小板计数常明显减低。分类易见原始粒细胞，有时高达90%以上，偶见Auer小体。

2.骨髓象 有核细胞增生明显活跃或极度活跃。粒系增生明显活跃或极度活跃。原始粒细胞可出现多种畸形变，胞体大小不一，胞质多少不等，胞质中可含有数量不等的嗜天青颗粒、偶见空泡和Auer小体。有些病例的原始细胞类似于原始淋巴细胞，胞体小，胞核圆形，核染色质呈较粗颗粒状，较正常原始细胞密集，核仁1~2个，胞质量少，缺乏嗜天青颗粒（图10-19），部分病例的原始细胞可呈原始单核样和不规则外形，易与原始单核细胞相混淆。红系增生常受抑，各阶段幼红细胞比值减少。巨核细胞减少，血小板分布显著减少。

3.细胞化学染色 MPO或SBB染色阳性率≥3%；CE染色部分阴性，部分阳性，与原始细胞成熟程度有关；α-NAE染色呈阴性或弱阳性反应，不被NaF抑制；PAS染色大部分呈阴性，少部分弱阳性反应。

二、免疫表型

可表达：MPO和一个或多个髓系相关抗原如CD13、CD33和CD117，70%的病例表达CD34和HLA-DR。不表达：成熟粒系标志如CD15、CD65，成熟单核系标志如CD14、CD64、CD11c，B和T淋巴细胞相关胞质特异标志如cCD79a、cCD22、cCD3。部分表达：CD11b，约1/3病例CD7阳性，少数（10%~20%）表达淋巴系相关标志如CD2、CD4、CD19和CD56。

三、细胞遗传学和分子生物学

无特异的染色体异常和分子生物学异常。

【诊断和鉴别诊断】

一、2016 WHO 诊断标准

①原始细胞≥20%；②无成熟迹象特征的原始细胞比例高，没有向较成熟中性粒细胞发育的明显证据，较成熟迹象的中性粒细胞占所有有核细胞<10%；③MPO或SBB的阳性率≥3%；④不符合AML伴重现性遗传学异常、AML伴MDS相关改变或治疗相关AML任何一种的诊断标准。

二、鉴别诊断

需要与ALL、AML伴成熟型、急性原始单核细胞白血病相鉴别。

AML 伴成熟型

【实验室检查】

一、形态学

1.血象 红细胞、血红蛋白和血小板计数常明显减低。白细胞计数常升高，部分病例可减低。分类可见原始粒细胞及各阶段幼稚粒细胞。有些病例可见幼红细胞。

2.骨髓象 有核细胞增生明显活跃或极度活跃。粒系增生明显活跃或极度活跃，原始粒细胞增多，胞质内可见Auer小体，可有或无嗜天青颗粒。早幼粒细胞及以下阶段粒细胞比值≥10%，常有不同程度的发育异常，幼稚嗜酸性粒细胞常增多（图10-20）。单核细胞<20%。红系增生常受抑，各阶段幼红细胞比值减少。巨核细胞数目常减少。血小板分布显著减少。

3.细胞化学染色 MPO与SBB染色原始细胞呈阳性反应；CE染色原始细胞部分阴性，部分阳性；α-NAE染色原始细胞呈阴性或弱阳性反应，且阳性不被NaF抑制。

二、免疫表型

可表达：CD34、CD117、HLA-DR、CD13、CD33、CD11b、CD16、CD65。不表达：单核系标志如CD14和CD64。部分表达：有20%~30%病例表达CD7，少数病例（<10%）可有CD2、CD4、CD19和CD56表达。

三、细胞遗传学和分子生物学

无特异的染色体异常和分子生物学异常。

【诊断和鉴别诊断】

一、2016 WHO 诊断标准

①骨髓或外周血中原始粒细胞≥20%；②骨髓中有成熟迹象的粒细胞≥10%；③单核细胞系的细胞占所有有核细胞<20%；④不符合AML伴重现性遗传学异常、AML伴MDS相关改变或治疗相关AML任何一种的诊断标准。

二、鉴别诊断

原始细胞比例低的需要与难治性贫血伴原始细胞过多相鉴别；原始细胞比例高的需要与AML不伴成熟型的相鉴别；单核细胞增多的需要与急性粒-单核细胞白血病相鉴别。

急性粒-单核细胞白血病

【实验室检查】

一、形态学

1.血象 红细胞、血红蛋白及血小板计数常明显减少。白细胞常升高，部分病例可减低。分类可见原始及幼稚阶段的粒细胞与原始及幼稚阶段的单核细胞。单核细胞可增多。

2.骨髓象 有核细胞增生明显活跃或极度活跃。原始细胞及幼稚单核细胞明显增多≥20%。粒、单核两系同时增生，可见中性粒细胞及其前体细胞和单核细胞及其前体细胞比值分别≥20%。形态典型时可明显区分出粒系和单核系的原始细胞，但多数情况是借助其他检查（如细胞化学染色等）才能判断是具有两系特征的原始细胞共同存在。原始粒细胞一般体积小，胞质量较少，颗粒无或有少许，胞核多规则，染色质细颗粒，核仁小2~5个。原始单核细胞一般体积大，胞质丰富，中度至高度嗜碱性，可有伪足形成，可有散在分布的嗜天青颗粒和空泡。原始单核细胞核通常为圆形，染色质纤细，有1个或多个大而明显的核仁。幼稚单核细胞核形不规则，呈明显扭曲、折叠。部分病例胞质中可见细长Auer小体（图10-21）。红系增生常受抑，各阶段幼红细胞比值减少。巨核系统增生受抑。血小板分布显著减少。

3.细胞化学染色 MPO染色原、幼单呈阴性或弱阳性反应，原粒呈弱阳性或阳性反应；NAS-DCE染色幼稚和成熟粒细胞阳性，单核系细胞阴性或弱阳性；α-NAE染色原始及幼稚单核细胞呈阳性反应并可被NaF抑制；酯酶双染：粒系胞质中呈蓝色（或红色）特异性酯酶颗粒，单核胞质呈弥漫性棕红色（灰黑色）。

二、免疫表型

显示数群表达髓系抗原的原始细胞：CD13、CD33、CD65、CD15；其中一群表达单核细胞分化抗原：CD14、CD4、CD11b、CD11c、CD36、CD64、巨噬细胞特异性抗原CD68（PGM1）、CD163和溶菌酶等；共表达CD15和高强度表达CD64是单核细胞分化的特征；早期原始细胞表达：CD34、CD117、HLA-DR，约30%表达CD7。

三、细胞遗传学和分子生物学

具有大多数急性髓系白血病的非特异染色体异常，如+8等。

【诊断和鉴别诊断】

一、2016 WHO诊断标准

①骨髓或外周血中原始细胞≥20%（原始粒细胞+原始单核细胞+幼稚单核细胞）；②中性粒细胞及其不成熟细胞和单核细胞及其不成熟细胞各占有核细胞≥20%；③不符合AML伴重现性遗传学异常、AML伴MDS相关改变或治疗相关AML任何一种的诊断标准。

二、鉴别诊断

需要与AML伴成熟型、单核细胞白血病和CMML相鉴别。

急性原始单核细胞白血病和急性单核细胞白血病

【实验室检查】

一、形态学

1.血象 红细胞、血红蛋白浓度及血小板计数常减少。白细胞计数常明显升高，部分病例可减低。

可见原始及幼稚单核细胞。

2.骨髓象　有核细胞增生明显活跃或极度活跃，少数活跃。

急性原始单核细胞白血病：骨髓中原始单核细胞比值≥80%，幼稚单核细胞和成熟单核细胞比例相对较少。原始单核细胞通常为圆形，染色质细致，有1~3个大而明显的核仁；胞质丰富，呈蓝色或灰蓝色，并且有伪足形成，Auer小体罕见（图10-22）。

急性单核细胞白血病：以幼稚单核细胞为主。细胞外形呈圆形或椭圆形，常见伪足；核形不规则，明显扭曲折叠；核染色质细致疏松，核仁少或不明显；细胞质灰蓝色，部分有明显伪足突出，边缘清晰，外层胞质呈淡蓝色，内质可见细小的嗜天青颗粒，有时颗粒较多，部分细胞可见空泡（图10-23）。

红系增生常受抑，各阶段幼红细胞比值减少。巨核系统增生受抑。血小板分布显著减少。

3.细胞化学染色　MPO染色原始及幼稚单核细胞阴性或细颗粒弥散状弱阳性；CE染色原始及幼稚单核细胞阴性或弱阳性；α-NAE染色原始及幼稚单核细胞阴性或阳性，阳性可被NaF抑制。

二、免疫表型

可表达：CD13、CD33、CD15、CD65。一般至少表达两个单核分化标志：CD4、CD11b、CD11c、CD14、CD36、CD64、CD68和溶菌酶。CD117表达多见，HLA-DR几乎都表达，30%表达CD34。原始单核细胞白血病很少表达MPO，而急性单核细胞白血病中MPO可表达。部分病例可有CD7和（或）CD56异常表达。

三、细胞遗传学和分子生物学

伴有t（8；16）（p11.2；p13.3）形成*MOZ-CBP*融合基因的急性原始单核细胞白血病表现为一种综合征，特征为含有少量颗粒的幼单核细胞，具有强大的吞噬能力，可吞噬红细胞、幼红细胞，有时可见吞噬中性粒细胞和血小板。

【诊断和鉴别诊断】

一、2016 WHO 诊断标准

①骨髓中粒细胞系<20%；②骨髓白血病细胞中≥80%的细胞为单核细胞系列；③急性原始单核细胞白血病以原始单核细胞为主，≥80%；④急性单核细胞白血病细胞以幼稚单核细胞为主，原始单核细胞<80%；⑤不符合AML伴重现性遗传学异常、AML伴MDS相关改变或治疗相关AML任何一种的诊断标准。

二、鉴别诊断

需要与ALL、AML不伴成熟型、急性粒-单核细胞白血病相鉴别。

纯红系细胞白血病

在2016版WHO造血和淋巴组织肿瘤分类中，急性红白血病分类中去除了"急性红白血病"分型，只保留了"纯红系细胞白血病"分型。

新的分类中原始细胞百分比是占骨髓所有有核细胞（ANC）的百分比，占非红系细胞百分比（NEC）被废弃不再使用。根据新的标准，当原始细胞<20%（ANC）时，应诊断为MDS；当有核红细胞≥50%，且髓系原始细胞≥20%，且符合AML伴骨髓增生异常相关改变时，应诊断为AML伴骨髓增生异常相关改变；髓系原始细胞≥20%，但不符合AML伴骨髓增生异常相关改变或AML伴重现性遗传学异常等标准时，应诊断为AML，NOS中的其他类型。这一变化是根据临床表现、形态学特征和遗传学异常，发现髓系/红系型急性红白血病与MDS在生物学上有密切关系。

纯红系细胞白血病是骨髓中不成熟的红系细胞异常增生（骨髓细胞中80%以上为红系细胞，其中30%以上为原始红细胞），没有明显的其他髓系原始细胞增多的证据。纯红系细胞白血病极为罕见，可以发生在任何年龄，包括儿童。可为原发性或由MDS进展过来，或作为治疗相关疾病。治疗相关的病例应诊断为治疗相关的髓系肿瘤。无特殊的临床表现，但往往有严重的贫血，外周血中可见原始及幼稚红细胞。

【实验室检查】

一、形态学

1.血象 红细胞、血红蛋白及血小板计数常明显减少。白细胞计数正常或减少。涂片易见较早期阶段的幼红细胞，甚至原始红细胞。

2.骨髓象 有核细胞增生活跃至极度活跃。骨髓内有核红细胞极度增多>80%，其中原始红细胞≥30%，其他髓系原始细胞<20%。原始红细胞畸形明显，胞体增大，可见双核和多核以及畸形核，染色质纤细，有一个或多个核仁，胞质嗜碱性增强，呈深蓝色，常含有分界不清的空泡，边缘可见伪足（图10-24，图10-25），有时原始红细胞体积小，与原始淋巴细胞相似。中、晚幼红细胞增多，常有形态学异常，如类巨幼样变、核碎裂、双核和畸形核等。粒系增生常受抑。巨核细胞常减少，血小板明显减少。

3.细胞化学染色 MPO和SBB染色原始红细胞呈阴性反应；PAS染色原始红细胞呈粗颗粒状、珠状或块状阳性；α-NAE、ACP染色部分呈阳性反应；Fe染色细胞内、外铁增加，可见环形铁粒幼细胞。

二、免疫表型

分化好的原始红细胞表达血型糖蛋白和血红蛋白A，分化差的原始红细胞血型糖蛋白为阴性或弱阳性。不表达MPO，可表达CD117，低强度表达CD71，CD34、HLA-DR常为阴性。红系早期细胞可表达CD36，但非特异性，该抗原也可在单核系和巨核系中表达。CD41和CD61呈阴性，少数患者可部分阳性（图10-26）。

三、细胞遗传学和分子生物学

无特异的染色体异常和分子生物学异常。常有复杂核型伴多种结构异常，以-5/del（5q）、-7/del（7q）、+8最常见。

【诊断和鉴别诊断】

一、2016 WHO 诊断标准

①骨髓内有核红细胞极度增多>80%，其中原始红细胞≥30%；②其他髓系原始细胞<20%。

二、鉴别诊断

需要与巨幼细胞贫血、ALL和急性原始巨核细胞白血病相鉴别。

急性巨核细胞白血病

【实验室检查】

一、形态学

1.血象 红细胞、血红蛋白常明显减少，血小板计数减少也可增高。白细胞计数常减低，部分病例可升高。分类可见原始巨核细胞、小巨核细胞，中性粒细胞、有核红细胞、血小板和巨核细胞可有发育异常。

2.骨髓象 有核细胞增生活跃或明显活跃。巨核系异常增生，骨髓原始细胞≥20％，其中至少50％为原始巨核细胞。原始巨核细胞中等大小，核圆、稍不规则或有凹陷，染色质细网状，核仁1~3个，胞质嗜碱，有云雾状感，常无颗粒，可有空泡或伪足突起，有时可见内外胞质（图10-27）。部分可见小原始巨核细胞，类似小淋巴细胞。幼稚巨核细胞也增多，体积较原巨核细胞略大，胞质易脱落成大小不一的碎片。分类时应注意小的病态造血巨核细胞和微小巨核细胞不是原始巨核细胞。血小板易见，畸变明显，常可见巨大血小板。粒系增生或受抑。红系增生常受抑。

3.细胞化学染色 MPO染色原巨核细胞呈阴性；α–NAE染色原始巨核细胞和血小板中出现点状或块状阳性，不被NaF抑制；PAS染色原始巨核细胞阴性或阳性，阳性时胞质可弥散着色，亦可颗粒状分布，部分可见珠状或块状红色物质。

二、免疫表型

原始、幼稚巨核细胞表达CD41、CD61、CD36；CD42较少表达，MPO阴性。髓系相关抗原CD13和CD33可阳性。CD34、CD45和HLA–DR通常阴性。淋巴系标志和TdT不表达，但可异常表达CD7（图10-28）。

超微结构电镜检验识别巨核细胞有重要意义，原始和幼稚巨核细胞的血小板过氧化物酶免疫显色呈阳性反应。

三、细胞遗传学和分子生物学

无特异的染色体异常和分子生物学异常，可有类似于MDS的复杂核型异常。

【诊断和鉴别诊断】

一、2016 WHO诊断标准

①骨髓原始细胞≥20％，其中原始巨核细胞>50％。②不符合Down综合征相关髓系肿瘤、AML伴t（1；22）（p13.3；q13.1）、inv（3）（q21.3；q26.2）、t（3；3）（q21.3；q26.2）或AML–MRC、治疗相关AML标准。

二、鉴别诊断

需要与AML微分化型、ALL、纯红系细胞白血病、CML急变或MPN原始巨核细胞危象等相鉴别。

急性嗜碱性粒细胞白血病

详见第十三章。

急性全髓增殖症伴骨髓纤维化

急性全髓增殖症伴骨髓纤维化（auto panmyelosis with myelofibrosis，APMF）又称为急性骨髓纤维化、急性骨髓硬化和伴骨髓纤维化的急性骨髓增生异常，属于急性髓系白血病的一种类型，非常罕见。表现为全血细胞减少，三系增殖伴原始细胞增高（骨髓或外周血原始细胞≥20％）和骨髓纤维化，不符合AML伴重现性遗传学异常、AML伴MDS相关改变或治疗相关AML任何一种的诊断标准。

【临床表现】

起病急骤，进展快，病程短，多见于中老年，男女性别无差异，儿童也有报道。临床表现有发热、出血、贫血、骨关节疼痛，常无肝、脾大及淋巴结肿大。骨质坚硬，常见骨髓干抽。

病因：电离辐射；感染，如梅毒、骨髓炎、结核病、败血症等；肿瘤，如淋巴瘤、骨转移瘤、骨硬化病等；短时间内接触大量化学物质，如磷、氟、苯、四氯化碳、骨髓抑制药等。

【实验室检查】

一、形态学

1.血象 全血细胞减少，红细胞无或轻度的大小不匀，无明显的泪滴形红细胞，偶见幼红细胞。偶见包括原始粒细胞的幼稚粒细胞。可髓系细胞发育异常和异常血小板，但不符合AML伴MDS相关改变的诊断标准。

2.骨髓象 骨髓穿刺常不成功，或无法获得骨髓，或标本不理想，需要骨髓活检及免疫组化诊断。细胞量多时，可见三系原始、早期阶段细胞明显增多，易见发育异常细胞，尤其微小巨核细胞。

3.骨髓活检 有核细胞增多，包括幼红细胞、粒细胞和巨核细胞均呈不同程度的增殖，幼稚细胞呈灶性分布、散在分布。巨核细胞可见异常增生，伴病态的小和巨大巨核细胞增多，常见疏松染色质的无核叶胞核，胞质均匀嗜酸性。纤维组织不同程度增生，网硬蛋白纤维增加，但胶原纤维化不明显。

二、免疫表型

原始细胞可表达CD34和一个或多个髓系相关抗原CD13、CD33和CD117。MPO通常是阴性。一些不成熟细胞可表达红系抗原和巨核细胞抗原。

三、细胞遗传学

细胞遗传学通常是有异常的，但无特异性。检测到的复杂核型-5/del（5q）和-7/del（7q）等时，应诊断为AML伴MDS相关改变。

【鉴别诊断】

需要与其他类型AML伴骨髓纤维化，如急性巨核细胞白血病伴纤维化、AML伴MDS相关改变、原发性骨髓纤维化和其他慢性骨髓增生性肿瘤伴继发纤维化相鉴别。

髓系肉瘤

髓系肉瘤（myeloid sarcoma，MS）是一种由髓系原始细胞或伴有幼稚髓系细胞组成的在骨髓以外组织形成的肿瘤。因富含过氧化物酶，肿瘤的新鲜切面因氧化作用可呈绿色，故也称为绿色瘤。同时还有其他名称如髓细胞肉瘤、髓外髓系肿瘤、粒细胞肉瘤。

WHO把髓系肉瘤作为髓系肿瘤及急性白血病的主要子分类，定义为骨髓外的任一解剖部位出现由髓系不成熟细胞伴或不伴有髓系成熟细胞组成的肿瘤性团块。同时强调，髓系不成熟细胞在机体的任一部位浸润，但是没有破坏原有结构而形成肿瘤性团块，不应归类于髓系肉瘤。

髓系肉瘤可以是孤立性的，也可以累及外周血和骨髓，可以是AML的髓外复发，也可以是骨髓增殖性肿瘤（MPN）、骨髓增生异常综合征（MDS）、骨髓增生异常综合征/骨髓增殖性肿瘤（MDS/MPN）进展的表现。当髓系肉瘤为首发时，诊断等同于AML，需要全面检查，以便于归类为一个具体的AML或其他髓系肿瘤的类型。

髓系肉瘤好发于男性，中位年龄56岁。临床表现随髓外受累部位不同而具多样性，症状和体征主要取决于髓外病灶的位置和大小，髓外肿块的压迫及伴随的严重疼痛、出血症状最常见。常见的受累部位包括皮肤、软组织、骨骼、腹膜、淋巴结、睾丸、胃肠道等，中枢神经系统累及较少。在儿童髓系肉瘤中，最常见的受累部位是皮肤和眼眶。

【实验室检查】

一、形态学

病灶浸润细胞分为粒细胞、单核细胞或者粒-单核细胞。最常见由原始粒细胞和中性粒细胞及其前体细胞组成，少数为原始单核细胞及原始粒-单核细胞。罕见由三系发育异常或明显的红系前体细胞或原巨核细胞组成，可发生于慢性骨髓增殖性肿瘤的转化阶段。

二、免疫表型

常见的阳性的细胞表面抗原主要包括髓过氧化物酶（MPO）、溶菌酶、CD68-KP1、CD117、CD99、CD33，CD34、CD56、CD163、TdT、CD61、CD30、血型糖蛋白和CD4等。另外，CD13、CD33、CD117、MPO阳性常提示肿瘤细胞有髓系分化，CD14、CD163、CD11c阳性提示单核幼稚细胞分化。需要特别注意的是，应同时检测CD20、CD79a、CD3、CD5等T/B淋巴细胞的表面抗原鉴别淋巴瘤。除上述髓系细胞常见的表面抗原外，还可见少量的CD3、CD5、CD7等T淋巴细胞表面抗原的表达，建议对于T淋巴细胞相关抗原表达阳性但怀疑该病的患者，检测TCR αβ和TCR γδ，如果受体检测为阴性，则可基本除外T淋巴细胞淋巴瘤。

三、细胞遗传学和分子生物学

不同类型的髓系肉瘤没有特征性的染色体异常。2017年美国艾米丽·库里克癌症中心的回顾性研究发现，63%（12/19）的髓系肉瘤伴细胞遗传学异常，26%（5/19）伴复杂核型或单倍体核型。t（8；21）（q22；q22）是髓外浸润最常见的细胞遗传学异常，在分子水平上产生 *AML1-ETO* 融合基因，在儿童，该染色体异常多见于眼窝的髓系肉瘤；inv（16）是髓外浸润另一常见的染色体异常，在分子水平上产生 *CBFβ-MYH11* 融合基因，多见于腹部的髓系肉瘤。+8和 *KMT2A-MLLT3* 融合基因在皮肤或乳房的髓系肉瘤发病率较高。婴儿的髓外浸润常和11q23相关，并产生特征性的 *MLL* 基因重排。目前已经被报道的相关的染色体异常还有t（9；11）、del（16q）、t（8；17）、t（8；16）、t（1；11）、+9、t（6；9）、t（15；17）、del（5q）、del（20q）、del（7）和其他4、7、8、11号染色体的异常。

在髓系肉瘤中报道较多的基因突变是 *NPM1* 和 *FLT3*，其他基因突变如 *KIT*、*WT1*、*TET2*、*ASXL1*、*EZH2*、*SF3B1*、*NRAS* 和 *DNMT3A* 也有报道。

（侯　霞　苗美娟　高海燕）

第六节　B淋巴母细胞白血病/淋巴瘤

B淋巴母细胞白血病/淋巴瘤（B-lymphoblastic leukemia/lymphoma，B-ALL/LBL）是一种常见的恶性血液病，是以骨髓和淋巴结或结外组织中不成熟B淋巴细胞的异常增殖为特点。目前认为B-ALL和B-LBL是同一种疾病的不同表现形式。如果有明显的外周血或骨髓浸润，诊断为B-ALL；如果肿瘤原发于髓外，表现为肿块，而外周血或骨髓很少或没有被累及，则诊断为B-LBL。当同时累及组织、外周血和骨髓时，骨髓B原始淋巴细胞≥20%时，诊断为B-ALL。

【临床表现】

B-ALL/LBL的临床表现主要包括骨髓、组织受白血病细胞浸润引起正常骨髓造血细胞受到抑制的表现（如贫血、感染和出血等）以及白血病细胞髓外浸润引发的异常（如肝、脾、淋巴结肿大）。与急性髓系白血病（AML）比较，起病情况及发热、贫血和出血等症状基本相似，但B-ALL的髓外浸润和中枢神经系统白血病更常见。此外，骨痛和关节痛较AML常见，尤其是小儿。

【分型标准】

目前B-ALL/LBL的诊断、预后分层以及靶向治疗、微小残留白血病检测更多的需要分子遗传学的相关指标，因此本章节按照WHO 2016的分型标准（表10-9）进行分型。

表10-9　2016 WHO B淋巴母细胞白血病/淋巴瘤分型

原始B淋巴细胞白血病/淋巴瘤，非特定类型（NOS）
原始B淋巴细胞白血病/淋巴瘤伴重现性遗传学异常
原始B淋巴细胞白血病/淋巴瘤伴t（9；22）（q34.1；q11.2）；*BCR–ABL1*
原始B淋巴细胞白血病/淋巴瘤伴t（v；11q23.3）；*KMT2A*重排
原始B淋巴细胞白血病/淋巴瘤伴t（12；21）（p13.2；q22.1）；*ETV6–RUNX1*
原始B淋巴细胞白血病/淋巴瘤伴超二倍体
原始B淋巴细胞白血病/淋巴瘤伴低二倍体
原始B淋巴细胞白血病/淋巴瘤伴t（5；14）（q31.1；q32.3）；*IL3–IGH**
原始B淋巴细胞白血病/淋巴瘤伴t（1；19）（q23；p13.3）；*TCF3–PBX1*
暂定类型：原始B淋巴细胞白血病/淋巴瘤，*BCR–ABL1*样
暂定类型：原始B淋巴细胞白血病/淋巴瘤伴*iAMP21*

注：带*号的类型原始细胞数可以小于20%。

【实验室检查】

一、形态学

1.血象　一般为正细胞、正色素性贫血，白细胞总数多少不一，原始淋巴细胞增多，涂抹细胞易见，中性粒细胞减少。血小板减少。少数病例血红蛋白和血小板可正常。

2.骨髓象　原始淋巴细胞比例明显增高，原始淋巴细胞一般胞体不大，核质比高，核圆形或不规则，可有凹陷及裂隙。有的胞质有空泡，10%~20%的患者原始淋巴细胞胞质中含有粗大的嗜天青颗粒。细胞体积小者，胞质稀少，核染色质凝聚，核仁不明显；胞体大的胞质量增多，天蓝色，透明，核染色质弥散，可有多个明显的核仁。有的细胞有伪足，似"手镜细胞"（图10-29）。肿瘤性的原始淋巴细胞与正常的前体B细胞（hematogone）在形态上很难区分，后者核质比高，染色质更均一，核仁不明显，常常需要借助流式细胞术进行鉴别（图10-30，图10-31）。

3.细胞化学染色

（1）髓过氧化物酶（MPO）与苏丹黑B（SBB）染色：各阶段淋巴细胞均为阴性，阳性的原始细胞<3%。

（2）糖原染色（PAS）：20%~80%的原始淋巴细胞呈阳性反应，为红色颗粒状、块状或呈环状排列，胞质背景清晰。

4.骨髓活检　B-ALL的骨髓切片几乎是有核细胞增多，由不成熟细胞弥漫浸润，取代正常骨髓组织。高倍镜下观察到的形态学异质性与细胞涂片所看到的相似，可以是染色质细致，核仁模糊的小的母细胞，也可以是异质性更明显的核仁不规则、胞质更丰富的细胞。分裂象易见，可以有"星空现象"。B-ALL常累及一些重要脏器，如肝、脾、肾和中枢神经系统。当髓外发生淋巴母细胞肿瘤而外周血或骨髓中母细胞<20%，则诊断为B-LBL（图10-32）。

二、免疫表型

免疫表型对于区分AML和ALL的准确性高达98%，此外，还可以鉴别B-ALL和T-ALL。流式细胞术的B细胞标记常用的有CD19、cCD79a和cCD22（图10-33），但其中单独一个阳性不能认定为B细胞，应多指标结合判断。2016年WHO分类对于混合细胞白血病中B细胞来源的判断规定，CD19强表达并至少强表达以下之一项：CD79a、cCD22或CD10，或者CD19弱表达并至少强表达以下两项：CD79a、cCD22或CD10为B系来源的标志。多数患者原始淋巴细胞表达CD10、sCD22、CD24，TdT阳性。CD20和CD34表达程度不一，CD45可阴性。髓系标记阳性（如CD13/CD33）并不能除外B-ALL。骨髓活检免疫组化上

CD19、CD20、CD79a和PAX5是最常用来证明B细胞来源的标记，但有的T-ALL可以表达CD79a。此外，通过分析流式细胞术上细胞的分化发育轨迹能很好地对肿瘤性B细胞和正常增生的Hematogones进行鉴别，尤其在分析B-ALL的微小残留白血病时，其对于二者的鉴别很有帮助（图10-34）。

Hematogones三个发育阶段的细胞群分别为：①stage 1：$CD34^+$、TdT^+、$CD10^{bri+}$、$CD45^{dim+}$、$CD20^-$；②stage 2：$CD34^-$、TdT^-、$CD10^{moderate+}$、$CD45^{moderate+}$、CD20异质性表达；③stage 3：$CD34^-$、TdT^-、$CD10^{dim+}$、$CD45^{bri+}$、$CD20^+$。整个细胞的分化发育趋势如图10-34中箭头所示。

三、细胞遗传学和分子生物学改变

细胞遗传学和分子生物学检测对于B-ALL的诊断、预后因素的确定以及靶向治疗非常重要，主要涉及染色体易位、缺失，相应的受累基因、细胞周期调控基因等。方法学包括染色体核型分析的常规细胞遗传学、FISH、比较基因组、光谱核型分析，分子学分析的聚合酶链反应（PCR，尤其是实时定量PCR）。有60%~90%的ALL有克隆性核型异常，包括特异性和非特异性染色体异常。2016年WHO分类将9种（其中两种为暂定型）伴有重现性遗传学异常的B-ALL/LBL作为独立类型，其余无重现性遗传学异常的归入B-ALL/LBL, NOS里（表10-10）。图10-35，图10-36，图10-37介绍3种常见的FISH检测图。

表10-10 B-ALL/LBL伴重现性遗传学异常分型的特点总结

亚类	形态学和免疫表型特点	遗传学特点	其他特征
B-ALL/LBL伴t（9；22）（q34.1；q11.2）；*BCR-ABL1*	无特异性形态学特征。通常$CD10^+$，$CD33^+$	t（9；22）（q34.1；q11.2）；*BCR-ABL1*	不常见于儿童，预后差
B-ALL/LBL伴t（v；11q23.3）；*KMT2A*重排	无特异性形态学特征。通常$CD10^-$，$CD15^+$	t（v；11q23.3）；*KMT2A*重排	主要见于1岁以内的婴儿，其他儿童较少见。在成人阶段发病又增加。临床上患者就诊时外周血WBC数常>100×10^9/L，预后差
B-ALL/LBL伴t（12；21）（p13.2；q22.1）；*ETV6-RUNX1*	无特异性形态学特征。通常$CD34^+$，$CD20^-$	t（12；21）（p13.2；q22.1）；*ETV6-RUNX1*	>1岁的儿童常见，占儿童B-ALL的25%，但未在婴幼儿中见到，在较大儿童中发病也减少，成人罕见。预后好
B-ALL/LBL伴超二倍体	无特异性形态学特征。通常$CD34^+$，$CD45^-$	白血病细胞染色体数>50条，通常<66条，一般无染色体易位和结构异常，无确定的染色体数目的限制。最常见的染色体异常是数目增加，发生率由高到低依次是21、X、14和4号，其次是1、2和3号	常见于儿童，成人少见，预后好
B-ALL/LBL伴低二倍体	无特异性形态学特征或免疫表型	白血病细胞染色体<46条。染色体24~31条为近单倍体，32~39条为低亚二倍体，40~45条为近二倍体	可见于儿童和成人。常规核型分析容易漏掉近单倍体或数目少的亚二倍体，亚二倍体B-ALL预后差。但相对而言，有44或45条染色体者预后最好，而近单倍体最差
B-ALL/LBL伴t（5；14）（q31.1；q32.1）；*IGH-IL3**	此类型是唯一的原始细胞数<20%仍可以确诊的亚类。外周血和骨髓中可见显著增加的非肿瘤性嗜酸性粒细胞。原始细胞$CD10^+$	t（5；14）（q31.1；q32.1）；*IGH-IL3*	少见类型，可见于儿童和成人，预后不明
B-ALL/LBL伴t（1；19）（q23；p13.3）；*TCF3-PBX1*	无特异性形态学特征。通常$CD34^-$，表达胞质μ重链	t（1；19）（q23；p13.3）；*TCF3-PBX1*	儿童发生率高于成人

续表

亚类	形态学和免疫表型特点	遗传学特点	其他特征
B-ALL/LBL，*BCR-ABL1*样	无特异性形态学特征或免疫表型	其基因表达谱与*BCR-ABL1*阳性ALL类似，伴有*IKZF1*或其他淋巴转录调节因子缺失，临床预后也相似，为一组高危疾病，故被称为Ph样ALL。现已逐渐认识到Ph样ALL虽然基因组水平的异常具有显著的异质性，但共同特征主要是细胞因子受体和激酶信号通路活化相关的分子异常，同时常伴有淋系发育相关转录因子的异常。最常见的异常包括*CRLF2*、*JAK2*重排、*PDGFRβ*、*ABL1*、*ABL2*突变	此种类型AL常提示预后不良，部分患者TKIs治疗有效
B-ALL/LBL伴*iAMP21*	无特异性形态学特征或免疫表型	21号染色体内部扩增，通过FISH探针检测*RUNX1*基因可以发现5个或者5个以上的基因拷贝，或中期分裂细胞的一条染色体上≥3个拷贝	ALL伴*iAMP21*常提示预后差，但对于部分患者，强化疗可能有效

备注：带*号的类型原始细胞数可以小于20%。

由于这类伴有重现性遗传学异常的B-ALL/LBL在骨髓形态学上难诊断，确诊需要染色体和分子遗传学的结果支持，图10-38和图10-39展示了常见类型的分子生物学的改变特点。

（1）B-ALL/LBL伴*BCR-ABL1*样融合基因

（2）B-ALL/LBL伴*iAMP21*

【诊断和鉴别诊断】

一、诊断

典型的ALL/LBL根据细胞形态学和细胞组织化学可以做出提示性诊断，遇到形态不典型的，再结合流式细胞学诊断易不难。目前ALL/LBL的诊断还是提倡MICM综合诊断，能更好地对患者进行分型、危险评估及靶向治疗。

二、鉴别诊断

1.传染性单核细胞增多症 EB病毒感染所致的疾病，临床表现有发热、咽峡炎、浅表淋巴结及肝脾肿大，部分有皮疹，外周血淋巴细胞比例增高，异型淋巴细胞细胞比例升高超过10%。其中Ⅲ型细胞胞体大，细胞核形态幼稚，易与原始淋巴细胞混淆。但此类患者骨髓及外周血没有原始淋巴细胞，血液嗜异性凝集试验阳性，血清EB病毒抗体阳性，可与急性淋巴细胞白血病相鉴别。

2.正常前体B细胞的反应性增生 化疗后患者（以及正常儿童）的骨髓中，正常前体B细胞常会增多，这是骨髓造血恢复的正常现象。在形态上，正常的前体B细胞很难和肿瘤性的B淋巴细胞区别。此时借助免疫表型可以很好地区分。前者CD10等B细胞成熟标志连续由弱到强分布，不同抗原之间的表达是协调的。而在肿瘤细胞上，由于细胞分化受阻，B细胞分化抗原（如CD20/CD10/CD38/CD58/CD81/CD34/TDT）表达紊乱，表达强度较一致，或表达增强或减弱，且出现抗原跨系或不同步表达。

3.慢性粒细胞白血病急淋变 伴有Ph染色体或者*BCR-ABL*融合基因的急性淋巴细胞白血病与部分以淋巴细胞急性变起病的慢性粒细胞白血病患者难以区分。一般而言，前者的融合产物多为P190，后者以P210更为常见。二者治疗反应亦不同。伴有Ph染色体或者*BCR-ABL*融合基因急性淋巴细胞白血病通过化疗获得完全缓解后往往能够获得细胞及分子遗传学的完全缓解，慢性粒细胞白血病急变的患者化疗缓解后通常恢复至慢性期，获得细胞及分子遗传学的完全缓解罕见。此外，还可以通过FISH分选出粒细胞群或单核细胞群，检测粒系或单核系细胞是否有*BCR-ABL*融合基因。因为CML是干细胞疾病，所有有核细胞均表达*BCR-ABL*融合基因，而Ph阳性的ALL只有原始细胞具有*BCR-ABL*融合基因。

4.再生障碍性贫血及免疫性血小板减少症　二者血象与白细胞不增多的白血病可能混淆，但肝、脾、淋巴结不大，应注意骨髓形态学的特点（有无异常增多的白血病细胞）、染色体检查有无异常。

5.慢性淋巴细胞白血病及幼淋细胞白血病　二者均表现为淋巴细胞增高，可有肝、脾、淋巴结肿大，但多数临床进展缓和，骨髓及外周血中以成熟淋巴细胞为主，后者幼稚淋巴细胞可超过55%。可通过细胞免疫表型分析与急性淋巴细胞白血病相鉴别。

6.急性髓系白血病 M0　临床表现及体征与急性淋巴细胞白血病相似，细胞形态亦难以区分，主要依据细胞表面抗原进行鉴别。M0的免疫表型：多数病例常表达早期造血标志，如CD34、CD38、HLA-DR。缺乏粒单细胞成熟标志。原始细胞常表达CD13和（或）CD117，60%病例表达CD33。T和B系的系别特异性抗原均为阴性。细胞化学MPO染色为阴性，FCM可能有部分白血病细胞阳性。

7.小圆蓝细胞肿瘤　包括尤文氏肉瘤、神经母细胞瘤、胚胎性横纹肌肉瘤以及髓母细胞瘤。可以根据相应的免疫组化进行鉴别。

8.颗粒型ALL　颗粒型急性淋巴细胞白血病（granular acute lymphoblatic leukemia，G-ALL）约占ALL的5%，为部分原始淋巴细胞胞质含有少数紫红色颗粒，颗粒特点为量少而粗大、清晰而又聚集。此类ALL应注意与AML-M1相鉴别，常通过细胞化学染色及流式细胞学鉴别。

9.母细胞型MCL　母细胞型的MCL形态上也常常难于和ALL/LBL相鉴别，但是通过免疫表型能较好鉴别（前者cyclinD1$^+$，CD5$^+$，TdT$^-$）。

10.急性混合细胞白血病　双表达的混合细胞白血病仅凭细胞形态学是很难与ALL相鉴别的，必须通过免疫分型鉴别。

（杨　礼　陈　龙　王占龙）

第七节　原始T淋巴细胞白血病/淋巴瘤

T淋巴母细胞白血病/淋巴瘤（T-lymphoblastic leukemia/ lymphoma，T-ALL/ LBL）是一种T系相关的淋巴母细胞肿瘤，典型表现为由小到中等大小的淋巴母细胞组成。如果外周血和骨髓没有或很少受累，仅表现为髓外的肿块性病变，则称为T淋巴母细胞淋巴瘤（T-lymphoblastic lymphoma，T-LBL）。如果外周血或骨髓存在广泛受累，骨髓中母细胞数大于20%，无论是否存在肿块性病变，均应诊断为T急性淋巴细胞白血病（T-lymphoblastic leukemia，T-ALL）。

【临床表现】

T-ALL常见于青少年和儿童晚期，男性多于女性，约占儿童ALL的15%，成人ALL的25%。T-LBL最常见于青少年男性，约占所有淋巴母细胞淋巴瘤的85%~90%。

T-ALL/LBL的临床表现与B-ALL类似，主要包括两方面，一是由于骨髓组织受累引起的骨髓正常造血衰竭，主要表现为贫血、出血、感染等症状；另一方面是白血病细胞的髓外浸润造成的肝、脾、淋巴结肿大等表现。50%~75%的患者可表现为前纵隔肿块，该类患者可并发心包积液、胸膜积液、上腔静脉综合征或气管阻塞。部分患者还可表现为颈、锁骨上、腋窝区的淋巴结肿大。有些患者可能有结节外病变，如皮肤、睾丸或骨性等病变，这类患者常伴有肝脾肿大。高白细胞计数和骨髓受累的白血病患者常伴有中枢神经系统（CNS）受累。多数患者为急性病程，但也有患者的病程发展缓慢，可能会延续数周至数月，甚至更久。

【实验室检查】

一、形态学

1. 血象　T-ALL患者外周血涂片可见淋巴母细胞，胞体常小到中等大小，胞质稀少。白细胞计数范围很广，可达（0.5~1500）×10^9/L，通常很高，但也可降低。贫血和血小板减少也常见，有时也可不伴，但通常不伴有凝血功能异常，极少数患者会有出血的临床表现。白血病细胞负荷高的患者常见血尿酸水平升高，反映嘌呤代谢速度的增加，有极个别患者可伴发急性肾衰竭。

2. 骨髓象　骨髓增生极度或明显活跃，原始和幼稚淋巴细胞明显增多，一般大于20%。红系、粒系和巨核系细胞增生明显受抑制。

形态学上，T-ALL/LBL中的淋巴母细胞与B-ALL/LBL中的无法区别，部分T-ALL细胞形态学相对于B-ALL更不规则。在骨髓涂片中，T淋巴母细胞体积可大可小，细胞胞质少到中等，部分病例胞质内可见空泡。细胞核呈圆形、不规则形或出现折叠扭曲（图10-40）。小淋巴母细胞染色质非常致密、核仁不明显；大淋巴母细胞染色质细而弥散、核仁相对明显。需要与其他系列急性白血病的原始细胞相鉴别。有些病例中，T-ALL的母细胞呈深染，有少量嗜天青颗粒，类似于成熟的T细胞肿瘤，这时候需要免疫表型检测来与成熟T细胞白血病/淋巴瘤相鉴别。

3. 细胞化学染色　在细胞涂片中，T淋巴母细胞酸性磷酸酶染色常呈局灶性阳性，但并不特异。

4. 病理活检　骨髓活检见淋巴母细胞胞质稀少，染色质呈细点状，核仁不明显。

淋巴结多呈弥漫性累及，淋巴结结构通常消失；在某些情况下，浸润可能主要累及皮质区，并包围残余的生发中心。有时由于纤维组织延伸可形成结节状的结构，酷似滤泡淋巴瘤；有些病例中还可见到"星空现象"。T-ALL/LBL细胞小至中等，细胞核圆、卵圆或不规则卷曲，核仁不明显，胞质稀少，核分相数目往往较多，须注意鉴别惰性TdT阳性淋巴母细胞增生性疾病。如果背景中嗜酸性粒细胞增多，应进行*FGFR1*和*PCM1-JAK2*基因重排检测，以排除伴*FGFR1*或*PCM1-JAK2*基因重排的髓系和淋系肿瘤。

二、免疫表型

在T-ALL/LBL中，淋巴母细胞呈CD7$^+$和胞质CD3$^+$，CD7通常比正常成熟T细胞的表达更强。TdT也通常为阳性，流式细胞术检测阳性率为70%~80%，免疫组化阳性率为90%，因为免疫组化常可检测到部分流式细胞术检测不到的小部分原始淋巴细胞的TdT。T-ALL/LBL还可表达CD1a、CD2、CD3、CD4、CD5和CD8，部分病例中可表达CD10，但这后几种免疫表型对T-ALL来说并不特异，因为CD4和CD8双阳性可以见于T-PLL，CD4$^+$、CD10$^+$可出现于外周T细胞淋巴瘤。除TdT外，最能表明前驱T淋巴母细胞特征的标记物有CD99、CD34和CD1a；其中CD99最有价值。在29%~48%的病例中TAL-1核染色呈阳性，但这不一定与*TAL-1*基因改变有关。一例T-ALL/LBL的免疫表型见图10-41。

在大约10%的T-ALL/LBL病例中观察到胞质CD79a部分阳性，在典型的T-ALL/LBL中有些病例CD19部分阳性。20%~30%的病例可见髓系抗原CD13、CD33或两者同时存在，CD117（cKIT）可能为阳性；这些病例与*FLT3*激活突变有关，这些髓系标记物的出现不能排除T-ALL/LBL的诊断，也不能提示为混合表型T/髓系白血病。

根据胸腺内分化阶段的不同，T-ALL/LBL可分为pro-T、pre-T、皮质T和髓质T-ALL/LBL，免疫表型特征见表10-11。然而，个别情况也可能不符合这种固定的模式。由于这些亚型分类之间存在明显的重叠，因此很难在实践中被应用。2016版WHO分类将急性早期前体T淋巴细胞白血病（early T-cell precursor acute lymphoblastic leukemia，ETP-ALL）作为临时分类成为T-ALL的一个重要亚型，ETP-ALL具有特征性的分子生物学特征和临床表型（见下一节）。许多之前被归类为pro-T或pre-T的病例现在更符合ETP-ALL的诊断标准。有研究报道，T-LBL/T-ALL中CD1a阳性的患者预后较好。CD10在T-LBL中的表达多于T-ALL。某些T-ALL/LBL中也可见到CD56的表达。

表10-11 T-ALL不同分化阶段的免疫表型特征

	TDT	CD34	CD7	CD2	CD1a	CD4	CD8	mCD3	cCD3
pro-T	+	+/-	+	-	-	-	-	-	+
pre-T	+	+/-	+	+	-	-	-	-	+
皮质T	+	-	+	+	+	+	+	-	+
髓质T	+/-	-	+	+	-	+/-	-/+	+	+

三、细胞遗传学

50%~70%的T-ALL/LBL存在异常核型。最常见的重现性细胞遗传学异常包括位于14q11.2的TCRα和δ、7q35的TCRβ、7p14~15的TCRγ的易位。在大多数病例中，这些易位使得*TCR*位点之一的调节区域和伴侣基因融合，从而造成伴侣基因的转录调节异常。常见的伴侣基因有*MYC*（8q24），*TAL1*（*SCL*）（1p32），*LMO1*（11p15），*LMO2*（11p13），*HOX11*（*TLX1*）（10q24），*HOX11L2*（*TLX3*）（5q35），*LYL1*（19p13）和胞质酪氨酸激酶*LCK*（1p34）；其中最常见的基因为转录因子*HOX11*和*HOX11L2*，前者见于7%儿童和30%成人T-ALL中，后者见于20%的儿童和10%~15%的成人T-ALL中。

在许多病例中，易位通过核型分析检测不到，而只能通过分子遗传学方法来检测。例如，在20%~30%的T-ALL病例中*TAL1*基因位点由于易位而发生改变，只有约3%的病例可检测到t（1；14）（p32；q11）易位，而更常见的是由于染色体1p32中间的隐性缺失使其与*SIL*（*STIL*）基因发生融合。异常表达的TAL1蛋白通过抑制*E47/HEB*的转录活性干扰细胞的分化与增殖。在T-ALL中还存在其他重要的易位，如10%的病例中会出现*PICALM-MLLT10*［*CALM-AF10*；t（10；11）（p13；q14）］，还有8%病例会存在涉及*MLL*基因的易位，其伴侣基因通常为19p13上的*ENL*（*MLLT1*）基因，但这两种易位都不是T-ALL特异的，前者还可出现在AML，而后者可出现在B-ALL。

ALL中也存在染色体片段缺失，约25%的病例中存在1p32位置TAL1缺失，30%的T-ALL/LBL中存在9p缺失，其上包括肿瘤抑制基因p16（*CDKN2A*）（一种细胞周期蛋白依赖性激酶CDK4的抑制因子），该基因缺失可导致细胞周期G1期调控异常。

四、分子生物学

几乎所有T-ALL/LBL均伴有*TCR*基因的克隆性重排，有的还可能出现免疫球蛋白重链基因重排。50%的病例中存在*NOTCH1*基因突变，该基因编码一种对早期T细胞发育至关重要的蛋白，*NOTCH1*下游靶标可能为*c-MYC*，后者可以促进肿瘤细胞的生长。*NOTCH1*基因胞外异二聚体结构域和C末端PEST结构域突变可导致*NOTCH1*通路持续活化，激活*c-MYC*从而促进肿瘤的增殖。另外约30%的病例中可发生*FBXW7*基因突变，该基因是*NOTCH1*的负性调控基因，突变后可导致NOTCH1蛋白半衰期延长。有研究报道，*NOTCH1-FBXW7*突变且不伴有*RAS-PTEN*突变的患者预后较好。*TP53*突变见于10%~15%的病例，且为预后不良的指标。

基因表达谱的研究已经鉴定出几种基因的表达特征，其中一些特征与正常胸腺细胞发育的特殊阶段相对应：*LYL1*阳性与祖T细胞阶段对应，*HOX11*阳性与早期皮质阶段对应，*TAL1*阳性与晚期皮质胸腺细胞阶段对应，*HOX11*阳性组预后相对较好。

【诊断和鉴别诊断】

一、诊断

根据典型的临床表现、特征性免疫表型，结合血象、骨髓象和常见的细胞和分子遗传学异常综合诊断。确诊后进行预后分层。

二、鉴别诊断

1.T细胞淋巴瘤 T-ALL/LBL常常需要和一些T细胞淋巴瘤相鉴别，尤其是T幼淋巴细胞白血病（T-PLL）。T-PLL淋巴瘤细胞常含有较多的浓缩成熟的染色质，且呈多形性；而T-ALL/LBL细胞常为中等大小，染色质不成熟，胞质稀少。T-PLL淋巴瘤常表达胞膜CD3和CD45，缺乏不成熟免疫标志物；而T-ALL/LBL中CD45表达较弱，缺乏胞膜CD3，常表达CD10、CD1a、CD34、TDT、CD99等不成熟标志物，髓样抗原CD13、CD33表达多样。

2.混合T/髓系白血病/淋巴瘤 T-ALL/LBL常需要和T/髓混合表型的急性白血病相鉴别，因为髓样标志物的存在并不能排除对T-ALL/LBL的诊断，也不能提示为T/髓混合表型的急性白血病。要确诊为混合型T/髓系白血病，需要在cCD3⁺白血病细胞上有明确的MPO表达（双表型），或存在完全不同的母细胞亚群（混合型），或存在原始（幼稚）单核细胞群（CD64、CD11b、CD36、CD14、CD11c、溶菌酶及非特异性酯酶弥漫阳性）。MPO的评估不应该仅仅基于免疫组织化学。CD117通常是一个很好的髓系标志物，但也可以在T-ALL/LBL中表达，尤其是在*FLT3-ITD*突变的情况下。相反，未分化的急性白血病不应该有胞质CD3表达。但是，一个典型的AML病例，骨髓原始细胞上微弱表达胞质CD3也不足以称其为髓样/T混合表型急性白血病，除非胞质CD3表达强度达到正常T细胞的强度。

3.母细胞性浆细胞样树突状细胞肿瘤 由于部分母细胞性浆细胞样树突状细胞肿瘤（BPDCN）常表达TDT和其他T细胞相关抗原，包括CD2、CD5、CD7及CD10，故T-ALL/LBL常需要和BPDCN相鉴别。BPDCN起源于前体浆细胞样树突状细胞，高度累及皮肤、骨髓及全身。BPDCN强表达CD123，常表达HLA-DR、CD4和CD56，不表达胞质或胞膜CD3。CD123、BDCA2（CD303）、BDCA4（CD304）或TCL1的表达有助于BPDCN的诊断。

急性早期前体T淋巴细胞白血病

早期T细胞前体淋巴细胞白血病（ETP-ALL）是由T细胞谱系分化早期阶段细胞组成的肿瘤，该类细胞具有独特的免疫表型。

【临床表现】

ETP-ALL是一种相对罕见的血液肿瘤，在儿童和成人中均有发现，约占儿童T-ALL病例的10%~13%，成人T-ALL病例的5%~10%。

ETP-ALL细胞可能来源于从骨髓移入胸腺早期的细胞亚群，这群细胞已分化为T细胞谱系，但保留了髓/树突状细胞分化的潜能，其临床表现和其他T-ALL相似。有研究报道，儿童ETP-ALL较非ETP-ALL患者白细胞计数低。另有研究报道，ETP-ALL较非ETP-ALL患者出现细胞遗传学异常的可能性更大，骨髓原始细胞计数更高，侵犯中枢神经系统的风险更高。

ETP-ALL患者被认为是T-ALL/LBL的高危人群，在诱导治疗结束时，微小残留病（MRD）的发生率比其他高。然而，最近的研究表明，如果采用更积极有效的治疗，疗效和预后可能不会有显著差异。

【实验室检查】

一、形态学

ETP-ALL患者和其他ALL患者的原始淋巴细胞在形态学相似，细胞小到中等，细胞质稀疏，核仁不明显（图10-42）。

二、免疫表型

ETP-ALL常表达CD7及胞质CD3，偶见表达胞膜CD3，并可能表达CD2和/或CD4，不表达或部分表达（<75%）CD5。有研究报道，符合ETP-ALL诊断标准但CD5呈一致性强表达的白血病可称为类ETP-ALL。原则上不表达CD8和CD1a。ETP-ALL常表达一个或多个髓/干细胞标志物如CD34、KIT

（CD117）、HLA-DR、CD13、CD33、CD11b和CD65（图10-43）。根据定义，ETP-ALL中MPO是阴性的，因此具有ETP免疫表型的白血病同时表达MPO的，可能更符合T/髓混合表型急性白血病的诊断标准。有研究报道，在一个符合ETP诊断标准的特殊病例中，MPO阴性，但其原始细胞中存在Auer小体。这一发现，加上在ETP-ALL中髓系标志物的频繁表达，以及下面概述的分子生物学发现，提示未成熟前体T细胞和髓系之间具有交叉性，支持了淋巴细胞多能祖细胞的概念。

三、分子生物学

ETP的基因表达谱与正常的早期胸腺细胞前体相似，与晚期成熟阶段T-ALL的表达谱不同。过表达的基因包括许多与髓系或干细胞表型相关的典型基因，如CD44、CD34、*KIT*、*GATA2*和*CEBPα*。基因突变谱与其他T细胞白血病相比也更类似于髓系白血病，常见的突变有*FLT3*、*RAS*家族基因、*DNMT3A*、*IDH1/2*；常见于ALL的突变，如*CDKN1A/2A*（*CDKN1/2*）基因的缺失和*NOTCH1*的激活突变却很少见。

NK-淋巴母细胞白血病/淋巴瘤

NK-淋巴母细胞白血病/淋巴瘤（NK-lymphoblastic leukemia/ lymphoma，NK-ALL/LBL）一直很难被定义，在文献报道中也经常被混淆，之前许多被报道的NK-ALL/LBL，实际上是浆细胞样树突状细胞肿瘤或AML。

在分化早期，NK细胞祖细胞的免疫表型与T-ALL有很多重叠，如CD7、CD2，甚至包括CD5和胞质CD3。并且，有些NK细胞祖细胞相对特异的免疫表型（如CD94和CD161）目前还没有纳入常规检测。因此，区分T-ALL和NK细胞肿瘤非常困难。有研究报道，CD94-1A转录本为NK细胞白血病相对特异的免疫标记。人们希望更加特异的NK细胞标记物（如KLRs、LIRs）的抗体群尽早应用于常规检测，这将有助于鉴别这类疾病，但在此之前NK-ALL/LBL暂时只能作为一个临时分类。当CD56与未成熟T系标记（如CD7和CD2，甚至包括cCD3）同时表达，且不表达B系和髓系标记，*TCR*和*IG*基因为胚系状态，并可以排除母细胞性浆细胞样树突状细胞肿瘤，才可能诊断NK-ALL/LBL。

（陈　龙　苗美娟　高海燕）

第八节　系列不明急性白血病

系列不明（或系列模糊）急性白血病（acute leukaemia of ambiguous lineage，ALAL）是指那些没有确切证据表明细胞沿某一系列分化的急性白血病。包括缺乏系列特异抗原表达的急性未分化细胞白血病（acute undifferentiated leukaemia，AUL）和表达两个或两个以上系列抗原的混合表型急性白血病（mixed phenotype acute leukaemia，MPAL）。确诊需要免疫表型分析。由于白血病细胞经常出现异常的抗原表达方式，即丧失系列规律性，表现为表达交叉系列抗原，例如CD33或CD13与B或T系标志同时表达，CD7和/或CD2同时出现在急性髓系白血病中，CD19/ CD10也常见于在AML中表达，CD7与CD10也可以同时表达。成人比儿童多见。本病亦称混合性急性白血病。

【分类】

见表10-12。

表10-12　系列不明（或系列模糊）急性白血病2016版WHO分类

急性未分化细胞白血病（AUL）
混合表型急性白血病
混合表型急性白血病伴t（9；22）（q34；q11.2）
混合表型急性白血病伴t（V；11q23）；*KMT2A*重排
混合表型急性白血病，B/髓系型，不另作分类
混合表型急性白血病，T/髓系型，不另作分类
混合表型急性白血病，不另作分类 罕见类型
急性白血病不能分类

【实验室检查】

一、形态学

形态学分型诊断是急性白血病的基本诊断方法，但其诊断有局限性，实际诊断符合率仅为60%~80%。MPAL形态变化多样，绝大多数患者是急性淋巴细胞白血病和急性髓系白血病伴或不伴粒系或单核细胞分化。形态上除非见到两群明显差异的原始细胞，否则是不能从形态学来明确MPAL的诊断。因此依靠形态学诊断几乎不太可能。形态学诊断在下列几种情况可能会出现误差：①形态学和细胞化学染色不能确定白血病系列，如ALAL；②急性混合型白血病；③形态上为ALL，但缺乏淋系特异的抗原表达，如M0、AUL、BPDCN；④白血病细胞表面抗原已发生改变，而形态学尚未见改变；⑤T、B-ALL的系别诊断。（图10-44，图10-45，图10-46）

二、免疫表型

系列不明（或系列模糊）急性白血病的诊断主要依赖于免疫表型。流式细胞术是确定诊断的首选方法，尤其是在一群白血病细胞上同时表达淋系和髓系抗原的MPAL。MPAL诊断的关键是需要证明白血病细胞存在两个及以上不同系列的抗原表达，MPO表达情况也可以通过组织切片免疫组化染色或穿刺液涂片细胞化学染色来证明。系列不明（或系列模糊）急性白血病的不同系列判断标准见表10-2。

三、遗传学

没有发现单一的MPAL相关的独特的染色体异常。许多病例核型正常。但是，WHO将某些常常发生的克隆性异常归入其中。包括t（9；22）（q34；q11）BCR-ABL1易位和涉及MLL基因的11q23变异型易位，后者以t（4；11）（q21；q23）MLL-AF4易位最常见。这两种易位无一例外地在B/髓系MPAL中最常见。而且其中的淋系成分在t（9；22）的病例中表达CD10，在t（4；11）病例中不表达CD10；髓系成分在t（4；11）病例中表现为单核细胞分化模式。虽然在该类白血病中没有其他的染色体异常能这样经常地发生，也可见到复杂核型。相当部分的MPAL病例中，可见Ig重链或T细胞受体基因的重排或缺失。

【诊断】

MPAL诊断标准如下。

（1）外周血和/或骨髓中原始细胞≥20%。

（2）原始细胞表达一系以上系列特异性标记。

（3）排除特定类型的伴有混合表型的急性白血病：①AML伴重现性遗传学异常〔t（8；21）、PML-RARα、inv（16）〕；②AL伴FGFR1基因重排；③慢性髓系白血病（CML）急性变；④AML伴骨髓增生异常相关改变（AML-MRC）；⑤治疗相关AML。符合上述条件标准，再结合遗传学和分子生物学检查进一步分型。

1.急性未分化细胞白血病 原始细胞的形态学、细胞化学和免疫表型缺乏任何分化特征。系列特异性抗原如cCD79a、cCD22、CD3和MPO均阴性，通常也不表达或仅个别表达系列相关性抗原，但常HLA-DR⁺、CD34⁺、CD38⁺，也可TDT⁺、CD7⁺。在明确诊断前十分有必要使用尽可能多的单抗排除少见的白血病系列，例如母细胞性浆细胞样树突状细胞肿瘤、NK细胞肿瘤、嗜碱性粒细胞甚至非造血系统肿瘤。由于本病种罕见，确切的发病率不清楚。也因为病例罕见，除了原始细胞侵犯骨髓和外周血外，尚不知常侵犯哪些髓外部位。

2.混合表型急性白血病伴t（9；22）（q34；q11.2）；BCR-ABL1 该类型是混合表型急性白血病中最常见的重现性遗传学异常，也是一种罕见白血病，可能占急性白血病的不到1%。可发生于儿童和成人，但成人较多见。主要特征：①细胞形态学：很多病例呈现两群原始细胞群，一种类似原始淋巴细胞，另一种类似原始粒细胞。②免疫表型：绝大多数病例的原始细胞符合B系和髓系标准。③遗传学：所有病例或是有经典核型分析检测到的t（9；22），或是有FISH或PCR检测到的*BCR-ABL1*。

3.混合表型急性白血病伴t（V；11q23）；*KMT2A*重排　该类型是一种罕见的白血病，儿童比成人多见。伴有*MLL*重排的ALL或AML多见于婴儿。*MLL*基因即混合系列白血病（mixed lineage leukemia）基因，当初主要从混合系列白血病分离出来。主要特征：①细胞形态学：一群形态明显类似于原单核细胞，另一群类似于原淋巴细胞，另一群类似于原粒细胞。②免疫表型：一部分为CD19阳性、CD10阴性的B-前体细胞免疫表型，常常CD15阳性。其他B系标志如CD22和CD79a常弱表达。另一部分还要符合髓系系别的标准。③遗传学：所有病例都有*MLL*基因重排，最常见的伙伴基因是4号染色体q21带上的*AF4*。

4.混合表型急性白血病，B/髓系型，不另做分类　约占所有白血病的1%。可发生于儿童和成人，但成人较多见。主要特征：①细胞形态学：一种类似于原始淋巴细胞，另一种类似于原始粒细胞。②免疫表型：原始细胞符合具有B细胞系和髓系双系别的标准。髓过氧化物酶阳性原始粒细胞或原始单核细胞常常也表达其他髓系相关标志，包括CD13、CD33或CD117。表达B细胞系较成熟的标志如CD20者罕见，但可以发生。③遗传学：本型可有多种遗传学异常，但无一具特异性，如del（6q）、del（5q）、12p11.2或7号染色体结构异常、复杂核型，以及包括四倍体在内的染色体数量异常。

5.混合表型急性白血病，T/髓系型，不另做分类　占所有白血病的不到1%。可见于儿童和成人。在儿童中可能比B/髓系急性白血病相对多见。主要特征：①细胞形态学：一种类似原始淋巴细胞，另一种类似原始粒细胞。②免疫表型：符合上述T淋巴系和髓系双系别的标准。髓过氧化物酶阳性原始粒细胞或单核细胞常常表达其他髓系相关抗原，包括CD13、CD33或CD117。除cCD3外，T淋巴细胞常常表达其他T淋巴细胞标志，包括CD7、CD5和CD2。③遗传学：大多数病例有克隆性染色体异常，但没有一种十分特异的标志性的异常。

6.混合表型急性白血病，不另做分类 罕见类型　发生率有可能低于文献报道的典型病例。异常细胞既表达T系又表达B系特异性抗原标志。如果严格使用积分系统，欧洲白血病免疫学分型协作组（EGIL）的标准高估了它的发病率，例如此标准规定表达CD79a可积2分，T-ALL也可检测到此类抗体。诊断明确的T-ALL中检测到表达B细胞标志时，CD79a和CD10不应考虑为B细胞分化的证据。也会发现同时表达三系别（B、T和髓系）证据的病例。总之，因为病例少的缘故而无法对其临床表现、遗传学异常或预后进行具体描述。迄今为止罕有关于B或T/巨核细胞系和B或T/红血病的报道，有研究提示红系和巨核细胞系是最早从多能造血干细胞分离出来的，即和具有T、B和髓系分化潜能的祖细胞分离。一般不会发生这些联合系列的肿瘤，如果确有发生，有可能是此处所用的定义不能检测所有的病例，因为这些白血病不会表达MPO。

7.不能分类急性白血病（NOS）　在有些情况下异常细胞可表达数种免疫标志，依照诊断标准不能区分是AUL还是MPAL，甚至按照单一系别分类也有难度。可见于儿童和成人。因为罕见不能估算发病率。免疫表型：不表达系别特异性抗原；表达CD7和CD5但缺乏cCD3，也同时表达CD13和CD33但缺乏MPO，这类白血病最好诊断为急性白血病不能分类。使用种类更多的、新的和不常用的抗原有可能会更精准地诊断此类白血病。尽管缺乏特异性的标志，此类疾病总会表现克隆性的染色体异常。总体来讲预后不好。

对于双系列白血病（biclonal AL）来说，由于见到明显两群异常细胞，免疫分型不难诊断。对于双表型白血病（biphenotypic acute leukemia，BAL）来说，诊断难度稍高；因此Catovsky和欧洲各提出一套计分方法，见表10-13和表10-14。总原则是胞质和膜的CD3、胞质CD79a、胞质MPO为系列特异性最高的标志，分别给予最高分：2分。诊断BAL时，每个系列应大于2分。

表10-13　Catovsky 计分法（1997—1999）

计分	B	T	M
2	CD79a CD22 cIgM	CD3 TCR α / β TCR γ / δ	MPO
1	CD19 CD10 CD20	CD2 CD5 CD8 CD10	CD117 CD13 CD33
0.5	TdT CD24	TdT CD7	CD14 CD15 CD64 CD11b/c

表10-14　EGIL 计分法（1995）

计分	B	T	M
2	CyCD79a CyCD22 CyIgM	CD3 TCR α / β TCR γ / δ	CyMPO
1	CD19 CD10 CD20	CD2 CD5 CD8 CD10	CD13 CD33 CD65 CD117
0.5	TdT CD24	TdT CD7 CD1α	CD14 CD15 CD64

　　早期统计AUL占白血病的发病率为4%~5%，最近报道其发生率不足1%。这种AUL的变化大多归因于采用在综合性免疫分析的基础上所建立起来的更为严格的分类标准。具有挑战性的诊断是如何区分AUL和微分化AML。尽管区分意义不大，因为二者对传统的化疗反应都很差。和AUL一样，微分化AML缺乏对SBB和MPO的细胞化学反应，但是伴随着前体造血细胞的抗原表达，联合表达髓系相关抗原，特别是共同表达CD13、CD33和CD117，则提示髓系。AUL的生物学意义目前所知甚少。目前尚未发现与AUL相关的特异的遗传学改变，但大多数这类病例具有异质性混合性克隆性染色体异常，一些病例具有复杂核型。

　　大部分急性白血病依据原始细胞所表达的抗原可以明确区分AML、B-ALL和T-ALL。然而少部分白血病由于原始细胞既表达髓系又表达淋系特异性相关抗原使得难以明确原始的来源。文献里将这类白血病称之为急性双表型白血病（biphenotypic acute leukemia，BAL）或急性混合系列白血病（MPAL）。因为病例少见和已明确的新的诊断标准缺乏，对于MPAL病例特点所知甚少。已经出版的大量关于MPAL的文献参考的数据有些来源于的MPAL，有些则没有满足最新的WHO诊断标准。

　　虽然MPAL多发于成人，儿童可见，罕见于婴儿。男性发病比例高于女性。诊断MPAL总是以免疫表型（流式细胞学）为基础。其免疫表型与性别和年龄没有必然联系。MPAL的诊断仅限用于新发的急性白血病。例如，CML可以转化成伴有髓系和淋系成分混合的原始细胞危象。这样的病例不应诊断为MPAL，而是具有混合表型的继发白血病。此外，AML的某些遗传学亚型可以表现为类似于淋系和髓系混合表型的免疫表型特征，MPAL排除了这类白血病，包括AML伴t（8；21）、t（15；17）和inv（16）。同样，伴有*FGFR1*突变的白血病也不能归为MPAL，尽管其常常同时表达T细胞抗原和包括嗜酸性粒细胞增多的髓系分化（图10-47，图10-48）。

（陈雪艳　王占龙　高海燕）

第九节　母细胞性浆细胞样树突状细胞肿瘤

母细胞性浆细胞样树突状细胞肿瘤（blastic plasmacytiod dendritic cell neoplasm，BPDCN）是一种罕见的起源于浆细胞样树突细胞（plasmacytiod dendritic cell，pDC）的血液系统恶性肿瘤，曾被称为母细胞性NK细胞淋巴瘤/白血病、无颗粒型CD4$^+$NK细胞白血病、无颗粒型CD4$^+$、CD56$^+$血液皮肤肿瘤。临床过程呈侵袭性，常见表现为皮肤病变且常累及骨髓。2008年WHO正式将其命名为BPDCN，归类于急性髓系白血病和相关的前体细胞肿瘤。2016年又将之归为独特的实体病种。

【临床表现】

该病发病率低，占血液恶性肿瘤的0.44%，占急性白血病不足1%，占皮肤淋巴瘤的0.7%，占NK细胞恶性肿瘤的6.3%。可见于各年龄段包括儿童，男女比例3.3∶1。约75%的患者为60~70岁之间的男性。中位生存期仅12~14个月。76%~85%的病例可出现皮肤受累，多表现为孤立或多发性红斑、结节、斑块损害或"擦伤样"青斑，直径可从几mm到10cm，其中结节损害最常见（73%），"擦伤样"皮损少见（12%）但最具有暗示意义。大多数患者可累及骨髓、淋巴或内脏器官，大约30%患者可累及中枢神经系统，其他部位如软组织、胆囊、乳房、舌头和肺不常见。大多数患者最终进展为白血病，10%~20%的病例合并或发展为粒-单核细胞白血病或急性粒细胞白血病。

【实验室检查】

一、形态学

1.血象　外周血白细胞计数常增高，血红蛋白含量及血小板计数正常或减低。血涂片分类或可见异常的肿瘤细胞，多少不一（图10-49）。

2.骨髓象　骨髓涂片多数增生明显活跃，可见一类异常的肿瘤细胞（比例可低至5%，高至95%以上），肿瘤细胞胞体中等大小，圆形或不规则状，部分可见拖尾，核圆形或不规则，染色质细致，可见核仁1~3个，胞质较丰富，灰蓝色（图10-50），胞质内缺乏颗粒，沿胞膜下出现特征性珍珠项链样排列的空泡，似原始单核细胞或淋巴细胞样。细胞化学染色（图10-51）：髓过氧化物酶（MPO）染色阴性、氯乙酸AS-D萘酚酯酶（CE）染色阴性、过碘酸-雪夫（PAS）染色+~+++（阳性率接近100%，阳性特点为细颗粒弥散状，部分可见中粗颗粒、粗颗粒、珠状、块状）。

3.活检病理学　皮肤活检显示肿瘤细胞位于表皮和真皮之间，呈形态单一的母细胞样弥漫分布，中等大小，胞质嗜碱性，核不规则，染色质细致，无核仁或核仁不明显，核分裂多见。肿瘤细胞常浸润真皮而无表皮受累，随着疾病进展可累及皮下脂肪，一般无血管侵犯或坏死。骨髓活检显示增生较活跃（>90%），肿瘤细胞广泛增生，胞体大，胞质丰富，胞核圆形或略不规则，核染色质细致，部分可见核仁，成熟阶段粒红系细胞及巨核细胞少见。

二、免疫分型

肿瘤细胞表达CD4、CD56、CD43、CD45RA、CD68（50%）、BDCA-2/CD303、CLA、TCL1、MxA及TCF4。几乎所有BPDCN都过表达CD123。CD123是白细胞介素3受体亚基α（IL-3Rα）。约1/3病例TdT阳性，大部分病例表达CD56，罕见情况下可阴性，但如果CD4、CD123、TCL1阳性并不能排除BPDCN。如5个主要细胞表面抗原中的4个（CD4、CD56、CD123、TCL1和CD303）阳性，即可确

诊 BPDCN。不表达T细胞、B细胞、NK细胞和髓系细胞、单核细胞相关抗原（如CD3、CD5、CD19、CD20、CD79a、MPO、CD117和溶菌酶、CD16等），EBV、EBER等均为阴性。除CD56和TdT外，BPDCN肿瘤细胞表型与淋巴结和扁桃体中的反应性浆细胞样树突细胞非常相似。

三、细胞遗传学

目前未发现BPDCN存在特定的细胞遗传学标记，2/3的患者存在异常核型，其中部分或全部染色体丢失最常见，如5q21或5q34（72%）、12p13（64%）、13q13-q21（64%）、6q23-qter（50%）、15q（43%）、9号染色体丢失（28%）。另外，7q22、3p丢失及Y染色体丢失也曾被报道。

四、分子生物学

常见的有 *MYC* 基因重排，与诊断时的高龄和预后较差相关。其他基因涉及 *TET2*、*ASXL1*、*TP53* 和 *NPM1* 以及 NF-κB 通路的活化。另外表观遗传学基因异常也常见，涉及 DNA甲基化、染色质组装和组蛋白修饰如甲基化、去甲基化、乙酰化、泛素化、去磷酸化等。无 *TCR* 或 *BCR* 基因重排。

【诊断】

主要基于病理组织形态学、细胞免疫表型及临床表现，其中免疫学表型最重要。

【鉴别诊断】

1. **髓外髓系肉瘤（EMS）** EMS与BPDCN很难区分，二者均有相似的临床表现以及皮肤浸润。CD4、CD56、CD123、CD68、CD33、CD43、TdT等可表现为免疫组化阳性，CD123在皮肤髓系肉瘤中表达弱于BPDCN，MPO、CD117、CD34等在BPDCN中不表达的抗原在皮肤髓系肉瘤中通常为阳性，有助于鉴别诊断。

2. **AML-M5** BPDCN与髓系肿瘤关系密切，二者临床表现具有重叠性，均可表现为皮肤及骨髓浸润。AML-M5中白血病原始细胞瑞氏-吉姆萨染色可有胞质颗粒，细胞化学染色MPO和NAE/NBE可呈阳性。免疫表型表达CD13、CD33、CD117、MPO、CD11c、CD14、CD15、CD163，有些病例表达CD34、CD56，CD123可弱阳性。

3. **T淋巴母细胞淋巴瘤** BPDCN细胞呈母细胞样，部分病例TdT阳性、CD7阳性，需要与淋巴母细胞淋巴瘤相鉴别。T淋巴母细胞淋巴瘤患者多为青少年，表现为纵隔肿块，CD2、CD3、CD5、CD7等T细胞特异性抗原通常为阳性，TdT通常为一致性强表达，可出现单克隆性 *TCR* 基因重排，少数病例CD4、CD56阳性，CD123、CD303常为阴性可鉴别。

4. **结外NK/T细胞淋巴瘤** 两者均CD56阳性，且都侵犯皮肤，但结外NK/T细胞淋巴瘤细胞形态多样，可有血管周围瘤细胞浸润及血管破坏，常伴广泛坏死，TIA1、穿孔素、颗粒酶B1等细胞毒性物质免疫组化阳性，EBV和EBER也可为阳性，CD4、CD123、CD303、CD304和TdT等阴性，有助于鉴别。

5. **慢性粒单核细胞白血病（CMML）** 慢性粒单核细胞白血病属于骨髓增生异常/骨髓增殖性肿瘤，根据原始细胞的数量可分为三型。外周血单核细胞绝对值≥$1.0×10^9$/L。骨髓可出现增殖表现的同时伴有发育异常。原始细胞比例不超过20%。免疫分型显示$CD56^-$、TdT^-。而BPDCN病例CD56罕见阴性。

6. **反应性pDC增生** 在一些良性疾病，如慢性肉芽肿性淋巴结炎、Kikuchi-Fujimoto病、Castleman病、经典霍奇金淋巴瘤（classic Hodgkin lymphoma，CHL）、银屑病及红斑狼疮等疾病中，可见反应性pDC增生。近期研究发现，BPDCN的肿瘤细胞$CD56^+$（97%）、$CD7^+$（64%）、HLA-DR强表达（69%）及CD123弱表达（78%），而CD38弱表达或-（82%）、$CD2^-$（81%）、$CD303^-$（56%）。而反应性pDC CD56阳性率明显减低，仅有1.3%~20%，其阳性病例中CD38强表达，$CD2^+$、$CD303^+$而$CD7^-$。

（贺　飞　苗美娟　高海燕）

第十节　典型病例

一、AML 伴 t（8；21）（q22；q22.1）；*RUNX1-RUNX1T1*

【临床资料】

女性患儿，14岁，因发热1周，发现粒细胞、血小板减少4天入院。既往体健，体温最高39℃，无畏寒、寒战。查体：T 38.8℃，P 100次/分，BP 96/60mmHg。一般状态可，神清语明，结膜轻度苍白，周身皮肤无出血点，巩膜无黄染，浅表淋巴结未触及，心肺无著征，肝脾未触及，双下肢无水肿。

【实验室检查】

血常规：WBC 7.87×10^9/L，M% 49.9%，RBC 3.29×10^{12}/L，Hb 110 g/L，PLT 37×10^9/L。尿常规（－），乙丙肝（－），梅毒（－），HIV（－），LDH 519U/L，FIB 3.69g/L。骨髓涂片：骨髓增生明显活跃，原始粒细胞占55%，早幼粒细胞占7.5%，可见异常中性中幼粒细胞及Auer小体，此类细胞MPO染色阳性，红系受抑，淋巴细胞比例低，未见巨核细胞，血小板少。免疫分型：原始向髓系细胞延伸的分布区域可见异常细胞群体，约占有核细胞的84.8%，表达HLA-DR、CD13、CD33、MPO，部分表达CD15、CD19、CD34、CD38、CD117、TDT，考虑为急性髓系细胞白血病。融合基因：*AML1-ETO*（＋）；*TET2*（＋）。染色体46，XX，t（8；21）（q22；q22）［4］/46，XX［1］。

【诊断】急性髓系白血病伴t（8；21）（q22；q22.1）；*RUNX1-RUNX1T1*。

【病例解析】

该患者以发热为首发表现，伴贫血、血小板，血常规示单核细胞比例异常增高，占49.9%，乳酸脱氢酶轻度增高，无明显肝脾肿大，骨穿提示为急性髓系白血病M2型，结合融合基因*AML1-ETO*（＋），以及典型的染色体改变t（8；21）（q22；q22），确诊此型白血病并不难。该型白血病发病年龄轻，男性多于女性，髓外浸润易见，对化疗反应好，中位生存期长，分子生物学监测对疾病的预后至关重要，因此有必要进一步深刻认识。但是，临床工作中仍有一部分*AML1-ETO*（＋）的患者为难治性白血病，需要行异基因造血干细胞移植才能达到治愈的目的。

近年来，高通量二代基因测序的应用使得一些高危的基因突变得以检出，如*TET2*、*ASXL1*、*FLT3*、*TP53*等，使得这一部分M2b型白血病变得更难治。此外，附加的复杂染色体核型，也是其中一个重要原因。

按照目前的诊断标准，此型白血病的快速诊断应着重于特征性的细胞形态学改变，骨髓中原始粒细胞及早幼粒细胞明显增多，异常中幼粒核质发育高度不平衡，核型不规则，可呈异常畸形，染色质细致、疏松，核仁明显，胞质丰富，可见中性颗粒。原始粒细胞的胞核处有凹陷，胞质嗜碱，核凹陷处淡染，MPO染色在该处呈局限性强阳性。FAB分型归为AML-M2b亚型白血病。

（孟红彬）

二、APL 伴 *PML-RARα*

【临床资料】

男性患者，30岁，因发热1周，周身散在出血点2天入院。既往小肠疝气术后28年，阑尾炎术后20年。患者发热，体温最高39℃，伴牙周肿胀、疼痛、无寒战，抗炎治疗后好转。查体：T 37.8℃，P 90次/分，BP 119/66 mmHg。一般状态可，神志清楚，结膜无苍白，周身散在出血点，浅表淋巴结未触及，心肺无著征，腹软，肝肋下5cm，脾未触及，双下肢不肿。

【实验室检查】

血常规：WBC 118.18×10^9/L，M% 4.06%，RBC 3.04×10^{12}/L，Hb 105 g/L，PLT 39.4×10^9/L。生化：血

钾 3.12mmol/L。凝血象：PT 13.9s，FIB 1.12g/L。骨髓涂片：骨髓增生活跃，粒系细胞比例增高，以颗粒增多的异常早幼粒细胞为主，约占93.5%，红系受抑，淋巴细胞比例减低，全片未见巨核细胞，血小板少。免疫分型：在CD45/SSC点图上设门分析，CD45弱阳性且SSC较大的分布区域可见异常细胞群体，约占有核细胞的96.9%，表达CD13、CD33、CD38、MPO，部分细胞表达CD117，不表达HLA-DR、CD34，考虑为急性髓系白血病M3。融合基因：*PML-RARα*（L型）。染色体：46，XY，t（15；17）（q22；q21）[12]。二代基因测序：*KMT2A*、*FLT3*、*TET2*突变。

【诊断】急性早幼粒细胞白血病伴*PML-RARα*

【病例解析】

该患者以发热、出血为首发表现，伴肝脏肿大，血常规示白细胞异常增高，贫血、血小板少，骨髓涂片可见异常早幼粒细胞，约占93.5%，免疫分型主要表达CD13、CD33、CD38、MPO，融合基因为*PML-RARα*（L型），染色体有t（15；17）（q22；q21）易位，以上临床表现及辅助检查，均支持该患者为典型的急性早幼粒细胞白血病。

急性早幼粒细胞白血病是急性髓系白血病的一种特殊亚型，大多数患者存在t（15；17）（q22；q12）特异性染色体易位。全反式维甲酸及亚砷酸的发现，使该亚型经历了从最致命性到治疗最有效，且治愈最高的巨大转变。该病发病时常以出血为首发表现，常伴有DIC，治疗不及时常常导致患者死于出血性疾病，常见如脑出血。该型白血病患者具有独特形态学、分子生物学及染色体改变，因此快速诊断对治疗非常有意义，可有效提高治愈率，降低死亡率。典型的形态学为骨髓中可见大量异常早幼粒细胞，胞质可见瘤状突起，同时结合免疫表型及分子生物学改变可快速诊断。

（孟红彬）

三、AML-MRC

【临床资料】

老年男性患者，全身乏力1周，以下肢为著，伴头晕，活动后明显，无头痛，偶咳嗽、咳痰，活动后感心前区不适。既往体健，无接受细胞毒药物治疗史和放射治疗史。查体：T 36.7℃，P 80次/分，R 20次/分，BP 120/80mmHg。重度贫血貌，双肺呼吸音清，未闻及明显干湿性啰音，心律齐，各瓣膜听诊区未及杂音及附加音，腹部平坦，无压痛、反跳痛，肝脾肋下未触及，移动性浊音阴性，双下肢不肿。

【实验室检查】

血常规：WBC 3.44×10⁹/L，RBC 1.48×10¹²/L，Hb 47g/L，PLT 65×10⁹/L。血涂片形态：白细胞略低，原始细胞占7%；成熟红细胞大小不等，可见晚幼红细胞；血小板散在、少见。骨髓涂片：取材、涂片、染色良好。骨髓增生活跃，粒系增生减低，部分幼粒细胞胞质内颗粒减少或缺如。红系增生活跃，以中、晚幼红细胞为主，易见多核、畸形核幼红细胞。成熟红细胞大小不一。淋巴细胞比例正常。原始细胞占34%，其胞体大小不等，圆形、椭圆形、不规则形，部分细胞边缘不整齐，呈毛刺状或伪足状突起；核较大，呈圆形、类圆形，核染色质较细，胞质染蓝色、灰蓝色。全片见巨核细胞17个，易见小巨核。红系、巨核系中的病态造血细胞都大于50%。血小板散在、少见。（图10-53）分子生物学检查结果显示43种融合基因均（-）。免疫分型：可见髓系原始细胞约占有核细胞的25.88%，其免疫表型为CD7⁺，CD33⁺，CD13⁺，CD117⁺，MPO⁺，HLA-DR⁺少量，CD34⁺少量。染色体：44，XY，-5，-7，-11，-13，-16，-19，-21，+mar1~mar5［cp4］//46，XY［15］。

【诊断】AML-MRC。

【病例解析】

患者既往无接受细胞毒药物治疗史和放射治疗史，无AML伴重现性遗传学异常的特异性遗传学异常，骨髓原始细胞≥20%，骨髓涂片中粒系、红系、巨核系均见病态造血，且红系、巨核系中的发育异常细胞均大于各系的50%，分子生物学检查结果显示43种融合基因均为阴性，未见*NPM1*及*CEBPα*双等位基因突变，有 AML-MRC 相关的细胞遗传学异常，且为复杂核型。因此，诊断为 AML-MRC。

（张 云）

四、急性巨核细胞白血病

【临床资料】

女性患儿，1岁，因发热1周入院。查体：全身散在针尖大小出血点，压之不褪色，无瘀斑。全身皮肤无黄染，无淋巴结肿大，无肝、脾肿大。

【实验室检查】

血常规：WBC 26.81×10^9/L，RBC 3.01×10^{12}/L，Hb 91g/L，PLT 24×10^9/L。骨髓检查：有核细胞增生活跃，粒/红=1.07，原始细胞58%，早幼粒细胞0.5%，中性中幼粒细胞2%，中性晚幼粒细胞5%，中性杆状核粒细胞4.5%，中性分叶核粒细胞6%，早幼红细胞0.5%，中幼红细胞7%，晚幼红细胞9%，淋巴细胞7.5%。细胞化学染色：MPO染色阴性；CE及 α-NAE 染色阴性；PAS染色阳性。免疫分型：异常细胞占有核细胞53.56%，表达CD33、CD123、CD61、CD41、CD42b；部分表达HLA-DR、CD10、CD36；不表达CD38、CD4、CD235a、cCD3、CD117、MPO、CD105、CD11c、CD34、CD13、CD9、CD7、CD15、CD64、CD11b、CD22、CD20、CD303、CD304、CD2、CD5、CD19、CD14、CD56、TDT。免疫分型结论：不除外巨核细胞，结合形态、小巨核酶标及遗传学检查除外急性巨核细胞白血病。巨核酶标CD41染色阳性率34%。遗传学检查：44，X，add（X）（q28），der（4），del（5）（p11），der（7），der（9），der（11），add（12p）（13），-13，-17，add（17）（q25）[1]/46，XX[19]。白血病43种融合基因筛查：阴性。

【诊断】急性原始巨核细胞白血病。

【病例解析】

急性巨核细胞白血病是一种罕见的白血病，占AML<5%，在儿童发病率高，占儿童AML的4.1%~15.3%。该患者1岁，骨髓涂片可见原始细胞约占58%，细胞化学染色为MPO染色阴性，CE及 α-NAE 染色阴性，PAS染色阳性，巨核细胞酶标CD41阳性，免疫分型表达CD41、CD42b及CD61，而CD41是诊断急性巨核细胞白血病的特异性标记，故诊断为急性巨核细胞白血病。染色体所见不具有克隆性异常特征，融合基因阴性，不符合Down综合征相关髓系肿瘤，AML伴t（1；22）（p13.3；q13.1）、inv（3）（q21.3q26.2）、t（3；3）（q21.3；q26.2），AML-MRC或治疗相关AML诊断标准，故诊断为AML，NOS急性巨核细胞白血病。

（侯 霞）

五、急性B淋巴母细胞白血病

【临床资料】

男性患儿，12岁，因乏力伴牙龈出血10天，面色苍黄3天入院。肝、脾、淋巴结肿大，无发热。

【实验室检查】

血常规：WBC 37.69×10^9/L，Hb 76g/L，PLT 27×10^9/L。骨髓涂片：骨髓增生活跃，粒/红=3，淋巴细胞比例明显升高，原始幼稚淋巴细胞约占90.5%，粒、红两系受抑，全片见巨核细胞2个，血小板明显减少。免疫分型：在CD45/SSC点图上设门分析，原始细胞约占有核细胞的74.48%，表达HLA-DR、CD33、CD123、CD22、CD10、CD9、cCD79a，弱表达CD19、TDT、CD38，不表达T系和其他髓系指标，符合急性B淋巴母细胞白血病免疫表型。骨髓活检：HE及PAS染色示骨髓增生极度活跃（90%），原始细胞弥漫增生，胞体中等大小，胞质量中等，胞核圆形或不规则，染色质细致，造血细胞散在分布，纤维组织灶性增生。网状纤维染色（MF-2级）。白血病43种融合基因筛查：阴性。染色体核型分析：46，XY[20]。二代基因测序：未见B-ALL常见基因异常。

【诊断】急性B淋巴母细胞白血病。

【病例解析】

该患者为青少年，以白细胞升高、淋巴结肿大出血为首发表现，伴肝脾肿大，血常规示白细胞中度升高，血小板少，骨髓涂片可见原始细胞，约占90.5%，免疫分型原始细胞群主要表达淋系相关抗原，分子遗传学检查未见异常，以上临床表现及辅助检查，均支持该患者为急性B淋巴母细胞白血病。

目前B-ALL/LBL的诊断相对容易，通过结合细胞形态学、细胞化学染色以及免疫表型往往能确诊，但是进行患者预后的评估、危险分层以及靶向药物的治疗，必须完善染色体核型和分子生物学的检测，这对患者的治疗和疾病转归尤其重要。因此，对于血液恶性肿瘤的诊断必须结合MICM结果和临床表现综合诊断。

（杨　礼）

【精华与陷阱】

1. 在WHO髓系肿瘤分类中出现"等同原始细胞"的概念，所谓"等同意义"就是本身不是真正的原始细胞，但是特定情况下（如诊断APL、急性粒单细胞白血病和急性单核细胞白血病、纯红系细胞白血病及MDS和MDS/MPN时）将其视作原始细胞。主要包括颗粒多过的早幼粒细胞（常说的异常早幼粒细胞）、幼稚单核细胞、原始红细胞

2. 在所有可疑的急性白血病病例中，建议在骨髓涂片上至少计数500个有核细胞，在血涂上至少200个有核细胞，准确计数原始细胞的百分比是至关重要的，要尽可能得到精确的原始细胞计数。在建立急性白血病诊断中，原始细胞计数的"金标准"是人工计数骨髓涂片和血液涂片。流式细胞术和骨髓活检细胞计数都不能代替骨髓穿刺涂片的细胞计数。但是骨髓涂片分类应排除骨髓纤维化导致的假性原始细胞计数减低，此时应结合骨髓活检综合评估

3. 初诊时骨髓完整的细胞遗传学分析

4. 应该在临床、实验室和形态学信息指导下进行额外检查，如荧光原位杂交或逆转录酶聚合链反应

5. 新AML病例应进行，包括*NPM1*、*CEBPα*、*RUNX1*和*FLT3-ITD*突变套组检查，更大的套组可能成为大多数髓系肿瘤的标准检查

6. 有明显发育异常的AML不一定是AML-MRC：
伴*NPM1*突变或*CEBPα*双等位基因突变的AML：骨髓中虽有时可见明显细胞发育异常，但是在无MDS病史及MDS相关的细胞遗传学异常时，则不被归类为AML-MRC，而是应该归类为伴*NPM1*突变或*CEBPα*双等位基因突变的AML

7. 无明显发育异常的AML却有可能是AML-MRC：外周血和骨髓涂片显示无明显发育异常，却有AML-MRC相关的细胞遗传学异常时，诊断为AML-MRC

8. +8、老年男性的-Y、del（20q），不足以诊断AML-MRC。del（9q）的遗传学改变也不作为诊断AML-MRC的条件

9. 治疗相关的髓系肿瘤（t-MNs）：包括治疗相关的急性髓系白血病（t-AML）、骨髓增生异常综合征（t-MDS），骨髓增生异常/骨髓增生性新浆细胞（t-MDS/MPN）是先前肿瘤性或非肿瘤性疾病的细胞毒性化疗和（或）放射治疗的晚期并发症

10. AML，NOS是一大组排他性的诊断疾病。需要排除AML伴重现性遗传学异常、AML伴MDS相关改变和治疗相关AML，以及系列不明急性白血病或唐氏综合征相关髓系肿瘤等特定标准的AML类型后才能诊断

11. 目前一般认为诊断B-ALL需要原始细胞比例超过20%，但在B-ALL/LBL伴t（5；14）（q31.1；q32.1）；*IGH/IL3*这一类型里，原始细胞可以小于20%

12. 儿童和有些化疗后骨髓重建的患者，B祖细胞会增多，形态学上为原始幼稚淋巴细胞，此时应该结合流式检测，切不可将B祖细胞当成肿瘤细胞。尤其在急淋化疗后形态上看似残留的白血病原始幼稚淋巴细胞，流式验证有时候会是B祖细胞。所以单纯依靠骨髓形态学提示急淋的缓解与否要慎重

13. T-ALL/LBL常表现为淋巴瘤，如果表现为白血病，常与重要的组织受累有关。前纵隔肿块常见于T-ALL/LBL，而很少见于B-ALL

14. B或T-ALL/LBL中出现髓系抗原，如CD13、CD33，不能提示为混合表型T/髓系白血病

15. T-ALL/LBL中也常出现免疫球蛋白重链基因重排

16. 多参数流式细胞术在T-ALL/LBL、ETP-ALL和NK-ALL诊断中起着不可替代的作用

17. 双表型：急性双表型白血病是指同一群白血病细胞同时表达淋系和髓系标记或T系和B系标记。双系列：急性双系列白血病是指同一患者同时存在2个白血病细胞亚群，分别呈现髓系和淋系形态及免疫表型特征

18. 系列不明急性白血病的诊断需要建立在充分的免疫表型分析的基础上

19. 双重形态的原始细胞并不是MPAL所特有的。急性粒-单核细胞白血病的原始粒细胞和原始单核细胞可出现形态明显不同。ALL时也可以出现大小不等的两群细胞

20. 母细胞性浆细胞样树突状细胞肿瘤（BPDCN）是一种罕见的起源于浆细胞样树突细胞的血液系统恶性肿瘤。临床过程呈侵袭性，常见表现为皮肤病变且常累及骨髓。2008年WHO正式将其命名为BPDCN，归类于急性髓系白血病和相关的前体细胞肿瘤。2016年又将之归为独特的实体病种

第十一章　中性粒细胞增多类疾病的评估

章节概述： 本章对以中性粒细胞增多为主要表现的相关疾病的临床表现、实验室检查进行综合分析，并阐述了WHO关于相关疾病的诊断标准。在此基础上，列举了相似或易误诊相关病种的鉴别方法。其中慢性髓系白血病为重点内容，慢性中性粒细胞白血病较少见，需要引起注意的是慢性髓系白血病、慢性中性粒细胞白血病及不典型慢性髓系白血病之间的差异。

第一节　概　述

作为人体外周血中有形成分之一，白细胞具有特殊的不同于其他血细胞成分的结构和功能。一般来说，根据细胞核的形状，白细胞可被分两种，即分叶核白细胞和单个核白细胞。前者依据所含的颗粒不同，进一步可分为中性粒细胞、嗜酸性粒细胞和嗜碱性粒细胞，后者则包括淋巴细胞和单核细胞。每种白细胞都含有数量不等的颗粒，其性质决定了各种细胞所特有的生物化学功能。如中性粒细胞中溶酶体中含有50多种酶，大部分为酸性水解酶，如蛋白水解酶、核酸酶、糖苷酶等，可分解、消化和杀死吞噬体内的微生物，多参与细菌感染或急性炎症反应，又被称为"小吞噬"细胞；嗜酸性粒细胞的胞质颗粒含有磷脂酶D及高浓度的芳基硫酸酯酶B，在过敏反应中具有重要的作用；嗜碱性颗粒含有多种活性物质，如组胺、酸性黏多糖（肝素）、嗜酸性粒细胞趋化因子、血小板活化因子等，最突出的功能特点是参与超敏反应。

粒细胞是由骨髓中的CD34$^+$造血干细胞经过一系列增殖、分化、成熟和释放的动力学过程而来的，根据细胞及其功能特征，一般分为4个阶段：分裂池、成熟池、储存池、循环池及边缘池。前三池的动力学过程在骨髓内进行，分裂池内包括原始粒细胞、早幼粒细胞、中幼粒细胞，成熟池包括晚幼粒细胞，储存池内则为白细胞成熟阶段——杆状核和分叶核粒细胞。后一池在组织和血液中。粒细胞总量在骨髓、血液和组织之间、边缘池与循环池之间均呈动态平衡。

中性粒细胞直径12~15μm，胞核多分为2~5叶，在外周血中的半衰期为6~8小时，在循环池粒细胞中占比最大，正常参考范围为50%~70%，而杆状核中性粒细胞仅占3%~5%，核左移时可见其数量增多，甚至可见幼稚粒细胞出现。导致中性粒细胞数量增多的原因一般分为3种：最常见的是反应性（继发性）中性粒细胞增多症，次之为原发性或克隆性中性粒细胞增多症，人为误差或环境因素所导致的假性中性粒细胞增多症比较罕见。

中性粒细胞增多类疾病范畴很广，涉及各种良性疾病和恶性肿瘤，它们各有独特的表现（表11-1）。如何准确地诊断和鉴别诊断就显得尤为重要。首先，需要确定白细胞计数的准确性。通过复查血涂片，直观地观察有无异常的细胞成分或血小板聚集现象以排除中性粒细胞增多假象。排除假性表现后，最重要的是需要排查患者是否有继发性因素如感染、炎症、外伤及基础疾病、用药史等，再结合相应的生化、免疫指标等检查后可确定反应性中性粒细胞增多症。此类因素均可以排除的情况下，则需要进一步做骨髓形态学、细胞遗传学、分子生物学等检测来筛查骨髓增殖性疾病或肿瘤。如存在Ph染色体及 *BCR-ABL1* 融合基因阳性可诊断为CML，并进行分期；若无Ph染色及 *BCR-ABL1* 融合基因，但 *CSF3R* 基因有突变，考虑慢性中性粒细胞白血病（CNL）；如骨髓粒细胞增殖的同时伴有明显的发育异常表现，不典型慢性髓系白血病（aCML）不能除外；同时伴有外周血单核细胞绝对值超过 1.0×10^9/L，需要考虑慢性粒-单核细胞白血病（CMML）；若患者含有特殊的基因重排如 *PDGFRα*、*PDGFRβ*、*FGFR1* 或 *PCM1-*

*JAK2*融合基因，需要考虑伴嗜酸性粒细胞增多的慢性髓系恶性肿瘤。

表11-1　常见的中性粒细胞增多类疾病的鉴别要点

	LKR（中性粒细胞型）	CML	CNL	CMML	aCML
脾大	常-	+或-	+	+或-	+
血象	白细胞计数↑~↑↑，常见核左移，中性粒细胞常见毒性改变，嗜酸、嗜碱性粒细胞不增多，原始细胞罕见，形态正常	白细胞计数↑↑，幼粒细胞明显增多，易见嗜酸、嗜碱性粒细胞，原始细胞<10%，血红蛋白正常或轻度减低，血小板多正常或增高	白细胞计数↑~↑↑，成熟中性粒细胞占绝大多数，常见毒性改变，幼粒细胞不见或偶见，形态无异常，嗜碱性粒细胞不增多，原始细胞<1%	白细胞计数常↑，幼粒细胞可见，原始细胞<20%（决定分型），持续性（≥3个月）单核细胞绝对值超过1.0×10⁹/L，百分比≥10%	白细胞计数差别大，幼粒细胞增多≥10%，易见发育异常，原始细胞<20%，嗜碱性粒细胞和单核细胞少见，血红蛋白含量和血小板计数常减少
骨髓涂片	粒细胞系增生明显活跃，形态可见中毒颗粒、空泡变性等，嗜碱性细胞不增多	粒细胞系显著增殖，嗜碱性粒细胞增多	成熟粒细胞增多伴毒性改变，嗜碱性粒细胞不多，原始细胞不见或少见	粒系及单核系细胞增多，一系或多系发育异常，原始细胞百分比<20%（决定分型）	粒系增生伴发育异常或有它系形态异常，原始细胞百分比<20%，单核细胞轻度增多
巨核细胞	正常或增多，形态正常	正常或增多，多数体积小呈"侏儒型"	正常或增多，形态正常	数量不定，形态变化不一，常有发育异常	数量不定，常有发育异常
NAP积分	常↑↑	显著↓甚至为0	常↑↑	常↑~↑↑	不定
Ph染色体	—	95%以上+	—	—	—
分子遗传学改变	—	*BCR-ABL1*+	*BCR-ABL1-CSF3R*突变率>80%	*BCR-ABL1*可见*TET2*、*SRSF2*、*ASXL1*、*SETBP1*基因突变	*BCR-ABL1*常见*SETBP1*基因突变，1/3患者合并*ETNK1*突变，*CSF3R*突变率<10%

第二节　慢性中性粒细胞白血病

　　慢性中性粒细胞白血病（chronic neutrophilic leukemia，CNL），是一种少见的以骨髓和外周血成熟中性粒细胞克隆性（肿瘤性）增殖为特征的骨髓增殖性肿瘤（MPN），易与慢性髓系白血病、不典型慢性髓系白血病和慢性粒单核细胞白血病等疾病相混淆。该病进展缓慢，常伴肝、脾肿大，浅表淋巴结无明显肿大，外周血和骨髓中成熟阶段中性粒细胞持续增多，中性粒细胞碱性磷酸酶活性极高，无Ph染色体。该病鉴别诊断难度较大，易造成漏诊、误诊。目前*CSF3R*基因突变已被列入WHO关于血液肿瘤分类中CNL的诊断标准，并在CNL同其他疾病的鉴别诊断中起着重要作用。

【临床表现】

　　CNL发病年龄大多在40岁以上，老年人多见，目前已报道病例的中位发病年龄为66岁，发病患者中男性略多于女性，起病隐匿，常无明显症状，主要表现为乏力、体重减轻、低热、夜间盗汗、骨痛、轻度贫血、头昏、易患感冒或其他感染，多数有肝大、明显脾大、淋巴结不大，少数病例有胸骨压痛及出血倾向。CNL预后不良，生存期短，最常见的直接死亡原因是颅内出血、疾病进展或治疗相关的不良反应。

【实验室检查】

一、形态学

　　1.血象　外周血白细胞总数明显持续性增高，大多在25×10⁹/L以上，成熟阶段中性粒细胞占绝大多数（≥80%），形态常见中毒颗粒及杜勒小体（Dohle bodies），未见或罕见有发育异常，未成熟中性粒细胞（早、中及晚幼粒细胞）多<10%，原始细胞、嗜酸性粒细胞及单核细胞不增多。成熟红细胞大小、形态、染色大致正常，红细胞计数、血红蛋白含量轻度至重度减少，个别病例可有一过性红细胞增多。

伴有浆细胞系疾病或肿瘤的病例还可见成熟红细胞缗钱状排列。血小板计数大多正常，少数可增多，亦可稍低，随疾病进展可进一步下降。中性粒细胞碱性磷酸酶染色阳性率及积分常增高。

2.骨髓象　骨髓涂片有核细胞增生明显活跃及以上，粒红比增高，可达20∶1，以中性杆状核及分叶核粒细胞为主，且形态正常，个别可见轻度发育不良，通常无原始和早幼粒细胞增多或病态造血。嗜酸性、嗜碱性粒细胞增多不明显，红系百分比相对减低，各阶段分化成熟正常。巨核细胞数量正常或轻度增多，形态变化不明显。

3.骨髓活检　网状纤维增生不常见，个别病例有明显纤维化。该骨髓纤维化缺乏原发性骨髓纤维化的证据，但和其他MPN一样具有向骨髓纤维化转化的特征。

二、免疫分型

无明显的特异性改变。

三、细胞遗传学

无Ph染色体，大约23%的CNL患者有克隆性异常，常见的细胞遗传学改变包括 del（20q）、del（11q），del（12p）、+21、+8、+9、−17和X染色体异常等。这些染色体异常无特异性，在CNL中多为细胞遗传学不稳定导致的随机事件，其诊断及预后价值有待进一步研究。

四、分子生物学

常见的突变基因涉及 *CSF3R*、*SETBP1*、*JAK2* 及 *CALR* 等。*BCR–ABL1* 融合基因阴性，无 *PDGFRα*、*PDGFRβ*、*FGFR1* 基因重排及 *PCM1–JAK2* 融合基因形成。*CSF3R* 基因突变是近几年关于 CNL 研究的重大发现，在 CNL 中高发，据报道阳性率为80%~100%，明显高于其他非 CNL 髓系肿瘤如不典型慢性髓系白血病、慢性粒单核细胞白血病等。*CSF3R* 介导中性粒细胞的增殖，多数突变发生于近端区域，如 T618I、T615A，通过 JAK–STAT 途径调控增殖和生存信号，而少数表现为发生于胞内区域尾端的截断突变，可激活 SRC 家族–TNK2 激酶结构域。2016年 WHO 将 *CSF3R* 基因突变作为 CNL 诊断标准之一，但其阴性并不能排除 CNL。研究发现，一些孤立性病例中还可出现 *SETBP1*、剪接体蛋白（*SRSF2*、*U2AF1*）和表观遗传修饰体 *TET2*、*ASXL1* 基因突变。*SETBP1* 与 CNL 预后密切相关，与 *SETBP1* 突变阴性的患者相比，阳性 CNL 患者具有更高的白细胞计数，预后更差。这些基因突变可单独或复合存在，近年来随着二代测序（next-generation sequencing，NGS）技术的广泛应用，甚至发现多达3种不同的基因如 *CSF3R*、*ASXL1* G942 fs 及 *STAT5B N642H* 同时突变。

JAK2V617F 突变是 MPN 中最常见的突变，但在 CNL 中此突变十分少见，目前仅有数例病例报道，诊断价值非常有限，特异性也较差，目前仅用于确定增殖细胞是否具有单克隆性，而其预后价值在 CNL 患者中的有效性尚有待进一步研究证实。CNL 发病率低，其预后因素仍有待进一步研究。通常认为在其他髓系肿瘤中公认的不良预后因素，应该也可以预测该类患者的预后。

五、其他检查

血清维生素 B_{12} 结合蛋白与维生素 B_{12} 水平增高，血尿酸和乳酸脱氢酶水平增高，血清粒细胞集落刺激因子浓度减低。

【诊断】

2016版 WHO 分类将外周血原始细胞比例 <1% 改为"罕见（rare）"，强调检测到 *CSF3R T618I* 或其他激活态 *CSF3R* 的突变，若无 *CSF3R* 突变，必须发现证明存在髓系克隆的细胞遗传学或者分子生物学证据。

诊断要点如下。

（1）外周血白细胞数 $\geq 25 \times 10^9/L$，其中中性杆状＋分叶核粒细胞 $\geq 80\%$，中性幼稚细胞（早幼粒、中幼粒、晚幼粒细胞）<10%，原始细胞罕见（<1%），单核细胞绝对值 $<1.0 \times 10^9/L$，无病态粒细胞（颗粒减少或缺失）。

（2）骨髓极度增生，中性粒细胞数量、百分比增多，且分化发育正常，骨髓原始细胞百分比 <5%。

（3）排除 MPN 分类中的其他类型（PV、PMF、ET、*BCR-ABL1*+CML 等）。

（4）无 *PDGFRα*、*PDGFRβ*、*FGFR1* 重排及 *PCM1-JAK2* 融合基因。

（5）有 *CSF3R T618I* 或其他激活态的 *CSF3R* 突变，或者无上述突变的情况下，临床持续性（至少 3 个月）的中性粒细胞增多、脾肿大，经细胞遗传学或分子生物学检测证明存在粒系细胞的克隆现象。

第三节 *BCR-ABL1*+慢性髓系白血病

慢性髓系白血病（CML），是一种骨髓造血干细胞克隆性增殖形成的骨髓增殖性肿瘤。自然病程分为慢性期（chronic phase，CP）、加速期（accelerated phase，AP）和急变期（blast phase，BP）。CML 患者骨髓及有核细胞中存在的 Ph 染色体及其形成的 *BCR-ABL1* 融合基因为其标志性改变。

【临床表现】

各年龄组均可发病，有报道的最小发病年龄 3 岁；中国 CML 中位发病年龄为 45~50 岁，西方国家为 65 岁；男略多于女。起病缓慢，早期常无自觉症状，偶然情况下或常规体检时发现外周血白细胞升高或脾大。

绝大部分患者初诊时处于慢性期，常有乏力、低热、盗汗、腹胀等不适，偶有加速期或急变期确诊的 CML 患者。由慢性期进展为加速期或急变期的患者可出现不明原因的发热、乏力、骨痛或肝、脾脏进行性肿大、其他髓外器官浸润表现、贫血加重或出血以及对原来有效的药物治疗失效等表现。CML 急变期为疾病的终末期，符合急性髓系、淋巴或混合系列白血病的特征，多数表现为急粒变，其次为急淋变。

【实验室检查】

一、形态学

1. 血象 白细胞计数显著增高，多数超过 $30 \times 10^9/L$，以中性中幼、晚幼、杆状核、分叶核粒细胞多见，常有"中幼粒细胞凸出"现象。原始粒细胞 <10%，嗜酸性、嗜碱性粒细胞比例增高。红细胞、血红蛋白早期正常，随病情进展呈轻、中度降低，急变期重度降低，外周血可见有核红细胞。初诊时多有血小板增高，有时可高达 $1000 \times 10^9/L$，加速期、急变期血小板可进行性减少，可见小巨核细胞和畸形血小板。另外，少部分病例即伴单独血小板增高的慢性髓系白血病（chronic myeloid leukemia presenting with isolated thrombocythemia，CML-T）可表现为脾脏不大或轻度肿大，外周血白细胞计数不高，血红蛋白正常或轻度减低，但血小板计数常显著升高，常大于 $1000 \times 10^9/L$，且外周血涂片晚幼粒细胞及以上阶段细胞增多不明显，但嗜碱性粒细胞常增多。

2. 骨髓象 骨髓有核细胞增生明显或极度活跃，粒红比明显增高，可达（10~50）：1，粒系各阶段细胞百分比近似血细胞分类结果（图 11-A）。嗜酸性、嗜碱性粒细胞增多是重要的形态学指标之一。中性粒细胞形态异常，可见细胞大小不一，核质发育失衡，细胞核染色质疏松、着色不佳。红系增生受抑制。巨核细胞及血小板早期增多，晚期减少，可见小巨核细胞。骨髓中可见类戈谢（Gaucher）细胞。CML 加速期原始细胞可增至 10% 以上，急变期原始细胞则超过 20%。由于 CML 是多能干细胞水平的病变，故可向各种细胞类型的白血病转变，以急粒变最常见，此外还可见到的急变类型有单核、粒单核、嗜酸、嗜碱性粒细胞等。中性粒细胞碱性磷酸酶（neutrophilic alkaline phosphatase，NAP）染色显示阳性率及积分显著减低，甚至为0（图11-B），若合并感染、妊娠或发生急变，NAP积分可增高。

3.骨髓活检　大部分病例初诊时不需要进行骨髓活检检查。依据外周血形态特点及BCR-ABL1融合基因即可做出诊断。慢性期骨髓活检形态主要表现为：粒系细胞增生极度活跃；小梁旁幼稚细胞层从2~3层增加到4~5层以上；巨核细胞呈明显的"侏儒形"改变（图11-2），常伴网状纤维增生，但初诊时胶原纤维增生少见，极少达到骨髓纤维化3级水平；骨髓出现坏死时，骨髓活检的有核细胞增生情况可低于骨髓涂片。另少数病例骨髓活检可见单个或几个小梁间原始或幼稚细胞灶，可拟诊为CML急变。另因制片染色方法不同，骨髓活检无法进行嗜碱性粒细胞的评估，其依赖于外周血或骨髓涂片。

二、免疫表型

CML-CP阶段流式细胞免疫表型并不特异，但可以给出提示，且能辅助分期。主要表现是髓系细胞比例明显增加，粒系细胞表达CD56，粒系细胞CD33平均荧光强度增高，CD10⁺的成熟粒细胞比例减低，不成熟髓系细胞的增多可导致CD13/CD16和CD13/CD11b图形异常，同时幼稚细胞比例不高，可伴CD56、CD7、CD11b异常表达。此外还可见较多的嗜酸性或嗜碱性粒细胞。当出现少量或部分肿瘤性幼稚淋巴细胞时，需要提示临床注意急淋变的可能。CML-CP阶段CD34⁺细胞表达CD7提示预后不良。如果是正常的、缺乏异常抗原表达（如CD7、CD56、CD11b）的CD34⁺细胞，则提示对酪氨酸激酶抑制剂（tyrosine kinase inhibitor，TKI）治疗反应会较好。

根据CML-AP的诊断标准，可以知道此阶段可出现嗜碱性粒细胞比例增高和（或）幼稚粒细胞比例增加，幼稚细胞比例<20%。需要注意的是，送检流式的样本存在被外周血稀释的可能，可导致幼稚细胞比例降低，因此幼稚细胞的比例应以形态学检测为准。如骨髓样本嗜碱性粒细胞比例增加明显时，检测外周血样本更为准确。

流式免疫表型在CML中的主要作用是分析CML-BP阶段的原始细胞。原始细胞可强表达、弱表达或不表达髓过氧化物酶，但可表达一种或以上粒细胞、单核细胞、巨核细胞和或红系细胞分化抗原，如CD33、CD13、CD14、CD11b、CD11c、CD117、CD15、CD41、CD61和GlyA。一些髓系BP的病例，原始细胞还可能表达一种或以上的淋系相关抗原。淋系BP主要是B系前体细胞来源，表达TdT、CD34和B系相关抗原（如CD19、CD10、CD79a）；但是还有一小部分是T细胞来源，表达T细胞相关抗原（如CD3、CD2、CD5、CD4、CD8和CD7）。这些B系或T系来源的原始细胞，表达一种或以上髓系相关抗原也是普遍的。CML-BP的免疫表型与AML或ALL无明显区别，需要结合临床病史方可做出诊断。

双系别细胞同时存在的病例也是有的，淋系和髓系序贯发生的病例也有报道。近期的研究显示，在TKI诱导治疗后一些不常见的原始细胞类型（如嗜碱性粒细胞母细胞或者巨核细胞母细胞）出现频率会增高。流式细胞术对于检测混合表型是首选的技术，但如果骨髓穿刺不能获得足够数量的细胞，免疫组化的方法也是可以的。

三、细胞遗传学

细胞遗传学检查是确诊CML的必备条件之一。90%~95%的CML患者中可看见典型的t(9；22)(q34.1；q11.21)染色体核型异常（图11-3），这种染色体通常被称为费城染色体（Philadelphia chromosome）。在这种异位中，位于9号染色体q34.1上的一种酪氨酸激酶ABL1基因与22号染色体q11.21上的BCR基因异位形成了BCR-ABL1融合基因，由于BCR-ABL1基因的过度表达导致使细胞在没有生长因子调控的情况下启动并过度增殖，从而产生了CML。

极少数CML患者中可见9号和22号染色体参与并涉及3或3条以上除Y染色体以外所有染色体形成

的复杂易位，如 t（6；9；22）（p21；q34；q11）、t（X；9；22；12）（q22；q34；q11；q24）等。这种多元染色体的异位产生了非典型的 Ph 染色体，占 CML 患者的 2%~5%，极易被误诊为 Ph 染色体阴性的 CML。近年来随着检验技术的不断发展，通过荧光原位杂交（FISH）技术和聚合酶链式反应等方法可检测出这类特殊易位。已证实不论变异、复杂或隐匿的 Ph 易位，它们都具有和典型 Ph 染色体异位相同的分子病理学基础和临床、血液学表现及预后特征。另外，Ph 染色体还可见于 15%~30% 的成人 B 急性淋巴细胞白血病（ALL）和 5% 儿童 B-ALL 患者，也可见于混合表型的急性白血病。

CML 各期的细胞遗传学表型存在不同。CP 多以 t（9；22）（q34.1；q11.21）染色体异常核型为主。大约 7% 左右的 CML 可出现额外的染色体异常，多表现为双 Ph、+8、-Y 等。约 80% 的 AP 患者可出现额外的染色体异常，出现频率较高的以 +Ph、+8、i（17）、+19、+21 等染色体异常为主，其在 Ph 染色体存在的基础上可单独或联合出现。需要注意的是，-Y 在正常老年男性健康人群中也可以出现，因此应结合相关检测结果对疾病做出综合分析。BP 的异常染色体核型多在 AP 的基础上出现，多提示不同的急变方向。如在 Ph 染色体阳性的同时，额外出现的染色体中，5q-、7q-、+8 可提示 CML 向急性粒细胞白血病、骨髓增生异常综合征、淋巴瘤等疾病转变。-7、i（17）的存在常提示急淋变或急髓变。部分患者在 Ph 染色体存在的基础上可见 t（8；21）、t（15；17）、t（9；11）、inv（16）、inv（3）等出现，则分别预示着 CML 急粒变、早幼粒变、急单、急粒单变或巨核细胞变。

四、分子生物学

t（9；22）（q34.1；q11.21）形成的 Ph 染色体是 CML 的重要特征。由其形成的 *BCR-ABL1* 融合基因编码生成的蛋白质具有酪氨酸激酶活性。*BCR* 基因在 22q11.2 处的断点相对一致，而 *ABL1* 基因在 9q34.1 处的断点是可变的，可出现在外显子 1~2（小断点簇区）、12~16（大断点簇区）或 17~20（微断点簇区），分别形成 p190、p210 或 p230 融合蛋白。几乎所有 CML 患者都含有 p210 融合蛋白。而 p190 融合蛋白可见于大约半数的 *BCR-ABL1*[+] B-ALL，在 CML 中很少见到，这群患者常表现为单核细胞增多，与慢性粒单核细胞白血病相似。而携带 p230 融合蛋白的 CML 患者最常出现中性粒细胞增多症或显著的血小板增多，类似于慢性中性粒细胞白血病或原发性血小板增多症。研究发现，CML-T 患者可出现 *BCR-ABL1* 的变异转录亚型如 e19a2、c3-e2、b3a2 等，与典型的 CML 患者相比具有不同的药物反应。

研究发现，约 5% 的 CML 患者中没有 Ph 染色体，这部分特殊人群的 *BCR-ABL1* 融合基因可通过 FISH 或定性逆转录-聚合酶链式反应（reverse transcription–polymerase chain reaction，RT-PCR）技术来确定。重要的是，定量 RT-PCR 可能出现假阴性结果，这通常在诊断 CML 时进行，以确定 *BCR-ABL1* 转录的基线水平，从而与治疗后的水平进行比较。许多实验室中，定量 RT-PCR 只检测主要的断点区转录本，且可能由于 p190 或 p230 *BCR-ABL1* 变异而错过备选转录本。因此，如果在提示 CML 的病例中获得意外的 RT-PCR 阴性 *BCR-ABL1* 检测结果，则需要进行定性 RT-PCR 和或进行 FISH 和常规核型分析。虽然通过 RT-PCR 或 FISH 检测到 *BCR-ABL1* 发生融合可以证实基因重排的存在，但传统的染色体核型分析仍不可或缺，因为它可以显示除了 Ph 染色体以外的细胞遗传学异常。根据 WHO 2016 年修订版造血组织肿瘤分类的建议，在初诊 CML 细胞或后续样本中出现一些额外的异常（+Ph、+8、+19、3q26.2 的异常或复杂的核型）是定义 CML-AP 的因素之一。

【诊断与鉴别诊断】

一、诊断

根据典型的临床表现、NAP 积分显著减低或零分，特征性血象和骨髓象，Ph 染色体和（或）*BCR-ABL1* 融合基因阳性可以诊断。确诊后进行临床分期。CML 三期的诊断标准如下（表 11-2）。

表 11-2 CML 三期诊断标准

CP（均须符合）	AP（符合任意一项或一项以上的血液学、细胞遗传学标准或者对TKI反应的标准）	BP（符合任意一项）
1. 典型的临床表现	1. 治疗无效的白细胞计数持续或渐进性增多（>10×10^9/L）	1. 外周血或骨髓原始细胞超过20%
2. 特殊的外周血及骨髓表现	2. 治疗无效的脾脏持续或逐渐增大	2. 髓外原始细胞增殖[&]
3. Ph染色体和（或）BCR-ABL1阳性	3. 治疗无效的血小板持续增多（>1000×10^9/L）	3. 骨髓活检可见原始细胞呈大的局灶性或簇状增生
4. 不符合AP或BP标准	4. 与治疗无关的血小板减少（<100×10^9/L）	
	5. 外周血嗜碱性粒细胞超过20%	
	6. 外周血和（或）骨髓原始细胞占10%~19%[*]	
	7. 诊断时Ph$^+$细胞出现其他的克隆性染色体异常，包括额外Ph染色体出现，+8、+19、17q等臂染色体，复杂核型或者3q26.2异常	
	8. 治疗期间Ph$^+$细胞出现任何新的克隆性染色体异常	
	9. TKI反应的相关标准 I 首次TKI治疗发生血液学抵抗（或首次TKI治疗未达到完全血液学缓解[#]）或 II 连续两个TKI疗程，血液学、细胞遗传学或分子生物学检查中，至少有一项显示抵抗或 III TKI治疗过程中发生两种或多种BCR-ABL1突变	

注：& 约见于79%患者，其中70%为任一髓系或髓系中的混合，20%~30%为淋系。

* 若血液或骨髓中发现典型的原始淋巴细胞，即使不到10%，急淋变也可迅速发生，需要进一步关注并检查细胞遗传学。

完全血液学反应表现为白细胞计数 <10×10^9/L，血小板计数 <450×10^9/L，分类未见幼稚粒细胞和未触及脾脏肿大。

二、鉴别诊断

1. CML与类白血病反应、慢性中性粒细胞白血病、不典型CML、慢性粒单核细胞白血病的鉴别见表11-1。

2. **CML伴嗜酸性粒细胞增多症** 伴嗜酸性粒细胞增多的CML需要与高嗜酸性粒细胞增多综合征、慢性嗜酸性粒细胞白血病或遗传性嗜酸性粒细胞肿瘤进行鉴别。BCR-ABL1融合基因检测有助于确认CML，并排除此类病例中的原发性嗜酸性粒细胞增多的肿瘤。另外，慢性嗜酸性粒细胞白血病以各阶段嗜酸性粒细胞增多为主要表现，且伴有形态异常。而CML发生嗜酸性粒细胞或嗜碱性粒细胞急性变时，嗜酸或嗜碱性粒细胞比例应超过30%，且各阶段中幼粒、嗜酸性粒、嗜碱性粒细胞比例增多，并伴有原始粒细胞和早幼粒细胞的增多。

3. **CML急变期与新发AML和Ph+ALL** 新发AML要求无任何CML病史。与BCR-ABL1阳性的AML相比，急变期的CML更常伴有脾肿大和嗜碱性粒细胞增多。大多数BCR-ABL1阳性的新发B-ALL表达p190亚型，相反CML-BP几乎总是表达p210亚型。最近报道BCR-ABL1阳性AML中IKZF1和CDKN2A基因位点的缺失以及IGH和BCR-ABL1阳性B-ALL基因位点的缺失，可能有助于CML-BP的鉴别；然而，这种检测在大多数实验室不可用，需要进一步验证。

4. **CML脾肿大相关鉴别** 肝硬化、血吸虫病、黑热病、霍奇金病、肝糖原累积病均可引起脾肿大，但这些疾病均有特殊的发病机制、临床表现及实验室检查。而CML合并脾梗死引起的左上腹剧痛则需要与相关急腹症进行鉴别，特殊的血象表现即可明确。

5. **CML-T与原发性血小板增多症** CML-T可出现似原发性血小板增多症样的外周血血小板计数增高，但此类患者骨髓巨核细胞多数体积小，核少分叶或不分叶，BCR-ABL1融合基因阳性，而原发性血小板增多症巨核细胞多数体积巨大，核分叶多如"鹿角状"，约50%患者可见*JAK2V617F*突变，无*BCR-ABL1*融合基因形成。

第四节　*BCR-ABL1*⁻不典型慢性髓系白血病

不典型慢性髓系白血病（atypical chronic myeloid leukemia, aCML）是Ph染色体及*BCR-ABL1*融合基因均阴性的罕见的克隆性造血系统恶性肿瘤。其形态特征上有骨髓增生异常综合征又有骨髓增殖性肿瘤的双重表现，被归类于骨髓增生异常/骨髓增殖性肿瘤（myelodysplastic/myeloproliferative neoplasms, MDS/MPN）。其主要累及中性粒细胞系，外周血白细胞数增多，以不成熟和成熟中性粒细胞为主，同时伴有明显发育异常的形态学改变。由于该疾病临床发病率低及对其认识有限，导致临床上易发生漏诊或误诊。

【临床表现】

该病罕见（<5%髓系肿瘤），发病年龄较大，中位年龄约为65岁，男性发病率稍高（1~2.5：1）。临床表现不典型，常累及血液、骨髓和肝脏，多数患者脾脏轻度肿大，大多数患者初诊时可有贫血和血小板减少，30%~40%可急变为急性髓系白血病。从首诊到急变期转变的平均时间为11.5（1~34）个月。对化疗反应差，中位生存期14~24个月。与不良反应有关的因素包括：①年龄>65岁；②女性；③白细胞计数>50×10⁹/L；④血红蛋白含量<100g/L；⑤血小板减少。

【实验室检查】

一、形态学

1.血象　外周血白细胞计数差别大，通常≥13×10⁹/L，个别患者可达300×10⁹/L。镜下分类可见幼稚阶段中性粒细胞（早、中及晚幼粒细胞）常超过10%，原始细胞<5%，粒细胞明显发育异常如颗粒减少或缺失、胞核分叶减少或不分叶如假性Pelger-Huët畸形。值得注意的是，20%~30%病例可见胞核分叶多且大小悬殊伴核染色质异常聚集（染色质呈现松散不紧密的粗粒状、小块状，酷似"菊花样"，间隙明显），嗜酸、嗜碱性粒细胞增多不明显，单核细胞绝对值可增多，但百分比一般<10%。常有中度贫血，因红细胞成熟障碍可出现异常红细胞。血小板数量变化不一，常减少，可见小巨核细胞。

2.骨髓象　骨髓有核细胞增生明显活跃或以上，粒红比值常超过10：1，粒系细胞增生，发育异常的形态学改变非常明显，如假性Pelger-Huët畸形、核染色质异常凝聚、核叶及颗粒生成异常等，发育异常的比例一般超过10%，原始细胞可轻度增多，但不超过20%。幼红细胞常减少，某些患者红系可达30%，其中近半数病例有明显的发育异常。巨核细胞数量不定，可伴有形态异常如单圆核、双圆核等不分叶或低分叶巨核细胞。NAP染色阳性率及积分不定。

3.骨髓活检　髓系细胞显著增生，成簇原始细胞不易见，可见病态发育的巨核细胞，疾病初期及进展过程中纤维化程度不一，个别病例网状纤维增多。

二、免疫分型

无特异性的免疫分型表现，但原始细胞可表现异常的髓系抗原如CD34、CD38、CD117、CD123和（或）CD13表达，也可出现淋系抗原表达。病程发生急变时，免疫分型因急变时原始细胞的类别而异，髓系、淋系、双系或双表位急性白血病均可出现。

三、细胞遗传学

染色体核型异常达30%~40%，但无特异性，最常见的异常为+8及del（20q），另外可见del（7q）、i（17q）等，偶尔发现有染色体易位如t（8；22）（p11；q11），Ph染色体阴性。

四、分子生物学

应用NGS技术发现aCML的发病涉及多种基因突变，如表观遗传学调控子突变如*SETBP1*（高达33%）、*ASXL1*（25%）、*TET2*（25%）及*EZH2*（高达15%）；细胞信号基因突变如*NRAS/KRAS*（高达35%）、*ETNK1*（9%）、*JAK*（7%）及*CBL*（7%）。33%的患者同时存在*SETBP1*和*ETNK1*突变。*CSF3R*基因突变不常见，常<10%。研究发现，伴有*SETBP1*突变的aCML患者生存期较阴性患者缩短。*BCR-ABL1*融合基因、*CALR*、*MPL*基因突变均阴性，无*PDGFRα*、*PDGFRβ*、*FGFR1*基因重排及*PCM1-JAK2*融合基因。

【诊断和鉴别诊断】

一、诊断

aCML目前被归类于MDS/MPN病种，虽然与CML有相似的临床表现和形态学改变，两者的分子生物学基础却有本质的不同。没有完善的相关检测，aCML很容易被误诊为CML。2016年WHO提出了关于*BCR-ABL1⁻*aCML的诊断标准（表11-3），使准确诊断成为可能。

表11-3 WHO关于*BCR-ABL1⁻*aCML的诊断标准

诊断要点
1.外周血白细胞计数增高，中性粒细胞增多及其前体细胞（早幼粒细胞、中幼粒细胞、晚幼粒细胞）≥10%
2.粒细胞发育异常（核染色质异常凝集）
3.无或轻度嗜碱性粒细胞增多（<2%）
4.无或轻度单核细胞绝对值增多（<10%）
5.骨髓粒系高度增殖同时有发育异常，伴或不伴红系或巨核系发育异常
6.外周血和骨髓中原始细胞<20%
7.无*PDGFRα*、*PDGFRβ*、*FGFR1*重排或*PCM1-JAK2*融合基因形成的证据
8.不符合CML、PMF、PV、ET的WHO诊断标准

*MPN病例中，尤其是加速期和（或）PV后ET后纤维化期，如中性粒细胞增多可与aCML相似。此时，如有MPN既往史，骨髓有MPN特征和（或）MPN相关基因（*JAK2*、*CALR*、*MPL*）突变者可排除aCML的诊断；如存在*SETBP1*和（或）*ETNK2*突变者则支持aCML的诊断；如出现*CSF3R*突变，需要认真复核形态学，以排除CNL或其他髓系肿瘤。

二、鉴别诊断

1. aCML与类白血病反应、CML、CNL、CMML的鉴别诊断见表11-1。

2. **MDS/MPN-U** 一种髓系肿瘤，在疾病开始时具有混合的骨髓增生异常/骨髓增殖性特征，不能归属于任何其他类型的MDS/MPN、MDS或MPN。可伴有血小板增多（超过450×10⁹/L）和（或）白细胞增多（超过13×10⁹/L）。符合MDS的临床和形态学特征之一。外周血及骨髓原始细胞<20%。15%可出现+8，20%~30%有*JAK2V617F*，部分患者类似aCML，但无粒细胞发育异常，可伴有嗜碱性粒细胞增多，巨核细胞增生，高度骨髓纤维化，伴或不伴有脾大。而aCML更易出现肝脾大，外周血白细胞计数更高伴中性粒细胞明显的发育异常。

3. **MPN-U** 属于不可分类的慢性骨髓增殖性肿瘤，不满足其他任一型MPN、MDS、MDS/MPN的WHO诊断标准，但仍存在与MPN特征性相关的*JAK2*、*CALR*或*MPL*等基因突变或者其他克隆性标志如*ASXL1*、*EZH2*、*TET2*、*IDH1/IDH2*、*SRSF2*、*SF3B1*。如克隆性标志缺乏时，需要满足无相关依据显示存在继发于感染的骨髓纤维化（1级）、自身免疫性异常或其他慢性感染性疾病，毛细胞白血病或其他淋系肿瘤，转移性恶性肿瘤或中毒性（慢性）骨髓病变。而aCML同时具有粒系增殖及显著发育异常表现，可高表达*SETBP1*、*ASXL1*、*TET2*。33%的患者同时存在*SETBP1*和*ETNK1*突变。*CSF3R*基因突变不常见，常<10%。*CALR*、*MPL*基因突变均阴性。

第五节　反应性中性粒细胞增多症

外周血白细胞数超过 $10 \times 10^9/L$，称为白细胞增多症。白细胞增多可以是中性粒细胞、嗜酸性粒细胞、淋巴细胞及单核细胞增多。临床常见的是中性粒细胞增多。外周血中性粒细胞绝对值大于 $7.0 \times 10^9/L$，称为中性粒细胞增多症。需要注意的是，1个月内婴儿的中性粒细胞计数上限可高达 $26 \times 10^9/L$。

反应性中性粒细胞增多症（reactive neutrophilia）的常见原因有：①急性感染：局部或全身细菌、真菌、立克次体、钩端螺旋体和某些病毒感染；②广泛组织损伤或坏死：如外伤、手术、大面积烧伤、血管栓塞等；③急性失血：刺激骨髓贮存池释放粒细胞；④急性溶血：由于缺氧和红细胞破坏后的分解产物刺激骨髓贮存池释放粒细胞；⑤药物/毒素：集落形成刺激因子、肾上腺素、内毒素、糖皮质激素、疫苗、蛇咬伤、铅、汞、砷、苯等中毒；⑥恶性肿瘤（胃癌、乳腺癌、肝癌、胰腺癌、支气管癌、淋巴瘤、多发性骨髓瘤等）；⑦代谢和内分泌疾病：甲状腺危象、糖尿病酸中毒、促肾上腺皮质激素产生过多；⑧风湿免疫病：类风湿关节炎；⑨血液疾病（粒细胞缺乏或巨幼细胞贫血治疗后，慢性溶血、缺脾等）。

中性粒细胞型类白血病反应

类白血病反应（leukemoid reaction，LKR）是指机体受某些疾病或外界因素刺激而产生类似白血病的血象反应。其并非由白血病引起的外周血白细胞计数增多、显著增多和（或）出现幼稚血细胞，临床表现与某些白血病类似，但随后病程或尸检证实没有白血病。按累及细胞类型的不同，可分为中性粒细胞型、嗜酸性粒细胞型、嗜碱粒细胞型、单核细胞型、淋巴细胞型及混合细胞型等。其中以中性粒细胞型最为常见，LKR通常指中性粒细胞型类白血病反应。

诊断要素如下。

（1）有明确的病因，如严重的感染、中毒、恶性肿瘤、大出血、急性溶血、过敏性休克、巨幼细胞贫血、服药史等。

（2）实验室检查：白细胞计数可多达 $30 \times 10^9/L$ 以上，或外周血出现幼稚粒细胞；血象中成熟中性粒细胞胞质中往往出现中毒颗粒和空泡（图11-4），骨髓象除了有增生、核左移及中毒性改变外，没有白血病细胞的形态畸形等，没有染色体异常或 *BCR-ABL1* 融合基因出现，成熟中性粒细胞碱性磷酸酶积分则明显升高，红细胞与血红蛋白可正常。

（3）原发病经治疗去除后，血象变化随之恢复正常。

第六节　假性中性粒细胞增多症

假性中性粒细胞增多症（pseudoneutrophilic granulocytosis）比较少见，常见的原因有生理因素、药物因素及人为误差等，需要区别对待。部分是由于剧烈运动、急性生理和精神刺激或注射肾上腺素等诱发中性粒细胞从边缘池转移至循环池（去边缘池化），从而呈现出循环血中性粒细胞增多。特别需要注意的是，自身体质的差异或外界环境因素导致机体出现的类似中性粒细胞的成分，可被血细胞分析仪误识而计入检测通道，致使中性粒细胞计数出现增高的假象。多见于患者存在血小板聚集现象或伴有冷球蛋白血症时。此时，成簇或成团的血小板或冷球蛋白易被自动化全血分析仪误认为粒细胞而计入，产生中性粒细胞增多的假象。血涂片染色后如见到血小板聚集现象或冷球蛋白聚堆表现（图11-5，图11-6），需要及时告知临床并进行校正。

对于有怀疑的血常规检查结果，血涂片是判定计数值的金标准。因此采集外周血进行血涂片镜检是非常有必要的。此时，复查患者病史、用药史及相关生化、免疫、微生物等检查，可直观地区别此种假象，及时地告知临床并进一步准确校正计数结果，可避免临床医生进行不当的治疗。

第七节　典型病例

一、慢性髓系白血病（慢性期）

【临床资料】

患者刘某，女，45岁，2个多月前无明显诱因出现乏力，无头晕、头痛、发热、腹胀、腹痛，无鼻及齿龈出血。就诊于当地医院发现白细胞计数增高。半月前偶有腹胀，近期复查白细胞数较前次升高，为明确诊断入院。病程中食欲欠佳，体重2个月减轻约5斤。查体：T 36.5℃，P 80次/分，R 19次/分，BP 122/82mmHg。无贫血外观，扁桃体无肿大，腹股沟浅表淋巴结未触及肿大，胸骨压痛阴性。腹软，无压痛，肝肋下未触及肿大，脾大，肋下约4cm，过中线，移动性浊音阴性，双下肢及双足无浮肿。

【实验室检查】

血常规：WBC 195.6×10^9/L，HGB 113g/L，PLT 522×10^9/L。血涂片：原始细胞1%，早幼粒细胞14%，中性中幼粒细胞3%，中性晚幼粒细胞9%，中性杆状核粒细胞23%，中性分叶核粒细胞34%，嗜酸性粒细胞3%，嗜碱性粒细胞4%，淋巴细胞6%，单核细胞3%，幼红细胞4%。网织红细胞计数：3.3%。生化：LDH 1004U/L。尿常规：白细胞2+、红细胞3+。骨髓涂片：增生极度活跃，粒/红=64.3。粒系极度增生占96%，中性中幼粒及以下阶段细胞大量出现，嗜酸、嗜碱性粒细胞增多易见。红系百分比显著减低，成熟红细胞形态正常。巨核细胞增多，多数体积小，易见小巨核细胞。NAP染色阳性率为6%，积分为6分。细胞遗传学检查：46，XX 伴t（9；22）（q34；q11）。分子生物学检查：融合基因 *BCR-ABL* p210定量为263.6695%、p230、p190定量为0。ABL激酶核糖核酸测序未检出突变。

【诊断】慢性髓系白血病（慢性期）。

【病例解析】

患者为中年女性，慢性病程，临床体征有脾大，实验室检查发现白细胞显著升高，没有发热、炎症等感染表现，首先排除类白血病反应。血涂片分类显示有幼稚粒细胞增多现象和嗜碱性粒细胞易见，且有幼红细胞出现，结合临床体征，考虑骨髓增殖性肿瘤可能性很大。骨髓涂片显示粒细胞高增殖表现，且NAP染色积分显著降低，嗜酸、嗜碱性粒细胞易见，可排除慢性中性粒细胞白血病。进一步结合染色体检查和分子生物学结果，特征性的Ph染色体出现和 *BCR-ABL1* 融合基因阳性，可排除PMF而确诊CML，结合相关的临床表现和实验室检查，分期为慢性期。

二、慢性中性粒细胞白血病

【临床资料】

患者张某，男，52岁，体检发现白细胞增高半年余。无发热、咳嗽、咳痰，无腹胀、腹痛，为明确诊断入院。病程中饮食睡眠尚可，二便正常，体重未见明显减轻。查体：T 36.8℃，P 81次/分，R 18次/分，BP 120/85mmHg。皮肤黏膜无出血点及瘀斑，无扁桃体无肿大，心、肺、腹部及神经系统无阳性体征，双下肢及双足无浮肿。

【实验室检查】

血常规：WBC 51.8×10^9/L，RBC 5.11×10^{12}/L，HGB 155g/L，PLT 142×10^9/L。血涂片：中性中幼粒细胞1%，中性杆状核粒细胞13%，中性分叶核粒细胞72%，嗜酸性粒细胞2%，淋巴细胞10%，单核细胞2%。网织红细胞计数：3.5%。生化：肝肾功能、C反应蛋白、降钙素原、免疫球蛋白、肿瘤标记物等检查均正常。骨髓涂片：骨髓增生极度活跃，粒/红=8.6。粒系占86%，以中性中幼粒及以下阶段细胞为主，部分细胞胞质颗粒较粗重、增多，少量假性Pelger-Huët畸形（<10%），嗜酸、嗜碱性粒细胞数量不多。红系占10%，幼红及成熟红细胞形态正常。少数巨核细胞体积大，血小板形态无异常。NAP染色

阳性率90%，积分为231分。骨髓活检：骨髓增生极度活跃（80%~90%），粒系增生显著，红系增生低下，各阶段可见，以中、晚幼红细胞为主。成纤维细胞灶性增生，淋巴细胞、嗜酸性粒细胞散在可见。巨核细胞数量、形态大致正常，粒红比大致正常，浆细胞散在分布。网状纤维Gomori染色：+++/++++。免疫分型：髓系细胞81.5%~89.99%为成熟粒细胞，原始细胞占有核细胞的0.45%~0.62%，单核细胞占0.71%~4.02%，部分异常表达CD56，嗜酸性、嗜碱性粒细胞比例不高，有核红细胞比例不高，未见明显非造血细胞。细胞遗传学检查：46，XY。分子生物学检查：*JAK2V617F*、*BCR-ABL1*、*FIP1L1-PDGFRα*、*TEL-PDGFRβ*、*ZNF198-FGFR1*、*SETBP1*、*CALR*均阴性。*CSF3R*（+），送检标本中检测到*CSF3R*基因T618I突变。

【诊断】慢性中性粒细胞白血病

【病例解析】

患者为中年男性，临床体征不明显，仅有白细胞计数的中度升高，分类显示有核左移，幼稚粒细胞少见，但C反应蛋白不升高，无发热等炎症表现，首先可排除类白血病反应。骨髓象检查发现粒细胞系高增殖表现，异常发育情况少见，NAP阳性率和积分都显著升高，可排除CML。未见嗜碱性粒细胞增多，但骨髓活检显示有网状纤维的增生且分级高，外周血成熟红细胞无泪滴红细胞、"幼粒幼红"现象，尤其未见脾大体征，可排除PMF。进一步的染色体和分子生物检查发现特征性的*CSF3R T618I*突变，结合相关的实验室检查，CNL诊断可确立。

【精华与陷阱】

1.初步的白细胞分类可大致划定后期检查的方向，如何从血涂片中寻找疾病的线索很重要

2.诊断血液疾病需要结合相关的检查，选取的筛查项目不能盲目，需要一步一步，从浅入深，循序渐进，经过综合分析最终确诊

3.怀疑血液肿瘤时，有必要做分子生物学方面的检测。指标关乎诊断、鉴别诊断及预后发展

4.诊断肿瘤性中性粒细胞增多类疾病必须排除反应性中性粒细胞增多症

5.慢性中性粒细胞白血病与慢性髓系白血病均可出现相似的临床表现及白细胞计数的显著升高，如何鉴别至关重要

6.诊断慢性髓系白血病急性变与初发急性髓系白血病时，需要紧密结合患者的临床病史、血象、骨髓象形态变化等

7.Ph染色体阳性时，需要注意慢性髓系白血病急淋变与Ph⁺急性淋巴细胞白血病的诊疗差异

（高新宇　贺　飞　高海燕）

第十二章　嗜酸性粒细胞相关疾病的评估

章节概述： 本章对嗜酸性粒细胞增多和减少的相关疾病进行了介绍，特别对高嗜酸性粒细胞增多症中反应性和肿瘤性的嗜酸性粒细胞增多的特点、诊断及鉴别诊断进行了详细的描述。要求重点掌握肿瘤性嗜酸性粒细胞增多。

嗜酸性粒细胞是一种含有特异性嗜酸性颗粒的粒细胞，由骨髓造血干细胞分化过程中的粒系干细胞分化而来，发育成熟过程主要受到IL-33、IL-5和GM-CSF等细胞因子的影响，任何一种或几种细胞因子过度产生都可引起嗜酸性粒细胞增多。由辅助性T细胞Th2产生的IL-5能特异性地促进其分化、发育、成熟和释放，在嗜酸性粒细胞生成增多中最为重要。嗜酸性粒细胞内含有大量的碱性蛋白和各种酶，同时细胞膜上存在有多种受体，是机体重要的防御细胞，其主要功能是黏附、趋化、吞噬杀伤细菌和寄生虫，以及调节超敏反应等。正常外周血中嗜酸性粒细胞百分比为0.4%~8%，绝对值为（0.02~0.52）×10^9/L。正常成人骨髓中约含3%，其中1/3为成熟阶段细胞。

第一节　反应性嗜酸性粒细胞减少

嗜酸性粒细胞减少，通常由于感染所致，尤其重症感染后，嗜酸性粒细胞甚至可以为零。对于伤寒、副伤寒这类感染，病情较轻时嗜酸性粒细胞计数就会降低甚至为零，在疾病恢复期，嗜酸性粒细胞又会重新出现。所以对于一般感染单纯依据嗜酸性粒细胞计数，对于疾病诊断方面无特殊意义；如果出现持续低值，甚至多次零值的表现，则可能是病情严重。

长期应用肾上腺皮质激素以后，比如地塞米松、强的松的情况下，嗜酸性粒细胞会出现比率偏低的现象。在大手术或烧伤等应激状态时，机体糖皮质激素分泌增加，亦会使嗜酸性粒细胞减少。

第二节　高嗜酸性粒细胞增多症

嗜酸性粒细胞增多性疾病是一组异质性疾病，表现为血液以及组织中嗜酸性粒细胞持续性增多，并因嗜酸性粒细胞的浸润、活化或脱颗粒而引起组织损伤或功能障碍。当外周血嗜酸性粒细胞绝对计数>0.5×10^9/L时称为嗜酸性粒细胞增多症（eosinophilia）。外周血2次检查（间隔时间>1个月）嗜酸性粒细胞绝对计数>1.5×10^9/L和（或）骨髓有核细胞计数嗜酸性粒细胞比例≥20%和（或）病理证实组织嗜酸性粒细胞广泛浸润和（或）发现嗜酸性粒细胞颗粒蛋白显著沉积（在有或没有较明显的组织嗜酸性粒细胞浸润情况下），称为高嗜酸性粒细胞增多症（hypereosinophilia，HE）。

一、HE 的分类

1.遗传性（家族性） 极罕见，为常染色体显性遗传，其遗传基础和发病机制尚不明确，无遗传性免疫缺陷症状或体征，呈家族聚集性。

2.继发性（反应性） 临床上可找到明确的继发原因。

3.原发性（克隆性、肿瘤性） 是指嗜酸性粒细胞起源于血液肿瘤克隆。

4.意义未定（特发性） 查不到上述引起嗜酸性粒细胞增多的原发或继发原因，属于一种排除性诊断。引起嗜酸性粒细胞增多的疾病很多，首先需要明确病因，应结合病史、临床特征、实验室检查等进行相应的诊断和治疗。2001年WHO分类将慢性嗜酸性粒细胞白血病（CEL）/高嗜酸性粒细胞综合征（HES）归入慢性骨髓增殖性疾病（MPD）。2008年WHO分类不再将HES归入骨髓增殖性肿瘤（MPN），并将肿瘤性嗜酸性粒细胞增多性疾病分为两大类：①慢性嗜酸性粒细胞白血病［非特指（NOS）］；②与嗜酸性粒细胞增多和 *PDGFRα*、*PDGFRβ* 或 *FGFR1* 重排相关的髓系/淋系肿瘤。2016年WHO又增加了一个暂定型：嗜酸性粒细胞增多伴有 *PCM1-JAK2* 髓系或淋系肿瘤。与WHO分型不同，为了方便临床上对疾病的治疗，2010年国际嗜酸性粒细胞协会将嗜酸性粒细胞相关疾病分为6个临床亚型，分别为：骨髓增殖性 HE/HES（M-HE/HES）、淋巴细胞变异型 HE/HES（L-HE/HES）、重叠性 HES、相关性 HE/HES、家族性 HE/HES 和特发性 HE/HES。无论哪种类型，其目的都是为了明确疾病的诊断以便治疗，减轻嗜酸性细胞介导的组织器官损伤。高嗜酸性粒细胞增多症的诊断流程见图12-1。

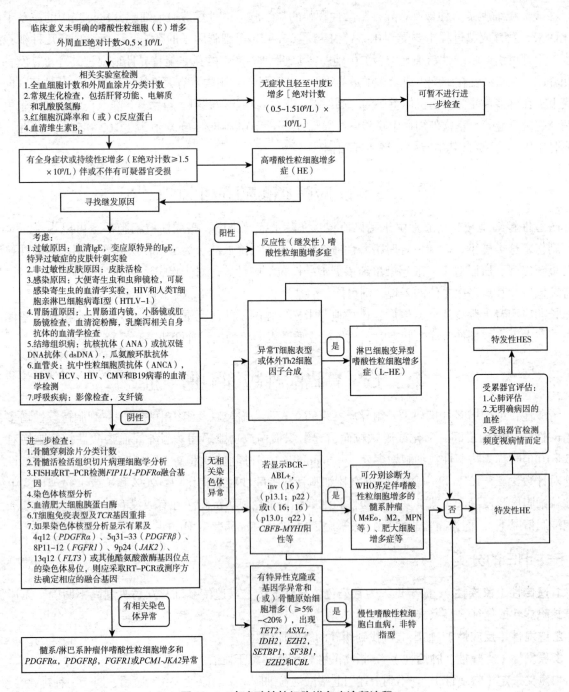

图12-1　高嗜酸性粒细胞增多症诊断流程

二、HE 相关的器官受损

器官功能受损，伴显著的组织嗜酸性粒细胞浸润和（或）发现嗜酸性粒细胞颗粒蛋白广泛沉积（在有或没有较显著的组织嗜酸性粒细胞浸润情况下）且至少有以下1条：①纤维化（肺、心脏、消化道、皮肤和其他脏器组织）；②血栓形成伴或不伴栓塞；③皮肤（包括黏膜）红斑、水肿/血管性水肿、溃疡、瘙痒和湿疹；④外周或中枢神经系统疾病伴或不伴慢性或反复神经功能障碍。

三、特发性高嗜酸性粒细胞综合征

特发性高嗜酸性粒细胞综合征（idiopathic hypereosinophilic syndrome，IHES）是一组嗜酸性粒细胞持续升高，以及由嗜酸性粒细胞浸润、活化或脱颗粒而引起的组织器官损伤/功能障碍的疾病。1975年Chusid等首次制定了诊断标准，近年来根据研究进展和临床实践进行了修订，WHO 2016诊断标准解释如下。

（1）除外以下情况：反应性嗜酸性粒细胞增多症，淋巴细胞变异型嗜酸性粒细胞增多症（产生细胞因子，免疫表型异常的T细胞亚群）；CEL-NOS；WHO标准可确诊的髓系肿瘤（如MDS、MPN、MDS/MPN、AML）伴嗜酸性粒细胞增多；伴有 *PDGFRα*、*PDGFRβ* 或 *FGFR1* 重排或 *PCM1–JKA2* 伴嗜酸性粒细胞增多相关的MPN或AML/ALL。

（2）嗜酸性细胞绝对计数>1.5×10^9/L持续≥6个月，且必须有组织受损。如果没有组织受损，则诊断特发性高嗜酸性粒细胞增多症。近年来有研究者提出持续6个月的嗜酸性粒细胞增高不是诊断所必需，只要嗜酸性粒细胞绝对计数≥5×10^9/L，在短期内可排除其他原因引起的嗜酸性粒细胞增多时即可考虑。在疾病早期，靶器官损害亦不是诊断的必要条件。

第三节　反应性（继发性）嗜酸性粒细胞增多

嗜酸性粒细胞反应性增多常与多种独立性疾病相关，在不发达国家以蠕虫寄生虫感染最为常见，而发达的工业化国家则以变态反应性疾病为主。

1.感染　寄生虫感染是嗜酸性粒细胞增高常见的原因，如钩虫、血吸虫、肝吸虫、蛔虫、旋毛虫等寄生虫病，嗜酸性粒细胞增高可达10%~90%，以成熟阶段为主。骨髓增生程度大致正常，原始细胞不增高，嗜酸性粒细胞增多，以成熟阶段为主。血清IgE增高。可检测相关的病原体和寄生虫虫卵及寄生虫抗体，详细询问生活史（特别是饮食习惯）、有无流行病疫区接触史，检查有无器官损伤等寄生虫病表现等，且驱虫治疗有效来综合判断。偶有见到真菌和病毒感染的患者嗜酸性粒细胞增多的现象。

2.过敏性疾病　如药物、食物过敏，鼻炎、支气管哮喘，荨麻疹等过敏性疾病和湿疹、皮炎等皮肤病时可致嗜酸性粒细胞轻、中度增高。详细了解患者生活史、用药史及症状、体征有助于诊断。多见血清IgE增高。

3.自身免疫性疾病　如系统性红斑狼疮、硬皮病、类风湿关节炎等结缔组织病，可检测相应的自身免疫性抗体、免疫球蛋白、红细胞沉降率、抗链球菌溶血素"O"、C反应蛋白等。结合临床症状和体征进行诊断。

4.胃肠道疾病　嗜酸性粒细胞胃肠炎，可引起嗜酸性粒细胞轻、中度增高。可伴有腹痛、腹泻、恶心、呕吐、消化道出血等过敏性肠综合征类似症状，但其黏膜活检多正常。外周血嗜酸性粒细胞增多伴有消化道症状是嗜酸性粒细胞胃肠炎诊断的重要线索。幼儿的过敏性胃肠炎可引起嗜酸性粒细胞轻至重度增高。嗜酸性粒细胞食管炎、乳糜泄、炎症性肠病可见血中嗜酸性粒细胞轻度增高，但组织中显著增多。

5.肿瘤　实体瘤、淋巴瘤可见嗜酸性粒细胞增多现象，淋巴瘤中以霍奇金淋巴瘤最为常见。急性淋巴细胞白血病和系统性肥大细胞增多症（均表现为嗜酸性粒细胞非克隆性）也可见嗜酸性粒细胞增多。

6.其他 脉管炎，肾上腺功能不全，木村病，白介素（IL）-2治疗后，以及嗜酸性粒细胞增多-肌痛综合征等罕见原因也会引起嗜酸性粒细胞增高。

【临床表现】

临床表现多样，无特异性临床症状，根据所累及的组织器官不同，可出现皮疹、发热、头痛、肌肉酸痛、腹痛、腹泻、便血、咳嗽、呼吸困难、心绞痛、心肌梗死、脑梗死等表现。

【实验室检查】

一、血象

白细胞正常或轻中度增高，嗜酸性粒细胞增多且为成熟阶段，形态正常。可有贫血和血小板减少。

二、骨髓象

骨髓增生大致正常，原始细胞不高，嗜酸性粒细胞多为成熟阶段。

三、其他检查

寄生虫病原体（虫卵或虫体）显微镜镜检和抗体检查。血清IgE、过敏原、自身免疫性抗体、病理涂片等相关检查。

四、细胞分子生物学

染色体正常。

【诊断和鉴别诊断】

一、诊断

通过仔细询问病史、查体，根据典型的临床表现以及相关实验室检查查找原发病，明确导致嗜酸性粒细胞增多的可能原因，可以做出相应的诊断。

二、鉴别诊断：

1.**急性白血病** 如急性髓系白血病（AML-M4Eo），骨髓见原始细胞>20%，可伴有inv（16）（p13.1；q22）或t（16；16）（p13.1；q22）染色体异常和 *CBFβ-MYH11* 基因。嗜酸性粒细胞内除有典型的嗜酸性颗粒外，还有大而不成熟的嗜碱性颗粒。

2.***BCR-ABL1***（+）**慢性髓系白血病（CML）** 白细胞明显增高，外周血和骨髓中都以中、晚幼粒增生为主，伴嗜酸和嗜碱性粒细胞增多，脾明显增大，同时伴有Ph染色体和 *BCR-ABL1* 融合基因。

3.**慢性嗜酸性粒细胞白血病** 持续性嗜酸性粒细胞绝对计数>1.5×10^9/L，或有克隆性染色体或分子遗传学异常或原始细胞（外周血≥2%或骨髓≥5%，<20%），可参照CEL-NOS诊断标准。无 *PDGFRα/PDGFRβ* 或 *FGFR1* 重排，无 *PCM1-JAK2* 易位。

4.**伴嗜酸性粒细胞增多和基因重排髓系或淋系肿瘤** 一种骨髓增殖性或骨髓增生异常/骨髓增殖性肿瘤，或急性髓系/淋巴系白血病/淋巴瘤，伴显著的嗜酸性粒细胞增多，伴有 *PDGFRα/PDGFRβ/FGFR1* 基因重排或 *PCM1-JAK2*。

5.**MPN和MDS** 可参照相应的ET，PV，PMF，MDS，MDS/MPN，CMML等诊断标准。具有典型的形态学和免疫学特征，或有特异的遗传学异常。无 *PDGFRα/PDGFRβ* 或 *FGFR1* 重排，无 *PCM1-JAK2* 易位。

6.**特发性高嗜酸性粒细胞综合征（IHES）** 嗜酸性粒细胞绝对计数>1.5×10^9/L持续≥6个月，且必须有组织受损。查不到反应性或肿瘤性嗜酸性粒细胞增多的原因。

7.**淋巴细胞变异型HE（L-HE）** 可有异常T淋巴细胞免疫表型或体外Th2细胞因子合成。

8.系统性肥大细胞增生症　系统性肥大细胞增生症伴嗜酸性粒细胞增多与*D816V KIT*基因突变有关。肥大细胞明显增多，骨髓内呈多灶性、密集片状聚集分布。肥大细胞除表达正常肥大细胞标志外，还表达CD2和（或）CD25。通过病史、发病年龄结合临床上有色素增多的皮肤损害和实验室检查可确诊。

第四节　慢性嗜酸性粒细胞白血病，非特指型

慢性嗜酸性粒细胞白血病，非特指型［chronic eosinophilic leukemia, not otherwise specified（CEL, NOS）］是一种克隆性的髓系血液疾病，WHO分类归属于MPN。外周血、骨髓及周围组织中嗜酸性粒细胞持续增多，多有克隆性的细胞遗传学异常。常累及皮肤、心脏、肺、胃肠道及神经系统，由白血病性嗜酸性粒细胞的广泛浸润及其分泌的细胞因子引起多脏器损伤和功能障碍。该病病因未明，可见于任何年龄，中、青年为多，男性多于女性。

【临床表现】

可见发热、乏力、皮肤瘙痒、丘疹或伴有呼吸系统、心脏、胃肠道等症状。多有明显脾肿大，少数可出现肝大。最严重的临床表现是心内膜纤维化导致的限制型心肌病，是影响预后的重要指标。出血和感染比较少见。

【实验室检查】

一、形态学

1.血象　外周血嗜酸性粒细胞明显增高，以成熟嗜酸性粒细胞为主，少部分为未成熟嗜酸性粒细胞。细胞有形态异常，如细胞大小不一、嗜酸性颗粒稀少而粗大、分布不均、胞质可见空泡、核分叶过多或过少。同时可伴有中性粒细胞和单核细胞的增多，有些病例可有轻度嗜碱增多。原始细胞可出现，但≥2%，<20%。红细胞和血小板正常或轻度下降。

2.骨髓象　骨髓增生极度或明显活跃，以粒系增生为主，各阶段嗜酸性粒细胞明显增多，以嗜酸性中幼、晚幼粒细胞为主。嗜酸性粒细胞形态异常与血涂片相似。原始细胞增多≥5%，但<20%。红系与巨核系细胞大致正常。偶见夏科－莱登晶体（Charcot-Leyden crystals）。可有纺锤形的肥大细胞增多。

3.细胞化学染色　嗜酸性粒细胞髓过氧化物酶染色阳性。部分患者嗜酸性粒细胞萘酚ASD氯乙酸酯酶染色阳性，PAS染色、酸性磷酸酶染色均可呈强阳性反应。NAP积分可正常或降低。

4.骨髓活检　部分患者可伴骨髓纤维化。

二、免疫表型

嗜酸性粒细胞无特异性异常免疫表型。

三、细胞遗传学

无特异性遗传学改变，最常见5号染色体的易位，t（1；5）、t（2；5）、t（5；12）、t（6；11）及8p11、8号染色体三体。少数可见i（17q）。

四、分子生物学

已有报道可见体细胞突变如*ASXL1*、*TET2*、和*EZH2*、*JAK2*、*IDH2*、*SF3B1*、*SETBP1*和*CBL*突变。无Ph染色体、*BCR-ABL1*融合基因。

五、其他检查

影像学检查可见肺限制型纤维化病变，心脏附壁血栓、心室壁心内膜的纤维化等。血清免疫球蛋白（IgE）、维生素B_{12}和类胰蛋白酶水平通常升高。皮肤、神经或脑组织病理活检提示嗜酸性粒细胞浸润。

【诊断和鉴别诊断】

一、诊断

2016年WHO诊断标准：需满足以下5条。

（1）有嗜酸性粒细胞增多（嗜酸性粒细胞绝对计数>1.5×10^9/L）。

（2）不符合BCR-ABL(+)慢性髓系白血病、真性红细胞增多症（PV）、原发性血小板增多症（ET）、原发性骨髓纤维化（PMF）、慢性中性粒细胞白血病（CNL）、CMML和aCML的WHO诊断标准。

（3）无PDGFRα、PDGFRβ或FGFR1重排，无PCM1-JKA2、ETV6-JKA2或BCR-JKA2融合基因。

（4）外周血和骨髓原始细胞比例<20%，无inv（16）(p13.1；q22)/t（16；16）(p13.1；q22)，无其他AML的诊断特征。

（5）有克隆性染色体或分子遗传学异常或原始细胞出现，外周血原始细胞≥2%或骨髓原始细胞≥5%。

如果患者有嗜酸性粒细胞增多但不满足上述标准，则其诊断可能为反应性嗜酸性粒细胞增多、特发性嗜酸性粒细胞增多（无器官受损证据）或高嗜酸性粒细胞综合征（有器官受损证据）。

二、鉴别诊断

1.反应性嗜酸性粒细胞增多　如寄生虫、真菌和病毒引起的感染，或药物、食物过敏，鼻炎、支气管哮喘，荨麻疹等过敏性疾病，详细了解患者生活史、用药史及症状、体征有助于诊断。如系统性红斑狼疮、硬皮病、类风湿关节炎等结缔组织病，可检测相应的自身免疫性抗体、免疫球蛋白、红细胞沉降率、抗链球菌溶血素"O"、C反应蛋白等。某些实体瘤和淋巴瘤及脉管炎、胃肠道疾病、肾上腺功能不全等疾病，可结合临床症状和体征、相关实验室检查进行诊断。

2.其他鉴别诊断　参照反应性嗜酸性粒细胞增多的鉴别诊断。

第五节　伴嗜酸性粒细胞增多和基因重排的髓系或淋系肿瘤

2008年WHO造血和淋巴组织肿瘤分类中新增了一种类型——伴有嗜酸性粒细胞增多和PDGFRα、PDGFRβ及FGFR1异常的髓系和淋巴系肿瘤。它根据编码异常酪氨酸激酶（TK）的融合基因的不同，分为"伴有PDGFRα基因重排的髓系和淋巴系肿瘤""伴有PDGFRβ基因重排的髓系肿瘤"和"伴有FGFR1基因重排的髓系和淋巴系肿瘤"3种类型。

2016年WHO对造血和淋巴组织肿瘤分类进行了修订，在髓系或淋系肿瘤伴有嗜酸性粒细胞增多中暂定增加"伴PCM1-JAK2髓系和淋巴系肿瘤"亚型。这些肿瘤起源自突变的髓系、淋巴系多潜能造血干细胞，多表现为骨髓增殖性肿瘤（MPN），表现为淋巴系肿瘤的概率多少不等，以伴有不同程度的嗜酸性粒细胞克隆性增多为特征。这类疾病被认为是一种独立的类别。该组肿瘤主要是由于发生一种基因易位并与其他一些伙伴基因中的一个发生异常融合，导致受体酪氨酸激酶持续激活而形成。这些肿瘤虽然罕见，但是对PDGFRα和PDGFRβ重排相关性血液肿瘤的明确诊断是非常重要的，因为其对酪氨酸激酶抑制剂（TKI）如甲磺酸伊马替尼等高度敏感；而对FGFR1和PCM1-JAK2相关性血液肿瘤的诊断也是很重要。在既往诊断HES和CEL等疾病的患者中存在较高比例的此类基因重排，确诊此类疾病需要借助分子病理学方法进行检测，如定量RT-PCR和FISH。使用免疫表型特征和遗传学异常来定义实体不仅提供了客观的诊断标准，而且还能够鉴定可作为治疗靶标的抗原、基因和途径。

伴 PDGFRα 重排髓系或淋系肿瘤

PDGFRα相关性血液肿瘤比较罕见，男女比例为17：1，发病高峰在25~55岁（中位年龄接近50岁）。起源于多能造血干细胞，通常表现为CEL，也可见于AML、T-LBL或两者同时存在。在嗜酸性粒细胞、肥大细胞及其祖细胞中，*FIP1 L1-PDGFRα*不但可以上调IL-5的表达水平，还与*JAK2-STAT5*发挥协同作用，刺激嗜酸性粒细胞和肥大细胞的增殖。此外，*FIP1 L1-PDGFRα*可与干细胞因子一起刺激白血病细胞的增殖。伴*PDGFRα*重排髓系或淋系肿瘤对TKI治疗敏感。

【临床表现】

该肿瘤为多系统病变，除累及外周血和骨髓外，常可见累及心脏、肺部、中枢神经系统、皮肤、胃肠道和脾脏等。受累器官组织内可见大量嗜酸性粒细胞浸润，这些细胞内的颗粒可释放大量细胞因子、酶类和体液因子等，导致器官受损和纤维化。当心脏受累时，可出现心内膜心肌纤维化、限制型心肌病、心脏瓣膜瘢痕形成以及心腔内或动静脉内血栓形成。肺受损可表现为肺纤维化和限制性肺疾病，临床表现为呼吸困难和咳嗽以及阻塞性疾病等。患者常出现心脏、肺和胃肠道受累症状如疲乏、瘙痒、呼吸困难、咳嗽等。常见脾大。

【实验室检查】

一、形态学

1.血象 外周血白细胞增高，嗜酸性粒细胞升高明显，主要为成熟细胞，仅有少数中幼粒细胞和早幼粒细胞。可出现嗜酸性粒细胞的形态异常：细胞质内颗粒减少稀疏而透亮、空泡形成以及出现比正常小的颗粒或不成熟颗粒（Romanowsky染色呈淡紫色），细胞核分裂象增多或降低，嗜酸性粒细胞体积变小。肥大细胞可增多。可出现贫血和血小板减少。偶尔见中性粒细胞升高，但单核细胞和嗜碱性粒细胞常正常。

2.骨髓象 增生极度或明显活跃，主要为嗜酸性粒细胞及其前体细胞，多数病例的粒细胞分化正常；仅有少数病例可见幼稚细胞比例增高。嗜酸性粒细胞形态变化似外周血。

3.骨髓活检 常见肥大细胞增多，是该病特征之一。肥大细胞多散在分布或呈疏松小簇状排列，并可见非典型性梭形肥大细胞。骨髓可见网状纤维化。有时可见坏死和夏科-莱登结晶。

其他：患者血清纤维蛋白溶酶增高（>12g/L），血清维生素B_{12}也明显升高。

二、免疫表型

CD25阳性、CD2阴性，但有时也可见二者均阴性或均阳性表达。

三、细胞遗传学

该疾病常出现隐性del（4）（q12），导致*FIP1 L1-PDGFRα*融合基因产生；偶尔也可见4q12断裂和染色体重排，如t（1；4）（q44；q12）、t（4；10）（q12；p11）。

四、分子生物学

其伙伴基因超过66个，最常见的是由染色体4q12的隐匿缺失所导致的*FIP1L1-PDGFRα*融合基因，偶见其他如：*BCR-PDGFRα*，*KIF5B-PDGFRα*，*CDK5RAP2-PDGFRα*，*STRN-PDGFRα*，*ETV6-PDGFRα*等。

【诊断和鉴别诊断】

一、诊断

诊断标准：一种髓系或淋系肿瘤，常伴有显著的嗜酸性粒细胞增多；有*FIP1L1-PDGFRα*融合基因或伴*PDGFRα*基因重排的一种变异性融合基因。

二、鉴别诊断

参照CEL，NOS的鉴别诊断。

伴 *PDGFRβ* 重排髓系或淋系肿瘤

首例*PDGFRβ*相关性血液肿瘤于1994年被提出，一组起源于多能造血干细胞的疾病，可向中性粒细胞、单核细胞、嗜酸性粒细胞和肥大细胞分化。最常表现为CMML伴嗜酸性粒细胞增多，也可见于CEL、aCML和其他髓系肿瘤。临床上患者男女比为2∶1，发病年龄比较广从8~72岁不等，主要好发于中年。伴*PDGFRβ*重排髓系或淋系肿瘤对TKI治疗敏感。

【临床表现】

该病为多系统疾病，几乎都累及外周血和骨髓，常累及脾脏，有时出现皮肤浸润或心脏损害，偶有肝肿大。

一、形态学

1.血象 白细胞增多，中性粒细胞、嗜酸性粒细胞和单核细胞不同程度增高，并可见中性粒细胞和嗜酸性粒细胞前体细胞增多。常见贫血和血小板减少。

2.骨髓象 骨髓有核细胞增生明显活跃，常见嗜酸性粒细胞、中性粒细胞、单核细胞增多，类似CMML，并可见其前体细胞增多。肥大细胞可见增多呈梭形。网状纤维增多。在慢性期，外周血和骨髓中原始细胞均少于20%。

其他：血清纤维蛋白溶酶可见轻度或中度升高。血清维生素B_{12}明显升高。

二、免疫表型

呈CD2和CD25阳性。

三、细胞遗传学

*PDGFRβ*定位于5q32，常发生t（5；12）（q31-q33；p12）。

四、分子生物学

其伙伴基因超过30个，*ETV6*最常见，形成*ETV6-PDGFRβ*融合基因，还可见：*WDR48-PDGFRβ*、*PDE4DIP-PDGFRβ*、*HIP1-PDGFRβ*、*RABEP1-PDGFRβ*、*NIN-PDGFRβ*、*NDE2-PDGFRβ*等。

【诊断与鉴别诊断】

一、诊断

髓系或淋系肿瘤伴嗜酸性粒细胞显著增多，有时伴中性粒细胞、单核细胞增多。有t（5；12）（q31-q33；p12）或变异型易位或有*ETV6-PDGFRβ*融合基因或*PDGFRβ*基因的其他重排。

应特别除外有典型的仅与*BCR-ABL*样B-ALL相关的融合基因的患者。由于（t5；12）（q31-q33；p12）并非总是导致形成*ETV6-PDGFRβ*融合基因，因此强烈需要分子确定。不能进行分子分析时，如果有Ph（-）MPN伴嗜酸性粒细胞增高和累及5q31-33断裂点的易位，应考虑为疑似诊断。

二、鉴别诊断

参照CEL，NOS的鉴别诊断。

伴 *FGFR1* 重排髓系或淋系肿瘤

*FGFR1*相关性血液肿瘤是一种恶性侵袭性血液疾病，肿瘤细胞源自多能淋巴-髓系造血干细胞，特征是髓系增生、嗜酸性粒细胞增多和前驱淋巴母细胞淋巴瘤（常为T细胞类型）。血液学和分子遗传学异质性较大，但具有一些相同的特征，如嗜酸性粒细胞增高就是其明显特征之一：最常见的表现形式为

骨髓增殖性肿瘤伴有嗜酸性粒细胞增多、T或B淋巴母细胞白血病/淋巴瘤伴有嗜酸性粒细胞增多、混合型急性白血病以及急性髓系白血病。年龄分布在3~84岁，多为青年人（中位年龄32岁），男女比例为1.5：1。与伴*PDGFRα/PDGFRβ*重排髓系或淋系肿瘤不同的是，目前*FGFR1*重排相关性血液肿瘤预后较差，常在短期进展为AML。虽*FGFR1*编码一种酪氨酸激酶，但目前却没有发现有效的TKI靶向治疗药物。在无特异性疗法之前，应考虑进行造血干细胞移植。

【临床表现】

常累及外周血、骨髓、淋巴结和肝脾等。临床上可表现为淋巴瘤症状（如主要累及淋巴结）、骨髓增殖性疾病特征（如脾肿大和代谢增高）以及AML或髓系肉瘤特征等。症状常表现为发热、盗汗和体重减轻等。

【实验室检查】

一、形态学

1.**血象** 处于慢性期可表现为嗜酸性粒细胞显著增高，可有中性粒细胞和单核细胞增多。如果表现为急性白血病或淋巴瘤可见原始细胞或淋巴瘤细胞增多。

2.**骨髓象** 骨髓有核细胞增生极度活跃，表现为髓系增生和嗜酸性粒细胞增多，在慢性疾病中无原始细胞增多、无异常造血细胞。在急性转化病例中，可见淋巴母细胞和原始粒细胞增多。在*BCR-FGFR1*融合基因患者中可见嗜碱性粒细胞。临床上常表现为CEL、AML、T-LBL或罕见情况下为B淋巴母细胞性淋巴瘤。*FGFR1*相关性血液肿瘤可发生淋巴细胞或髓细胞急性期转化，此时，组织内浸润的嗜酸性粒细胞、原始粒细胞和淋巴母细胞均为肿瘤性细胞克隆的一部分。中性粒细胞碱性磷酸酶积分常较低。

二、免疫表型

免疫表型分析在慢性期疾病中作用不大，但对于区分B或T淋巴母细胞白血病/淋巴瘤和急性髓系转化时非常重要。

三、细胞遗传学

最常见的是t（8；13）（p11；q12）。8p11断裂点的各种易位可能是该病的基础。继发性细胞遗传异常（最常见的是21三体）也可发生。

四、分子生物学

最常见的有*ZMYM2-FGFR1*、*ZNF198-FGFR1*融合基因，此外还存在至少十几种重排形式，如*EPll0-FGFR1*、*FGFRIOPl-FGFR1*和*BCR-FGFR1*等。

【诊断和鉴别诊断】

一、诊断

一种骨髓增殖性或骨髓增生异常/骨髓增殖性肿瘤，伴显著的嗜酸性粒细胞增多，且有时伴有中性粒细胞增多和单核细胞增多；急性髓系白血病或前体T或前体B淋巴细胞白血病/淋巴瘤或混合表型急性白血病（常有外周血或骨髓嗜酸性粒细胞增多）；在髓系细胞、原始淋巴细胞或二者中证实有t（8；13）（p11；q12）或导致*FGFR1*重排的变异型易位。

二、鉴别诊断

参照CEL，NOS的鉴别诊断。

伴 *PCM1–JAK2* 髓系或淋系肿瘤

2016年WHO分类中增加了暂定型：嗜酸性粒细胞增多伴有 *PCM1–JAK2* 髓系或淋系肿瘤。此类病例非常少见，伊马替尼疗效欠佳，建议造血干细胞移植以获得长期缓解或治愈。对JAK2抑制剂治疗可能敏感。男性发病为主，男女比例为27∶5，发病年龄范围12~75岁，中位年龄为47岁。

【临床表现】

患者常有肝、脾肿大。

【实验室检查】

一、形态学

1.血象 血液学特征通常包括嗜酸性粒细胞增多，并且外周血中可能存在中性粒细胞前体。有些病例具有慢性嗜酸性粒细胞白血病的血液学特征。单核细胞增多不常见，嗜碱性粒细胞增多偶见。

2.骨髓象 可表现为CEL或急性髓系或淋系肿瘤。可能有红细胞和粒细胞生成异常，红细胞生成可能会显著增加。可有骨髓纤维化。

二、免疫表型

免疫表型分析可用于表征任何淋巴样成分以及急性髓系转化病例。

三、细胞遗传学

可见t（8；9）（p22；p24.1），少见t（9；12）（p24.1；p13.2）和t（9；22）（p24.1；q11.2）。

四、分子生物学

形成 *PCM1–JAK2* 融合最为常见，另外易位所致的 *ETV6–JAK2* 和 *BCR–JAK2* 可以视为暂定类型的变体，与 *PCM1–JAK2* 相比，这两组疾病的异质性更高。

【诊断和鉴别诊断】

一、诊断

一种骨髓增殖性或骨髓增生异常/骨髓增殖性肿瘤，伴嗜酸性粒细胞增多；急性髓系白血病或前体T或前体B淋巴细胞白血病/淋巴瘤或混合表型急性白血病（常有外周血或骨髓嗜酸性粒细胞增多）；证实有t（8；9）（p22；p24.1）或导致 *PCM1–JAK2* 易位。有 *ETV6–JAK2* 和 *BCR–JAK2* 的一些患者可能是 *BCR–ABL1* 样B淋巴母细胞白血病/淋巴瘤，最好与其他 *BCR–ABL1* 样B淋巴母细胞白血病/淋巴瘤一起分型。

二、鉴别诊断

参照CEL，NOS的鉴别诊断。

第六节　淋巴细胞变异型HE

继发性HE中出现免疫表型异常的T淋巴细胞增殖，称为淋巴细胞变异型HE（lymphocytic variant HE，L–HE），它是一种特殊类型的HE。外周血淋巴细胞免疫表型异常或T细胞受体基因重排这两种原因都可造成异常T细胞增殖，从而使Th2分泌的嗜酸性粒细胞刺激因子（主要为IL–5）大量扩增，促使嗜酸性粒细胞增殖、分化和成熟。这些T细胞大多数为克隆性的，5%~20%的患者可能会发展为T细胞淋巴瘤。

【临床表现】

可出现各系统和器官的浸润症状，如皮疹、血管性水肿、肺炎、脾肿大、腹泻，其中皮疹最为常见。在CD3⁻CD4⁺T细胞表型的患者中雷诺病症状也较明显。

【实验室检查】

一、形态学

符合HE或HES。

二、免疫表型

异常淋巴细胞免疫表型有3种，包括：CD2⁺CD3⁻CD4⁺CD5bright+CD7⁻/partial+ CD8⁻，偶见CD3⁺CD4⁻CD8⁻。

三、分子生物学

*TCR*重排虽不作为证实克隆性T细胞的必需条件，但强烈支持该诊断。

四、其他

常伴有血清IgE、胸腺激活调节性趋化因子（TARC）等水平增高。

【诊断】

患者确诊HE或HES后，如发现异常T细胞免疫表型和/或体外Th2细胞因子的分泌产物（IL-5、IL-4、IL-13和GM-CSF），则可诊断L-HE。

第七节 急性嗜酸性粒细胞白血病

急性嗜酸性粒细胞白血病（AEL）是一类极为罕见的急性髓系白血病，目前未纳入WHO造血和淋巴组织肿瘤分类中。1912年由Stillman最先报道，1961年Bentley首次提出了AEL的诊断标准。该病有明显的种族差异，白种人相对较多，黄种人少见。病程短且预后较差。

【临床表现】

与其他急性白血病相似，但肝脾、淋巴结肿大更为明显，同时伴有其他器官的嗜酸性粒细胞浸润表现。

【实验室检查】

一、形态学

外周血白细胞可高可低，血红蛋白和血小板常减低。骨髓可见原始细胞≥20%。嗜酸性粒细胞持续增多，外周血和骨髓中出现形态学异常的幼稚阶段嗜酸性粒细胞（嗜酸性颗粒减少、分布不均，伴空泡等）。

二、细胞遗传学

可出现克隆性染色体异常，但无标志性。

三、分子生物学

特征性表达Wilms肿瘤基因，提示细胞凋亡受抑。

【诊断】

骨髓原始细胞≥20%，是诊断AEL的必需标准，并可见形态学异常的幼稚嗜酸性粒细胞持续增多。须除外反应性嗜酸性粒细胞增多、CML、CEL-NOS、L-HE、伴嗜酸性粒细胞增多和基因重排髓系或淋系肿瘤、急性髓系白血病M4Eo和M2b、MDS和MPN伴嗜酸性粒细胞增多等。现已提出，将肾母细胞瘤基因的过渡表达与否，作为一种区别于AEL与多克隆的反应性嗜酸性粒细胞增多的方法。

第八节　典型病例

慢性嗜酸性粒细胞白血病，非特指型（CEL，NOS）

【临床资料】

男性患者，64岁，发现白细胞升高1天，无出血和发热。查体见淋巴结肿大，无肝脾肿大，无黄疸，无黏膜病变。无化学药物接触史，无放射线接触史。

【实验室检查】

1.**血细胞分析**　WBC 289.66×10^9/L，RBC 2.11×10^{12}/L，Hb 77g/L，PLT 31×10^9/L。分类：原始粒细胞7%，幼稚粒细胞25%，嗜酸性粒细胞39%，可见未成熟嗜酸性粒细胞（图12-2）。

2.**骨髓细胞形态学分析**　粒系比例明显增高，原始粒细胞约占5%，嗜酸性粒细胞明显增多（图12-3）。

3.**骨髓活检**　见骨髓增生极度活跃，粒红比例明显增大，幼稚阶段细胞轻度增多，粒系各阶段细胞可见，以中幼及以下阶段细胞为主，嗜酸性粒细胞易见，红系细胞少见。巨核细胞数量大致正常，少量淋巴细胞及浆细胞散在分布。网状纤维染色（MF-1级）。

4.**流式细胞学检查**　骨髓标本中发现异常细胞（占6.23%），表达CD117，CD34，CD38，CD33，CD13，CD123，HLA-DR，不表达CD9，CD7，CD15，CD64，CD11b，CD22，CD20，CD2，CD5，CD19，CD10，CD4，CD14，MPO，CD36，cCD3，cCD79a，mCD3，CD56，TDT考虑髓系原始细胞。粒系以不成熟细胞为主，嗜酸性粒细胞比例增高，红系、单核细胞和淋巴细胞未见异常表型。

5.**遗传学检查**　FISH检测*PDGFRα*，*PDGFRβ*，*FGFR1*，*JKA2*基因未见异常。T淋巴细胞基因重排阴性。未检测到*BCR-ABL P190*，*BCR-ABL P210*，*BCR-ABL P230*融合基因。未检测到*AML-ETO*，*CBFβ-MYH11*融合基因。*CALR-EXON9*、*JAK2 EXON12*和*MPL-EXON10*未检测到突变。染色体核型未见克隆性异常。

【病例解析】

此患者外周血白细胞明显增高289.66×10^9/L，原始粒细胞占7%，嗜酸性粒细胞增多，绝对值112.96×10^9/L，且可见未成熟嗜酸性粒细胞，嗜酸性粒细胞颗粒粗大、分布异常并可见空泡。贫血和血小板减少。骨髓原始粒细胞约占5%，嗜酸性粒细胞也明显增多。考虑肿瘤性嗜酸性粒细胞增多可能。未检测到*BCR-ABLP190*，*BCR-ABLP210*，*BCR-ABL230*融合基因，除外BCR-ABL（+）慢性髓系白血病。无*JKA2*基因重排，*CALR-EXON9*、*JAK2 EXON12*和*MPL-EXON10*未检测到突变，染色体核型未见克隆性异常，除外真性红细胞增多症（PV）、原发性血小板增多症（ET）、原发性骨髓纤维化（PMF）、慢性中性粒细胞白血病（CNL）等骨髓增殖性肿瘤伴嗜酸性粒细胞增多。无*PDGFRα*、*PDGFRβ*或*FGFR1*重排，无*JKA2*融合基因，除外伴有*PDGFRα*、*PDGFRβ*、*FGFR1*重排或*PCM1-JAK2*嗜酸性粒细胞增多的髓系/淋系肿瘤。外周血和骨髓原始细胞比例<20%，无inv（16）(p13.1；q22)/t（16；16）(p13.1；q22)，未检测到*AML-ETO*、*CBFβ-MYH11*融合基因，除外AML-M4Eo、AML-M2等。T淋巴细胞基因重排阴性，无异常淋巴细胞免疫表型包括CD3$^+$CD4$^-$CD8$^-$，CD3$^-$CD4$^+$或CD3$^+$CD4$^+$CD8$^+$，排除T淋巴细胞变异型伴嗜酸性粒细胞增多。

综合分析：该案例符合WHO诊断CEL，NOS的5条标准，故诊断为慢性嗜酸性粒细胞白血病，非特指型（CEL，NOS）。

【精华与陷阱】

1.注意临床沟通，通过仔细询问病史、查体，以及相关实验室检查，排除导致嗜酸性粒细胞增多的继发原因

2.外周血和骨髓原始细胞比例增高伴嗜酸性粒细胞增多，应考虑血液系统恶性肿瘤伴克隆性嗜酸性粒细胞增多可能，需要进行分子遗传学和染色体核型的检查

3.熟悉伴嗜酸性粒细胞增多的各种相关疾病的诊断标准

（田　虹　王占龙　刘亚波）

第十三章　嗜碱性粒细胞和肥大细胞相关疾病的评估

章节概述： 本章主要介绍嗜碱性粒细胞及肥大细胞相关性疾病，重点掌握嗜碱性粒细胞白血病和系统性肥大细胞增多症的诊断和鉴别。

第一节　概　述

嗜碱性粒细胞是白细胞的一种，1879年由 Paul Ehrlich 首先发现。起源于人类骨髓多能造血干细胞，在骨髓中分化经历原始粒、早幼粒、中幼粒、晚幼粒，成熟后释放到外周血。在外周白细胞中占比为0~1%，绝对值为（0~0.1）×10^9/L。它是最小的多核粒细胞，镜下细胞胞体呈圆形，直径约为10~12μm，胞体大小随年龄而异。胞质呈弱嗜酸性，胞质内嗜碱性颗粒大小不一，排列不规则，常掩盖在核上，以至于无法观察核的形态，甚至难以鉴别是哪一阶段的细胞。嗜碱性颗粒瑞氏染色呈紫黑色，PAS染色阳性。胞质颗粒易溶于水，溶解后表现为空泡。电镜下颗粒由膜包裹，大小不等，基质内有大量排列规则的致密小颗粒，其化学成分为黏多糖，即肝素，被甲苯胺蓝染色为暗红色。核可分为3~4叶或分叶不明显融合成堆积状，核染色质结构模糊不清，染深紫红色。（图13-1）异常嗜碱性粒细胞，细胞形态特点为脱颗粒、颗粒染色/大小异常、胞质空泡、核分叶过多、易见幼稚阶段。反应性嗜碱性粒细胞升高以颗粒减少为主，其他异常形态改变少见。

需要注意的是，常见的"双染性颗粒细胞"，呈现嗜酸性和"嗜碱性"（灰蓝色）颗粒，这类细胞为未成熟嗜酸性粒细胞，其"嗜碱性"颗粒与嗜碱性细胞无关。

肥大细胞起源于造血前体细胞，属于粒细胞的一种，通常分布在结缔组织中，特别是在表皮之下和血管周围，并且在某些物种中存在于浆液腔中。除了少数肥大细胞存在于骨髓外，其余在其所分布组织中完成分化成熟。与嗜碱性粒细胞不同，肥大细胞有很长的寿命。在各种炎症或修复过程中，肥大细胞可以在组织中增殖。肥大细胞镜下可见胞体呈圆形或卵圆形，细胞比较核小，呈圆形或椭圆形，着色浅，胞核位于细胞中央。肥大细胞常成堆或单个分布于血管周围，细胞质中充满大小一致、可被染成蓝紫色的颗粒，均匀地分布在核周围（图13-2）。

在小鼠、大鼠、非人类灵长类动物和人类中的研究表明，肥大细胞发育的许多方面都受到干细胞因子及KIT酪氨酸激酶受体的配体的关键调控。肥大细胞中含有肝素、组织胺、5-羟色胺，由细胞崩解释放出颗粒以及颗粒中的物质，可在组织内引起速发型过敏反应（炎症）。由于在肥大细胞上结合的IgE抗体和抗原的接触，使细胞多陷于崩解。

嗜碱性粒细胞和肥大细胞虽然有很多相同的生化功能特点，但它们并不完全一样。人体中，嗜碱性粒细胞是3种粒细胞中数量最少的一种，约少于白细胞的0.5%。成熟嗜碱性粒细胞分布在血液循环中，当发生免疫或炎症反应时，可以从组织中得到补充，但它们一般不在组织中停留。嗜碱性粒细胞的寿命短暂，在迁移到组织后仍然维持粒细胞的特点。相反，肥大细胞通常来自早期细胞，缺乏成熟细胞的特征，并在组织中成熟。其寿命较长。

显微镜下可观察的嗜碱性粒细胞最早期阶段是异染颗粒原始细胞，也叫异染性原始细胞。此阶段，光学显微镜观察无法区分嗜碱细胞和肥大细胞前体，须通过免疫表型和（或）电子显微镜区分。幼稚嗜碱细胞（尤其是白血病细胞）在早幼粒阶段，可含有一些异染性颗粒，但在丰富的嗜天青颗粒的背景下较难分辨这些颗粒。之后是嗜碱性中幼粒阶段，细胞呈现圆形细胞核，胞质内颗粒粗大，而肥大细胞前体细胞通常颗粒较小。嗜碱性粒细胞发育到成熟阶段，细胞核常呈双叶或多叶。连续成熟过程中肥大细胞和嗜碱性粒细胞前体细胞核形呈现不同的改变，成熟肥大细胞的细胞核呈圆形或卵圆形，成熟嗜碱性粒细胞细胞核呈分叶状。由此注意鉴别嗜碱性粒细胞与肥大细胞。

第二节　嗜碱性粒细胞减少

正常人体内，外周血嗜碱性粒细胞非常低，因此鉴别是否为嗜碱性粒细胞减少非常困难。尽管如此，仍有许多关于引起嗜碱性粒细胞减少相关疾病的报道。但究竟是循环中异染性脱颗粒细胞数量减少，还是真正的嗜碱性粒细胞减少，很难鉴别。嗜碱性粒细胞假性减少的两个原因：①嗜碱性粒细胞专用通道时，因嗜碱性粒细胞被溶血剂破坏，导致该通道嗜碱性粒细胞数量下降；②白细胞共同通道时，仪器将其归类分布于中性粒细胞区域，从而计数为中性分叶核细胞，导致嗜碱性粒细胞假性减低。

嗜碱性粒细胞减少与嗜酸性粒细胞减少常伴随发生，此种情况常与肾上腺糖皮质激素分泌增加相关。嗜碱性粒细胞减少有时非常明显，如伴有白细胞增多的感染、炎症、免疫反应、肿瘤及出血等。引起嗜碱性粒细胞减少的相关因素有：①糖皮质激素水平升高；②甲亢或甲状腺激素治疗；③白细胞增多（病因复杂）；④超敏反应，包括荨麻疹、过敏反应和药物诱导的反应；⑤排卵期。

第三节　嗜碱性粒细胞增多类疾病的评估

嗜碱性粒细胞绝对增多的定义：外周血绝对嗜碱性粒细胞计数>100个/μl。嗜碱性粒细胞相对升高为百分比>1%（某些实验室为2%）。

高嗜碱性粒细胞增多症（hyperbasophilia，HB）：嗜碱性粒细胞计数持续>1000个/μl（至少8周以上）。研究显示HB几乎与潜在髓系肿瘤相关，因此它是诊断流程中一个重要检查点，须进一步完善检查最终明确诊断。建议不明原因的HB应按步骤进行深入检查。

临检工作中遇到血细胞分析仪器提示嗜碱性粒细胞增多的时候，建议行血涂片复检，首先要排除出现假性升高的情况。假性升高多见于3个原因：①样本超过24小时进行检测可能与嗜碱性粒细胞轻度升高相关；②嗜碱性粒细胞专用通道检测时，某些情况下因其他白细胞（异型淋巴细胞、浆细胞、淋巴瘤细胞、原始细胞）耐受溶血剂的破坏，导致其被计数为嗜碱性粒细胞；③白细胞共同通道检测时，一些脱颗粒的中性分叶核细胞、有核红细胞、聚集的血小板会分布于嗜碱性粒细胞散点图位置，导致嗜碱性粒细胞假性升高。

手工涂片镜检建议计数500个有核细胞。但由于嗜碱性粒细胞百分比比较低的界值（1%）、细胞分布不均匀、检验人员经验的影响等，临床工作中，嗜碱性粒细胞百分比可信度往往不够。而采用血细胞图像分析系统可在较短时内充分计数足量的细胞数，这有一定的帮助价值。

常规染色方法无法观察早期阶段的嗜碱性粒细胞，尤其是无特异性颗粒或只有少量特异性颗粒的情况。因此，对幼稚异染性原始细胞（包括MDS、AML伴嗜碱性粒细胞增多和CML加速期），建议采用其他标记方法。因嗜碱性颗粒是水溶性的，传统组织病理HE染色、Giemsa染色切片，均无法检查嗜碱性粒细胞。因此，病理医生须使用免疫组化来检测和计数嗜碱性粒细胞，其中特异性的标记包括BB1抗原，2D7抗原，及CD123和CD203c。需要注意的是，未成熟型嗜酸性粒细胞也与BB1、2D7和CD123结合。此外肥大细胞增多症时，肥大细胞也能与这些抗体发生反应。所以这些标记应正确使用，特别是用于辅助诊断、评估嗜碱性粒细胞的负荷时。

流式细胞术也可以用于检测嗜碱性粒细胞。嗜碱性粒细胞特异性抗原包括CD123、IgER、Bsp-1和

CD203c。CD203c广泛用于检测和计数BM或PB嗜碱性粒细胞。BM中正常和肿瘤性肥大细胞也与CD203c反应。因此，骨髓细胞检查应联合应用CD117（嗜碱性细胞通常不表达）和CD123（肥大细胞通常表达）。正常与异常嗜碱细胞的抗原特点，以及与其他细胞如浆样树突细胞和髓系原始细胞等鉴别的特殊标记，见表13-1。

表13-1　嗜碱性粒细胞及相关细胞的流式细胞学鉴别

抗原	嗜碱性粒细胞		其他细胞			
	正常	肿瘤性	浆细胞样树突状细胞	肥大细胞	髓系原始细胞	中性粒细胞
CD203c	+	+	−	+	−	−
CD123	+	±	+	−	±	−
HLA-DR	−	±	强+	弱+	±	−
CD34	−	−	−	−	+	−
CD117	−	−	−	+	+	−
CD38	+	±	−	弱+	±	−
CD33	+	±	−	中等+	±	+
CD16	−	−	−	−	−	+
CD64	−	±	−	−	±	−

嗜碱性粒细胞增多症的病因可分为反应性和肿瘤性，见表13-2。嗜碱性粒细胞增多的诊断流程图，见图13-3。

表13-2　嗜碱性粒细胞增多症的病因

过敏性疾病	感染性疾病
过敏性鼻炎	水痘
过敏性哮喘	天花
特异反应性皮炎	流行性感冒
红皮病、荨麻疹	结核
药物、食物及吸入剂高度敏感	寄生虫感染
自身免疫性疾病	铁缺乏症
青少年类风湿关节炎	电离辐射
溃疡性结肠炎	血液系统肿瘤性疾病
内分泌疾病	急性髓系白血病
糖尿病	嗜碱性粒细胞白血病
应用雌激素	骨髓增生异常综合征
	骨髓增殖性肿瘤（CML、ET、PV、PMF）
	aCML、CMML
	淋巴瘤
	恶性实体瘤

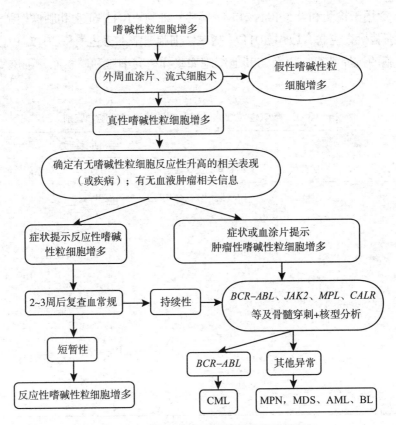

图13-3　嗜碱性粒细胞增多的诊断流程图

肿瘤性嗜碱性粒细胞增多

1.CML　嗜碱性粒细胞升高是CML最常见的外周血异常表现之一。部分CML嗜碱性粒细胞升高可能是单独唯一的表现，且维持数月之久；甚至在极罕见情况下持续数年升高。Yasuda等人报道一例80岁CML患者，长期随访（27个月）出现单一嗜碱性粒细胞升高，而无疾病进展表现。嗜碱性粒细胞数量在CML中升高程度不一，但数量>1×10^9/L（1000/μl）需要高度怀疑CML可能。嗜碱性粒细胞升高是独立的预后因素，高嗜碱性粒细胞患者生存期较短。嗜碱性粒细胞比例大于20%是CML加速期的指标。

2.其他血液肿瘤　排除反应性嗜碱性粒细胞升高或CML后，需要进行二线筛查，包括分子学、骨髓细胞形态学评估与细胞遗传学检查。嗜碱性粒细胞升高患者需要筛查*BCR-ABL1*、*JAK2*和（或）*CALR*基因。后两者常见于Ph⁻MPN，如PMF、ET、PV。PMF患者中嗜碱性粒细胞高于正常对照，其中1/2患者出现嗜碱性粒细胞>0.1×10^9/L。ET、PV患者中嗜碱性粒细胞可呈中度升高。有时仅凭血常规结果很难区分CML与Ph⁻MPN，PMF可出现脾大、白细胞、血小板升高等类似CML表现；PV伴缺铁时，压积常正常、伴血小板与白细胞升高。一些CML也可出现血小板升高伴嗜碱性粒细胞轻度升高，与ET鉴别困难。因此需要行分子检查用于Ph⁻MPN诊断。

部分MDS患者出现骨髓嗜碱性粒细胞升高，其中近半数患者出现嗜碱性粒细胞>0.1×10^9/L。嗜碱性粒细胞升高与MDS总体生存率负相关，而与MDS转白之间尚无统一共识。MDS患者外周血出现高嗜碱性粒细胞，常与特殊染色体异常相关，如i（17q），t（6；9）和复杂核型。嗜碱性粒细胞中度升高还可以见于MDS/MPN，如CMML，或aCML。

嗜碱性粒细胞升高尚见于CML急性期，AML伴嗜碱性粒细胞升高，伴有嗜碱性粒细胞异常的APL以及急性嗜碱性粒细胞白血病。AML伴嗜碱性粒细胞升高常出现一些特殊的染色体异常，如t（9；22），t（6；9）（p23；q34），t（8；21）（q22；q22），t（X；6）（p11；q23）和12p异常。伴有t（9；22）的AML与CML急变具有相似的临床特征，而且鉴别原发伴t（9；22）的AML与CML急变比较困难。伴有t（6；9）

的AML通常伴有红系增生和发育异常，*FLT3*突变概率高，预后较差。

淋巴瘤伴嗜碱性粒细胞升高极其罕见，有学者报道一例初发CD5⁺淋巴瘤患者嗜碱性粒细胞升高的案例。但嗜碱性粒细胞升高并非医生诊断淋巴瘤的重要提示。

急性嗜碱性粒细胞白血病

急性嗜碱性粒细胞白血病（acute basophil leukemia，ABL）是血液中嗜碱性粒细胞异常增生，临床具有白血病特征的一种独立性疾病。ABL大致分为两种：一种为原发的急性嗜碱性粒细胞白血病（ABL），罕见；另一种继发于其他恶性血液系统疾病，如常继发于CML急性变。临床上以继发性的相对多见，少数为原发的ABL，其与CML急变的ABL主要区别在于是否存在Ph染色体或*BCR-ABL1*融合基因。目前，WHO把急性嗜碱性粒细胞白血病列为AML，NOS的一个独立的亚型。

【临床表现】

急性嗜碱性粒细胞白血病可发生于任何年龄，多见于40~60岁患者，无明显性别差异，起病时除具有发热、贫血、出血等一般白血病的临床特点外，出血症状较重，患者易有皮肤浸润、器官肿大、溶骨改变和高组胺血症等，肝、脾、淋巴结肿大极少见（CML除外），病程短。患者往往死于颅内出血，或消化道、泌尿道出血等。嗜碱性粒细胞内组胺释放可引起荨麻疹和腹痛、腹泻、恶心、呕吐等胃肠道症状，甚至消化道溃疡。

【实验室检查】

一、形态学

1.血象　外周血常伴有不同程度的贫血及血小板减少。白细胞计数可正常、增高或减少。嗜碱性粒细胞增高可达80%，可见少量幼稚嗜碱性粒细胞，也可有幼红细胞，CML急变的嗜碱性粒细胞增高，白细胞增高偶可达500×10^9/L，亦可见白细胞减少、未见嗜碱性粒细胞者。

2.骨髓象　骨髓涂片中原始细胞中等大小，核质比大，胞核圆形、卵圆形、双核叶，核仁1~3个（图13-4），胞质中等嗜碱性，含有数量不等的粗大嗜碱性颗粒，可有胞质空泡，成熟嗜碱粒细胞常少见，可有红系发育异常。CML急变继发的嗜碱性粒细胞白血病，骨髓中易见中、晚期嗜碱性粒细胞，原始粒、早幼粒细胞增多。

3.细胞化学染色　甲苯胺蓝染色呈强阳性（图13-5），部分过碘酸-雪夫（PAS）染色部分强阳性。过氧化物酶（POX）、非特异性酯酶（NSE）、苏丹黑（SBB）和萘酚-AS-D氯乙酸酯酶（CE）反应常阴性，CE反应的缺乏有助于区分急性肥大细胞白血病/肥大细胞，后者呈阳性反应。

4.电镜检查　电镜下，细胞可分为两种类型：一部分细胞外形呈淋巴样细胞，核型不一，核染色质较固缩，核仁明显，核质比增高，胞质内线粒体、粗面内质网和高尔基小体较多，也有较多核糖体；另一部分细胞呈髓样细胞，核圆、染色质细而散，核仁较大，胞质中等量，粗面内质网及高尔基小体明显。嗜碱性原始细胞内含有3种颗粒：①未成熟嗜碱性颗粒，它提供了原始细胞的嗜碱性分化，常显示过氧化物酶阳性。②θ颗粒，可能与早期嗜碱性分化有关，过氧化物酶常阴性。③未成熟的肥大细胞颗粒，提供了肥大细胞分化证据，罕见原始细胞同有嗜碱性和肥大细胞分化特征，过氧化物酶常阴性。

5.骨髓活检　HE及PAS染色示骨髓增生极度活跃，幼稚阶段细胞弥漫增生，胞体大，胞质量少，胞核椭圆形或不规则，染色质细致，偏成熟阶段粒红系细胞及巨核细胞偏少见，可见网状纤维。

二、免疫表型

白血病原始细胞表达髓系标志物，如CD13和CD33，以及CD123、CD203c、CD11b呈阳性，其他单核细胞标记与KIT（CD117）阴性表达。原始细胞可能表达CD34，但与正常嗜碱性粒细胞不同的是HLA-DR阳性。肥大细胞类胰蛋白酶和CD25阳性，有助于区分肥大细胞白血病和急性嗜碱性粒细胞白血病。

不表达淋巴细胞、红细胞及巨核细胞标志物。原始细胞表达CD9，部分患者膜CD22和（或）TdT呈阳性。

三、细胞遗传学

本病缺乏特异性染色体变化，但研究发现患急性嗜碱性粒细胞白血病的男婴常伴有t(X；6)(p11.2；q23.3)，形成*MYB-GATA1*融合基因。部分急性嗜碱性粒细胞患者有t(3；6)(q21；p21)、12p+等细胞遗传学异常。AML伴t(6；9)(p23；q34.1)异常的病例要特别注意排除，因此种病例伴有嗜碱性粒细胞增多；对疑似嗜碱性粒细胞白血病患者，必须进行常规Ph染色体核型分析和*BCR-ABL1*和*JAK2 V617F* PCR检测。

【诊断和鉴别诊断】

一、诊断

髓系原始细胞+异染性原始细胞≥20%。该病诊断应结合骨髓细胞形态学及细胞化学染色、组织病理学及免疫组化、细胞遗传学、分子生物学等相关检查按照白血病的诊断流程综合诊断。

二、鉴别诊断

细胞形态上相近的疾病有APL、恶性黑色素瘤、颗粒ALL、朗格汉斯组织细胞增生症及感染性疾病等。需要与ABL相鉴别的疾病包括CML急变、肥大细胞白血病、t(8；21)的AML伴嗜碱性粒细胞增多（AML-baso）、M5伴嗜碱性粒细胞增多、与AML相关的侵袭性系统性肥大细胞增多症（aggressive systemic mastocytosis，ASM）或肥大细胞白血病（mast cell leukemia，MCL）（ASM-AML/MCL-AML）。

第四节　肥大细胞相关疾病的评估

健康人血液中的肥大细胞不能通过常规的检测技术来测定，在系统性肥大细胞增多症的一些患者血液中可以观察到肥大细胞。临床伴有继发性肥大细胞数量改变的情况如表13-3。

表13-3　伴有继发性肥大细胞数量改变的临床情况

数量减少
长期使用糖皮质激素治疗
原发性或获得性免疫缺陷性疾病
数量增多
IgE相关疾病：过敏性鼻炎、哮喘、荨麻疹
结缔组织疾病：类风湿关节炎、银屑病关节炎、硬皮病、SLE
感染性疾病：结核、梅毒、寄生虫感染
肿瘤性疾病
淋巴细胞增殖性疾病（LPL/WM、淋巴瘤、慢性淋巴细胞白血病）
造血干细胞疾病（急性或慢性髓细胞白血病、MDS等）
淋巴结引流区肿瘤生长
骨质疏松症
慢性肝病
慢性肾病

肥大细胞增多症

肥大细胞增多症（mastocytosis）是由于肥大细胞的克隆性、肿瘤性增殖，集聚在一个或多个器官系统内，其特点为异常肥大细胞呈多灶性紧密集簇或黏附性聚集/浸润，常累皮肤、骨髓、胃肠道及肝脏等，属于造血系统疾病，分类见表13-4。

表13-4　2016版WHO肥大细胞增多症分类

皮肤肥大细胞增多症（CM）

　色素性荨麻疹/斑丘疹样皮肤肥大细胞增多症（UP/MPCM）

　弥漫性皮肤肥大细胞增多症（DCM）

　皮肤肥大细胞瘤

系统性肥大细胞增多症（SM）

　惰性系统性肥大细胞增多症（ISM）

　冒烟性系统性肥大细胞增多症（SSM）

　系统性肥大细胞增多症伴相关血液学肿瘤（SM-AHN）

　侵袭性系统性肥大细胞增多症（ASM）

　肥大细胞白血病（MCL）

肥大细胞肉瘤（MCS）

【临床表现】

本病罕见，可发生在任何年龄，皮肤肥大细胞增生症常见于儿童，可以出生时就发生，约5%的患儿在6月龄内发生典型的皮肤损害。成人CM较儿童少见，SM通常见于20岁以上的人群，男女发病比例为1：（1~3）。尽管系统性肥大细胞增多症有许多不同的类型，但归纳总结有相似的临床表现。临床症状、体征主要是由组织中肥大细胞释放的介质引起的局部或全身性的结果，也可以看到肥大细胞对局灶性结构的破坏。因此，SM临床症状可分为以下4类：①皮肤表现：皮肤损害表现为皮肤色素性荨麻疹，或小的、黄色或棕色斑疹或轻微高出皮面的丘疹，但手掌、脚掌、面部、头皮等通常无累及。皮肤弥漫性肥大细胞增多症，在儿童表现为皮肤出血性大疱疹，成人皮损部位可伴毛细血管生成，称之为持久性发疹性斑状毛细血管扩张症。②介质相关性全身症状：全身症状并不特异，主要表现为疲乏、无力、面红、骨骼肌肉疼痛，部分患者可有发热、体重减轻和反复发作的不能解释的低血压。③体质性症状：诊断疾病时，如果出现多系统受累，可以表现为肝、脾、淋巴结肿大，累及胃肠道时表现为恶心、呕吐、腹痛、腹泻等症状。④肌肉骨骼症状：系统性肥大细胞增多性疾病常常伴有骨质疏松，因此可发生病理性骨折、关节痛、骨骼畸形或神经压迫症状等。

【实验室检查】

临床上没有一个单一实验室检查可以对肥大细胞增多症进行确诊，往往由血液中或尿中出现的肥大细胞介质提示临床医生进一步鉴别，是否存在肥大细胞增多症。仔细询问病史和体格检查，包括皮肤活检、显微镜检查、骨髓穿刺和活检，血清总类胰蛋白酶持续大于20ng/ml是诊断系统性肥大细胞增多症的次要标准。

一、形态学

1.骨髓象　在骨髓涂片中，正常肥大细胞呈圆形或椭圆形，细胞核居中呈圆形不分叶，细胞质充满颗粒。肥大细胞增多症患者骨髓中肥大细胞形态可出现畸变，如纺锤体样外形，细胞质凸起、少颗粒，可见多分叶核或核偏位（图13-6）。多数惰性SM患者肥大细胞比例<5%，而侵袭性SM通常>5%，肥大细胞白血病则要求肥大细胞比例≥20%。典型的MCL，肥大细胞约占外周血白细胞比例的10%及以上。

伴有骨髓纤维化的患者骨髓涂片不易见到肥大细胞，但在骨髓小粒或片尾部仍能见到。WHO要求肥大细胞簇集浸润的诊断标准为≥15个肥大细胞聚集成簇，可同时伴有淋巴细胞、嗜酸性粒细胞、中性粒细胞、组织细胞、内皮细胞和成纤维细胞等。肥大细胞甲苯胺蓝染色阳性（图13-7）。

2.电镜检查　成熟肥大细胞直径15μm，胞质丰富，表面绒毛细长，核轻度不规则，异染色质多，胞质含直径2μm圆形颗粒。肥大细胞分化程度不同，部分对应中幼阶段及早幼阶段，核质比增大，可见核仁。

3.骨髓活检　成人系统性肥大细胞增多症患者中，约90%以上的患者骨小梁旁存在多灶性、边界清楚的肥大细胞聚集。典型的表现为在纤维化背景下纺锤体样肥大细胞浸润病灶，偶见嗜酸性粒细胞和T、B淋巴细胞。在肥大细胞广泛浸润的标本中，骨小梁可能出现中度至明显增厚。

二、免疫表型

流式细胞学检测骨髓细胞（图13-8），可鉴别异常肥大细胞表型，对肥大细胞增多症诊断有一定帮助，正常肥大细胞通常表达C-KIT、CD117、FcεRI。典型肥大细胞免疫表型为CD117⁺、FcεRI⁺、CD34⁻、CD38⁻、CD33⁺、CD45⁺、CD11⁺、CD71⁺，不表达髓系标记CD14和CD15，除CD22外无淋系抗原表达。

肿瘤肥大细胞异常表达CD2、CD25（次要标准）及CD33，可以区别正常肥大细胞。CD117可区分肥大细胞和嗜碱性粒细胞。

【诊断和鉴别诊断】

一、诊断

1.皮肤肥大细胞增多症（CM）　皮肤病变表现出典型的色素性荨麻疹/斑丘疹性皮肤肥大细胞增多症，弥漫性皮肤肥大细胞增多症或孤立性肥大细胞瘤，以及在适当的皮肤活检中以多灶或弥散出现的典型大细胞组织浸润。此外，缺少诊断为系统性肥大细胞增多症的特征/标准。皮肤肥大细胞增多症有3种变体异型（表13-4）。此型首诊一般在皮肤科。

2.系统性肥大细胞增生症（SM）　见表13-5。"B"项所见和"C"项所见见表13-6。

（1）惰性系统性肥大细胞增生症（ISM）：符合SM的诊断标准。无"C"项所见，无合并相关髓系肿瘤的证据。本型中肥大细胞的负荷低且几乎总有皮肤病损。

（2）冒烟性系统性肥大细胞增多症（SSM）：同上面ISM所述，但伴有2个或多个"B"项所见，而无"C"项所见。

（3）系统性肥大细胞增多症伴相关血液学肿瘤（SM-AHN）：符合SM及合并血液肿瘤（AHN包括MDS、MPN、AML、淋巴瘤或符合WHO分类中其他独特类型的造血组织肿瘤）的标准。

（4）侵袭性系统性肥大细胞增多症（ASM）：符合SM的诊断标准。有1项或多项"C"项所见。无肥大细胞白血病的证据（MCL）。通常无皮肤病损。

（5）肥大细胞白血病（MCL）：符合SM的诊断标准。骨髓活检示不典型、不成熟的肥大细胞弥漫性浸润，常为紧压型。骨髓穿刺液涂片示肥大细胞≥20%。典型的MCL外周血白细胞中肥大细胞≥10%。罕见类型：不白血性肥大细胞白血病——同上所述，但外周血白细胞中的肥大细胞<10%，且常无皮肤病损。

3.肥大细胞肉瘤　单灶性肥大细胞肿瘤。无SM证据，无皮肤病损，呈破坏性生长模式。细胞形态高度不典型。

表13-5　系统性肥大细胞增生症的诊断标准

SM的确诊可基于1个主要标准和1个次要标准，或至少符合3个次要标准
主要诊断标准
　骨髓和（或）其他皮肤外器官切片中见多灶性、密集的肥大细胞浸润（≥15个肥大细胞聚集呈簇状存在）
次要标准
　A.在骨髓或其他皮肤外器官中，浸润的肥大细胞>25%为梭形细胞样或具有不典型形态；或骨髓穿刺涂片所有肥大细胞中>25%为不成熟或不典型
　B.骨髓、血液或另一皮肤外器官可查到的KIT基因密码子816的活化性点突变
　C.骨髓、血液或其他皮肤外器官的肥大细胞共表达CD2和（或）CD25
　D.血清总类胰蛋白酶浓度持续>20ng/ml（若有相关的克隆性髓系疾病，此参数不可靠）

表 13-6 "B"项所见和"C"项所见

"B"项所见	"C"项所见
1.骨髓活检示肥大细胞浸润>30%（灶性，紧密聚集）和/或血清总类胰蛋白酶>20ng/ml	1.骨髓功能障碍，表现为一系或多系血细胞减少（ANC<1.0×10⁹/L，HGB<100g/l或BPC<100×10⁹/L），但无明显的非肥大细胞系造血组织肿瘤
2.非肥大细胞系出现发育异常或骨髓增殖征象，但诊断造血组织肿瘤（ANH）的条件不足，血细胞计数正常或仅轻度异常	2.可触及的肝脏肿大伴肝功能损害，腹腔积液和（或）门脉高压
3.肝脏肿大，无肝功能损害和/或可触及的脾脏肿大而无脾功能亢进和/或触诊或影像学检查淋巴结肿大	3.骨侵犯伴有大的溶骨性病损和（或）病理性骨折
	4.可触及的脾脏肿大伴有脾功能亢进
	5.胃肠道肥大细胞浸润致吸收不良和体重减轻
	6.由组织局灶性肥大细胞浸润导致的其他器官系统致命性损害

二、鉴别诊断

系统性肥大细胞增多症的鉴别诊断包括变态反应性疾病、遗传性或获得性血管神经性水肿、荨麻疹、特发性潮红、类癌肿瘤特发性毛细血管渗漏综合征等。还应注意与急性嗜碱性粒细胞白血病、原发性骨髓纤维化等疾病的重叠性血液学表现。成人系统性肥大细胞增多症患者体细胞可有 *KIT* 基因突变，有助于鉴别。

第五节　典型病例

一、嗜碱性粒细胞白血病

【临床资料】

患者刘某，男，40岁，因双侧髋关节疼痛半年，脾大20余天入院。既往股骨头坏死病史半年，当地医院诊断为"强直性脊柱炎"，给予激素治疗（具体剂量不详）后好转。查体：生命体征正常，神清语明，查体合作。慢性病容，双眼球结膜苍白，颈软，活动正常，扁桃体无肿大，心肺无著征，腹软，无压痛，脾肋下可及，髋关节压痛（+），双侧膝关节肿大。

【实验室检查】

血常规：WBC $2.1×10^9$/L NET $0.21×10^9$/L Hb 50g/L PLT $44×10^9$/L。生化：尿酸499.8μmol/L，肌酐117μmol，乳酸脱氢酶401 U/L。CA125 107.9 U/ml。ANA：核颗粒型1：100；ANCA（−）。免疫球蛋白定量：正常。叶酸1.0nmol/L，维生素B_{12} 190pmol/L。肝、胆、脾彩超：脾厚65mm，长径163mm；被膜完整，实质回声均匀。骨髓涂片：骨髓可见一类异常细胞大量出现，占88%，散在或成簇分布，细胞中等大小，外形不规则，可见长梭形、纺锤形、瘤状突起，细胞核染色质粗细不一，部分染色质细致，核仁清晰，胞质蓝色，可见紫红色颗粒，颗粒粗大，多少不一，分布不均，甲苯胺蓝染色（+），红系占10%，形态正常，全片巨核细胞3枚，血小板少。骨髓活检：HE及PAS染色示骨髓增生极度活跃（>90%），幼稚阶段细胞弥漫增生，胞体大，胞质量少，胞核椭圆形或不规则，染色质细致，偏成熟阶段粒红系细胞及巨核细胞偏少见。网状纤维（MF-2级）。免疫组化：CD34⁺，CD117⁻，MPO⁺，Lysozyme⁻，CD42b⁻，CD3⁻，PAX5⁺，TDT⁺，CD2⁻，CD25⁻。免疫分型：67.74%细胞（占有核细胞）表达CD34、CD13、CD9、CD38、CD123、CD15，部分表达CD33，不表达HLA-DR、CD117、MPO、CD22、cCD3、CD14、CD19、CD7、CD11b、Tim-3、CD25、CD36、CD64、CD11c、CD24、CD61、CD42b、CD2、CD96、CD56，为恶性髓系原始细胞。43种融合基因阴性。染色体46，XY[20]。二代基因测序：*RUNX1*突变。

【诊断】急性嗜碱性粒细胞白血病。

【病例解析】

患者为急性起病，全血细胞减少，需要考虑的血液系统疾病有：急性白血病、再生障碍性贫血、骨髓增生异常综合征、免疫相关性全血细胞减少等；非血液系统疾病有：伤寒、风湿免疫系统疾病等。

完善骨髓彩色图像分析、免疫分型、融合基因、染色体及骨髓活检等相关检查。综上，根据患者双髋关节溶骨性改变，血常规示三系减少伴脾大，骨髓可见一类异常细胞大量出现，占88%，细胞中等大小，外形不规则，可见长梭形，纺锤形，瘤状突起，细胞核染色质粗细不一，部分染色质细致，核仁清晰，胞质蓝色，可见紫红色颗粒，颗粒粗大，多少不一，甲苯胺蓝染色（+），考虑为急性嗜碱性粒细胞白血病，建议进一步排除系统性肥大细胞增生症的可能。骨髓活检、组化、免疫分型均表达髓系标志，CD117、CD25表达阴性，不符合系统性肥大细胞增生症，血浆总类胰蛋白酶浓度不高，43种融合基因表达阴性，可进一步确诊为急性嗜碱性粒细胞白血病。

二、系统性肥大细胞增生症

【临床资料】

女性患者，53岁，因发现全血细胞减少1个月入院。患者于1个月前体检时发现全血细胞减少，偶有发热，体温最高达38℃，就诊于当地医院，具体治疗不详，伴乏力，活动后加重，为求进一步诊治来我院。门诊查血常规示：WBC 2.91×10^9/L，Hb 81 g/L，PLT 41×10^9/L。骨髓细胞学检查示：MPN（嗜碱性粒细胞增多症）。门诊以"骨髓增殖性肿瘤"收入院。既往体健。查体：贫血貌，全身皮肤黏膜无黄染及出血点，右侧腹股沟可触及黄豆大小肿大淋巴结，质硬、光滑，活动可。心肺无著征，脾大，Ⅰ线2cm，Ⅱ线5cm，Ⅲ线-2cm。腹软，无压痛，双下肢无水肿。

【实验室检查】

自带骨髓涂片会诊报告：肥大细胞散在或成团分布骨髓象，不除外肥大细胞增生症，请结合其他检查及床进一步分型。骨髓活检：HE及PAS染色示骨髓增生极度活跃（90%），异常细胞增生，灶性及散在分布，胞体中等，胞质丰富，胞核椭圆形或细长型，核染色质粗，可识别的造血细胞少见。网状纤维染色（MF-1级）。免疫组化：CD2⁻、CD25⁺、CD117⁺、CD20⁻、CD3⁻、CD56⁻、CD68弱+。免疫分型：可见占有核细胞0.84%的肥大细胞，表型为CD34⁻、CD117⁺、CD33⁺、CD15⁻、CD25⁺、CD2⁻、CD38⁺（部分）、HLA-DR⁻。43种融合基因阴性，*JAK2V617F*阴性，*C-KIT*阴性。

【诊断】系统性肥大细胞增生症。

【病例解析】

患者自带骨髓象中出现一类带有"嗜碱性颗粒"的细胞，比例最高90%，核幼稚，倾向恶性，骨髓增生低下，形态上重点鉴别嗜碱细胞与肥大细胞，有成堆梭形细胞，肥大细胞可能性大，建议复查骨髓穿刺、骨髓活检及甲苯胺蓝染色，查融合基因、*KIT*及*D816V*等。

该病例特点如下：脾大；骨髓涂片见肥大细胞样疑似细胞；疑似细胞甲苯胺蓝染色阳性；流式细胞学检查发现一群表型异常的肥大细胞；骨髓组织活检见密集的肥大细胞浸润，表现为免疫组织化学染色CD117和CD25表达阳性；免疫分型CD117和CD25表达也为阳性，符合肥大细胞免疫表型。本例患者符合SM诊断标准中主要标准及第1、3条次要标准，所以SM的诊断是成立的。虽然患者没有出现特征性*c-KIT/D816V*点突变，但已有少数文献报道发现其他的*KIT*突变，如*D820G*、*D81Y*、*D81G*等。因此，对于典型临床特征符合SM的患者，即使*c-KIT/D816V*检测阴性，也不能完全否认SM诊断。

两个病例诊断的关键点在于急性嗜碱细胞白血病和肥大细胞白血病的鉴别诊断（表13-7）。

表13-7　ABL和MCL的鉴别诊断

	嗜碱性粒细胞白血病	肥大细胞白血病
细胞形态	原始细胞中等大小，核质比高，核圆、卵圆或双叶形，染色质细网状，有1~3个核仁；胞质中度嗜碱，有粗大嗜碱性颗粒，数量不一，可有空泡，成熟嗜碱细胞少见。幼红细胞可见病态造血	肥大细胞呈现显著的不典型性，胞质颗粒少，核型不规则呈单核细胞样或双叶核（幼稚肥大细胞），甚至可见异染性原始细胞，部分病例可见明显核仁
电镜	胞质内颗粒含有幼稚嗜碱性粒细胞特征的结构。颗粒内含有电子致密物，中位被分割成"θ"形，或含有呈板层或卷轴状排列的晶体物质	肥大细胞颗粒具有特征性的涡旋样超微结构

续表

	嗜碱性粒细胞白血病	肥大细胞白血病
细胞化学	甲苯胺蓝异染阳性，ACP呈弥漫阳性，PAS块状阳性，CE阴性，个别可弱阳性，而MPO、SBB和NSE染色阴性	甲苯胺蓝染色阳性，CE染色强阳性，MPO染色阴性
流式细胞学	表达CD13、CD33等髓系抗原，CD123、CD203c和CD11b也常阳性，但不表达其他单核细胞抗原。CD34可阳性；与正常嗜碱性粒细胞不同的是原始细胞的HLA-DR可为阳性，而CD117阴性	强表达CD117、表达CD2和（或）CD25，CD123阴性
骨髓活检及免疫组化	原始细胞弥漫增生，CD117阴性	CD117强阳性、肥大细胞类胰蛋白酶、CD2和（或）CD25
分子生物学	无特异	KIT D816V突变

【精华与陷阱】

1. 嗜碱性粒细胞和肥大细胞有相似的地方，但又是完全不同的。嗜碱性粒细胞在骨髓中成熟，寿命短，颗粒粗大，核由圆形到分叶状；肥大细胞在组织中成熟，寿命长，一般颗粒小，核圆形或卵圆形。都具有异染性，甲苯胺蓝染色为阳性

2. 生理情况嗜碱性粒细胞数量相当低，计数重复性差。因此，建议骨髓或外周血涂片至少计数500个白细胞，才能确定嗜碱性粒细胞百分比

3. 嗜碱性颗粒是水溶性的，传统组织病理HE染色、Giemsa染色切片，均无法检查嗜碱性粒细胞。因此，病理医生须使用IHC来检测和计数嗜碱性粒细胞，其中特异性的标记包括BB1抗原，2D7抗原，及CD123和CD203c

4. 流式细胞术也可以用于检测嗜碱性粒细胞。嗜碱性粒细胞特异性抗原包括CD123、IgER、Bsp-1和CD203c。CD203c广泛用于检测和计数BM或PB嗜碱性粒细胞。BM中正常和肿瘤性肥大细胞也与CD203c反应。因此，骨髓细胞检查应联合应用CD117（嗜碱性粒细胞通常不表达）和CD123（肥大细胞通常表达）

5. 伴有嗜碱性粒细胞增多的血液系统肿瘤性疾病包括：AML、BL、MDS、MPN、aCML、CMML及淋巴瘤等

6. 对疑似嗜碱性粒细胞白血病患者，必须进行常规Ph染色体核型分析和BCR-ABL1和JAK2V617F PCR检测

7. 正常肥大细胞呈圆形或椭圆形，细胞核居中呈圆形不分叶，细胞质充满颗粒。肥大细胞增多症患者骨髓中肥大细胞形态可出现畸变，如纺锤体样外形，细胞质凸起、少颗粒，可见多分叶核或核偏位

8. 多数惰性SM患者肥大细胞比例<5%，而侵袭性SM通常>5%，肥大细胞白血病则要求肥大细胞比例≥20%。典型的MCL，肥大细胞约占外周血白细胞比例的10%及以上

9. 肿瘤肥大细胞异常表达CD2、CD25（次要标准）及CD33，可以区别正常肥大细胞。CD117可区分肥大细胞和嗜碱性粒细胞

10. 急性嗜碱性粒细胞白血病和肥大细胞白血病的鉴别见表13-7

（孟红彬　刘亚波　高海燕）

第十四章　红细胞增多症的评估

章节概述： 本章主要介绍红细胞增多症的概念、分类，着重讲述了真性红细胞增多症、继发性红细胞增多症及特发性红细胞增多症的临床表现、实验室检查及诊断和鉴别诊断，尤其是对各种类型的红细胞增多症的诊断流程、诊断标准及鉴别诊断做了较详细的介绍，这部分内容也是本章的重点和难点。

红细胞增多症以红细胞容量增加为特征，传统上"polycythaemia（红细胞增多症）"用以指外周循环中红细胞数量增多所导致的血细胞比容持续增高的一组疾病。除真性红细胞增多症外，多数红细胞增多症仅涉及红系，所以使用"erythrocytosis（红细胞增多）"这一术语更为确切。而真性红细胞增多症为克隆性红细胞增多，病变累及三系血细胞。

第一节　概　述

红细胞增多症指红细胞数量增加以及由此导致的血红蛋白升高。红细胞增多症按病因可以分为红系前体细胞的原发性缺陷和红细胞以外因素所导致的继发性缺陷，每一类又可分为先天性或获得性。原发性缺陷所致的原发性红细胞增多症是由获得性或遗传基因突变使造血干细胞或红系造血祖细胞改变而导致红细胞累积所致，包括先天性红细胞增多症例如促红细胞生成素（EPO）受体突变或氧传感通路缺陷，包括 *VHL*、*PHD2*、*HIF2A* 基因突变。其中有一类病因不明者称为特发性红细胞增多症，这部分患者经全面的病史了解及完善的检查，患者病因仍然不明。真性红细胞增多症属于原发性获得性红细胞增多症，进一步诊断需要检测血清 EPO 水平、基因及骨髓病理。继发性红细胞增多症继发于促红细胞生成素过度释放而引起的与之相应或不相应的红细胞增多，是非克隆性的红细胞增多，通常是机体对组织缺氧的适应性生理反应，此种情况不应采取放血疗法。不同的红细胞增多症临床转归不同，治疗方法不同，因此明确红细胞增多症的病因及分类有助于临床有的放矢地治疗。

红细胞生成的调节因素比较复杂，一般认为外周血中红细胞的数量和生理性平衡主要是通过骨髓内红细胞生成的自身调节完成的。在正常的生理情况下，循环中的红细胞总量是通过对红细胞生成速率的反馈调节而维持恒定。在造血干细胞与成熟红细胞之间形成了一个相互关联、相互制约的复杂的动态平衡。当机体红细胞数量发生变化时，造血组织通过各种途径调节这种动态平衡从而维持人体的基本生理功能。目前对红细胞生成的调节机制还不十分清楚，但多数是通过各种因素影响 EPO 的水平从而改变红细胞的生成，除了先天性或获得性遗传基因突变，常见的影响红细胞生成的其他因素还有心肺功能、血容量、动脉血氧分压、血红蛋白与氧的亲和力以及红细胞2, 3-二磷酸甘油酸含量等，这些因素都可影响肾脏生成 EPO，从而对红细胞的生成进行反馈调节。

正常成人的红细胞生成速率为 $2.3 \times 10^6/s$，红细胞内所含的血红蛋白可以携带并给组织提供氧气。人体内存在精确的平衡机制以保证红细胞的数量充足但不过量，一旦这一平衡机制打破即可导致红细胞生成过量，从而引发红细胞增多症。红细胞增多的确定有赖于对红细胞数量的测定，红细胞数大于按性别及体重计算的红细胞预计值的125%定义为红细胞增多，有上述情况发生的患者诊断为红细胞增多症。在绝对红细胞增多症的患者中，血红蛋白和血细胞比容也同时升高。不同的参数因存在其他影响因素而不能完全反映其他参数的测量结果。但即便如此，血细胞比容 $\geqslant 0.60$ 往往与红细胞数量增加相关。在以往诊断标准中，男性血红蛋白（HGB）>185g/L 或女性 HGB>165g/L 或男性血细胞比容 >0.52 或女性血细胞比容>0.48提示存在红细胞增多，但2016版WHO诊断标准将这一数值标准降低，而不同海拔、年龄、性别以及是否存在其他影响红细胞数量及血红蛋白量的疾病等因素也都可以影响红细胞增多的判定，因此对红细胞增多症的初步诊断不能仅局限于红细胞相关参数的增高，而是要结合多方面因素综合考量。

【分类】

红细胞增多症按病因可分为原发性和继发性。前者因红细胞前体细胞本身缺陷，后者因红细胞以外因素导致红细胞数量增加。

原发性红细胞增多症包括原发性家族先天性红细胞增多症和真性红细胞增多症。此外某些先天性红细胞增多症，如Chuvash红细胞增多症因红系造血祖细胞对EPO超敏感，尽管红细胞容量增加，其EPO水平仍然正常或增高。据此，这些罕见类型的遗传性红细胞增多症兼具原发性和继发性红细胞增多症的特点。

继发性红细胞增多症是因生理性介质（如EPO）刺激红细胞生成增加所引起的一组疾患。该组疾患可分为两类：对组织缺氧反应正常的代偿性红细胞增多（如高原性红细胞增多症和血红蛋白氧亲和力增强）和非代偿性红细胞增多（如EPO分泌性肿瘤、肾移植后红细胞增多等）。

【临床表现】

尽管红细胞增多症红细胞生成增加，但骨髓涂片形态学变化常不明显，与容量一起仅适度改变。由于红细胞寿命正常，红细胞增多时，每天破坏的大量红细胞仅使胆红素水平轻度升高。与之相比，更常出现的是继发性痛风和脾肿大等体征。此外红细胞增多症的许多症状体征与血液黏度和血管床增加有关，如皮肤红紫、头晕、耳鸣、头面部发胀、发绀等。真性红细胞增多症及血红蛋白显著增高的患者血栓事件明显增高。

【诊断与鉴别诊断】

在临床工作中对红细胞增多症的各种类型的正确诊断非常重要，这关系到明确病因进而选择正确的治疗方法。如果患者符合2016版WHO诊断标准，则可以直接诊断为真性红细胞增多症。但对于其他类型的红细胞增多症则需要结合病史、临床特征、实验室检查等给予诊断（图14-1）。

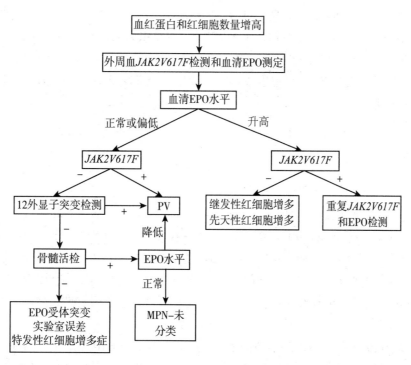

图14-1 红细胞增多症诊断流程

第二节　真性红细胞增多症

真性红细胞增多症（polycythemia vera，PV）是一种起源于造血干细胞的克隆性慢性骨髓增殖性疾病，也被称为骨髓增殖性肿瘤（MPN），PV是一种获得性的克隆性原发红细胞增生紊乱。该病主要累及红系，粒系和巨核系也常常增生，引起红细胞量的绝对增多，血红蛋白增高，常伴白细胞和血小板不同程度增高及脾肿大。

PV可发生在任何年龄、任何种族，包括青少年及少数儿童，但以老年人多见。中位发病年龄为60岁，年龄范围在20~85岁，发病率为（0.4~2.8）/100 000，男性与女性比为（1~2）：1。PV患者的中位生存期约14年，年龄<60岁患者为24年。

本病发病机制尚未明了，研究显示可能与以下因素有关：①造血多能干细胞非控制的克隆性紊乱；②PV祖细胞的异常体外应答；③电离辐射；④基因转录失调；⑤JAK2突变。

【临床表现】

PV起病隐匿，部分患者可以在查体或因其他疾病行血常规检查时偶然发现。患者突出表现为皮肤、黏膜红紫或绛红色，尤以面颊、唇、舌、耳、鼻、眼结膜、颈部和四肢末端为甚。因红细胞增多、血液黏滞度增高、血液流速缓慢，患者常有头晕、头痛、乏力、视力障碍、心慌、怕热、多汗、皮肤瘙痒、体重减轻、上腹部不适、痛风性关节炎等症状，部分患者肝大、脾大，可有不同程度的出血。

临床上1%~5%的PV患者可转化为其他MPN、骨髓增生异常综合征（MDS）或急性白血病。当白细胞>15×10⁹/L时，PV患者具有更高的向骨髓纤维化或急性白血病转化的风险。此外，JAK2等位基因突变>50%是PV向骨髓纤维化（MF）转化的独立风险因素；异常核型和高龄（>61岁）是PV患者无白血病生存的独立危险因素。

病程中自发缓解者少见。PV临床病程可分为2期，即红细胞增生期（多血期）和骨髓衰竭期，亦称红细胞增多症髓样化生后期（post polycythemic myeloid metaplasia，PPMM）。增生期相对隐匿，中位生存长达10~15年，外周血示血细胞比容和血红蛋白增高，正细胞正色素性细胞明显增多，如合并缺铁，上述数值亦可降低，也可呈小细胞低色素性；此期2/3患者可有白细胞增高，多为中度增高，中性粒细胞及嗜碱性粒细胞增多，中性粒细胞核左移，无原始细胞；1/2患者血小板增多，常>600×10⁹/L，故早期PV应注意与原发性血小板增多症（ET）相鉴别。PV衰竭期属疾病终末阶段，中位生存<2.5年，该期的主要特征为进行性骨髓纤维化、红系细胞生成和骨髓增生度全面降低。脾脏日渐增大和脾性髓样化生提示PV已经进展至终末期。

【实验室检查】

一、形态学

1.血象

（1）红细胞：血液呈暗紫红色，黏稠，检查显示红细胞容量、红细胞数和血红蛋白浓度均升高。多次检查血红蛋白≥165g/L（男），或≥160g/L（女）；红细胞数≥6.5×10¹²/L（男），或≥6.0×10¹²/L（女）；血细胞比容增高，男性>60%，女性>56%。用⁵¹Cr标记红细胞测定红细胞容量男性≥36ml/kg，女性≥32ml/kg。涂片中红细胞形态多数正常，可有轻度大小不等和异形、嗜碱性点彩和嗜多色红细胞增多。可有少量幼红细胞出现，涂片内红细胞密集分布，集结成团，给正常测定带来困难，并可因合并肥胖而致假性降低。

（2）白细胞：增高或正常，2/3患者白细胞增高，多在（10~25）×10¹²/L，有的高达（40~50）×10¹²/L，增多的主要是中性粒细胞，可见核左移，杆状核粒细胞显著增多，常可出现中、晚幼粒细胞，一般无原始及早幼粒细胞出现，嗜碱性粒细胞增多易见。

（3）血小板：一般正常或升高，约50%以上患者血小板>300×10⁹/L，偶可高达（800~1 000）×10⁹/L，多数患者>450×10⁹/L。血涂片内可见巨大、低颗粒、无颗粒或畸形血小板，以及呈大簇和片状分布的血小板，偶见巨核细胞碎片。血小板寿命一般正常，在晚期时，可出现血小板减少。

2.骨髓象

PV初诊患者骨髓涂片的细胞量变化很大。有核细胞增生程度和各系细胞的增生量可有显著的不同。多数患者涂片增生活跃或明显活跃（图14-2），部分患者符合红系、粒系、巨核系细胞三系增生，典型PV骨髓涂片红系增生明显，并以不同阶段的红细胞增生为主，但骨髓以单独红系增生为主者不多见（图14-3）。也有一些病例由于红细胞增多导致骨髓稀释而使骨髓涂片有核细胞减少，虽多次抽吸仍为低细胞量。成熟的红细胞密集分布且无明显发育异常。粒系和巨核系虽同时增生，但粒系除常伴轻度核左移外，无原始及早幼粒细胞增多，亦无明显的形态学异常，常可见到嗜碱性粒细胞增多（图14-4），但不如慢性髓细胞性白血病（CML）增高明显。巨核细胞不仅数量增多，而且异型性明显，大小不一（图14-5）。

3.细胞化学

铁染色提示可染铁减少，细胞外铁降低或消失，铁粒幼细胞减少或消失，可能与红细胞增生过度导致铁相对不足有关。外周血和骨髓中性粒细胞碱性磷酸酶活性增高。

4.骨髓活检

切片显示骨髓增生活跃或异常活跃，皮质骨下有核细胞增生明显，M∶E比值约为1∶1或更低，脂肪细胞减少。典型切片三系细胞同时增生（图14-6），在三系增生活跃区内，幼红细胞聚集成簇，不同发育阶段的粒细胞弥散性分布。巨核细胞不仅数量明显增多，多形性变化显著。巨核细胞大小不等，可见体积小者，亦可见到非常之大者，核染色质浓集，成簇分布少见（图14-7）。基质中脂肪细胞减少，血管增生，静脉窦扩张，多数病例可见网状纤维增生。

另外，部分病例还可出现良性淋巴细胞聚集、反应性组织细胞增多症、肉芽肿和骨髓坏死。

二、细胞遗传学

PV患者遗传学未有明确的特异性异常，在增生期10%~20%可见异常，常见的异常核型有：+8、+9、20q-、13q-和1p-并且无Ph染色体或*BCR–ABL*融合基因。在PV衰竭期，80%~90%的患者有异常染色体，转化为MDS或急性白血病者则100%有异常核型，有的可能为治疗相关性。特别是5、7号染色体异常多为治疗相关性，提示预后不良。也可见到原来核型正常，随病程进展可出现13q-、12q-、1q-等。一般认为+8、+9、20q-与PV发生有关。PV既能向纤维化前期骨髓纤维化（PMF）转化，亦可向ET、CML、慢性嗜酸性粒细胞白血病和系统性肥大细胞增生症转化。临床上，PV亦可合并克隆相关或克隆无关的B细胞肿瘤、浆细胞肿瘤和T细胞肿瘤。

三、分子生物学

多个研究显示95%~97%的PV患者具有*JAK2*基因外显子14上的*V617F*突变，而正常人和继发性红细胞增多症患者不具有该突变。据此，可以用该基因来鉴别PV和继发性红细胞增多症。除PV外，部分ET或PMF患者也可见到*JAK2V617F*突变。

外显子12突变是涉及*JAK2*基因的另一类突变，因此，检测*JAK2*第12号外显子基因突变有助于诊断*JAK2V617F*突变阴性的PV患者。该基因突变存在于大部分*JAK2V617F*突变阴性的PV患者，通常与ET和PMF无关，但可进展为MF。

*bcl–x*是一种抗凋亡基因，有研究显示该基因在PV红系祖细胞中表达增高，但由于在PV诊断中不具有特异性，故不作常规检测。

四、其他检查

全血黏度增加，可达正常的5~8倍。血沉减慢。血小板黏附、聚集功能可降低或正常。维生素B_{12}和尿酸水平增高，血清铁正常或减低，不饱和铁结合力正常或增高，铁转换率增加。PV患者通常具有低水平EPO浓度。

【诊断和鉴别诊断】

一、诊断

1975年国际PV工作组（PVSG）首次提出PV的诊断标准，国内诊断标准由中华医学会血液学分会白血病淋巴瘤学组于2016年提出（表14-1）。而《真性红细胞增多症诊断与治疗中国专家共识（2016年版）》，采用了WHO（2008）标准和2014年修订建议标准，后者已被正式发布的WHO（2016）PV诊断标准正式采纳（表14-2）。

表14-1 真性红细胞增多症国内诊断标准

主要标准

（1）男性HGB>185g/L，女性HGB>165g/L，或其他红细胞容积增高的证据（血红蛋白或红细胞比容大于按年龄、性别和居住地海拔高度测定方法特异参考范围百分数的第99位；或血红蛋白浓度在无缺铁情况下的基础值确定持续增高至少20g/L，男性HGB>170g/L，女性HGB>150g/L）

（2）有*JAK2V617F*突变或其他功能相似的突变（如*JAK2*第12外显子突变）

次要标准

（1）骨髓活检与患者年龄不匹配的高增生，以红系、粒系和巨核系增生为主

（2）血清EPO水平低于正常参考值

（3）骨髓细胞体外培养有内源性红系集落形成

注：诊断真性红细胞增多症须符合2条主要标准和1条次要标准，或第（1）条主要标准和2条次要标准。

表14-2 WHO（2016）真性红细胞增多症诊断标准

主要标准

（1）男性HGB>165g/L、女性HGB>160g/L，或男性血细胞比容>49%、女性血细胞比容>48%，或红细胞容量增加

（2）骨髓活检显示与年龄不符的高度增生和三系增生（全髓增生），包括红系、粒系、巨核系显著增生并伴有多形性成熟巨核细胞（大小不等）

（3）有*JAK2V617F*或*JAK2*第12号外显子基因突变

次要标准

血清EPO水平低于正常参考水平

注：诊断真性红细胞增多症须符合3条主要标准或主要标准前两条加次要标准。

由于*JAK2*基因突变，包括*V617F*和第12号外显子突变几乎在99%的PV患者中发现，其在PV诊断中的地位逐渐获得肯定。但在临床实践中，*JAK2*突变阴性的患者几乎难以诊断PV，*V617F*突变存在于95%~97%的患者中，第12号外显子突变几乎存在于剩余的患者中，而*JAK2*突变也存在于其他骨髓增殖性疾病中，难以鉴别PV、ET和PMF，因此配合骨髓形态学检查有助于鉴别这几种疾病。值得注意的是，在WHO（2016）标准中也提出，在持续的绝对红细胞增多症病例中（男性HGB>185g/L，血细胞比容>55.5%；或女性HGB>165g/L，血细胞比容>49.5%），主要标准第3条和次要标准同时满足时骨髓活检

可能不是诊断所必需的。

　　PVSG 最先将红细胞容积（RCM）男性≥36ml/kg、女性≥32ml/kg 作为 PV 的诊断标准。国际血液标准化委员会（ICSH）提出了不同年龄、身高、体重人群 RCM 的正常范围，将其高于平均预计值 25% 作为 RCM 升高的标准。但由于 RCM 的测定耗时费力，重复性差，现已被弃用。WHO（2008）标准、英国血液学标准委员会（BCSH）修订标准分别使用了 HGB、HCT 作为诊断 PV 的替代指标，但一些研究显示部分患者 HGB、HCT 低于诊断阈值（通常男性在 160~180g/L、女性在 150~164g/L）时，其 *JAK2V617F* 突变，骨髓形态学显示为典型的 PV，这部分患者血栓发生概率与典型 PV 相同，且具有比典型 PV 更高的概率向 MF 和 AL 转化，因此提出了隐匿性 PV（masked-PV，mPV）的概念。mPV 患者多为男性，血小板计数增高，骨髓网状纤维化增多。与符合 WHO（2008）标准和 BCSH 修订标准的典型 PV 相比，由于其放血及降细胞治疗强度低于典型 PV，mPV 患者的总体生存恶化，因此必须早期识别 mPV 患者并予相应治疗。一些学者认为这类疾病可能模拟了早期 ET 的发病机制，因此，与典型 PV 相比，mPV 在诊断时具有较高的血小板计数和较低的 *JAK2V617F* 等位基因负担，也可认为是特异性或前驱的真性红细胞增多症。由于部分 mPV 患者同时存在血小板水平升高，使其在诊断时可能与 *JAK2* 基因突变阳性的原发性血小板增多症混淆。Barbui 等通过比较 PV（包括 mPV）和 ET 患者的 HGB 及 HCT 水平，认为若 *JAK2* 基因突变阳性且 HGB>165g/L（男性）、>160g/L（女性）或 HCT>49%（男性）、>48%（女性）时应高度怀疑 PV。WHO（2016）PV 诊断标准采纳了上述研究结论，降低了确诊 PV 的 HGB 水平值，并提高了 HCT 在 PV 诊断中的地位，同时强调了骨髓活检在 mPV 的诊断及其与 ET 鉴别中的价值。

二、鉴别诊断

　　PV 的鉴别诊断主要包括两方面内容：①与其他红细胞增多症的鉴别，如与继发性、相对性红细胞增多症及家族性先天性红细胞增多症的鉴别；②与其他骨髓增殖性肿瘤的鉴别，如与 ET、PMF 和 CML 的鉴别。

1.与其他红细胞增多症的鉴别

　　（1）与继发性红细胞增多症的鉴别：继发性红细胞增多症是由于长期慢性缺氧导致 EPO 升高，刺激骨髓红系过度反应所致。常见于低氧血症、右向左分流的先天性心脏病、慢性阻塞性肺疾病、高原病、异常血红蛋白病及某些肿瘤等。此外，肾囊肿、肾积水、肾肿瘤因压迫肾组织使得局部血流减少而刺激 EPO 生成过多，导致红细胞生成增多。与 PV 相比，继发性红细胞增多症患者一般无脾大，白细胞及血小板一般正常，骨髓仅红系增生，EPO 水平增高，无 *JAK2* 突变。

　　（2）相对性红细胞增多症：又称良性或假性红细胞增多症，是由于血浆容量减少所导致，而并非真正的红细胞增多。部分患者红细胞增多为暂时性，如出现持续性大量出汗、严重呕吐、腹泻、休克、大面积烧伤等造成的脱水或组织液减少。在这种情况下，外周血红细胞呈一过性增多，随着原发病控制而逐渐恢复正常。另有少数患者发病与焦虑、吸烟、肥胖相关，去除诱因可恢复正常。也有少数患者可有血栓栓塞等并发症。此外亦有慢性相对性红细胞增多，如盖斯波克综合征（Gaisbock syndrome）。

　　（3）原发性家族先天性红细胞增多症（PFCP）：该病罕见，散发病例少见，常被误诊，为常染色体显性遗传性疾病。PFCP 也为红系造血祖细胞原发缺陷，并且其 EPO 水平低。临床上可完全没有症状或有头痛、嗜睡、眩晕和易疲倦的轻微症状。患者面色深红、眼结膜充血。与 PV 不同，PFCP 患者一般无脾大，无中性粒细胞、嗜碱性粒细胞及血小板增多，亦无 *JAK2* 突变。一般认为该病为良性，不会进展为急性白血病或骨髓增生异常综合征。血红蛋白>200g/L（男性）或>180g/L（女性）的患者可出现重度红细胞增多。

　　临床上原发性家族先天性红细胞增多症极为罕见，故日常临床工作的重点主要是 PV 与继发性及相对性红细胞增多症的鉴别（表 14-3）。

表14-3　PV与继发性及相对性红细胞增多症的鉴别

	真性红细胞增多症	继发性红细胞增多症	相对性红细胞增多症
血细胞容量	增加	增加	正常
血细胞比容	增加	增加	正常
白细胞计数	增加	正常	正常
血小板计数	增加	正常	正常
动脉血氧饱和度	正常	正常或降低	正常
维生素B_{12}含量	增高	正常	正常
骨髓象	三系增生	红系增生	三系正常
NAP积分	增加	正常	正常
EPO水平	降低或正常	增高	正常
*JAK2*突变	有	无	无
BFU-E	生长	不生长	不生长

注：BFU-E为红系爆式集落形成单位。

2.与其他骨髓增殖性肿瘤的鉴别　PV应与引起红细胞增多的其他骨髓增殖性肿瘤相鉴别，骨髓病理对于鉴别mPV与ET和纤维化前期（prefibritic）骨髓纤维化至关重要，这依赖于经严格专业培训且经验丰富的血液病理医师，这也是WHO（2016）诊断标准强调骨髓活检的重要性的原因。

（1）PV与ET的鉴别：原发性血小板增多症是一种以巨核细胞增生为主的克隆性多能干细胞增殖性疾病。由于mPV患者常伴血小板增多，且常大于≥ 450×10^9/L，若同时伴有*JAK2*突变，两者的鉴别必须依靠骨髓活检。ET骨髓增生程度正常，以巨核细胞增生为主，粒系和红系增生正常且无左移，巨核细胞呈随机分布或呈松散簇，巨核细胞体积大或巨大，胞核过分叶（鹿角状），胞质成熟正常。mPV骨髓增生程度经年龄调整后为轻至中度增生，主要是巨核细胞和红系细胞增生，巨核细胞大小不一，成熟正常。PV与ET的鉴别见表14-4。

（2）PV与PMF的鉴别：PMF和PV都有脾大，部分PMF患者也有*JAK2*突变，但多数PMF有贫血表现，外周血见幼红、幼粒细胞，部分可见原始细胞，有数量不等的泪滴形红细胞。骨髓活检骨髓呈极度增生，有粒系和异型巨核细胞增生，红系增生常为轻至中度减低，巨核细胞大小不一，成簇分布，胞核低分叶，染色质凝集（呈气球状或云朵状），核质比增大（成熟障碍），裸核巨核细胞增多，伴有网状纤维或胶原纤维化。PV与PMF的鉴别见表14-4。

表14-4　mPV与ET、PMF的鉴别

	mPV	ET	PMF
增生度	经年龄调整后为轻至中度增生	正常	极度增生
红/粒/巨核系增生	红系、巨核系	多仅巨核系增生	粒系、巨核系为主，红系轻至中度减低
粒系核左移	有	无	无
巨核大小、分布	大小不一	大或巨大，核多分叶，随机或呈松散簇分布	大小不一，成簇分布
巨核形态	成熟正常	核多分叶，成熟正常	核分叶减少，染色质聚集，成熟障碍，裸核增多
骨髓基质	血窦扩张、见淋巴灶	血窦正常、无淋巴灶	血窦扩张、见淋巴灶
纤维化分级	MF-0或MF-1	MF-0	MF-0或MF-1
分子生物学	*JAK2*	*JAK2/CALR/MPL*突变或三阴	*JAK2/CALR/MPL*突变或其他克隆标志

（3）PV与CML的鉴别：慢性粒细胞白血病以粒系各期粒细胞增生为主，中性粒细胞碱性磷酸酶活性降低，Ph染色体阳性。

PV与MPN其他疾病的诊断流程见图14-8。

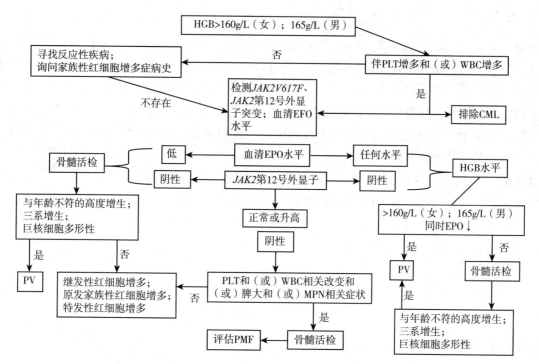

图14-8 MPN实用诊断流程（红细胞增多症）

第三节 继发性红细胞增多症

继发性红细胞增多症（secondary polycythemia）是指继发于其他疾病，引起促红细胞生成素分泌增多而导致的红细胞数量和容量增加，是一种非克隆性疾病。

继发性红细胞增多症按发病机制又分为先天性或获得性两大类，进一步细分见表14-5。

表14-5 继发性红细胞增多症的分类

先天性

高氧亲和力血红蛋白；EPO受体突变；2，3-二磷酸甘油酸变位酶缺乏症；*VHL*基因突变（Chuvash红细胞增多症）

获得性

1.EPO介导的低氧所致

（1）中心性缺氧：慢性肺疾病、右向左心肺血管分流、一氧化碳中毒、吸烟者红细胞增多、低通气综合征（包括睡眠呼吸暂停）、高海拔地区

（2）肾脏局部缺氧：肾动脉狭窄、终末期肾病、肾盂积水、肾囊肿（多囊肾）、肾移植后红细胞增多

2.病理性EPO产生增多 肿瘤性：如肝癌、肾癌、小脑血管母细胞瘤、脑（脊）膜瘤、甲状旁腺肿瘤/腺瘤、嗜铬细胞瘤、肾巨大嗜酸性粒细胞瘤、子宫平滑肌瘤

3.外源性EPO 药物相关性的如雄激素制剂、注射EPO等

【临床表现】

1.红细胞增多的表现 与其他红细胞增多症一样，继发性红细胞增多症的许多症状和体征与血液黏度和血管床的增加有关。常见的症状有头晕、头胀、头痛、耳鸣、乏力、心悸、失眠、眼花、怕热、出

汗等，有时有心绞痛，面部、指尖、耳廓、唇呈暗红色甚至发绀。黏膜及眼结膜充血及血管扩张。

2.原发病的症状和体征

【实验室检查】

一、形态学

1.血象 红细胞计数、血红蛋白和红细胞相关指数增高，血涂片成熟红细胞形态正常，密集分布，在新生儿红细胞增多症中，常可见到大小不等、嗜多色的成熟红细胞。白细胞和血小板通常无形态和数量上的异常。

2.骨髓象 骨髓增生明显活跃，以红系增生为主，可见红系造血岛适当地增大、增多。粒系比例形态正常或可见核左移，巨核系形态正常且无成熟障碍。该病中也可出现嗜酸性粒细胞、血管周围浆细胞、组织细胞碎片及铁负荷过多的巨噬细胞。

3.细胞化学 中性粒细胞碱性磷酸酶活性正常，铁负荷过多可见细胞外铁增多。

4.骨髓活检 骨髓活检一般不作为继发性红细胞增多症的常规检查，但在病因不明需要与其他类型红细胞增多症鉴别时有一定的诊断意义。

二、分子生物学

JAK2V617F 或 *JAK2* 第12号外显子基因突变的检测用以区分PV；*VHL* 突变用以诊断Chuvash红细胞增多症。

三、其他检查

诊断继发性红细胞增多症的其他实验室检查有赖于原发疾病的相关检查及用以确定红细胞增多症类型的检查如动脉血氧饱和度、EPO水平、内源性红细胞集落测定等。

【诊断和鉴别诊断】

一、诊断

遇到红细胞增多的患者首先必须详尽地记录病史，同时仔细地进行体检，以寻找可能的致病原因，比如打鼾的病史可能提示夜间低氧的情况，肾病和肾移植术后红细胞增多可非常严重。根据不同临床特征，再结合与之对应的实验室检查，即可明确诊断。

二、鉴别诊断

详见本章第一节和第二节。

第四节　特发性红细胞增多症

除了真性红细胞增多症和有明确病因的继发性红细胞增多症以外，仍有部分红细胞增多症患者在接受了全面系统检查之后，未发现任何致病因素。目前将这部分不符合真性红细胞增多症诊断标准也找不到发病原因的异质性疾病称为特发性红细胞增多症（idiopathic erythrocytosis，IE），亦称为良性红细胞增多症（benign erythrocytosis）或纯红细胞增多症（pure erythrocytosis）。目前推荐使用特发性红细胞增多症，以强调引起红细胞增多症的病因是未知的。近年来随着真性红细胞增多症患者中 *JAK2V617F* 和其他类似突变的发现，以及先天性红细胞增多症致病基因的陆续发现，使红细胞增多症的诊断进入了分子诊断的新时代，因此诊断IE须更加谨慎。

临床研究表明约1/3的特发性红细胞增多症的患者EPO水平降低，余下2/3的患者EPO水平正常或升高。该病发病机制目前尚未明确，现有研究推测其发病机制可能有以下几个方面：①IE可能是早期PV：10%~15%的IE可能转化为PV；②IE发病与EPO信号通路异常有关：部分患者可能存在促红细胞生成素受体（erythropoietin receptor，EPOR）基因外显子突变或EPO传导通路中负性调节因子的失活；③氧感应通路异常参与IE发病：部分参与氧感应通路的细胞因子及酶的基因发生突变，如*PHD2*、*HIF-2A*、*VHL*。

【临床表现】

IE是一种罕见病，患病率约为0.1%，以往的回顾性研究显示，该病患病男女比例为（2.2~5.5）：1，以男性为主，中位发病年龄为55~60岁，血管并发症的发病率很高，约半数的患者易并发血栓，动、静脉血栓发生率为2.8：1，不伴有脾脏肿大，部分患者伴有头痛、痛风、瘙痒等症状。

【实验室检查】

一、形态学

1.血象　外周血检查多数患者仅有红细胞容量、血细胞比容、红细胞数和（或）血红蛋白增高，白细胞和血小板计数多为正常，白细胞分类多数正常。血涂片显示红细胞密集分布，白细胞及血小板形态大致正常。

2.骨髓象　增生活跃，红系增生明显，多数不伴有粒系及巨核系的过度增生，各系形态大致正常，成熟红细胞可见密集分布。

3.细胞化学　中性粒细胞碱性磷酸酶活性通常正常，伴随感染等原因时可增高。

4.骨髓活检　主要为与真性红细胞增多症及其他骨髓增殖性肿瘤相鉴别，增生活跃或明显活跃，仅以红系增生为主，巨核细胞计数正常，无不典型巨大巨核细胞及巨核细胞集簇，纤维组织大致正常。

二、分子生物学

目前没有明确的特定基因突变用于确诊该病，基因检测主要为排除性诊断，除外导致原发性和继发性红细胞增多症的基因突变，如*JAK2V617F*、*JAK2*第12号外显子、*EEC*及*EPOR*外显子突变等。

三、其他检查

EPO水平可减低、正常或增高；动脉血氧饱和度（SaO_2）降低。

【诊断和鉴别诊断】

一、诊断

目前IE尚没有明确的诊断标准，通常在红细胞容量>125%正常预期值和（或）血细胞比容升高（男性>0.52，女性>0.48），无脾脏肿大的情况，除外PV及继发性因素且无明确病因的红细胞增多症可以考虑诊断IE。

鉴于目前对IE无公认的诊断标准，可从以下几方面对IE做排除性诊断：①全面详细询问病史是否存在继发性因素：如慢性肺部疾病，体格检查（如是否脾肿大），以及复查全血细胞计数；②根据临床表现及明确致病因素，患者进行进一步检查，如检测*JAK2*基因突变，明确是否为*JAK2V617*及*JAK2*第12号外显子突变的PV；③对那些没有明确病因、相关基因检测结果为阴性的患者，检测EPO水平；④如EPO水平减低且病史较长，则应检测EPO信号通路有无异常，主要检测*EPOR*基因有无突变，具体见表14-6；⑤如EPO水平正常或增高，且病史较长，检测P50或血红蛋白与氧亲和力有无异常，具体见表14-7。通过上述检测未发现任何致病因素者归为IE。详细诊断流程见图14-9。

表14-6 低EPO水平的红细胞增多症患者检测流程

全血细胞计数
*JAK2V617F*及*JAK2*第12号外显子突变
EPO水平
骨髓细胞涂片及病理活检
细胞遗传学
内源性红系克隆
*EPOR*突变

表14-7 正常/高EPO水平的红细胞增多症患者检测流程

血红蛋白电泳
P50检测
双磷酸甘油酸变位酶的水平
氧感应通路基因突变（*VHL*、*PHD2*、*HIF2α*）
SaO$_2$测定
碳氧血红蛋白（COHb）水平（尤其对于吸烟者）
头、胸和腹部影像学检查（B超、CT等）
肺功能检测
睡眠检测

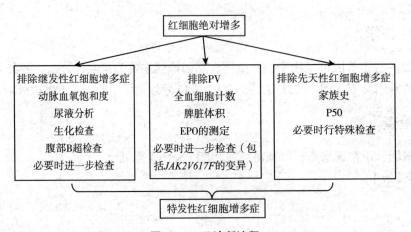

图14-9 IE诊断流程

二、鉴别诊断

1.IE与PV的鉴别 IE与PV的简要鉴别见表14-8。

表14-8 IE与PV的鉴别要点

诊断指标	IE	PV
血清EPO水平	正常	低
骨髓病理	正常	全髓增生
内源性红系集落检测	无自发生成	自发生成
*JAKV617F*突变	仅10%阳性	90%阳性

2.IE与原发性家族性先天性红细胞增多症（PFCP）的鉴别　原发性家族性先天性红细胞增多症是常染色体显性遗传疾病，散发病例较少见。患者多有明确的家族史，15%患者存在*EPOR*基因8号外显子突变。血红蛋白>200g/L（男性）或>180g/L（女性）的患者红细胞重度增多，常有头痛、高血压、冠心病和脑卒中的发生。通过详细询问家族史，必要时行*EEC*及*EPOR*基因的检测可进一步明确PFCP诊断。

3.IE与继发性获得性红细胞增多症的鉴别　通过动脉血氧饱和度、碳氧血红蛋白水平（尤其对于吸烟者）、腹部B超、EPO水平等检查可除外继发性红细胞增多症。

4.IE与继发性先天性红细胞增多症的鉴别

（1）血红蛋白与氧气亲和力增高引起的红细胞增多症：①高亲氧血红蛋白病：20%~25%的异常血红蛋白电泳呈阴性，通过氧血红蛋白解离曲线或静脉血气分析测定P50，P50低于20mmHg时提示该诊断。反相高效液相色谱法或珠蛋白基因序列分析可明确该诊断。②高铁血红蛋白血症：患者多自幼出现发绀与呼吸困难，肉眼观察患者抽取的血液呈巧克力褐色，加入还原剂后转为鲜红色。有近亲婚史的先天性发绀患者，高度怀疑此病。③2,3-二磷酸甘油酸变位酶的缺乏：该病罕见，可呈常染色体显性或隐性遗传，变位酶缺乏使血红蛋白与氧气亲和力增高，局部组织因缺氧而代偿性出现红细胞增多。

（2）氧感应通路异常引起的红细胞增多症：①Chuvash红细胞增多症：血液学检查显示血红蛋白和血细胞比容高于正常，但白细胞及血小板计数低于正常值，EPO水平可正常（不会低于正常值低限）至增高，有时高于正常平均值10倍。该病患者多伴有呼吸及肺血管功能异常，易并发静脉曲张、出血及血栓、脊髓血管瘤、肺动脉高压、脑血管意外，而血压、白细胞计数、血小板计数多减低；②*PHD2*基因突变：*PHD2*突变患者临床表现多样，有以血栓性浅静脉炎，感觉异常，视觉异常，高血压或耳鸣、局部血栓形成为主，亦有患者以反复的神经节细胞瘤为主要症状。

5.IE与相对性红细胞增多的鉴别　相对红细胞增多的原因通常是已知的，即应用利尿剂、大量出汗、烧伤引起的脱水等。也有某些轻度红细胞增多患者病因与临床表现均未明，这类患者红细胞总量并未增加，红细胞增多仅源于血浆容量减少。

第五节　典型病例

一、继发性红细胞增多症

【临床资料】

女性患者，56岁，因发现红细胞增多5月余入院。患者5个月前因发热查血常规提示血红蛋白明显升高，在外院查血常规：WBC 6.45×10^9/L；RBC 7.25×10^{12}/L；HGB 201g/L；PLT 105×10^9/L。血清EPO 4.35IU/ml；叶酸 20.85ng/ml；维生素B_{12} 672pg/ml；铁蛋白 198ng/ml；肝肾功能无异常。心脏彩超、胸片无异常。腹部超声示脾脏正常大小。骨髓涂片示红细胞增多。考虑PV，予以羟基脲0.5g口服，3次/天。患者未遵医嘱，间断口服治疗。5个月后到本科复查血常规仍提示HGB明显升高，遂入院进一步诊治。入院查体：T 36.8℃，P 82次/分，R 21次/分，BP 135/92mmHg，多血质面容，嘴唇绛红，皮肤黏膜无黄染，全身浅表淋巴结无肿大。心肺无异常，腹软，肝脾肋下未扪及，双手杵状指。

【实验室检查】

血常规：WBC 5.56×10^9/L，RBC 6.95×10^{12}/L，HGB 210g/L，PLT 95×10^9/L，HCT 63.45%。血清EPO 6.98IU/ml。骨髓涂片：增生活跃，粒系比例正常，各阶段形态比例大致正常，可见嗜酸及嗜碱性粒细胞；红系增生，中晚幼红为主，幼稚及成熟红细胞形态大致正常，成熟红细胞密集排列；淋巴及单核细胞形态正常；巨核细胞形态、数量正常。骨髓活检：HE及PAS染色示送检多为骨质，少量骨髓增生较活跃（约68%），粒红比例减小，粒系各阶段细胞可见，以中幼及以下阶段细胞为主，红系各阶段细胞可见，以中晚幼红细胞为主，巨核细胞易见，以分叶核为主；网状纤维染色（MF 0级）。*CALR-*

EXON9（－），*JAK2-EXON12*（－），*MPL-EXON10*（－），*JAK2V617*定量0.0%，*BCR-ABL P190*定量0.0%，*BCR-ABL P210*定量0.0%。血气分析：pH 7.280，血氧分压34.25mmHg，血氧饱和度57.00%。

追问病史，患者诉多血质面容、杵状指已多年。结合其骨髓基因检测结果及低氧血症，考虑慢性缺氧继发红细胞增多症。但患者无明显缺氧症状，胸片及心脏彩超未提示阳性结果。考虑普通胸部平片对部分肺部疾患检出率低，遂行胸部增强CT及CTA检查，报告示：考虑右下肺动静脉畸形。

【诊断】右下肺动静脉畸形；继发性红细胞增多症。

【病例解析】

继发性红细胞增多症是继发于其他疾病，引起EPO分泌增加而导致红细胞增多。慢性缺氧状态是引起继发性红细胞增多症的最常见的病因。此外，还可见于大量吸烟、肾囊肿、肾盂积水、肾动脉狭窄及多种肿瘤性疾病。继发性红细胞增多症的实验室特点：RBC、HGB和HCT均增高，WBC和血PLT正常，骨髓增生活跃，多数仅红系增生，血流变学检测全血黏度增高，其预后取决于原发病。

该患者无明显缺氧症状、胸片无异常、血清水平不高，这3个重要的干扰因素容易误诊为PV。但该患者骨髓活检及分子生物学检查不支持PV诊断，故追问病史进一步检查，寻找引起红细胞增多的原因，进而确诊为继发性红细胞增多症。

二、真性红细胞增多症

【临床资料】

男性患者，58岁，因颜面潮红、发绀，双手足潮红、肿胀2年余伴皮肤瘙痒3个月就诊。患者2年前出现颜面部潮红、发绀、双手足肿胀潮红，3个月前无明显诱因出现全身广泛瘙痒，阵发性，沐浴后加重，无瘀血瘀斑、无皮肤斑块，可自行缓解。既往体健，否认高血压、冠心病、糖尿病史，否认食物及药物过敏史。查体：T 36.5℃，P 80次/分，R 20次/分，BP 131/82mmHg，双眼球睑结膜充血，面色潮红、双侧手掌、足底红紫，背部可见明显条带状抓痕。浅表淋巴结未触及肿大，胸廓正常对称，双肺未见异常，心率80次/分，律齐，未闻及病理性杂音。腹软，无压痛、反跳痛，脾于肋下3cm可触及，肝未触及。双下肢无水肿。

【实验室检查】

血常规：WBC 13.2×10⁹/L，RBC 7.5×10¹²/L，HGB 215g/L，HCT 63.2%，PLT 394×10⁹/L。生化：TBIL 56.23μmol/L，DBIL 22.35μmol/L，IBIL 35.60μmol/L。血清EPO 1.15mIU/ml。血沉3mm/h。骨髓涂片：增生明显活跃；粒系增生，以中、晚幼粒细胞及以下阶段为主，嗜碱性粒细胞易见，各阶段形态大致正常；红系增生，以中、晚幼红细胞为主，幼红细胞及成熟红细胞形态正常，密集分布；巨核细胞大小不等，可见大多分叶核巨核细胞及体积小者，血小板成堆多见。血涂片：粒细胞比例增高，嗜碱性粒细胞易见；成熟红细胞堆积分布，计数100个白细胞未见有核红细胞。骨髓活检：HE及PAS染色示骨髓增生较活跃（约80%），粒红比例减小，粒系各阶段细胞可见，红系增生各阶段细胞可见，以中晚幼红细胞为主，巨核细胞易见，核大小不一，形态多样。网状纤维染色（MF灶状1级）。分子生物学：*CALR-EXON9*（－），*JAK2-EXON12*（－），*MPL-EXON10*（－），*JAK2V617*定量81.52%（定量结果大于1%为阳性），*BCR-ABL P190*定量0.0%，*BCR-ABL P210*定量0.0%。

【诊断】真性红细胞增多症。

【病例解析】

患者58岁，男性，颜面潮红、发绀，双手足潮红并伴有全身皮肤瘙痒，血常规三系增高、血细胞压积增高，具有红细胞增多症特点。另患者有脾大，无消化道疾病病史，考虑骨髓增殖性疾病尤其真性红细胞增多症可能性大。

骨髓涂片及活检显示三系增生，红系比例增大；分子生物学检查*JAK2V617*定量81.52%；血清EPO

水平降低，结合血红蛋白及血细胞比容增高，符合WHO（2016）PV诊断标准中的全部3条主要标准及1条次要标准，故诊断为真性红细胞增多症。

【精华与陷阱】

1. 对于真性红细胞增多症，*JAK2V617F*或*JAK2*第12号外显子基因突变对疾病的诊断非常重要
2. PV进展为MF的危险因素为WBC>15×10⁹/L、*JAK2*突变等位基因>50%；PV进展为急性白血病的危险因素为WBC>15×10⁹/L、异常核型和高龄（>61岁）
3. PV、ET、PMF可以相互转化，并且这3种疾病都可有*JAK2*基因突变、脾大、全血细胞增多等临床特征，通过骨髓活检可以鉴别
4. 对于继发性红细胞增多症的诊断应注意寻找原发病因

（何　昕　刘　娟　吕成芳）

第十五章　血小板增多类疾病的评估

章节概述： 本章主要概括了以血小板增多为主要表现的相关疾病的临床表现、实验室检查，并结合近年来的研究发现重点描述了肿瘤性血液疾病的诊断标准和鉴别诊断方法。其中原发性血小板增多症为重点内容，值得关注的是临床工作中比较罕见的 MDS/MPN-RS-T。

第一节　概　述

血小板的生成受血小板生成素的调控，由骨髓造血组织中的巨核细胞产生。多功能造血干细胞经过定向分化形成原始巨核细胞，进一步发育成熟为产板型巨核细胞后，其细胞膜表面形成许多凹陷，伸入胞质之中，相邻的凹陷细胞膜在凹陷深部相互融合，致使巨核细胞部分胞质与母体分开脱离，经过骨髓造血组织中的血窦进入血液循环成为血小板。巨核细胞数量虽少，仅占骨髓有核细胞总数的0.05%，但其生成的血小板对于机体的止血功能极为重要。新生的血小板先通过脾脏，1/3左右在此贮存。贮存的血小板可与进入循环血中的血小板自由交换来维持循环血中血小板数量的动态平衡。

作为临床实验室血液常规检查项目之一，成人血小板计数的正常参考范围为（100~300）×10^9/L，近年来上限扩大至450×10^9/L，可能与种群、环境等因素差异有关。临床工作中，经常可以见到血小板计数值增高表现，25.8%的患者甚至可超过1000×10^9/L。成人及儿童患者以反应性（继发性）血小板增多最为常见，可通过对其临床病史、前期血小板计数变化趋势以及近期的治疗措施的评估予以鉴别。除外继发因素影响后，进一步可借助骨髓形态学、细胞遗传学甚至分子生物学分析等检查确定克隆性细胞增殖的可能，比如慢性髓系白血病、真性红细胞增多症、原发性骨髓纤维化、原发性血小板增多症等骨髓增殖性肿瘤，骨髓增生异常/骨髓增殖性肿瘤伴环形铁粒幼细胞及血小板增多，骨髓增生异常综合征伴 del（5q）、伴 t（3；3）（q21.3；q26.2）或伴 inv（3）（q21.3；q26.2）及急性粒细胞白血病等。值得注意的是存在家族性的血小板增多现象。

人为或环境因素导致血小板计数假性增高现象比较罕见，但不容忽视。血液中若出现似血小板样的有形成分如裂红细胞、冷球蛋白结晶、退化的肿瘤细胞碎片或成团细菌等，可被自动化全血细胞分析仪误识为血小板而计数，导致血小板值假性增高。故进行血涂片镜下复核非常有必要，可排除此类因素所导致的血小板计数误差。

血小板增多症是以血小板计数增多为主要表现的一类疾病。其影响因素很多，首先需要确定血小板计数的准确性，通过复查血涂片，观察血小板实际的分布状态及其他血细胞形态改变、有无异常的细胞成分等即可甄别。排除假性血小板增多后，可排查患者是否有继发性因素如吸烟、喝酒、感染、外伤及基础疾病、治疗史等，完善相关的生化、免疫指标等检查后确定继发性血小板增多症。排除继发因素影响后，则需要进一步做骨髓形态学、细胞遗传学、分子生物学等检查来确定血小板增多的克隆性依据。如存在 BCR-ABL1 融合基因，可诊断为慢性髓系白血病；若外周血单核细胞绝对值超过 1.0×10^9/L，百分比超过10%，同时骨髓伴有一系或多系发育异常时，则需要排查 CMML 的存在；若贫血伴有环形铁粒幼细胞≥15%且无原始细胞增多时，需要考虑到 MDS/MPN-RS-T；如伴有血细胞减少及 del（5q）或 inv（3）时，需要考虑 MDS 的存在；若患者含有异常的基因重排如 *PDGFRα*、*PDGFRβ*、*FGFR1* 或 *PCM1-JAK2* 融合基因，可考虑伴嗜酸性粒细胞增多的慢性髓系肿瘤；如患者有特殊的血液学表现、临床特征及 *JAK2*、*MPL*、*CSF3R* 或 *CALR* 等基因突变阳性时，则需要排查 MPN 其他亚类的存在（图15-1）。另外需要注意家族性血小板增多症的存在。

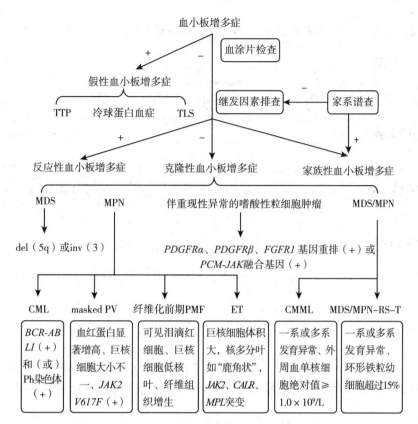

图15-1 血小板增多症的诊断流程

第二节 反应性血小板增多症

反应性血小板增多症（reactive thrombocytosis，RT）也称继发性血小板增多症（secondary thrombocytosis，ST），75％以上存在一个或多个诱因，成人中常见的是急性感染、炎症反应、组织损伤、脾功能减退、脾脏切除术后、缺铁、恶性肿瘤及溶血等。因此，全面采集病史和体格检查可以明确反应性血小板增多症的原因。在反应性血小板增多症急性期，C反应蛋白、铁蛋白、红细胞沉降率显著升高，而克隆性血小板增多症不升高。但这些急性期指标既不敏感也不特异，不能作为明确诊断的指标，仅在有临床表现时支持反应性血小板增多症的诊断。

【实验室检查】

一、形态学

1.血象 外周血血小板计数增高，常在（400~800）×10^9/L，少数患者可超过$1000×10^9$/L，需要结合临床病史及相关检查进行鉴别。血小板形态上以小颗粒成熟形式为主，功能和寿命正常，无颗粒生成异常及嗜碱性粒细胞增多（图15-2A）。血小板计数增多为伴发表现时，基础疾病的相关血象改变可出现，如缺铁性贫血可见成熟红细胞中心淡染区扩大；炎症或感染状态时，中性粒细胞可见数量增多、核左移伴中毒颗粒、空泡变性、核固缩、Dohle小体等毒性改变。

2.骨髓象及骨髓活检 穿刺良好的情况下，骨髓有核细胞增生无明显异常，粒、红、巨核细胞三系各阶段数量、形态发育情况未见显著变化。骨髓活检可显示巨核细胞数量轻度增多，无明显的体积变化，无明显的集簇现象，不同于克隆性或肿瘤性血小板增多症巨核细胞形态改变，网状纤维染色及常规染色检查正常。

二、免疫分型

并不是必需检查，除了要排除淋巴瘤或急性白血病等基础疾病外。

三、细胞遗传学

通常无克隆性的染色体核型异常，急性骨髓受损可出现短暂的核型改变。

四、分子生物学

无 *JAK2V617F*、*MPL*、*CALR* 突变。需要注意的是健康人可见低水平 *JAK2V617F*（0.03%~1%）。对于疑似慢性骨髓增殖性肿瘤的患者，如无明显的骨髓细胞形态学改变而有此基因改变时，有必要进行 *JAK2V617F* 序列鉴定。

五、血小板功能

一般情况下均正常，可作为与原发性血小板增多症的辅助鉴别指标。脾切除后患者血小板黏附性可增高。

六、其他检查

病因或原发疾病相关检查可出现异常结果，如急性感染时，C反应蛋白水平可增高；缺铁性贫血时，铁蛋白含量减少且血清铁水平降低；基础疾病为恶性肿瘤时，肿瘤标志物含量可出现异常等。

第三节　原发性血小板增多症

原发性血小板增多症（ET）为造血干细胞克隆性疾病，是慢性骨髓增殖性肿瘤的一种。其外周血血小板计数明显升高，持续增多而功能异常，骨髓中巨核细胞增殖旺盛，50%~70%的患者有 *JAK2V617F* 基因突变，也称为出血性血小板增多症，是一种临床上经常遇到的以有出血倾向及血栓形成风险等为特点的疾病。

【临床表现】

起病缓慢，发病较隐匿，好发于50~70岁患者，近年发病率有增加趋势，患者早期可能无任何临床症状，仅在做血细胞计数时偶然发现。出血或血栓形成为主要临床表现，可有疲劳、乏力、盗汗、皮肤瘙痒、骨痛、脾大。

【实验室检查】

一、形态学

1.**血象**　外周血血小板计数常显著增多，少数病例超过 $1000 \times 10^9/L$，最高可达 $20000 \times 10^9/L$，平均血小板体积（MPV）降低而血小板分布宽度（PDW）增加。镜下血小板形态大小不等，但可见畸形，常自发聚集成堆（图15-2B）。白细胞计数多为（10~30）$\times 10^9/L$，血涂片白细胞分类未见粒系核左移及发育异常现象，嗜碱性粒细胞不定，偶尔可见幼稚粒细胞。血红蛋白一般正常或轻度增多，出血量多时可出现小细胞低色素性贫血，镜下红细胞可见中心淡染区扩大。

2.**骨髓象**　有核细胞增生活跃，巨核系异常尤为突出，表现为胞体显著增大，胞核多分叶似"鹿角状"，胞质丰富，无发育异常表现（图15-3）。粒系增生正常，无核左移和原始细胞增多。常规细胞化学染色如普鲁士蓝铁染色显示细胞外铁正常或偏低，个别病例可见环形铁粒幼细胞，但增多不明显。

3.**骨髓活检**　是区分继发性血小板增多及其他伴有血小板增多的髓系肿瘤的必要依据。骨髓活检显示主要是巨核细胞系增生，多零散或局限成簇分布，胞体大，核多分叶的成熟巨核细胞数量增多。粒系或红系无显著增生或左移，一般未见网状纤维增生。

二、免疫表型

流式细胞免疫表型分析对于ET的诊断并不必要。含有*CALR*基因突变（Ⅰ型或Ⅱ型）的ET患者，巨核细胞及原始细胞均可表达一种新的抗原表位存在于胞质中，通过免疫组织化学方法即可明确。

三、血小板功能检查

血小板聚集功能试验：60%~80%患者对二磷酸腺苷、肾上腺素诱发的血小板聚集功能减低，对胶原的聚集反应尚可；45%~72%患者有自发性血小板聚集性增高的现象。获得性贮存池病；血小板膜受体异常；花生四烯酸代谢异常等。

四、凝血象

活化部分凝血活酶时间（activated partial thromboplastin time，APTT）和血浆凝血酶原时间（prothrombin time，PT）可延长，纤维蛋白原含量正常。

五、其他检查

血尿酸和乳酸脱氢酶及溶菌酶水平增高、假性高钾血症、血小板生成素（thrombopoietin，TPO）水平低、红细胞生成素（EPO）水平不定。

六、细胞遗传学

5%~10%患者可见染色体核型异常，但无特异性，常见+8、+9、del（13q），无Ph染色体。

七、分子生物学

50%~60%患者可见*JAK2V617F*突变，25%~30%患者可见*CALR*突变，3%~5%患者可见*MPL W515L/K*突变，异常激活*JAK/STAT*通路刺激巨核细胞的增殖和血小板生成。分子生物学检测可用于鉴别反应性血小板增多症。*JAK2V617F*突变阳性率低于PV，与患者的生存期或急变倾向无关；超过80%的*CALR*突变发生于外显子10，可分为两型，Ⅰ型缺失52个碱基对，Ⅱ型插入5个碱基对，与患者的临床表现和预后相关，多见于青年男性；*MPL W515L/K*突变则多见于老年女性，最近发现成人存在的*MPL*基因其他突变如*MPL Y252H*及*MPL F126fs*。约10%的ET患者可无以上任何一种基因突变，被称为"三阴性"患者，少数"三阴性"病例可有*MPL*外显子10的激活态突变或家族性表现。一些表观调控基因如*SH2B3*、*SF3B1*、*U2AF1*、*TP53*、*IDH2*和*EZH2*也可出现突变，增高ET患者进展为急性白血病或骨髓纤维化的风险。除*JAK2V617F*外，*ASXL1*突变最常见。研究发现，ET患者伴有*ASXL1*基因突变更易发生血管栓塞并发症，与"三阴性"患者相比，血小板计数水平要高于*ASXL1/JAK2V617F*双突变ET患者。儿童ET患者非常罕见，其基因突变谱较成人更为复杂，应用二代测序（NGS）技术可检出诸如*NRAS*、*ZRSR2*、*FLT3*、*RUNX1*等基因突变，而这些基因突变在成人ET患者中非常罕见。随着病情发展，可有不同的转归如其他种类的MPN甚至各种急、慢性白血病。

【诊断和鉴别诊断】

一、诊断

随着疾病认知的深入及研究方法的多样化，常应用于急性白血病的MICM（morphological、immunological、 cytogenetics、molecular biology）分型方法也逐渐延用于对于ET等骨髓增殖性肿瘤的诊断策略。2016年WHO发布了最新版的造血和淋巴组织肿瘤的分类条目，并对其诊断标准予以更新（表15-1）。

表15-1 关于ET的2016WHO诊断标准

须满足4条主要标准或3条主要标准和次要标准
主要标准
1.外周血象：PLT计数 $\geqslant 450 \times 10^9/L$
2.骨髓活检：巨核系细胞增生伴形态异常（数量增多、体积增大、核多分叶似"鹿角状"）；粒系（核左移）及红系变化不明显；骨髓纤维化分级（0~1级）
3.不符合 $BCR-ABL1^+CML$、PV、PMF、MDS*或其他髓系肿瘤
4. $JAK2$ 、 $CALR$ 或 MPL 突变（+）
次要标准
出现克隆性标志或可排除反应性血小板增多的相关依据

注：*CML（慢性髓系白血病）、PV（真性红细胞增多症）、PMF（原发性骨髓纤维化）、MDS（骨髓增生异常综合征）。

而我国在中华医学会血液学分会白血病淋巴瘤学组的牵头下，经过广泛征求国内专家意见，对于ET后骨髓纤维化（post-ET MF）的诊断标准也得以确立。其主要标准（两条均须符合）包括：①依据WHO诊断标准确诊为ET；②骨髓活检显示纤维化程度分级为2/3级（按0~3级标准）或3/4级（按0~4级标准）以上。次级标准（至少两条须符合）包括：①贫血或血红蛋白含量较基线水平下降20g/L；②外周血涂片出现幼粒、幼红细胞；③进行性脾脏肿大（超过左肋缘下5cm或新出现可触及的脾脏肿大）；④血清乳酸脱氢酶（lactate dehydrogenase，LDH）水平增高；⑤以下三项体质性症状中至少出现一项：过去6个月内体重下降大于10%、盗汗、不明原因的发热（体温大于37.5℃）。

需要注意的是，与之前发布的2008版WHO ET诊断标准相比，分子基因层面的研究愈来愈被重视起来，随着基因表达谱的深入研究和二代测序技术的广泛应用，出现某些新的克隆性标志基因亦未可知。

二、鉴别诊断

1.反应性血小板增多症 可见于慢性炎症性疾病、急性感染恢复期、缺铁性贫血、肿瘤、大量出血、脾切除术后或使用肾上腺素后。感染和炎症常有C反应蛋白和红细胞沉降率增高，缺铁性贫血时可有血小板增多，充分补充铁剂治疗后血小板计数可恢复正常。

2.其他伴血小板增多的血液系统疾病 如PV、PMF、CML、慢性粒-单核细胞白血病、骨髓增生异常综合征中的del（5q）综合征、骨髓增生异常/骨髓增殖性肿瘤伴环状铁粒幼细胞和血小板增多（MDS/MPN-RS-T）等血液系统疾病均可出现血小板计数增多。骨髓活检对于ET与隐匿性真性红细胞增多症（masked-PV）和纤维化前期（prefibritic）PMF的鉴别非常重要。一般情况下，ET患者骨髓增生程度正常，以巨核细胞增生为主，其他系增生正常且无核左移，巨核细胞随机分布或呈松散簇，体积大或巨大，胞核过分叶如鹿角状，胞质成熟正常。而masked-PV骨髓增生程度需要经年龄调整，表现为有核细胞增生过度，三系增生改变，铁染色显示缺铁。纤维化前期PMF患者的骨髓则呈现极度增生，以粒系和巨核细胞增生为主，红系细胞增生减低，巨核细胞大小不一，成簇分布，细胞核低分叶，染色质呈气球状或云朵状凝集，核质比增大（成熟障碍），裸核型巨核细胞数量增多。CML伴有血小板增多时，可出现 $BCR-ABL1$ 融合基因阳性，95%以上会出现Ph染色体。CMML可见特殊的免疫表型，骨髓形态有增殖伴发育异常表现，外周血单核细胞绝对值超过 $1.0 \times 10^9/L$ ，单核细胞百分比超过10%。而伴有血小板增多的某些MDS病例可出现特殊的染色体核型。

3.假性血小板增多症 假性血小板增多症是由于血液中类似血小板的物质如白血病细胞质片段、冷球蛋白结晶、裂红细胞和细菌集落等被全自动化全血细胞分析仪误认为血小板。通过外周血涂片即可鉴别出假性血小板增多症。

第四节　MDS/MPN伴环形铁粒幼细胞和血小板增多

2016年WHO造血和淋巴组织肿瘤分类中已明确骨髓增生异常/骨髓增殖性肿瘤伴环形铁粒幼细胞和血小板增多（myelodysplastic/myloproliferative neoplasm with ring sideroblasts and thrombocytosis，MDS/MPN-RS-T）为骨髓增生异常/骨髓增殖性肿瘤（MDS/MPN）的一个亚型。MDS/MPN-RS-T既有MDS伴环形铁粒幼细胞增多（MDS with ring sideroblasts，MDS-RS）的形态学发育异常特点，又有ET的骨髓增殖性特点。临床上该病较少见，发病率低，易漏诊或误诊。

【临床表现】

起病缓慢，发病年龄较大，贫血为本病主要症状和体征，可有乏力、心悸、气促、出血、腹痛、肝脾大等症状。

【实验室检查】

一、形态学

1.血象　外周血血小板计数持续性≥450×10⁹/L，血涂片可见血小板数量增多，大小不等，可见巨大血小板；大细胞性贫血，成熟红细胞胞质血红蛋白充盈良好及充盈不足（如中心淡染区扩大）可同时出现，偶尔出现泪滴红细胞；中性粒细胞未见病态改变，原始细胞罕见（<1%）。

2.骨髓象及骨髓活检　增生明显或极度活跃，因无效造血使得粒红比值降低；粒系变化不明显或有轻度发育异常，原始细胞<5%；巨核细胞大小差异悬殊，可见似ET样体积巨大、核分叶多的巨核细胞，亦可见胞体小、核低分叶或不分叶巨核细胞；红系前体细胞增生，可见巨幼样变、核质发育不平衡、双核、核碎裂、核出芽畸形等。铁染色显示环形铁粒幼细胞≥15%；骨髓活检纤维化程度不定。

二、免疫表型

对于疾病诊断并不是必要的。

三、细胞遗传学

10%~30%患者可出现核型异常，但并不具有特异性，最常见的染色体异常为+8，偶尔可见del（20q），无t（3；3）（q21.3；q26.2）、inv（3）（q21.3；q26.2）或del（5q）。部分病例染色体结果阴性但荧光原位杂交技术（FISH）可显示阳性，因此对于怀疑MDS/MPN-RS-T时，常规染色体核型分析后再结合FISH技术更为准确。

四、分子生物学

近50%患者有重现性异常*JAK2V617F*，其同型接合子突变普遍发生于外显子12。*MPL W515L/K*发生率低，最高10%；某些患者*JAK2V617F*和*MPL*突变可同时存在；*CALR*突变率为0%~5%。*SF3B1*突变率占85%~90%，大多数同时合并有*JAK2V617F*和*ASXL1*。其他剪接体基因突变如*SRSF2*、*U2AF1*、*ZRSR2*。50%患者可见*JAK2V617F*与*SF3B1*共存，提示预后良好。*SF3B1*突变与*JAK2V617F*、*CALR*或*MPL*基因突变共同存在是诊断MDS/MPN-RS-T的重要依据。另可见一些表观调控基因如*TET2*、*ASXL1*、*DNMT3A*、*EZH2*、*IDH2*以及转录因子基因*ETV6*、*RUNX1*突变。出现*ASXL1*或*SETBP1*突变则提示预后差。无*BCR-ABL1*融合基因，无*PDGFRα*、*PDGFRβ*、*FGFR1*基因重排或*PCM1-JAK2*融合基因形成。

【诊断和鉴别诊断】

一、诊断

2008年WHO将MDS/MPN-RS-T作为暂定的疾病实体：难治性贫血伴环形铁粒幼细胞及血小板显著

增多（RARS-T）。2016年将其正式命名，并结合相关的细胞遗传学、分子生物学等研究，提出了新的诊断标准（表15-2）。

表15-2 关于MDS/MPN-RS-T的2016WHO诊断标准

诊断标准
1.红系发育异常相关的贫血，伴或不伴它系发育异常，环形铁粒幼细胞≥15%#，外周血原始细胞比例<1%且骨髓原始细胞<5%
2.外周血象：持续性PLT计数≥450×10⁹/L
3.SF3B1突变（+）*，或SF3B1突变阴性者近期未接受可产生骨髓增生异常/骨髓增殖性肿瘤特征的细胞毒性或生长因子治疗
4.无BCR-ABL1融合基因，无PDGFRα、PDGFRβ或FGFR1基因重排，无PCM1-JAK2融合基因，无t（3；3）（q21；q26）、inv（3）（q21；q26）或del（5q）
5.无MPN、MDS（除外MDS-RS*）或其他类型的MDS/MPN前期病史

注：#SF3B1突变阳性时，诊断MDS/MPN-RS-T仍需要环形铁粒幼细胞≥15%，此与诊断MDS-RS不同。

*若SF3B1突变（+）同时伴有JAK2V617F、CALR或MPL突变时，MDS/MPN-RS-T可能性非常大。

二、鉴别诊断

1.慢性粒-单核细胞白血病（chronic myelomonocytic leukemia，CMML） CMML有明显的病态造血及原始细胞增多，无Ph染色体及BCR-ABL1融合基因阴性，外周血持续性单核细胞绝对值超过$1.0×10^9$/L，单核细胞百分比超过10%。外周血流式示CD14⁺、CD16⁻细胞比例大于94%。

2.铁粒幼细胞贫血（sideroblastic anemia，SA） 外周血象显示低色素性贫血，可见幼红细胞，网织红细胞百分比正常或轻度升高，白细胞和血小板计数正常。骨髓增生明显活跃，红细胞形态有异，并出现环形铁粒幼细胞超过15%。粒系、巨核系形态正常，血清铁、转铁蛋白饱和度、血浆转换率及红细胞游离原卟啉增高，血浆铁结合力，铁利用率降低，NAP积分减低。

3.CML 外周血及骨髓涂片易见幼稚粒细胞，其成熟的中性粒细胞胞质中颗粒稀疏，嗜酸、嗜碱性粒细胞增多，NAP积分减低甚至为0；95%以上病例可见Ph染色体，BCR-ABL1融合基因阳性。

4.其他MPN 除CML外，部分ET或PMF患者亦可出现环形铁粒幼细胞增多。

第五节 假性血小板增多症

假性血小板增多症（spurious thrombocytosis）是由于血液中类似血小板的物质如白血病细胞胞质碎片、冷球蛋白结晶、裂红细胞、小红细胞及细菌集落等被全自动血细胞分析仪误认为血小板，从而导致血小板计数值假性增高。在许多病例中，其症状与反应性血小板增多症一样。虽然极易误诊，但是只要通过外周血涂片就可鉴别出假性血小板增多症。

【实验室检查】

一、形态学

1.血象 影响外周血血小板计数准确度的因素有很多，如菌血症、冷球蛋白血症、裂红细胞、白血病细胞胞质碎片、小红细胞等。因此，发生血小板假性增多的现象多见于某些特殊疾病。第一类：血栓性微血管病（thrombotic microangiopathy，TMA），尤其是血栓性血小板减少性紫癜（thrombotic thrombocytopenic purpura，TTP），患者血管内溶血破坏可出现大量裂红细胞和小球形红细胞，易与血小板混淆，被全血细胞分析仪错误识别而计入血小板通道，导致血小板计数值假性增高（图15-5）。此类患者可出现溶血性贫血改变如重度贫血、网织红细胞计数明显增高伴嗜多色或嗜碱性成熟红细胞易见等。第二类：采自冷球蛋白血症（cryoglobulinemia）患者的离体外周血在较低温度时，血液中的冷球蛋白易沉淀析出，被全自动血细胞分析仪误计入血小板通道，可出现血小板计数结果假性升高。外周血镜检可见血膜中间或尾部出现条索样或丝状淡蓝色絮状物，有时呈现团块状，大小不等。第三类：肿瘤溶解综合征（tumor lysis syndrome，TLS），多继发于恶性肿瘤如前列腺癌、肺癌、胃癌、卵巢癌、膀胱癌、胰腺癌及肝癌等；其他恶性肿瘤如多发性骨髓瘤、慢性淋巴细胞白血病等。肿瘤细胞破坏溶解后的碎片可被误计入血小板通道（图15-6）。血涂片可见数量不等的退化或凋亡碎片，尤其易见于高白细胞患者如CML、急性白血病等。

2.骨髓象　如上所述，影响血小板计数假性增多的因素很多，但骨髓表现因基础疾病不同而异。TTP患者骨髓涂片可见代偿性红系增生，成熟红细胞易见破碎、不等量球形及嗜碱性红细胞，巨核细胞常增多且以不成熟阶段为主。冷球蛋白血症Ⅰ型患者可见异常浆细胞增多。造血及非造血组织恶性肿瘤患者可见相应的骨髓形态改变。

二、细胞遗传学

表现因疾病而异，TTP患者染色体核型无明显异常，造血及非造血组织恶性肿瘤患者可见相应的染色体改变。

三、分子生物学

遗传性TTP患者可见*ADAMTS13*基因突变，造血及非造血组织恶性肿瘤患者或可见相应的基因学异常。

四、其他检查

TTP患者可见血清LDH、间接胆红素水平升高、凝血象异常、ADAMTS13活性降低、ADAMTS13功能性抑制物阳性、ADAMTS13自身抗体阳性等；冷球蛋白血症Ⅰ型患者可见单克隆球蛋白明显增高、免疫固定电泳异常等。当恶性肿瘤为基础疾病时，血清标本可出现异常的肿瘤标志物水平。

【诊断和鉴别诊断】

血小板计数作为血液常规检查项目之一，具有非常重要的诊治价值。作为临床医生，尤其是实验室人员，首先应该确保血小板计数值的准确性。当血液分析仪出现错误报警或者与临床表现不符时，应当对血液标本进行复核，涂片镜检也是确保血小板计数准确性的必要措施。结合相关的临床病史、特征和血涂片的异常形态学改变，可首先排除假性血小板增多现象的存在。如存在有破碎红细胞增多易见、贫血、网织红细胞百分比增高，间接胆红素水平增高等表现，需及时提示临床医生注意TTP的存在；若出现温度相关的血小板计数偏差，需要考虑到患者有无冷球蛋白血症等，通过重新调整适宜温度后重新上机检测，以期得到与临床表现等符合的真实数据。如遇以上情况，及时与临床沟通显得尤为重要。

第六节　典型病例

原发性血小板增多症

【临床资料】

患者闫某，女，54岁，3天前查血常规发现血小板异常增多，偶有周身肌肉酸痛，无发热、咳嗽、咳痰，无鼻及齿龈出血、口干及口腔溃疡，为明确诊断入院。病程中饮食睡眠尚可，体重未见明显下降。查体：T 36.6℃，P 80次/分，R 18次/分，BP 140/100mmHg。慢性病容，皮肤巩膜无黄染、皮肤黏膜无出血点及瘀斑，无扁桃体无肿大，腹股沟浅表淋巴结未触及肿大，胸骨压痛阴性。腹平软，无压痛，肝、脾肋下未触及肿大，双下肢及双足无浮肿。

【实验室检查】

血常规：WBC 14.2×10^9/L，RBC 5.11×10^{12}/L，HGB 158g/L，HCT 0.46，PLT 753×10^9/L。血涂片：中性杆状核粒细胞2%，中性分叶核粒细胞68%，嗜酸性粒细胞8%，淋巴细胞16%，单核细胞6%。网

织红细胞计数：3.0%。生化：LDH 294U/L。血清TPO 20.62pg/ml。血小板聚集功能：二磷酸腺苷28.2%，肾上腺素9.4%，胶原86.2%，花生四烯酸88.9%。骨髓涂片：增生度Ⅲ级，粒/红=2.2。粒系占60%，各阶段形态大致正常，嗜酸、嗜碱性粒细胞数量不多。红系占27.5%，幼红细胞及成熟红细胞形态正常。巨核细胞增多，易见体积巨大、核多分叶，血小板成簇、成堆存在。中性粒细胞碱性磷酸酶染色阳性率36%，积分为42分。诊断：形态提示原发性血小板增多症，请结合骨髓活检、分子生物学等检查综合诊断。骨髓活检：骨髓增生活跃（60%~70%），粒红比例大致正常，粒系各阶段细胞可见，以中幼及以下阶段细胞为主。红系各阶段可见，中、晚幼红细胞为主。巨核细胞增多，散在或簇状分布，形态多样，多数胞体大、分叶多，可见分叶少的巨核细胞。小淋巴细胞、浆细胞散在分布。网状纤维染色1级。免疫组化：CD34个别+、CD117个别+。诊断：骨髓增殖性肿瘤，考虑原发性血小板增多症。细胞遗传学检查：46，XX。分子生物学检查：*JAK2V617F*定量检测为75.36%。*MPL*外显子10、*JAK2*外显子12、*CALR*外显子9脱氧核糖核酸测序未检出突变。融合基因*BCR–ABL* p210、p230、p190定量均为0。

【诊断】原发性血小板增多症。

【病例解析】

该病例为中老年女性，血常规显示白细胞计数升高、血红蛋白处于高值，血小板计数增高但未超过 1000×10^9/L，通过血涂片镜下检查首先排除假性血小板增多的存在。其次，白细胞分类显示中性粒细胞成熟阶段占比高，嗜酸性粒细胞轻度增多，排除继发因素如感染、抽烟、喝酒等引起的反应性血小板增多症。骨髓涂片显示巨核细胞增多的同时伴有形态异常改变，其他系比例、形态未见明显变化，符合MPN中ET的形态改变。骨髓活检同样提示造血组织增殖性改变，且巨核细胞形态异常，虽纤维化程度轻度增高，但整体印象显示MPN无疑，考虑ET可能性大。分子生物学检查显示*BCR–ABL1*融合基因拷贝数为0，可排除CML。无嗜酸性粒细胞增多的相关重现性基因重排，可不考虑嗜酸性粒细胞相关的髓系肿瘤。无*CALR*及*MPL*基因突变，但*JAK2V617F*突变阳性提示患者确有克隆性造血细胞增殖改变，再结合骨髓检查相关改变，ET确诊无异。虽然PV *JAK2V617F*阳性率更高，但该患者血红蛋白水平高值，不够诊断标准。骨髓纤维化程度分级1级，缺少脾大表现及外周血细胞典型形态学改变，显然不符合PMF。

【精华与陷阱】

1.诊断MPN需要逐步地排除假性、反应性（继发性）血细胞增多的一些疾病，最终证实其肿瘤性克隆表达的存在

2. MICM分型原则虽然多应用于急性白血病的诊断和鉴别诊断，但对于髓系肿瘤的其他类型如MPN、MDS/MPN同样适用，需要结合临床症状及多种检查结果综合分析

3.多样化的检测手段使得可供分析的数据碎片化，如何遴选具有临床意义的数据结果并加以分析对于临床医生是个不小的挑战

4.血小板克隆性增多时，需要注意ET与其他慢性骨髓增殖性肿瘤尤其是隐匿性真性红细胞增多症、原发性骨髓纤维化前期、伴血小板增多表现的慢性髓系白血病之间的鉴别

5. MDS/MPN–RS–T与伴环形铁粒幼细胞增多的MDS及铁粒幼细胞贫血的区别容易引起混淆和误导

6. *SF3B1*突变阳性时，诊断MDS/MPN–RS–T仍需要环形铁粒幼细胞≥15%，此与诊断MDS–RS不同

7.若*SF3B1*突变（+）同时伴有*JAK2 V617F*、*CALR*或*MPL*突变时，MDS/MPN–RS–T可能性非常大

8.血小板计数作为血液常规检查项目之一，具有非常重要的诊治价值。疾病的诊断不能忽视常规检查项目的作用，数值异常时，更要重视血涂片镜检的作用

（贺 飞 高新宇 高海燕）

第十六章　单核细胞和组织细胞相关疾病的评估

章节概述： 本章主要描写了慢性粒-单核细胞白血病、幼年型粒-单核细胞白血病、朗格汉斯细胞组织细胞增生症、噬血细胞综合征、戈谢病和尼曼-匹克病等疾病的临床特征、诊断及鉴别诊断。重点掌握各种疾病的实验室检查特点和鉴别诊断，了解疾病的流行病学特点和临床表现。

第一节　单核细胞减少

单核细胞减少（monocytopenia）是指外周血单核细胞绝对值 < 0.2 × 10⁹/L。虽然单核细胞减少可发生在任一可引起全血细胞减少的造血干细胞疾病，但在无其他系细胞减少时非常罕见。

糖皮质激素治疗或血液透析的患者被发现一过性单核细胞减少。病毒感染，特别是EBV和HIV感染的患者，也会出现单核细胞减少。类风湿关节炎（rheumatoid arthritis，RA）、系统性红斑狼疮（SLE）和严重的热损伤，单核细胞减少也有报道。另外，化疗药物、放疗及IFN-α的治疗可以降低单核细胞计数。周期性中性粒细胞减少可能与间歇性单核细胞减少有关。再生障碍性贫血和毛细胞白血病的单核细胞减少显著而持久，有时甚至成为诊断原发病的线索和并发机会性感染的因素。慢性淋巴细胞白血病如合并单核细胞减少，感染的发生率显著增加，尤其是病毒感染。

一种单核细胞极度减少，甚至是无单核细胞的疾病于2010年被发现，因无单核细胞及鸟分枝杆菌复合群（mycobacterium avium complex，MAC）机会性感染的发病率显著升高而命名为MonoMAC综合征。该病是*GATA2*基因突变导致基因信息转录降低，从而导致免疫功能缺陷及骨髓造血功能衰竭，B细胞、NK细胞及树突细胞显著减少也是该疾病的特征，易发生播散性HPV、结核分枝杆菌、肺泡蛋白沉积症和淋巴水肿，MDS、AML和CMML发病率显著升高。由于*GATA2*缺乏可表现为AA，因此与原发性AA鉴别至关重要。异基因造血干细胞移植是治愈*GATA2*缺陷的唯一方法。

第二节　反应性单核细胞增多症

单核细胞起源于骨髓，在骨髓及脾脏内分化发育，成熟的单核细胞进入血流，半衰期为1~2天，占白细胞总数3%~8%（平均值4%），单核细胞绝对值增高是指外周血单核细胞计数 >0.8 × 10⁹/L 或超过该实验室单核细胞正常参考范围的上限。

反应性单核细胞增多症的病因为炎症或者免疫反应。例如：妊娠、结缔组织病、胃肠道疾患、肿瘤、布氏杆菌病、带状疱疹、梅毒、感染性心内膜炎、麻疹、结核、伤寒等。另外，临床常见的急性髓系白血病和骨髓增生异常综合征化疗后重度粒细胞缺乏患者，应用粒系集落刺激因子治疗后的粒细胞恢复期，可出现反应性单核细胞增多。造血干细胞移植过程中造血重建期即使无细胞因子的刺激，单核细胞也可呈现一过性可逆的升高。

【实验室检查】

一、形态学

成熟单核细胞是外周血中最大的有核细胞，骨髓中成熟的单核细胞与外周血形态一致。反应性单核细胞增生的骨髓中见不到原始和幼稚单核细胞。

二、免疫表型

流式细胞术检测的反应性单核细胞的免疫表型谱：CD13$^+$、CD33$^+$、HLA-DR^{++}、CD11b^{++}、CD35$^+$、CD36$^+$、CD64$^+$、CD300e$^+$、CD14$^+$。目前至少发现并识别三种人类成熟单核细胞亚群，第一种为经典型：CD14^{++}CD16$^-$，具有吞噬功能；第二种为中间型：CD14^{++}CD16$^+$，具有促炎症功能；第三种CD14$^+$CD16^{++}，具有免疫监视及抗病毒功能。反应性单核细胞通常CD2/CD56共表达或HLA-DR/CD13表达降低。通常异常表达的标志物（marker）仅限于一种，如果两种或更多的抗原表达出现异常，则髓系或单核系恶性肿瘤的可能性显著增加。研究证实，CD14^{++}CD16$^-$经典型单核细胞比例≥94%有助于快速、有效地鉴别慢性粒-单核细胞白血病（CMML）与反应性单核细胞增多症，诊断敏感性93.6%，特异性89.7%。骨髓病理免疫组化CD14是最敏感也是最特异的标志物，其次是CD68和CD163。

三、细胞遗传学和分子生物学

反应性单核细胞通常染色体正常，且无髓系相关的基因突变。然而一些老年患者无CMML或其他髓系肿瘤，也可出现髓系相关基因突变，如果突变等位基因片段比例<10%，则不排除是反应性单核细胞。

【鉴别诊断】

反应性单核细胞增多一般都是短暂性的、可逆的，CMML患者的单核细胞增多可持续6个月或更长时间；近期如有感染、自身免疫性疾病、细胞因子治疗等病史，则倾向于反应性单核细胞增多症的诊断。如果单核细胞持续存在且难以解释，或外周血/骨髓中出现原始或幼稚单核细胞，则进一步做骨髓检查。

外周血单核细胞增多的鉴别诊断流程见图16-1。

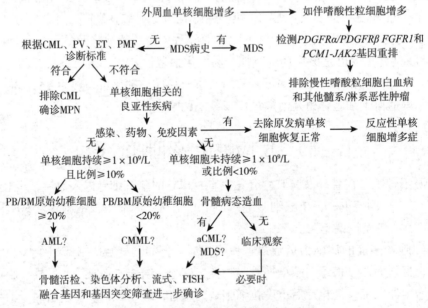

图16-1 单核细胞增多的鉴别诊断流程

第三节　慢性粒-单核细胞白血病

慢性粒-单核细胞白血病（CMML）是WHO MDS/MPD分类中最常见的一种髓系肿瘤，年发病率为（1~2）/100000，多数在50岁以后发病，男多于女。CMML的主要临床特征为外周血单核细胞增多，半数以上患者脾肿大，伴或不伴髓外浸润，诊断主要依赖形态学特征，必要时参考流式细胞术检测的免疫表型分析，无标志性染色体核型异常，部分患者可被检测到体细胞相关基因突变。

【实验室检查】

一、外周血细胞分类计数

对于可疑CMML者首先进行全血细胞分类计数，尤其是外周血的成熟单核细胞、原始幼稚单核细胞及不成熟的髓系细胞（包括原始粒细胞和幼稚粒细胞）的手工计数和百分比。外周血单核细胞绝对值 $>1 \times 10^9$/L且占白细胞总数的10%以上是CMML的先决条件。如单核细胞增多持续超过3个月则更支持CMML的诊断。

二、形态学

1.外周血及骨髓　骨髓涂片经瑞氏－吉姆萨染色、铁染色，以及过氧化物酶和酯酶染色评估各系病态造血及各阶段单核细胞的比例。骨髓和外周血原始细胞的比例用于CMML的分型，以及排除急性髓系白血病（AML）。CMML外周血单核细胞不成熟，表现为核分叶异常、核染色质致密而纤细、胞质颗粒异常。然而，CMML外周血单核细胞绝大部分与反应性单核细胞极难鉴别。骨髓可见原始及幼稚单核细胞，骨髓及外周血原始+幼稚单核细胞均<20%。大部分患者骨髓增生度高，可出现髓系或巨核系病态造血，也可有红系病态造血。典型的巨核系病态造血为分叶少的小巨核细胞，呈散在分布，与MDS类似。

2.骨髓活检及免疫组化　至少30%的患者出现显著的骨髓纤维化。CMML骨髓经常出现浆细胞样树突细胞结节。浆细胞样树突状细胞是与单核细胞密切相关的成熟细胞，不被认为是原始细胞。系统性肥大细胞增多症与髓系肿瘤相关，尤其与CMML相关。CMML细胞和肥大细胞可能具有克隆同源性。骨髓活检有助于发现肥大细胞浸润。部分CMML患者合并系统性肥大细胞增多症。CD14是CMML骨髓病理免疫组化最敏感也是最特异的标志物，其次是CD68和CD163。CD34+原始细胞数量增加提示疾病进展。CD123是成熟浆细胞样树突状细胞的重要免疫标志。

三、流式细胞免疫表型

流式细胞术检测的不成熟单核细胞与反应性单核细胞的免疫表型谱无明显差别：CD13+、CD33+、HLA-DR++、CD11b++、CD35+、CD36+、CD64+、CD300e+、CD14+。几项研究证实流式定量单核细胞比例能够显著提高CMML的诊断率。另外，>95%的CMML患者可出现单核细胞、粒细胞和（或）髓系原始细胞的异常表型。CD34+细胞虽然在骨髓中占很小的比例，但可以表现出大量的表型异常，如CD13、CD117和CD123表达上调而CD38表达下降。不成熟的单核细胞异常表达CD56、CD2和CD23，而CD45、HLA-DR、CD11c、CD13、CD15、CD64或CD36异常微弱低表达。CD14++CD16-经典型单核细胞比例≥94%有助于快速、有效的鉴别CMML与反应性单核细胞增多症。如临床可疑CMML，但CD14++CD16-比例不足94%，则需要进一步的分子生物学检测或随访观察。

四、细胞遗传学

据报道，10%~40%CMML有异常的染色体，但无特异的细胞遗传学异常。最常见的是+8、-7、7q-及12p结构异常，少见复杂核型。染色体异常在CMML-2中更为常见。特异的染色体异常与AML高危转化有关。

五、分子生物学

CMML患者的基因组编码区有10~15个基因突变可以被检测。至少40%的CMML患者初诊时或疾病进程中有NRAS/KRAS点突变。90%的CMML患者出现TET2、SRSF2或ASXL1突变。TET2和SRSF2同时突变与CMML的诊断密切相关，与单核细胞髓系肿瘤有高度特异性。TET2、NRAS、RUNX1、SETBP1或ASXL1突变提示预后差。JAK2V617F突变提示与骨髓增殖和大巨核细胞有关。在MDS中进行的二代测序研究表明，外周血和骨髓的突变分析结果同样可靠，可能同样适用于CMML。只有<5%CMML中发生

IDH1、*IDH2*、*NPM1*或*FLT3*突变，具有实际的治疗意义。如果单核细胞增殖伴随*NPM1*或*FLT3-ITD*高频率突变，需要仔细评估骨髓原始细胞比例，排除伴有上述突变的AML。伴*NPM1*高频突变或11q23重排可能预示着向急性白血病的快速进展，强烈推荐密切随访这类患者。

【诊断及分类】

见表16-1和表16-2。

表16-1　2016 WHO CMML诊断标准

①外周血单核细胞持续增多（≥1×10^9/L），单核细胞比例≥10%

②排除CML、PV、ET和PMF，且无相关病史

③如嗜酸性粒细胞增多，无*PDGFRα*、*PDGFRβ*、*FGFR1*重排和*PCM1-JAK2*融合

④外周血和骨髓原始细胞<20%

⑤满足≥1个下列标准

　≥1个髓系系列的病态造血

　造血细胞存在获得性克隆性细胞遗传或分子异常

　单核细胞增多持续3个月以上，并排除导致单核细胞增多的其他原因

表16-2　CMML亚型诊断标准

亚型	外周血	骨髓
CMML-0	原始细胞<2%	原始细胞<5%
CMML-1	原始细胞2%~4%	原始细胞5%~9%
CMML-2	原始细胞5%~19%	原始细胞10%~19%或有Auer小体

【鉴别诊断】

1.CML　CML也是骨髓增殖性疾病之一，具有骨髓增殖性疾病的特点，骨髓增生程度多为活跃至极度活跃，外周血单核细胞很少>10%，且外周血幼稚粒细胞比率通常比CMML高。核型分析、FISH或RT-PCR可检测出*BCR-ABL1*重排。

2.**不典型慢性髓性白血病（aCML）**　所谓不典型CML是指Ph（-），又无*BCR-ABL1*重排的CML。外周血白细胞增高，血涂片幼稚粒细胞增多（>15%），但无嗜碱性粒细胞增多。骨髓示增生活跃或极度活跃、伴多系病态造血，以粒系增生为主，粒∶红之比增高但常<10∶1，嗜酸性粒细胞正常或增多，但嗜碱性粒细胞不增多。

3.**伴有单核细胞分化的AML**　急性单核细胞白血病或急性粒-单核细胞白血病患者的外周血、骨髓以及髓外器官包括脑脊液、体液及皮肤软组织都可以出现肿瘤性单核细胞增多或浸润。这些类似成熟的单核细胞，可能与反应性单核细胞非常相似，与反应性单核细胞增多症或CMML很难鉴别。因此即使证明外周血单核细胞是单克隆性质的，仍需要行骨髓检查。骨髓原始+幼稚单核细胞>20%，则可以确定AML的诊断。如果成熟单核细胞增多伴有*NPM1*突变或出现Auer小体，一定要警惕急性单核细胞白血病和急性粒-单核细胞白血病。

4.**MDS和MDS/MPN及嗜酸性粒细胞增多的血液肿瘤**　CMML曾作为MDS的分类之一，两者临床表现及实验室结果相似，但CMML的外周血单核细胞增多且>1×10^9/L。如既往确诊MDS（血细胞进行性减少病史）或MPN（巨核细胞形态与原发性骨髓纤维化相似且具有*JAK2*基因突变），则不能诊断CMML。如患者除单核细胞增多外，伴随嗜酸性粒细胞增多，需要检测*PDGFRα*、*PDGFRβ*、*FGFR1*和*PCM1-JAK2*重排，除外慢性嗜酸性粒细胞白血病和其他髓系/淋系恶性肿瘤。

5.**幼年型粒-单核细胞白血病（juvenile myelomonocytic leukemia，JMML）**　JMML是一种罕见的婴幼儿期、多见于2岁以下发病、兼有MDS/MPD双重特性的侵袭性克隆性髓系肿瘤。患儿常伴皮肤表现

（如湿疹和黄瘤病等）。JMML有显著的髓系细胞病态造血、单核细胞增多且$>1 \times 10^9$/L，原始细胞<20%。患儿Ph（－），也无*BCR-ABL1*重排，可伴有*PTPN11*、*KRAS*、*NRAS*、*CBL*或*NF1*基因突变，或出现染色体7异常，血红蛋白F随年龄增长、外周血涂片发现髓系或红系前体细胞。

第四节　幼年型粒-单核细胞白血病

幼年型粒-单核细胞白血病（JMML）是罕见的恶性克隆性造血干细胞疾病，以粒细胞和单核细胞增殖及脏器浸润为主要特点，伴有红系及巨核系细胞发育异常，兼有骨髓增生异常综合征（MDS）和骨髓增殖性肿瘤（MPN）的特点。多发生于婴幼儿，95%诊断年龄小于4岁，男性多于女性，占儿童白血病2%~3%，年发病率（0.6~1.2）/10^6，15%可转变为急性髓系白血病。

【临床表现】

患儿常有发热、感染、食欲不振、发育停滞、苍白、出血，多数伴有肝、脾、淋巴结肿大，皮肤损害为常见且重要特征（面部斑丘疹或湿疹样皮疹、黄色瘤、牛奶咖啡斑），呼吸道浸润时可出现呼吸急促、干咳，胃肠道浸润时可出现分泌性或血性腹泻。约10%的患儿有神经纤维瘤Ⅰ型病史。

【实验室检查】

一、血细胞分类计数

外周血白细胞计数增高（多数小于50×10^9/L），单核细胞增多（绝对值计数$>1 \times 10^9$/L），伴血小板减少及贫血，嗜酸、嗜碱性粒细胞可增多。

二、形态学

1.血象　JMML外周血单核细胞增多，以成熟单核细胞为主，可见幼稚单核细胞，少见原始单核细胞，形态似成人CMML（见图16-2）。

2.骨髓象　粒系增生，单核系幼稚细胞增多常不如外周明显，通常占骨髓细胞的5%~10%，原始细胞（包括幼稚单核细胞）占骨髓细胞比例<20%（见图16-3）。骨髓细胞可表现出一系或多系病态造血，骨髓病理部分可见纤维组织增生。体外骨髓培养：骨髓原始细胞对粒细胞-巨噬细胞集落刺激因子高度敏感。

三、免疫表型

髓系前体细胞抗原表达异常，与成人MDS和CMML表型类似。虽然无特征性或特异性异常细胞免疫表型，流式检测仍有助于髓系肿瘤与反应性单核细胞增多症的鉴别。

四、细胞遗传学

大部分JMML核型正常，无Ph染色体，这一点可与CML相鉴别。单体7可见于30%的JMML患者。

五、分子遗传学

JMML是由于RAS通路的过度活化导致疾病的发生，90%患儿可检测到RAS通路中*NF1*、*NRAS*、*PTPN11*、*CBL*基因的体细胞突变。部分患儿可检测到*SETBP1*和*JAK3*的继发性突变，提示预后不佳。

六、其他检查

胎儿血红蛋白（HbF）增加，2/3患者HbF大于10%，免疫球蛋白呈多克隆增加。

【诊断标准】

见表16-3。

表16-3　2016 WHO JMML诊断标准

1.临床和血液学特征 （必备条件）	外周血单核细胞计数>1×10⁹/L
	外周血及骨髓原始细胞<20%
	脾大
	Ph染色体（－），BCR-ABL融合基因（－）
2.基因异常 （符合一条）	PTPN11，KRAS或NRAS体细胞突变（除外Noonan综合征）
	临床诊断为Ⅰ型神经纤维瘤或NF1基因突变
	CBL基因胚系突变和CBL基因杂合性缺失
3.无基因异常 除符合第一条外须满足	染色体7或任何其他染色体异常或者至少符合以下两条标准：
	血红蛋白F随年龄增长
	外周血涂片发现髓系或红系前体细胞
	克隆分析发现GM-CSF超敏性
	STAT5高度磷酸化

当患儿满足1中的所有标准和2中的一项标准时即可做出JMML的诊断，如果不满足2中的标准还要满足3中的两项标准。对于不伴有脾大的患儿必须满足1中的其他所有标准，和2中的一项标准或者3中的两项标准。

【鉴别诊断】

1.婴幼儿时期类白血病反应　可有肝脾大，血小板减少，多存在感染灶，无单核细胞增高及HbF明显增高。

2.EB病毒、巨细胞病毒感染　可有发热、白细胞增高、肝脾淋巴结肿大，白细胞增多及血小板减少。骨髓增生程度不一，多为活跃或明显活跃，通常无显著的病态造血现象；无单核细胞增高。HbF无明显增高，病毒学检查阳性。

3.朗格汉斯细胞组织细胞增生症　可表现为白细胞增多，肝脾肿大，皮肤损害，但多数患者有骨骼受累，并可发现朗格罕斯细胞。

4.CML　也表现为白细胞增多、脾大，通过Ph染色体和BCR-ABL融合基因可鉴别。

第五节　组织细胞增生症和巨噬-树突细胞肿瘤

树突细胞（dendritic cell，DC）、单核细胞和巨噬细胞是单核-巨噬细胞系统的成员，而组织细胞是一个形态学术语，指的是组织驻留的巨噬细胞。巨噬细胞主要参与清除体内衰老损伤细胞和病原体。DC是星形细胞，为目前已知的功能最强的专职抗原提呈细胞，并能激活初始型T淋巴细胞。人类DC分为两大类：浆细胞样和髓样（mDC）。mDC根据CD141（mDC1）和CD1c（mDC2）的表达进一步细分为2个亚群。朗格汉斯细胞（Langerhans cell，LC）是分布在表皮内、黏液上皮或支气管上皮的DC，表达CD1a并含有Birbeck颗粒。当被局部炎症激活时，LC迁移至引流淋巴结并分化为交指细胞（IDC）。血单核细胞根据CD14和CD16的表达分为3个亚群。在体外，单核细胞可以分化成单核-巨噬细胞系统的任何细胞类型。然而，在正常情况下，包括LC在内的几种巨噬细胞和DC亚群都是能够自我更新的。

组织细胞增生症（histiocytoses）是一组罕见的疾病，儿童及成年人均可发病，以大量巨噬细胞、DC或单核细胞来源的细胞聚集在不同组织器官为特征。目前已发现100多种不同的亚型。2016年，Emile等人基于组织学、免疫表型、分子改变、临床和影像学特征，对组织细胞疾病的分类进行修订。修订后的分类系统包括5组疾病：①朗格汉斯细胞相关的疾病；②皮肤和皮肤黏膜疾病；③恶性组织细胞增多症（malignant histiocytoses）；④Rosai-Dorfman病（Rosai-Dorfman disease，RDD）；⑤噬血细胞淋巴组织细胞增多症和巨噬细胞活化综合征（hemophagocytic lymphohistiocytosis and macrophage activation syndrome）。

组织细胞和树突细胞肿瘤更为罕见，发病率不足软组织和淋巴结恶性肿瘤的1%。在WHO 2008年的分类中，它们被分为组织细胞肉瘤（histiocytic sarcoma，HS）、朗格汉斯细胞肉瘤（Langerhans cell sarcoma，LCS）、朗格汉斯细胞组织细胞增生症（Langerhans cell histiocytosis，LCH）、滤泡树突状细胞肉瘤（follicular dendritic cell sarcoma，FDCS）、交指细胞肉瘤（interdigitating cell sarcoma，IDCS）、树突状细胞肉瘤非特指型［indeterminate dendritic cell sarcoma，non otherwise specified，（IDCS，NOS）］。

朗格汉斯细胞组织细胞增生症

朗格汉斯细胞组织细胞增生症（LCH）是单核–巨噬细胞系统克隆性疾病，其特征是由于持续的免疫刺激，导致$CD1a^+/CD207^+$树突细胞（DC）不受控制地增殖和积聚。历史上LCH被称为"组织细胞增生症X"，包括3型：嗜酸性肉芽肿、汉–薛–柯综合征（Hand–Schüller–Christian disease，H–S–C病）和莱特勒西韦综合征（Letterer–Siwe disease，L–S病）。目前，LCH被分为3种不同的形式：①单系统单部位型（SS–s）；②单系统多部位型（SS–m）；③多系统型（MS）。MS型还可以分为有或无器官受累。低危受累器官包括皮肤、骨骼、淋巴结和垂体，而高危受累器官包括骨髓、肝、脾和肺。

【临床表现】

LCH通常表现为皮疹或疼痛性骨损伤，也可能出现发热、体重减轻、腹泻、水肿、呼吸困难、多饮和多尿等全身症状。LCH可能影响身体的任何器官，但儿童中常见的依次是骨骼、皮肤和垂体、肝、脾、造血系统、肺或中枢神经系统（不包括垂体）。在成人中，肺部受累比儿童更为常见。

LCH的临床表现差异巨大，有的患者无任何症状，有的患者从轻型的、一个器官受累到多器官、多系统受累，甚至威胁生命，短时间内可以进展迅速，诊断和治疗极为困难。

不同传统分型的临床表现如下。

1. L–S病　婴儿期发病，尤其是1岁以内，偶有成人发病的报道。患者常表现为发热、体重减轻、全血细胞减少、淋巴结肿大、肝脾肿大、皮肤病变和骨病变。本病预后与发病年龄有关，小于2岁者病变进展很快，如无有效治疗常在数周或数月内由于严重贫血和全血细胞减少，并发感染或出血而死亡。

2. H–S–C病　幼儿期发病，患者常有溶骨性颅骨损害、尿崩症（由于垂体功能减退）和眼球突出。除了以上三联征，偶有中耳炎、全身淋巴结肿大、肝脾肿大和肺部病变。病程较长，一般预后较好，约半数可自动消退。

3. 嗜酸性肉芽肿　主要发生在年龄较大的儿童以及患有孤立性骨损伤、皮肤病变或淋巴结肿大的成年人。病变一般局限于骨骼，较少内脏及皮肤累及。患者一般无明显症状，如病变组织破坏骨组织可引起疼痛，本病多数预后良好，多可自行消退或经治疗后消退。

成人肺LCH表现为弥漫性受累，但症状可能相对较轻或无，有些病因是吸烟。

【实验室检查】

LCH的诊断主要基于临床，结合组织病理学分析，包括LC的超微结构或免疫表型特征确定组织细胞浸润，以及受累部位的影像学特征。建议对所有临床可疑病例，尤其是需要治疗的患者，进行疑似LCH的活检确认。

一、组织病理及免疫组化

尽可能做活体组织检查，以发现LC浸润，如皮肤活检、淋巴结活检及骨活检等。活检的组织应在福尔马林缓冲液中固定不超过72小时，以允许用于组织病理学、免疫组织化学和分子分析。

病变的LCH细胞（图16-4，图16-5）直径12~15μm，呈嗜酸性，胞质丰富；细胞核不规则、有明显的皱褶和凹槽，染色质细、核仁不明显。嗜酸性粒细胞、淋巴细胞、组织细胞和中性粒细胞通常作为背景细胞以不同数量存在。当LC浸润淋巴结时，常淋巴窦受累。LCH的特征性免疫表型包括CD1a（图16-6）、S100蛋白（图16-7）和朗格汉斯蛋白（langerin，CD207）（图16-8）的表达。在电子显微镜下，观察到大小为（200~400）nm×33nm细长的拉链状细胞质结构，称为Birbeck颗粒，这项检查已逐渐被免疫组化检查所替代。

二、影像学检查

X光片通常显示有尖锐边缘的溶骨性"穿孔"损伤。X线平片仍然是诊断和分期的金标准，可以辅以CT和（或）MRI来描绘骨质破坏的程度或骨髓和软组织受累的程度。磁共振成像是评估中枢神经系统侵犯和退行性变的必要手段。PET扫描有助于发现骨扫描或平片未发现的病变，检测和评估LCH病变的活动性，并评估对治疗的反应。FDG（氟脱氧葡萄糖）–PET已被研究用于分期、治疗反应评估和疾病复发的诊断，具有更广泛的优势。

三、其他检查

高危疾病患者可能出现骨髓受累和（或）炎症引起的贫血和血小板减少。据报道，血沉升高和血小板增多与活性LCH相关，但这些相关性是可变的。当出现低蛋白血症时，可以观察到肝酶升高和胆红素升高。肠受累也可能导致低蛋白血症。外周血细胞中的 *BRAF/V600E* 突变与活动性疾病相关，尽管这些观察仍有待于前瞻性试验的验证。

【鉴别诊断】

1.其他组织细胞/树突状细胞病变 在大多数情况下，LCH可以通过其独特的形态学和免疫组化特征明确诊断。LCH与Rosai-Dorfman病（RDD）有一些共同的临床和免疫组化特征（如S100的表达）。然而，RDD没有CD1a或CD207的表达，大量的组织细胞吞噬淋巴细胞、浆细胞和红细胞。Erdheim-Chester病（Erdheim–Chester disease，ECD）与LCH有一些共同的临床特征，包括骨和多个其他部位的受累，但往往发生在老年，组织学特征为无CD1a或S100表达的泡沫组织细胞。

2.淋巴瘤 淋巴瘤可以出现肝、脾、淋巴结或胸腺肿大，但通常表现出更多的细胞异型性，并可通过免疫表型与LCH快速鉴别。

3.朗格汉斯细胞的非肿瘤性增殖 皮肤病性淋巴结病的特征是皮质旁扩张，有小淋巴细胞及散在的郎格汉斯细胞和组织细胞，有时伴有色素。朗格汉斯细胞增生可在皮肤中看到，是反应性病变的一部分，如湿疹。这些非肿瘤性病变中朗格汉斯细胞的免疫表型将与LCH相同。然而，朗格汉斯细胞浸润的程度和临床背景有助于区分。

4.LCS LCS具有明显的恶性细胞学特征和高有丝分裂率，有助于和LCH鉴别。

噬血细胞综合征

噬血细胞综合征（hemophagocytic syndrome，HPS），也称为噬血细胞性淋巴组织细胞增多症（hemophagocytic lymphohistiocytosis，HLH），是一类由免疫异常导致的过度炎症反应综合征。这种免疫调节异常主要由淋巴细胞、单核细胞和巨噬细胞系统异常激活、增殖，分泌大量炎性细胞因子而引起的一系列炎症反应。临床以持续发热、肝脾肿大、全血细胞减少以及骨髓、肝、脾、淋巴结组织发现噬血现象为主要特征。

HPS由于触发因素不同，被分为原发性和继发性两大类。原发性HPS是一种常染色体或性染色体隐性遗传病。继发性HPS与各种潜在疾病有关，是由感染、肿瘤、风湿性疾病等多种病因启动免疫系统的活化机制所引起的一种反应性疾病，通常无家族病史或已知的遗传基因缺陷。

【临床表现】

HPS的早期临床症状包括发热、肝肿大、脾肿大、神经症状、皮疹和淋巴结病。有研究发现75%的HPS患者有可能类似脑炎的中枢神经系统症状。HPS患者发生肝衰竭伴结合胆红素明显升高、全血细胞减少、凝血障碍，可表现呼吸衰竭，甚至发生急性呼吸窘迫综合征。

【实验室检查】

一、HPS 确诊相关指标

血细胞减少，中性粒细胞和（或）血小板进行性下降、贫血；纤维蛋白原降低，肝衰竭时更为严重；脂类代谢异常，甘油三酯升高；铁蛋白升高、sCD25（可溶性IL-2受体）水平显著升高（因检测方法不同，≥2400 IU/ml或≥6400 pg/ml）；NK细胞杀伤靶细胞的功能下降，脱颗粒功能检测（CD107a）是细胞毒T淋巴细胞的功能学检查，有助于诊断HPS。骨髓涂片和骨髓、淋巴结活检及免疫组化可以提供噬血细胞或肿瘤细胞的病理依据（图16-9）。Th1/Th2细胞因子谱包括TNF、IFNγ和多种白细胞介素IL-1、IL-6、IL-18参与了细胞因子级联反应，这些细胞因子检测有助于HPS的早期诊断和鉴别诊断。

二、鉴别原发性和继发性

二代测序检测已知的原发性HPS相关致病基因，根据缺陷基因的特点将原发性HPS分为家族性HPS（FHL）、免疫缺陷综合征相关HPS和EB病毒（EBV）驱动HPS。①FHL有5个亚型，FHL-1缺陷基因不明，FHL-2~FHL-5缺陷基因分别为*PRF1*、*UNC13D*、*STX11*及*STXBP2*。②免疫缺陷综合征相关HPS包括Griscelli综合征Ⅱ、Chediak-Higashi综合征Ⅰ和Hermansky-Pudlak综合征Ⅱ，分别有*Rab27a*、*LYST*和*AP3B1*基因缺陷。③EBV驱动HPS包括X连锁淋巴组织增生综合征（XLP-1和XLP-2），分别有*SH2D1A*和*BIRC4*基因缺陷。除以上8种，*ITK*、*AP3β1*、*MAGT1*、*CD27*等基因缺陷也与HPS相关。

原发性HPS由于相关基因突变，穿孔素、颗粒酶B、信号转导淋巴细胞活化分子相关蛋白（SAP）、X-链锁凋亡抑制蛋白（XIAP）等表达下降，其表达量的检测可以成为快速鉴别的可靠依据。

三、继发HPS病因相关

1.感染 是继发性HLH最常见的形式，包括病毒、细菌、真菌以及原虫感染等，疱疹病毒尤其是EB病毒最为常见。检测病毒抗体、基因定量、细菌及真菌培养、布氏杆菌凝集试验等。

2.肿瘤 淋巴瘤相关HLH最为常见，尤以T细胞和自然杀伤（NK）细胞淋巴瘤多见。淋巴结彩超发现淋巴结异常肿大及结构异常，淋巴结活检、穿刺病理及免疫组化，可发现淋巴瘤细胞，有助于确诊及分类。全身PET/CT扫描可协助查找淋巴瘤及其他恶性肿瘤原发病灶。

3.结缔组织病 全身性青少年特发性关节炎（SJIA）、系统性红斑狼疮（SLE）和成人斯蒂尔病（adult onset still's disease，AOSD）也可继发HPS。检测类风湿因子、血沉、中性粒细胞胞质抗体、抗核抗体、补体等。

4.中枢神经系统受累 腰椎穿刺术测定颅压，脑脊液检查含脑脊液常规计数、脱落细胞学、生化、免疫球蛋白定量、免疫固定电泳、抗酸杆菌涂片、结核分枝杆菌基因。必要时脑脊液流式细胞免疫表型分析以及头部MRI等排除脑炎、急性白血病中枢浸润和原发于中枢淋巴瘤。

四、其他常规化验

肝功能损伤，除肝酶升高外，胆红素升高更为显著，白蛋白不同程度降低；肝衰竭时白蛋白重度减低，凝血酶原时间延长、凝血酶原活动度下降；如不能排除细菌感染，需要反复多次细菌培养；炎症因子C反应蛋白和降钙素原，有助于鉴别细菌感染及观察HPS的活动度。

【诊断标准】

目前公认的HPS诊断标准由国际组织细胞协会于2004年修订，符合以下两条标准中任何一条时可以诊断HPS。

1.分子诊断符合HPS 目前已知的12种HPS相关致病基因，发现病理性突变。

2.符合以下8条指标中的5条 ①发热：体温>38.5℃，持续>7天；②脾大；③血细胞减少（累及外周血两系或三系）：血红蛋白<90 g/L，血小板<100×10⁹/L，中性粒细胞<1.0×10⁹/L，且非骨髓造血功能减低所致；④高甘油三酯血症和（或）低纤维蛋白原血症：甘油三酯>3 mmol/L或高于同年龄的3个标准差，纤维蛋白原<1.5g/L或低于同年龄的3个标准差；⑤在骨髓、脾脏、肝脏或淋巴结里找到噬血细胞；⑥血清铁蛋白升高：铁蛋白≥500mg/L；⑦NK细胞活性降低或缺如；⑧sCD25升高。

【鉴别诊断】

1.感染　许多感染可以引发HPS，EB病毒最为常见，其次是巨细胞病毒和其他疱疹病毒，应通过PCR（而非血清学）寻找常见的HPS相关病毒。还有一些非典型的感染，例如内脏利什曼病、非典型/结核分枝杆菌、组织胞浆菌病、埃立克体、巴尔通体、布鲁氏菌、播散性腺病毒和播散性单纯疱疹等，可以引起血细胞减少、炎性标志物显著升高和类似HPS的其他特征，这些感染需要和HPS相鉴别，因为直接治疗相应的感染比免疫抑制剂治疗更有效。

2.血液系统其他疾病　累及骨髓和（或）内脏器官的朗格汉斯细胞组织细胞增生症、多中心Castleman病。这两种疾病临床表现与HPS有交叉，通过病理及免疫组化等可以鉴别。有些类型淋巴瘤，尤其是高级别弥漫大B细胞淋巴瘤或T细胞淋巴瘤，以HPS为首发表现，淋巴结及骨髓病理组化和全身PET/CT有助于鉴别及寻找淋巴瘤的原发病灶，如未能首诊予以鉴别，仍须积极随访观察。

3.孤立性中枢神经系统疾病　如患者以中枢神经系统症状为首发表现，需要注意自身免疫播散性脑脊髓炎、中枢神经系统血管炎和多发性硬化症等疾病。此时脑脊液细胞学、生化、免疫学分析、头部MRI等检查、全身多系统功能及免疫状态的评估将有助于鉴别。

第六节　脂质贮积病

脂质贮积病是一组遗传代谢性疾病，由于一个或多个组织缺乏水解其中某个特定的糖苷键所需的溶酶体酶而使细胞内充满相应的脂质。在每种疾病中，脂质的类型及其组织分布都有一个特征性的模式。戈谢病（Gaucher disease）和尼曼-匹克病（Niemann-Pick disease）是血液内科常遇到的两种脂质贮积病，因为它们都可能导致肝脾肿大和血细胞减少。本节主要讨论贮存葡糖脑苷脂的戈谢病和贮存鞘磷脂和（或）胆固醇的尼曼-匹克病。

戈谢病

戈谢病是最常见的一种神经鞘磷脂贮积病，是罕见的常染色体隐性遗传性疾病。病理机制为位于1号染色体（1q21）的*GBA1*基因突变导致溶酶体酶——葡糖脑苷脂酶的活性显著降低，其水解葡萄糖基神经酰胺的能力降低，葡萄糖基神经酰胺从而在巨噬细胞内贮积，使之转化为戈谢细胞。极少数情况下，戈谢病也可能由缺乏葡糖脑苷脂酶激活剂saposin C引起。该疾病在普通人群中的发病率为1/40000~1/60000，但在阿什肯纳齐犹太人群中的发病率可达到1/800。

【临床表现】

戈谢病有肝脾肿大、血细胞减少等特征性临床表现，有时出现严重的骨受累，在某些类型，可以有神经损害。根据是否有神经损害分为3型，1型为非神经型，2型和3型为神经型。1型戈谢病无神经损害，是最常见的类型，占戈谢病的90%~95%。从终生无任何临床症状到儿童期极早发病，1型的临床表现差异巨大。首发症状各异，各个年龄段均可发病，中位发病年龄10~20岁。通常1型戈谢病降低患者的生活质量，并且常与很多种疾病的发病率相关，但很少威胁生命。患者可有乏力、肝脾肿大、肝脾占位性病灶、胆囊结石、血小板减少相关的出血、骨痛，急性骨痛在儿童较为常见。肺受累与戈谢细胞肺脏浸润有关，可以出现间质性肺病，或其导致的肺纤维化，脊柱畸形导致的限制性肺病，以及肺动脉高压。1型戈谢病患者发生帕金森病的风险增加了4~20倍。3型戈谢病又被称为青少年或亚急性神经型戈谢病，占戈谢病的5%。除了1型中描述的脏器的表现之外，3型通常合并动眼神经受累，大部分病例在20岁之前出现。幼儿发病极为常见，约半数以上的患儿在2岁前发病，一些病例突发行为异常或意外死亡。2型戈谢病占比<5%，以3~6个月的婴幼儿发生严重的神经损害和肝脾肿大为特征，角弓反张、球麻痹和动眼神经麻痹是该型的三联征。一般于3岁之前死亡，原因多数为喉痉挛引起的呼吸暂停。

【实验室检查】

一、全血细胞计数

戈谢病患者的全血细胞计数可能是正常的，也可能反映了脾功能亢进的影响。不同程度的血小板减少最为常见，贫血其次，一般为正细胞正色素性中度贫血，血红蛋白很少低于80g/L。轻度网织红细胞增多常见于贫血患者。白细胞计数可降至1.0×10^9/L，但白细胞减少程度较轻，分类计数正常，脾切除术后患者往往表现为淋巴细胞增多。

二、凝血功能

凝血酶原时间（PT）和活化部分凝血活酶时间（APTT）延长，可能与继发性肝衰竭导致的凝血因子FX、FV、凝血酶、FXI或维生素K缺乏有关，极少情况下与遗传性或获得性血管性血友病（von Willebrand disease，VWD）有关。

三、免疫球蛋白

免疫球蛋白定量和免疫固定电泳是必做的检查项目。临床常见多克隆高免疫球蛋白血症，部分患者出现单克隆免疫球蛋白血症。自身抗体的出现可能会继发桥本甲状腺炎、类风湿关节炎或溶血性贫血。

四、骨髓象

骨髓穿刺检查对于戈谢病的诊断并不是必需的。但如果患者仅有血小板减少和（或）肝、脾肿大，骨髓象分析有助于发现戈谢细胞。戈谢细胞来自单核-巨噬细胞系统，主要存在于骨髓、脾脏和肝脏，直径20~100μm，含有一个或数个偏心细胞核，胞质量多、无空泡，胞质中充满交织成网状的细条纹状、纤维状或管状结构，有如皱纹纸样（图16-10）。戈谢细胞糖原（PAS）染色阳性（图16-11）以及酸性磷酸酶（ACP）染色阳性。

五、葡糖脑苷脂酶活性

白细胞、单核细胞或培养的成纤维细胞的葡糖脑苷脂酶活性，降低到正常值的10%~15%，是戈谢病诊断的"金标准"。儿童严重的病例酶的活性可以<10%，残留的酶的活性与预后无关。外周血白细胞葡糖脑苷脂酶活性检测可采取新鲜全血样本检测或干血纸片法。干血纸片法适合于戈谢病高危人群和新生儿筛查，但需要新鲜全血样本法检测确诊。当葡糖脑苷脂酶活性正常，但临床表现和其他的实验室检查均可疑戈谢病时，应通过鞘脂激活蛋白原（PSAP）基因测序排除极其少见的鞘脂活化蛋白C（saposin C）缺陷。

六、*GBA1* 突变

编码葡糖脑苷脂酶的基因（*GBA1*）位于1号染色体长臂（1q21），包含11个外显子。已经发现*GBA1*的>400个基因突变。在阿什肯纳齐犹太戈谢病患者中，最常见的突变（90%的突变等位基因）是c.1226A>G，c.84dup，c.1448T>c和c.115+1G>A，而它们占非阿什肯纳齐犹太人患者总突变的60%左右。

七、影像学检查

戈谢病骨损害的检查首选MRI。骨髓浸润主要在长骨的近端和远端。T1加权像用于发现和定量骨髓浸润，T2加权像用于发现骨缺血性坏死和骨梗死。T1信号减低通常反映骨髓正常脂肪被戈谢细胞替代。标准放射线检查可显示广泛性骨质疏松，股骨、肱骨、腓骨等常受累。表现为海绵样多孔透明区改变、虫蚀样骨质破坏、骨干扩宽或在股骨下端可见典型的"三角烧瓶样"畸形；还可见骨皮质变薄、骨缺血坏死、骨梗死、发育障碍现象，但普通的X线检查对于戈谢病的骨损害并不敏感。全身MRI可用于评估治疗效果和监测疾病的进展。

八、脑电图检查

可早发现神经系统浸润，在神经系统症状出现前即有广泛异常波型。3型患者在未出现神经系统症状前很难与1型鉴别。通过脑电图检查可预测患者将来是否可能出现神经系统症状。

九、产前诊断

若患者的基因型已确定，患者的母亲再次妊娠时可取绒毛或羊水细胞通过遗传学分析做产前诊断。绒毛取样在患者的母亲闭经10~12周时进行，羊水细胞取样则在闭经16周时进行。也可以通过测定新鲜绒毛或培养的羊膜细胞的葡糖脑苷脂酶活性来完成。

【鉴别诊断】

1.**尼曼-匹克病** 婴儿多见，且肝、脾肿大，但此病肝大比脾大更为明显；中枢神经系统症状不如戈谢病显著。主要鉴别点为尼曼-匹克病黄斑部有樱桃红色斑点，骨髓中尼曼-匹克病细胞与戈谢病细胞显著不同，且酸性磷酸酶反应为阴性，结合其他组织化学染色可鉴别。

2.**其他肝脾肿大的疾病** 如血液病中的白血病、淋巴瘤、朗格汉斯细胞组织细胞增生症和重型珠蛋白生成障碍性贫血，鉴别一般不困难。朗格汉斯细胞组织细胞增生症除肝脾大外，可有骨骼缺损、突眼或尿崩症。另外，还需要与黑热病及血吸虫病鉴别。

3.**可出现戈谢细胞的疾病** 戈谢细胞可见于CML、重型珠蛋白生成障碍性贫血、CLL，此类患者中β-葡糖脑苷脂酶正常或升高；重型珠蛋白生成障碍性贫血时，由于代谢障碍也可出现葡糖脑苷脂的沉积，形成戈谢细胞；艾滋病、分枝杆菌属感染及霍奇金病时也可有戈谢细胞，临床表现、辅助检查及β-葡糖脑苷脂酶的测定有助于鉴别。

尼曼-匹克病

广义的尼曼-匹克病（Niemann-Pick disease，NPD）极其罕见，是一组脂质代谢异常、细胞内脂质贮积、泡沫细胞不同程度地浸润不同组织器官的疾病，但不是一种单一的疾病，它包括酸性鞘磷脂酶缺乏症（以前称为尼曼-匹克病A/B型）和尼曼-匹克病C型（NP-C）。临床特征包括肝脾肿大、肺功能不全和（或）中枢神经系统受累。尽管二者有很多共同的、交叉的临床特征，在历史上有共同的名字，但它们的发病机制不同，在代谢紊乱方面不相关，因此目前已不属于同一种疾病。

NP-A是由于酸性鞘磷脂酶基因突变导致酸性鞘磷脂酶活性缺乏，底物神经鞘磷脂在体内贮积，有明显的神经系统累及。NP-B发病机制与A型相同。NP-C是常染色体隐性遗传，由NPC1或NPC2突变引起，NPC1或NPC2编码参与细胞内胆固醇和脂质转运的蛋白质。当这个过程受损时，就会出现脂质过多储存，最显著的是肝脏、脾脏和中枢神经系统。

【临床表现】

NP-A：患儿可在3个月左右被发现肝脾肿大。大约50%的婴儿黄斑处有樱桃红斑点。在1岁以内生长发育极其迟缓，且出现神经系统症状，神经退行性变进展迅速，开始可表现为轻微肌张力下降，逐渐出现明显的运动和智力发育落后。由于肺间质神经鞘磷脂的聚集，可能出现反复肺感染。部分患者有消化系统症状，如腹泻或便秘。大多数婴儿因反复感染而不能活到3岁。

NP-B：相比A型，B型患者没有明显的中枢神经系统受累，但肝脾肿大可能更严重，并可伴有肝衰竭。血清甘油三酯和低密度脂蛋白胆固醇常升高，而高密度脂蛋白胆固醇较低。肺功能常受损。患者黄斑周围可能有一个红棕色的光晕，在某些情况下，一个明显的樱桃红斑点可以被识别出来。

NP-C：临床表现是一种慢性进行性疾病，临床异质性高，早期死亡率高，常因非特异性表现而长时间未被发现导致误诊。患者常有新生儿黄疸，幼儿时期患者正常，然后逐步发展为低张力、痴呆、共济失调、构音障碍、肌张力障碍、癫痫发作、弹力性猝倒和认知能力下降。肝脾肿大是常见的。上述症状可以出现在任何年龄，甚至是70岁，但"经典"的描述是青少年营养不良性类脂增多症、新生儿黄疸和肝脾肿大。在1岁以内的婴幼儿中，肝脾肿大可能是唯一的征兆。在发病较晚的患者中，可以有多种表现，但以精神症状和体征为首发表现为主，如妄想、躁狂或强迫症。

【实验室检查】

一、NP-A/B

由于酸性鞘磷脂酶活性不足是A型和B型NPD的标志，在外周血白细胞或培养的皮肤成纤维细胞等易于获得的细胞中定量测定这种酶活性是该疾病首选的标准确诊实验。*SMPD1*基因测序也可用于确诊，但不应作为一线诊断指标。外周血涂片或骨髓中发现空泡细胞也是该疾病的特征，糖原染色和酸性磷酸酶染色阳性，但在缺乏酶活性和/或基因确定的情况下不能用于诊断。干血纸片法最近也被开发用于检测NP-A/B患者。

二、NP-C

检测手段主要包括定量血浆生物标志物、DNA测序及Filipin染色。

1.血浆生物标志物定量检测 生物标志物的检测具有无创、快速、高通量、低成本和易操作性（包括样品制备、稳定性和装运）等多方面的优点，因此定量检测生物标志物被作为NP-C诊断的首选。

①血浆氧化胆固醇（胆固醇氧化产物）是最常用的、可测定的生物标志物，大量证据支持其对NP-C诊断的可靠性和敏感性。

②NP-C患者血浆中的胆固醇-3,5,6三醇（cholestane-3，5，6-triol，C-triol）和7-酮胆固醇（7-ketocholesterol，7-KC）升高。

③C-三醇是首选的氧化胆固醇生物标志物，与7-KC相比，对NP-C具有更高的特异性和敏感性。NP-C携带者与NP-C患者的上四分位数的C-triol值重叠。

④其他疾病（主要是NP-A和NP-B）和酸性脂肪酶缺乏症的患者会出现C-三醇和7-KC水平升高；因此，应谨慎解释氧化胆固醇水平升高的原因。

⑤在室温下长期储存样品会导致胆固醇的自氧化，这可能导致假阳性结果。

2.DNA测序 生物标记物检测结果仅可以支持NP-C的诊断，确诊必须要通过基因检测。目前已知的*NPC1*有近700种变异体，其中400种是致病性突变；*NPC2*已发现23种致病性突变。*NPC1*的高度多态性可以混淆诊断结论，并使新突变的解释成为一个挑战。

3.Filipin染色 过去成纤维细胞Filipin染色被认为是诊断NP-C的金标准试验，但这种方法已被生物标志物和基因分子检测相结合所取代。在某些情况下，如果DNA测试是模棱两可的，它仍然被用于鉴定新的*NPC1/NPC2*变异体。

【鉴别诊断】

NP-A/B可通过检测鞘磷脂的水平以及白细胞或培养的成纤维细胞鞘磷脂酶缺乏来与其他疾病相鉴别。NP-A患者体外培养淋巴母细胞或成纤维细胞的酸性鞘磷脂酶活性低于正常水平的5%。NP-B患者酸性鞘磷脂酶活性水平为正常水平的2%~10%。抗鞘磷脂酶的单特异性抗体用于区分A型和B型NPD。杂合子可通过测定培养成纤维细胞鞘磷脂酶活性来检测。对于NP-C来说，泡沫细胞的存在是该病的特征。

戈谢病、尼曼-匹克病和另一种罕见的脂质贮积病海蓝组织细胞增生症在细胞形态学及细胞化学上需要鉴别，表16-4可作为参考。

表16-4　三种脂质贮积病的细胞在骨髓涂片形态及细胞化学染色参考

	戈谢细胞	尼曼-匹克细胞	海蓝组织细胞
形态	胞质具有大量条索样纤维或洋葱皮样结构（含葡糖脑苷脂）	胞质充满大小不一的桑椹状、蜂窝状空泡（含神经鞘磷脂）	胞质充满大量大小不一的蓝色不透明泡沫，夹杂少量蓝色颗粒
PAS	+++	泡壁弱阳性，空泡中心阴性	+
ACP	+++	-	+
NAP	-	-	+
MPO	-	-	-
SBB	+	+	-
Fe	+	+	-

第七节　典型病例

一、有神经纤维瘤I型病史的JMML

【临床资料】

男性患儿，2岁，2017年2月6日因反复发热1周入院，患儿于入院1周前无明显诱因出现反复发热，体温最高40℃，无寒战，无咳嗽、咳痰，无腹痛、腹泻，于当地医院应用抗感染治疗未见明显好转，为求进一步治疗转诊上级医院，急检血常规示白细胞53.5×10^9/L，异常细胞15%。查体：轻度贫血外观，周身皮肤散在湿疹样皮疹，颈部、腋窝可触及肿大淋巴结，直径1~2cm，质韧、无压痛，肝肋下约5cm，脾肋下1cm，质软、无压痛。既往神经纤维瘤病史1年。

【实验室检查】

1.**血液检查**　血常规：WBC 34.2×10^9/L，NEUT 18.2×10^9/L，L% 15.4%，M%31%，Hb 99g/L，PLT 118×10^9/L。血涂片：粒细胞比例低、核左移，幼稚粒细胞4%，淋巴细胞比例大致正常，异型淋巴细胞5%，单核细胞多，绝对计数为10.6×10^9/L。凝血项：PT 14.3s，PT% 62.7%，FIB 4.88g/L，APTT 42s。生化：肝功能、肾功能正常，LDH 363.6U/L。CRP 48.6mg/L。PCT 0.3ng/ml。EBV-DNA 6.42×10^3copies/ml，CMV-DNA 2.16×10^3copies/ml。

2.**影像检查**　肺CT示：双侧胸膜、脊柱两旁、双侧腋窝多发占位。彩超检查：双侧颈部可见多发淋巴结样回声，右侧较大者2.4cm×2.2cm，左侧较大者2.4cm×2.1cm，皮髓质欠清晰，淋巴门消失；双侧腋窝可见数个淋巴结样低回声团，皮髓质欠清晰，淋巴门消失，右侧较大者1.7cm×0.9cm，左侧较大者1.9cm×1.3cm；腹腔多发淋巴结肿大，较大者1.4cm×1.6cm；肝脏右斜径11.3cm，肋下5.8cm，脾厚3.1cm，肋下0.5cm。

3.**骨髓穿刺检查**　①骨髓象：骨髓增生极度活跃，粒系细胞比例增高，原始粒细胞占4%，早幼粒细胞占6%，可见异常中性中幼粒细胞。红系统有核红细胞减少，淋巴细胞比例减低。全片共见126个巨核细胞，可见成簇血小板。②免疫分型：CD34$^+$，CD117$^+$，CD38$^+$，CD13$^+$（部分）。髓系偏幼稚细胞约占有核细胞的1.0%，该比例略增高，其CD13抗原表达部分缺失；粒细胞表现为分化异常。③融合基因：

EVI1+。④染色体：46，XY（20）。⑤骨髓细胞二代测序：*NRAS*基因突变。

【诊断】幼年型粒-单核细胞白血病。

患儿入院后予抗感染、抗病毒治疗，白细胞略下降、发热好转后出院。出院1周后再次出现发热、白细胞上升（41.2×10^9/L），综合病情及回报的检查结果，确诊为幼年型粒-单核细胞白血病。

【病例解析】

2岁男性患儿，以发热、脾大、白细胞增高起病，抗感染、抗病毒治疗好转后细胞再次升高，粒细胞、单核比例增高，单核细胞绝对值大于1×10^9/L，骨髓增生极度活跃，粒系统增生，原始粒细胞及早幼粒细胞增多，可见异常中性中幼粒细胞，巨核细胞多，有核红细胞少。骨髓原始细胞（原始粒细胞、原幼单核细胞）<20%。遗传学检查，染色体核型正常，无Ph染色体，*BCR-ABL*（-），以上满足2016 WHO JMML诊断标准中临床和血液学特征的必备条件。

患儿既往Ⅰ型神经纤维瘤病史1年，骨髓细胞二代测序发现*NRAS*基因突变，外周血涂片发现髓系幼稚细胞，该患者又有典型的皮肤损害，据此可作出JMML的诊断。

该患儿的JMML与既往神经纤维瘤Ⅰ型（NF1）密切相关，约15% JMML患者伴有NF1，15%无NF1但存在NF1基因突变。NF1是一种常染色体显性遗传病，NF1儿童出现髓系白血病风险明显增加，NF1基因缺失导致Ras信号途径激活，最终导致白血病发生。

二、原发性噬血细胞综合征（HPS）

【临床资料】

男性患者，10岁，2018年8月17日因发热伴乏力12天入院。患者于12天前无明显诱因出现反复发热，最高体温40℃，不伴寒战、咳嗽及咳痰，口服退热药体温可降至正常，伴乏力、恶心、呕吐，呕吐物为胃内容物。就诊于当地医院，家属诉查血常规大致正常，给予退热、抗病毒、头孢类抗感染治疗（具体不详）3天，症状未好转，6天前于上级医院就诊，给予"头孢"6天，丙球10g，甲强40mg 3天，症状未见好转，因此转到其他医院血液儿童科就诊。入院查体：一般状态不佳，精神萎靡，消瘦，背入病房，体温38℃，余生命体征平稳，无明显贫血貌，咽部轻度充血，扁桃体无肿大，皮肤黏膜无明显出血，颈部、锁骨上、腋窝、腹股沟均可触及黄豆大小淋巴结，无触痛，质地中等，胸廓对称无畸形，胸骨无压痛，双肺呼吸音粗，未闻及啰音，心律齐，心音有力，腹平软，肝未触及，脾脏可触及边缘，无压痛、反跳痛及肌紧张，双下肢无水肿。既往史：近期未出远门、未接触特殊人群、未接种疫苗、家族无血液病史、无药物过敏史、无输血史。

【实验室检查】

1.血液检查　血常规：WBC 1.33×10^9/L，NEUT 0.92×10^9/L，HGB 120.10g/L，PLT 155.60×10^9/L。血涂片：淋巴细胞多，异型淋巴细胞占8%。凝血象：PT 12.7s，PT % 66%，TT 20.2s，FIB 1.42g/L，DD 4340ng/ml。生化（急检）：ALT 193U/L，AST 275U/L，AKP 370U/L，GGT 257U/L，Na 123 mmol/L，Cl 89 mmol/L，余大致正常。铁蛋白677.4 ng/ml。CRP 3.9mg/L。PCT 0.43ng/ml。血脂正常。

2.影像检查　肺部CT：未见明显异常。肝、胆、脾彩超：脾轻大（脾脏：形态饱满，厚径约42.4mm，长径约122.5mm，肋下约25mm）。浅表淋巴结彩超：颈部、腋窝、腹腔、腹股沟淋巴结无明显异常；左侧锁骨上可见多枚椭圆形低回声光团，边界清，淋巴门结构欠清晰，较大者两枚，大小分别约6.1mm×3.6mm、4.4mm×2.7mm。

3.骨髓穿刺检查　①骨髓象：网状细胞占3.5%，片子易见红细胞样、淋巴细胞样、单核细胞样及不规则形异常组织细胞，全片共见11个吞噬性组织细胞（吞噬物为粒细胞及有核细胞等），偶见组织细胞核分裂型。②免疫分型：在CD45/SSC点图上设门分析，淋巴细胞约占有核细胞的25.4%，其中CD3⁺CD5⁻的细胞约占有核细胞的12.9%，表达HLA-DR、CD2、CD3、CD7dim、CD8、CD38、cCD3、

TCRαβ，不表达CD4、CD16、CD56、CD57，考虑为表型异常的T淋巴细胞可能；粒细胞异常表达HLA-DR。请结合TCR Vβ检测、基因检测等其他检测结果和临床综合判断，鉴别反应性增殖和克隆性增殖。③融合基因（－）。④染色体：46，XY（9）。

4.噬血相关检查 ①NK细胞活性14.52%（正常参考范围≥15.11%）；②NK细胞和细胞毒杀伤细胞（CTL）功能测定：与刺激前相比，送检样品经刺激后CD107a分子在NK细胞和CTL细胞膜上的增加幅度低于正常参考范围，表明送检样品中的NK细胞和CTL细胞脱颗粒功能可能存在异常。③可溶性CD25（sCD25）>44000pg/ml（参考范围<6400pg/mu）；④EBV：$7.28×10^5$copies/ml；⑤细胞因子：IL-6、IL-1β、IL-8正常水平，IL-10>1000pg/ml，TNFα 26.3pg/ml。⑥HPS突变基因筛查：发现突变位点 *STXBP2*：NM_006949：exon8：c.A592C：p.T198P，突变率49.36%。

【诊断】原发性噬血细胞综合征。

【病例解析】

该患者是一个10岁患儿，反复高热十余日，血象、凝血象轻度改变，酶学异常，常规抗生素及抗病毒无效，病情快速进展。入院后，需要首先排除感染性发热，严格规范查体尽可能查找可疑感染灶，查CRP和PCT、尿便常规、肺部CT、病毒抗体及基因定量，未发现感染灶，CRP正常，PCT升高，提示细菌感染可能性不大，不排除其他感染。骨髓象发现大量噬血细胞，结合铁蛋白显著升高≥500mg/L，脾大，少量淋巴结结构异常，提示HPS可能性极大。因此，检测与HPS相关的化验，包括NK细胞活性、NK细胞和CTL功能测定、sCD25水平、细胞因子水平以及HPS突变基因筛查。

根据2004国际组织细胞协会HPS诊断标准，主要标准中的两条该患者均符合：（1）检测出目前已知的12种HPS相关致病基因病理性突变 *STXBP2*。（2）①持续发热>38.5℃，已达12天；②脾大，彩超示脾脏形态饱满，厚径约42.4mm，长径约122.5mm，肋下约25mm；③纤维蛋白原1.42g/L（<1.5g/L）；④骨髓中可见大量的噬血细胞；⑤血清铁蛋白677.4 ng/ml（≥500mg/L）；⑥NK细胞活性降低，NK细胞和CTL细胞脱颗粒功能下降；⑦sCD25升高，>44000pg/ml。综上，该患者可以确诊为原发性HPS。

该患者 *STXBP2* 基因病理性突变对应了家族性HPS（FHL）中的FHL-5亚型。该患者EB病毒DNA定量$7.28×10^5$copies/ml（检测下限<10^2copies/ml），虽然FHL-5亚型不是明确的EB病毒触发的类型，但该患者体内较高水平的EB病毒提示该患者的HPS不排除与EB病毒相关。该患者颈部等多发淋巴结肿大、脾大、高热，不排除淋巴瘤继发HPS，因肿大的淋巴结相对较小不适合活检，脾脏活检的风险较高，患者年龄较小、状态差，因此未行淋巴结及脾活检。骨髓活检未发现淋巴瘤细胞。该患者外周血EB病毒DNA定量较高，且细胞免疫分型提示T淋巴细胞异常表型，因此进行了淋巴细胞分类（B细胞、T细胞和NK细胞）的EB病毒DNA定量检测，提示EB病毒在T淋巴细胞内明显增殖，在B细胞和NK细胞无明显增殖，此结果为该患者HPS的治疗方案的选择提供了参考。

【精华与陷阱】

1.对于单核细胞减少、反复感染的患者，需要仔细查找病因，必要时排除罕见病MonoMAC综合征

2.反应性单核细胞增多症和慢性粒-单核细胞白血病较难在形态学上予以鉴别，需要结合病史、临床表现和其他的实验室检查，目前有经验的流式细胞免疫表型分析可提供有效的帮助

3.幼年型粒-单核细胞白血病临床特点和类白血病反应相似，不易鉴别，但前者抗感染治疗后效果不佳、白细胞总数及单核细胞仍较高，结合患儿脾大、神经纤维瘤病史、皮肤损害及特殊的基因突变可做出诊断

4.噬血细胞综合征和噬血现象的鉴别需严格按照噬血细胞综合征诊断标准，儿童需要查找原发基因突变。噬血细胞综合征可以未发现噬血细胞

5.脂质贮积病随医生对疾病认识的不断深入，发病率较前明显上升，干血纸片法适合于戈谢病高危人群和新生儿筛查以及尼曼-匹克病A/B型的筛查，确诊需要酶学和基因的检测。骨髓穿刺、骨髓活检及细胞组化染色可作为诊断依据之一及排除其他血液病

6.朗格汉斯细胞组织细胞增生症的诊断主要基于临床，结合组织病理学分析，包括LC的超微结构或免疫表型特征确定组织细胞浸润，以及受累部位的影像学特征。特征性免疫表型包括CD1a、S100和CD207的表达

（吕成芳　刘亚波　宋　鹏　王占龙）

第十七章　淋巴细胞增多类疾病的评估

章节概述： 本章主要介绍淋巴细胞增多常见良性及恶性疾病类型和相关临床表现，以及相应的诊断思路及鉴别诊断。

第一节　反应性淋巴细胞增多

外周血淋巴细胞的增多与多种潜在疾病有关，最常见的是病毒感染如病毒EBV、巨细胞病毒CMV、汉坦病毒、新型布尼亚病毒、肝炎病毒、人类疱疹病毒6（HHV6）或药物反应（尤其是苯妥英钠），但也可见于应激状态。胸腺瘤患者中可见多克隆T淋巴细胞增多。继发于感染的外周淋巴细胞增多主要是T细胞反应。异基因骨髓移植后可出现大颗粒淋巴细胞增多。

反应性淋巴细胞增多的特征是出现良性淋巴细胞增多，如果这种情况是出现在淋巴组织或骨髓，可伴或不伴有外周淋巴细胞增多。多种情况下，尤其是在儿童中，可能会发现正常前体B淋巴细胞（hemagongones），即所谓的B-祖细胞增加，在化疗后的成人尤其是儿童骨髓中很常见，这些细胞通常很难与ALL的淋巴母细胞区分开，需要借助流式细胞术加以区分。患者的年龄对于确定淋巴细胞是否增加很重要，因为通常儿童骨髓中有更多的淋巴细胞（最多35%），而成人骨髓涂片淋巴细胞的正常比例为6%~25%。

持续性多克隆B细胞淋巴细胞增多症（persistent polyclonal lymphocytosis of B lymphocytes，PPBL）是一种罕见的疾病，定义为绝对淋巴细胞计数的慢性、中等程度的增加（$> 4 \times 10^9$/L），而没有感染或其他可以增加淋巴细胞计数因素的证据，患者通常无症状，很少有淋巴结肿大或脾肿大。主要见于经常吸烟的年轻女性。外周血显示淋巴细胞增多，胞质量中等，可见的预测诊断特定形态学特征包括双核、嗜碱性泡沫样胞质和单核细胞样改变。在骨髓涂片和活检中也可以看到这些细胞，通常出现在血窦或血管内。免疫表型评估显示多克隆B细胞增殖，通常为IgD$^+$和CD27$^+$。已检测到多克隆性*BCL2/IG*重排。某些病例存在同型染色体i（3q）和三倍体。淋巴细胞增生可持续很多年而无任何恶变的临床证据发生。

淋巴细胞性类白血病反应

淋巴细胞性类白血病反应最常见于传染性单核细胞增多症、流行性出血热等病毒性感染，以及少见的细菌性感染。

急性感染淋巴细胞增多症是一种通常发生在2~10岁儿童中的疾病。它的特征是血液淋巴细胞增加，通常增加到（20~30）$\times 10^9$/L，偶尔高达100×10^9/L，这可能被误认为是急性白血病。淋巴细胞的大小可能有所不同，但与正常的血液淋巴细胞相似。患者通常无明显症状，但可能发烧，腹痛或腹泻，不会发生淋巴结肿大和脾肿大，并且无EBV感染的证据。临床症状持续几天，但淋巴细胞增多可能持续数周。对少数患者进行的骨髓检查显示淋巴细胞的增加极少。已发现淋巴细胞增多与柯萨奇病毒B2引起的急性感染有关。

汉坦病毒感染引起的流行性出血热常常伴有白细胞尤其是淋巴细胞计数的显著增多，明显的异型淋巴细胞比例增高、中性粒细胞核左移及血小板减少，结合临床表现与病毒学检查，很容易与传染性单核细胞增多症相鉴别。某些罕见的细菌感染可能会导致外周血淋巴细胞明显增多，引起淋巴细胞性类白血病反应（图 17-1）。

感染革兰阴性百日咳博德特氏菌的患者淋巴细胞数量显著增加，绝对淋巴细胞计数范围为（8~70）× 10^9/L，平均约为 30×10^9/L，主要由 CD4$^+$ 细胞组成，涉及所有淋巴细胞亚群。相当一部分淋巴细胞具有特征性的不规则核裂，类似于滤泡性淋巴瘤外周淋巴细胞。淋巴细胞增多主要是由于百日咳杆菌毒素引起的淋巴细胞未能离开血液而引起的。百日咳毒素主要通过抑制趋化因子受体来抑制淋巴细胞从血液运输到淋巴组织，还可刺激成熟的 T 细胞从胸腺释放。

一过性应激性淋巴细胞增多症已被确定为入院患者淋巴细胞增多症的常见原因，创伤和非创伤性压力均与淋巴细胞增多有关。生理和心理压力后，白细胞亚群的重新分布可引起短暂性淋巴细胞增多。比如儿外科患儿陌生状态压力下的淋巴细胞增多可能与内源性肾上腺素释放有关。事件发生后立即出现淋巴细胞计数增加，通常大于 5×10^9/L，数小时内可能会恢复到正常水平或低于正常水平。

对昆虫叮咬特别是蚊子的迟发型超敏反应，可能与大颗粒淋巴细胞增多有关。

布鲁氏菌、结核分枝杆菌感染也会引起淋巴细胞性类白血病反应。

传染性单核细胞增多症（infectious mononucleosis，IM）是 EB 病毒感染导致外周血和骨髓异型淋巴细胞增多。传染性单核细胞增多症患者中，所谓的单核细胞增多，基本是指单个核的反应性淋巴细胞绝对计数增多，是外周血中最典型的发现，常伴淋巴细胞的凋亡。然而老年患者的外周血中反应性淋巴细胞通常较少。这些反应性淋巴细胞主要是 CD8$^+$ T 细胞，以及 γ/δ T 细胞和 CD16$^+$ CD56$^+$ NK 细胞的多克隆种群组成，形态学表现为明显的异型性，胞体及胞核均增大约一倍以上，染色质疏松，甚至可见明显的核仁，胞质丰富呈明显的嗜碱性，部分可见嗜天青颗粒。在极少的 EBV 感染患者中，由于冷凝集素而导致溶血性贫血。IM 患者可继发出现噬血细胞综合征或骨髓抑制，表现为全血细胞减少症。偶尔 EBV 感染继发罕见的非典型骨髓单核细胞增生病例，需要与幼年型慢性粒单核细胞白血病相鉴别。

确定患者是否有 EB 病毒感染应检测外周血。可行嗜异性抗体检测，然而由于在儿童和老年人中嗜异性抗体的产生有限，该测试很可能是阴性的，如果临床表现与单核细胞增多症一致，则应加做 EB 病毒衣壳抗原及抗体进行试验，或核酸扩增。传染性单核细胞增多症患者通常不进行骨髓检查。

（柏世玉　墙　星　高海燕）

第二节　成熟 B 细胞肿瘤

淋巴瘤无论从临床表现还是从形态学上观察都是一类高度异质性的疾病。在 WHO 分类中，淋巴瘤没有独立的类别，而是与淋巴细胞白血病一起归类于淋巴组织肿瘤（淋系肿瘤）中，这一分类是基于淋巴细胞发育（图 17-2）、迁移和功能表达等方面的认识。淋巴瘤与白血病系同一疾病的不同表现，或以血液（骨髓）还是以淋巴组织或器官侵犯哪个为主而言。淋巴瘤的诊断主要根据患者的临床表现、实验室和影像学检查，同时结合细胞形态学、组织病理、免疫表型、细胞遗传学及分子生物学等检查技术进行综合诊断（图 17-3）。根据淋巴瘤细胞侵犯部位及发育阶段的不同，可分为前驱淋巴肿瘤和成熟淋巴细胞肿瘤。

成熟 B 细胞淋巴瘤分类众多，其诊断与鉴别诊断一直是临床工作中的难点，其中常见的成熟 B 细胞淋巴瘤主要包括慢性淋巴细胞白血病/小淋巴细胞淋巴瘤（chronic lymphocytic leukemia/small lymphocytic leukemia，CLL/SLL）、B 幼淋巴细胞白血病（B-cell prolymphocytic leukemia，B-PLL）、边缘区淋巴瘤（marginal Zone B-Cell lymphoa，MZL）、毛细胞白血病（hairy cell leukemia，HCL）、淋巴浆细胞淋巴瘤（lymphoplasmacytoid lymphoma，LPL）、浆细胞白血病（PCL）、Burkitt 淋巴瘤（Burkitt lymphoma，BL）、滤泡淋巴瘤（FL）、套细胞淋巴瘤（mantle cell lymphoma，MCL）、弥漫大 B 细胞淋巴瘤（diffuse large B-cell lymphomas，DLBCL）等。根据其细胞大小和临床特征，又可将常见 B 细胞淋巴瘤分为成熟小 B 细

胞淋巴瘤（CLL/SLL，PLL，MZL，HCL，LPL，MZL经典型/小细胞型，FL）和侵袭性大B细胞淋巴瘤（MCL母细胞型/多形型，DLBCL，BurKitt淋巴瘤/白血病）。成熟小B淋巴瘤大多有其共同特征，一般为中老年发病，临床进展较缓慢，多数呈惰性病程（B-PLL除外），有向侵袭性淋巴瘤转化可能，临床治疗效果尚可，但难以治愈。形态学特点为以小到中等大小的成熟淋巴细胞增多为主，胞质少，异型性明显，部分核仁可见，表达成熟B细胞相关抗原。侵袭性大B细胞淋巴瘤通常B症状明显，细胞形态以大细胞或巨大细胞为主，差异性较大，胞质多，嗜碱性强，核仁常可见。临床病程快，治疗难度大，预后常常较差。见表17-1、17-2、17-3、17-4。

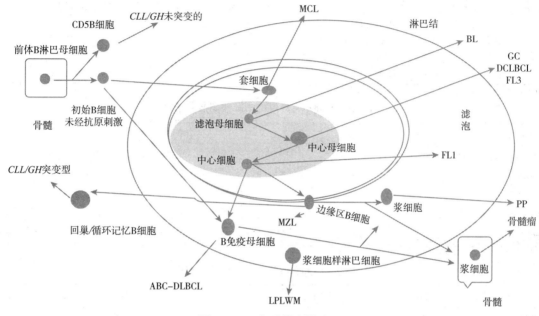

图17-2　B细胞发育模式图

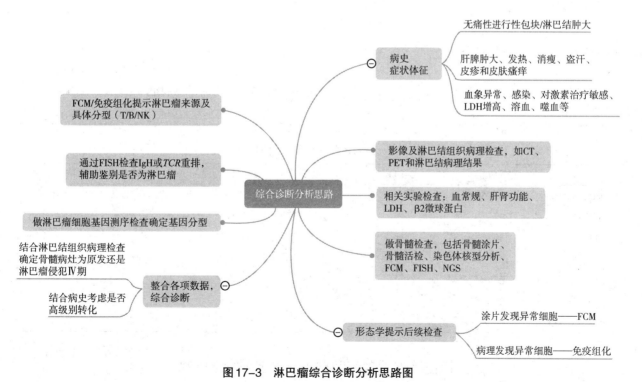

图17-3　淋巴瘤综合诊断分析思路图

表17-1 正常淋巴细胞、异型淋巴细胞和淋巴瘤细胞鉴别表

	性质	形态类别	核浆比例	分化程度	核畸形变	分布
正常淋巴细胞	正常	2型： 大淋巴 小淋巴	无变化	成熟	无	散在
异型淋巴细胞	反应性 多克隆	3型： 单核样 浆细胞样 幼稚型	低	低中高均可见	无	散在
淋巴瘤细胞	肿瘤性 单克隆	4型： 小细胞成熟型 大细胞幼稚型 大细胞原始型 组织细胞型	高	只表现出以某种程度为主	无或显著	散在或成簇

表17-2 外周小B淋巴细胞肿瘤的形态学鉴别

形态学特征	CLL	B-PLL	HCL	MCL	SMZL	FL
细胞大小	小	中	中/大	中	小	很小
染色质	成块	致密	疏松/棉絮状	斑点状	致密	致密
核仁	无/小	显著	无	无/小	无	无
核形	规则	规则	肾形	切迹	规则	核裂
细胞质	甚少	中	丰富/绒毛	中	少	甚少

表17-3 外周B淋巴细胞肿瘤的免疫表型

免疫表型	CLL	HCL	MCL	SMZL	FL
积分	3~5	0	1~2	0~2	0~1
CD5	++	阴性	++	−	−
CD23	++	阴性	−/+	−/+	−/+
SLg	弱表达	强表达	强表达	强表达	强表达
FMC7	−/+	++	++	++	++
CD79b	弱表达	中等表达	强表达	强表达	强表达
CCND1	阴性	弱表达	阳性	阴性	阴性

表17-4 外周B淋巴细胞肿瘤的FISH特点

	CLL	B-PLL	HCL	MCL	SMZL	FL
del（13q）	40%~50%	存在	无	存在	存在	无
del（11q）	20%	存在	无	存在	存在	无
+12	15%	罕见	罕见/无	罕见	无	罕见
del（17p）	10%	50%	无	存在	罕见	无/罕见
t（11：14）	无			存在	无	无
t（14：18）	无		无	无	无	存在
del（7q）/+3	无			无	存在	无

慢性淋巴细胞白血病/小淋巴细胞淋巴瘤

慢性淋巴细胞白血病/小淋巴细胞淋巴瘤（CLL/SLL）是一种发生在外周血、骨髓、脾脏和淋巴结的

单克隆小B淋巴细胞肿瘤，具有惰性倾向。2001年WHO造血和淋巴组织肿瘤分类认为二者是同一疾病的不同发展阶段，首先发生在骨髓为CLL，首先发生在淋巴结为SLL。此病好发于老年病人，平均诊断年龄为65岁。患者临床特征变化很大，半数患者可出现淋巴结及肝、脾肿大，会伴随出现发热、出汗、体重减轻、出血和贫血等全身症状。由于免疫功能失调，容易继发感染、自身免疫性疾病（如AIHA，自身免疫性血小板减少症等）和二次肿瘤。

CLL细胞形态单一，小圆形或轻度不规则，在浸润组织内常混有由前淋巴细胞和副免疫母细胞形成的增殖中心。CLL细胞通常联合表达CD5和CD23抗原。当无髓外组织侵犯时，外周血中必须有$>5 \times 10^9$/L的单克隆淋巴细胞具有CLL表型，如果单克隆性淋巴细胞$<5 \times 10^9$/L，且没有其他的临床及实验室异常，则定义为单克隆B淋巴细胞增多症。

1. 形态学特点　外周血白细胞计数常绝对增高，淋巴细胞比例$>50\%$，以成熟小淋巴细胞为主。典型CLL骨髓增生明显活跃至极度活跃，正常的骨髓成分被弥漫增生的淋巴细胞所取代，淋巴细胞比例占30%~95%，以成熟小淋巴细胞为主，偶见少许幼稚淋巴细胞及涂抹细胞。CLL淋巴细胞形态胞质少，核染色质浓聚、粗糙，副染色质明显，呈明显的裂隙状或龟背壳样改变，核仁罕见（图17-4）。

2. 组织病理学

（1）淋巴结活检：CLL/SLL累及淋巴结时，结构破坏，淋巴窦破坏程度不一。小圆淋巴细胞弥漫增生，染色质粗，胞质少，低倍镜下颜色深。可见大淋巴细胞夹杂在弥漫的小淋巴细胞之间，其胞质丰富，核仁显著，为增殖中心。

（2）骨髓活检：切片中可见多种浸润模式，包括：非小梁旁灶性结节，间质性（散在性），弥漫性浸润，可混合出现在同一标本中。CLL浸润灶呈深染，紧密，淋巴细胞核密集且胞质少。取材足够长的骨髓标本中同样可以见到增殖中心。

3. 免疫表型

（1）流式细胞学：典型的CLL免疫表型主要有CD5$^+$、CD19$^+$、CD 23$^+$、CD20$^+$（dim），CD10$^-$、CD103$^-$，低表达细胞表面免疫球蛋白，CD22及CD79b低表达或缺失，FMC7$^-$，CD43$^{+/-}$，CyclinD1$^-$。通过流式细胞学确定B细胞克隆性（B细胞表面限制性表达kappa或lambda轻链，$\kappa : \lambda >3 : 1$或$<0.3 : 1$）。CLL的特点是CD20弱表达，CD5及CD23表达，FMC7、CD22及CD79b阴性或弱表达，CyclinD1和CD10不表达。流式细胞学根据CLL积分系统进行诊断（表17-5），CLL 4~5分，其他小B细胞淋巴瘤为0~2分，当积分3分时，需要与套细胞淋巴瘤相鉴别。CD38及ZAP-70表达被认为与预后不良、治疗反应差有关。

表17-5　慢性淋巴细胞白血病免疫积分系统

	1分	0分
CD5	阳性	阴性
CD23	阳性	阴性
FMC7	阴性	阳性
sIg	弱	中等或强
CD22/CD79b	弱或阴性	中等或强

（2）免疫组化：通常呈CD20$^+$，CD79a$^+$，CD3$^-$，CD5$^+$，CD10$^-$，CD23$^+$，CyclinD1$^-$，Ki-67低，$<20\%$，需要结合切片中细胞形态及分布、组织结构进行诊断。

抗体LEF1可鉴别CLL和MCL，前者阳性，后者阴性。

4. 遗传学异常

（1）免疫球蛋白重链基因可变区（*IGHV*）突变：根据突变情况分为*IGHV*突变型及非突变型，约40%CLL患者为*IGHV*非突变型，临床表现为进展、预后不良；约60%表达*IGHV*突变型，其观察期（无药物）及生存期更长，药物维持期更长。

（2）13号染色体异常：最常见，CLL中约一半的患者可伴13号染色体长臂异常，通常为13q14.-23.1，RB-1及D12S25区域。

（3）12号染色体异常：+12，次常见，约20%患者，可能是在疾病进展中继发出现。

（4）11号染色体异常：del（11q），预后不良标志，约20%患者，此部分患者通常进展更快。

（5）17号染色体异常：预后不良标志，小于10%患者可伴17p13.1，通常与TP53缺失有关，这类病人进展更快，肿瘤负荷更重，生存期更短，对一线药物耐药性更重。更易进展为侵袭性大B细胞淋巴瘤。

（6）常见基因突变：p53，NOTCH1，SF3B1，BIRC3，MYD88等。其中NOTCH1，SF3B1和BIRC3可出现在4%~15%初诊患者及15%~25%的复发患者中。NOTCH1突变与Richter's转化相关；NOTCH1和SF3B1突变提示生存期更短，且更易复发。

IGHV突变：CLL中可见*IGHV*突变型和*IGHV*非突变型，其生物学表现不同，后者预后差，进展快，常表达CD38（>30%）核ZAP70（>20%），另外，尽管*IGHV*突变型预后相对较好，但VH3-21是独立的预后差、肿瘤侵袭性标志。

ATM突变：位于11号染色体。约见于12% CLL及20%的进展型CLL，可导致激酶失活，患者治疗效果差，与巨大淋巴结肿大及年轻人中预后更差有关（<55岁），患者化疗后首次复发时间短及较短的无治疗间隔期。*ATM*失活（突变或缺失），可激活*p53*及p21，从而化疗后复发。CLL伴ATM缺失的患者中，抑制MDM2-p53的小分子，可增加*p53*水平同时诱导凋亡。

BIRC3突变：即曾经的*API2*或*cIAP2*突变，表现为：全基因缺失、错义表达或无意突变，导致cAIP2端优于C端RING域。*BIRC3*失活导致非典型NF-κB通路激活，从而导致CLL治疗耐药。约见于4%初诊CLL患者、25%复发及氟达拉滨耐药患者。出现这些突变时，提示耐药及预后差。

MYD88突变：见于1.5%~4% CLL患者，提示预后较好。在年轻患者中，CD38及ZAP-70表达低，伴更高的*IGHV*突变水平。

NOTCH1突变：主要为错义突变或无意突变，外显子34聚集，高度重现性c.7544_7545delCT缺失，破坏蛋白的C端PEST域。*NOTCH1*引起蛋白降解受损，并持续性激活*NOTCH1*信号，造成细胞代谢及细胞生存周期失调。常见于5%~10%CLL初诊患者及15%~20%进展型CLL患者，提示更短的总生存期及无进展生存期，以及对氟达拉滨治疗效果差。CLL伴*NOTCH1*突变更易向DLBCL转化。

SF3B1突变：与11q缺失有关，见于4%~12%CLL患者，提示更高的复发率。*SF3B1*位于2q33.1，为体细胞获得性突变，提示更差的生物学表现，预后更差，氟达拉滨耐药。

肿瘤抑制物p53：*TP53*缺失，是CLL预后差最常见的因素。因此，CLL患者对此早期检查、监测及定量是非常必要的。

5.鉴别诊断

（1）CLL需要与直接侵犯骨髓为首发症状的其他小B细胞淋巴瘤相鉴别，如MCL、FL、SMZL、NMZL、PLL、HCL等。MCL的细胞体积常大于CLL/SLL，且细胞形态类型不均一，骨髓侵犯时，可见母细胞化淋巴细胞、多形性淋巴细胞及小淋巴细胞，表达CyclinD1和CD5。边缘区淋巴瘤形态最大特点为一侧或对侧胞质呈短小绒毛状改变，胞体略大于CLL/SLL，不表达CD23。PLL外周血幼淋细胞>55%，且形态特点为胞体中等大小，核染色质粗，通常一个大而圆润的核仁，强表达IgM、IgD、CD22，有一定的侵袭性，预后与CLL较差。HCL临床以脾大伴随全血细胞减少为主要特征，骨髓常出现干抽，HCL细胞比CLL细胞大，主要特点为胞质丰富，表面呈头发丝状突起或油煎蛋蓬松样改变，HCL细胞高表达CD11c、CD103，非特异性酯酶染色阳性不被酒石酸抑制。

（2）单克隆B淋巴细胞增殖症（MBL）：单纯外周血B淋巴细胞增高或伴淋巴结肿大，但绝对值<5×10^9/L，具有CLL免疫表型，无其他CLL异常表现。

（3）反应性多克隆B淋巴细胞增多症：一过性和持续性，常见于感染，如EB病毒、HCV、CMV以及自身免疫疾病、药物等因素引起。

（4）多克隆B淋巴细胞增多症：多见于中老年吸烟女性，与HLA-DR7相关，一些患者有3号染色体长臂异常。

B 幼淋巴细胞白血病

B幼淋巴细胞白血病（PLL）是罕见的淋巴血液系统恶性肿瘤，以循环外周血中幼淋巴细胞大于55%为特征，主要累及外周血、骨髓及脾脏。属亚急性淋巴细胞白血病，多数表型为B症状，巨脾、不伴或伴轻微周围淋巴结肿大、肝脏轻至中度肿大和淋巴细胞计数快速增加，常>100×10^9/L，且外周血55%以上的淋巴细胞为幼淋巴细胞。CLL转化型、CLL伴幼淋巴细胞增多、形态相似于B-PLL但具有t（11；14）（q13；q32）染色体易位的MCL不属于此病。发病率占淋巴细胞白血病的1%，男性较女性略多，平均年龄65~70岁。

约50%患者年龄大于70岁，疾病进展快，预后较差，患者多有发热、虚弱、消瘦，伴出血倾向；可有显著白细胞增多（通常大于100×10^9/L），淋巴细胞绝对计数增多；脾大，而早期巨脾可引起腹胀。严重巨脾约患者的占2/3；多数患者淋巴结肿大不明显；患者累及骨髓时，可出现贫血及血小板减少。罕见病例可见白血病性脑膜炎、白血病性胸膜浸润。有的B-PLL可出现中度血清单克隆丙种球蛋白血症，多以IgM或IgG为主。

1. **形态学特点**　循环细胞中白细胞明显增高，常大于100×10^9/L。幼淋巴细胞比例大于55%，且通常超过90%（图17-5）。B-PLL细胞形态特点为：胞体比成熟小淋巴细胞大，约为成熟小淋巴细胞的两倍，核圆、核染色质浓集呈粗块状，核仁明显、常位于核中央，核质与核仁发育不同步，即核仁明显而核染色质成熟，胞质丰富轻度嗜碱性。骨髓象常增生明显活跃，以淋巴细胞为主，幼淋细胞比例增高，形态特征与外周血一致（图17-6）。80%患者PAS不同程度阳性，ACP阳性，TRAP、POX、SB阴性。

2. **组织病理学**　幼淋巴细胞异常增殖，累积血液和骨髓常见。累及脾脏时，白髓及红髓均受累，肿瘤细胞呈胞体中等大，中央显著核仁。白髓极度扩张，呈多结节状。淋巴结肿大少见。骨髓活检切片中，白血病细胞呈弥漫分布或间质性浸润，结节状、非小梁旁浸润，异常幼稚淋巴细胞中等大小，有显著的中央小核仁。

3. **免疫表型**　流式细胞学是诊断B-PLL的重要方法。肿瘤细胞强表达SmIgM，伴或不伴SmIgD，表达CD19、CD20、CD22、HLA-DR、CD79b、FMC7，经典B-PLL不表达CD5和CD23，但约1/3的B-PLL表达CD5，与MCL白血病阶段较难区分，需要检测CyclinD1或t（11；14）（q13；q32）加以鉴别，前者阴性，后者阳性。B-PLL中CD25、CD103、CD123阴性，用于鉴别HCL，后者阳性。CD34及TdT阴性，用于鉴别ALL/LBL，后者阳性。CD38及ZAP70部分患者可阳性，但和CLL不同，B-PLL中即使表达，也不能作为预后判断。

4. **遗传学**　核型异常多以14q+常见，其次+12，具体为：13q14（约46%），+12（约21%），14q32（约21%）。

5. **分子生物学**　B-PLL的瘤细胞通常经历了免疫球蛋白基因重排，以IGVH4-34基因异常为主。少部分患者为IGHV非突变，但无预后提示作用。

常在患者体内查到*TP53*（75%）及*MYC*（50%），后者与临床表现无相关性，其*Ki-67*通常较低；*TP53*提示预后差。

（墙　星　李　佳　高海燕）

脾脏边缘区淋巴瘤

边缘区淋巴瘤（MZL）分为黏膜相关结外边缘区淋巴瘤、淋巴结边缘区淋巴瘤及脾边缘区淋巴瘤，其中结外又分为胃MZL，皮肤MZL及非胃和皮肤MZL。

脾脏边缘区淋巴瘤（spleen marginal zone B-cell lymphoma，SMZL）是一种罕见的惰性脾脏B细胞肿

瘤，累及脾脏、骨髓和血液，表现为白髓生发中心被淋巴细胞取代，周围套区消失，且外周较大细胞融合，红髓可有浸润。脾脏边缘区淋巴瘤的临床表现、免疫表型及生物遗传学特点与其他类型边缘区淋巴瘤均不同。通常占所有淋巴恶性肿瘤的比例<2%，诊断时的中位年龄为69岁。晚期SMZL中，症状性脾肿大和血细胞减少症可能是表现特征。约20%的患者表现出自身免疫性表现，包括自身免疫性溶血性贫血、免疫性血小板减少症、冷凝集素病等。

对SMZL中的免疫球蛋白（Ig）基因进行分析提示未知抗原在促进肿瘤细胞生长中的作用。消化道MALT与HP、HCV相关，而针对丙型肝炎的治疗似乎影响了对肿瘤负荷的控制，表明感染因素在MZL的发病机制中起作用。

临床表现可有发热、体重减轻或夜间盗汗，最典型的表现为脾大，部分患者可有贫血、血小板少或白细胞减少，自身免疫性溶血性贫血易见。SMZL通常伴骨髓累及外周血，绝对性淋巴细胞增多或外周血异常淋巴细胞>5%。

1.形态学特点　血液受累常见，典型的细胞形态为圆形核、染色质浓缩和带有极性短绒毛的嗜碱性细胞质（所谓的"绒毛淋巴细胞"）。形态的异质性很普遍，从没有特定特征的小淋巴细胞到大小不同的单核样细胞，可见浆细胞样分化。大细胞很少见，可能提示疾病转化为大细胞淋巴瘤（图17-7，图17-8）。

2.脾脏组织病理学　中等体积的单核样B细胞在滤泡周围环绕呈淡染带状模式，而小的中心细胞样细胞则覆盖套层及生发中心，可存在不同程度的浆细胞分化。淋巴瘤细胞以散在或弥漫方式累及红髓，随后扩散到髓窦，常浸润大血管壁。大细胞少见，提示可能转化为更具侵袭性的淋巴瘤。

在骨髓环钻活检中，通常可以看到相当典型的窦内浸润模式，常与间质性和结节性成分相结合，但在一些低级别B细胞淋巴瘤中也可以观察到这种模式。

3. 免疫表型　SMZL没有特定的免疫表型，应结合流式细胞学和免疫组化抗体组合以排除其他亚型。Matz流式细胞学评分在SMZL中较低，范围从0到2，而CLL诊断需要评分大于3，增殖指数（Mib-1 / Ki-67）低（通常<5%）。

最常见表型：全B细胞标记阳性（CD19，CD20，CD79a），CD35$^+$，CD21$^+$，CD3$^-$，CD5$^-$，CD10$^-$，CD23$^-$，CyclinD1$^-$，CD43$^-$，CD38$^-$，BCL-6$^-$，BCL-2$^+$，annexin A1$^-$，少部分表达DBA44。结外MZL主要表达IgM，Ig轻链的单型表达可能是诊断线索，少数为IgA或IgG，SMZL常见IgD表达。Ki-67低表达，通常<5%（靶环样模式，生发中心和边缘区增殖活性高）。CD5$^+$的病例应小心与MCL和CLL区分。CD23和CD21在肿瘤细胞中可能是阳性的，在SMZL中更常见破坏的树突状网状组织，可用于观察残留的滤泡树突状网。

胃黏膜相关MALT：免疫组化常用标志：CD20，CD3，CD5，CD10，BCL-2，kappa/lambda，CD21或CD23，CyclinD1，BCL-6；流式常用抗体：CD9，CD20，CD5，CD23，CD10，kappa/lambda；经典表型：CD10$^-$，CD5$^-$，CD20$^+$，CyclinD1$^-$，BCL-2$^-$/BCL-6$^-$。

4.细胞遗传学　见表17-6。

表17-6　边缘区淋巴瘤分子遗传学异常改变

	染色体异常	基因改变	发生频率	部位
易位	t（11；18）(q21；q21)	*BIRC3-MALT1*	15%~40%	胃，肺
	t（14；18）(q32；q21)	*IGHV-MALT1*	20%	肺，皮肤，眼部，唾液腺
	t（1；14）(p22；q32)	*IGHV-BCL10*	<5%	胃，肺
	t（3；14）(p13；q32)	*IGHV-FOXP1*	<5%	不详
获得	+3；+3q		20%~40%	均可
	+18；+18q		20%~40%	均可
缺失	-6q23	*TNFAIP3*	15%~30%	均可

5. 分子生物学　与凋亡、BCR和TNF信号通路以及NF-κB活性相关的基因：*SYK*，*BTK*，*BIRC3*，

TRAF3，*TRAF5*，*CD40* 和 *LTB*。脾脏微环境相关：*SELL* 和 *LPXN*。淋巴瘤相关癌基因：*ARHH*，*TCL1*。*AP-1* 和 *NOTCH2* 转录因子。

BIRC3 及 *TRAF3*：失活突变（错义突变及无义突变），约见于10%的SMZL和5%结外MZL。此突变导致非典型NF-κB通路（*BIRC3*、*TRAF3* 及 *MAP3K14*）激活。

KLF2 突变：包括错义突变，无义突变及剪切突变。约见于20% SMZL，临床表现为预后差，提示患者治疗风险增加，复发时间更短，组织转化风险更高，总生存期更短。

NOTCH1/2 和 *TP53*：30%~40%SMZL患者中，呈 *NOTCH* 信号通路异常。*NOTCH2* 基因位于染色体1p13-p11，是SMZL中最常见的突变基因，提示预后差，高级别转化风险增高，治疗后复发时间短，存活率低。

6.鉴别诊断 SMZL需要与淋巴浆细胞性淋巴瘤（LPL）、脾弥漫性红髓淋巴瘤SPRDL和HCL变异型（HCLv）等相鉴别。仅凭血液或BM活检难以区分脾弥漫性红髓淋巴瘤和HCLv，它们的免疫表型特征不明确，部分与SMZL重叠。明确诊断需要详细的临床信息，全面的免疫表型和脾脏组织学，SMZL通常显示出典型的弥漫性浸润，伴有保留或封闭的白髓滤泡。如果脾脏B细胞淋巴瘤不符合2017 WHO关于已建立或临时实体的标准，则应首选诊断为不能分类的脾脏B细胞淋巴瘤/白血病。

（柏世玉 李 佳 吕成芳）

毛细胞白细胞

毛细胞白细胞（HCL）是非常罕见的惰性成熟B细胞淋巴瘤，约占所有白血病的2%左右。本病中位年龄55~63岁，常因多年血细胞减少就诊发现，青少年少见。男女比例约4∶5，较亚洲、阿拉伯及非洲比，白种人相对易见。环境因素如农场的杀虫剂暴露，化学制剂使用，电离辐射等，可增加发病。有研究认为本病与4%~20%的病例是二次癌症：继发于固体肿瘤如前列腺癌、支气管肺癌或皮肤癌。HCL常累及外周血、骨髓及脾脏，常伴外周血全血减少及骨髓纤维化，且外周血白细胞胞质周边呈毛刺状是HCL肿瘤细胞特征性改变。患者可脾大，约90%脾重1300g，巨脾可引起腹胀不适；单核细胞减少，是本病特别之处。

HCL变异型（HCLv）是一类侵袭性强，预后差的亚型，WHO将其单独分类，因此经典HCL需要与此鉴别开。HCLv缺乏HCL的特异性标志（CD25，ANXA1，TRAP及BRAF V600E），更易出现淋巴细胞增多，而很少全血细胞减少。

1.细胞形态学 外周血和骨髓均可见毛细胞，毛细胞小至中等大小，核圆形、卵圆形或者有核沟（呈豆状），核染色质均一，柔软，毛玻璃样，较正常淋巴细胞疏松，核仁不可见。胞质多少不等，呈轻度嗜碱性的淡蓝色，有细致条纹或不规则的突起，呈发丝样改变（图17-9和17-10）。胞质中偶尔颗粒状棒状包涵体，它们在电镜下是核糖体层状复合物。因多数病例骨髓干抽，需要进行骨髓活检以协助诊断。

2.组织病理学

（1）骨髓：骨髓HCL浸润模式多以间质性、窦内分布或弥漫性分布，不形成边界清晰的细胞灶，而其他小B细胞淋巴瘤通常可见灶性分布。早期骨髓活检中细胞成分杂，肿瘤细胞掺杂在各阶段造血细胞中，或骨髓细胞增生不良，通常不易被发现。晚期常呈大片状分布，毛细胞形态一致，胞体圆，胞质丰富透明，核位于中央，呈现"油煎蛋"样改变，几乎没有大细胞（图17-11）。造血细胞增生不良时，需要与MDS相鉴别；部分增生减低时，需要与再生障碍性贫血相鉴别。由于细胞外纤维连接素沉积，导致骨髓纤维化明显，易造成细胞液干抽。

（2）脾脏及其他：几乎所有HCL均累及脾脏及肝脏，脾脏主要累及红髓，而其他B细胞淋巴瘤累及白髓。脾脏弥漫增大，显微镜下毛细胞与骨髓活检中形态相似。可见微小出血灶，其是HCL特征性改变（但不特异），由于毛细胞与血窦的内皮细胞黏附并损害所致。与脾脏相似，均可见出血灶。

3. 免疫表型 HCL 主要通过血液及骨髓流式检查，结合免疫组化综合诊断。肿瘤细胞强表达CD22，CD20，CD11c，表达CD19，CD200，CD103，CD123，CD25中等强度至强，CD5、CD23、CD10、CD27阴性或弱阳，对CD11c、CD103、CD25、CD123评分，每个阳性记1分，HCL 3~4分，而HCLv 0~1分。免疫组化表达CD20，TRAP，AnnexinA1，CD72（DBA44）。CD123在约95%的HCL中表达，而在SMZL等其他绒毛样淋巴瘤中不表达，因此可用于鉴别。TRAP为耐酒石酸酸性酶，早先用于检测HCL的细胞化学染色，但对标本要求高，需要新鲜标本，后被免疫组化抗体取代，但实际上其特异性不如化学染色，TRAP抗体也可表达于其他B细胞淋巴瘤。DBA44是HCL较敏感且特异的标志物，但阳性率不是特别高，且可表达于其他肿瘤。AnnexinA1也是HCL较特异且敏感的标志物。

4. 遗传学 HCL特异性改变是*BRAFV600E*突变。*BRAF*为7（q34），由18个外显子组成。*BRAFV600E*突变可激活*BRAF*自动磷酸化及下游的MEK–ERK信号通路，从而导致增殖基因上调，肿瘤生长。近期发现，*BRAF*也可见于多种实体肿瘤，甚至在一些淋巴系统肿瘤中，也有发现，如CLL、MM（<5%），但此突变仍是HCL特征性指标。大多数HCL伴*IGHV*突变，且过表达VH4–34。若肿瘤为非*IGHV*突变型，则提示预后较差。

5. 鉴别诊断 主要通过免疫标记及分子遗传学与HCLv、脾脏弥漫性红髓淋巴瘤（SDRPL）及SMZL相鉴别，鉴别点如表17–7。

表17–7 HCL与HCLv、SDRPL及SMZL免疫标记及分子遗传学鉴别表

	HCL	HCLv	SDRPL	SMZL
免疫标记				
AnnexinA1	+	–	–	–
CD11c	+++	+	+	–/+
CD103	+++	+	+	–
CD123	+++	–/+	–	–
CD25	+++	–	–	–
CD27	–	nd	–	+
CD200	+++	–	–	–
分子生物学				
*IGHV*突变	90%左右	46%~73%	79%	83%
BRAF V600E	+	–	–	–
*MAP2K1*突变	0~18.5%	9%~48%	20.5%	nd
*CKN 1B*突变	11%~16%	0	nd	nd
*NOTCH2*突变	0	nd	0~3%	17%~21%
*TP53*突变	0~28%	25%	0~5%	25%
*KMT2C*突变	15%	25%	nd	nd
*BCOR*突变/缺失	0	nd	24%	2%

注：nd表示未检出/不确定。

（墙 星 李 佳 刘亚波）

淋巴浆细胞淋巴瘤

淋巴浆细胞淋巴瘤（LPL）是成熟小B细胞淋巴瘤的一种独特类型，定义为由小B淋巴细胞、浆细胞样淋巴细胞和浆细胞混合组成的B细胞肿瘤。这3种类型的细胞比例可变，以一种类型的细胞为主。LPL累及淋巴结、脾脏、骨髓和外周血。根据骨髓受累状况和副蛋白状况，LPL分为两个亚型：华氏巨

球蛋白血症（WM）和非WM的LPL。其中大部分病例都与华氏巨球蛋白血症（WM）有关，WM的定义主要是骨髓受累和IgM单克隆副蛋白的存在。LPL通常与血清副蛋白相关，但诊断LPL不需要血清副蛋白的存在。非WM的LPL很少见，多数没有骨髓受累和（或）缺少IgM蛋白。大多数LPL病例是偶发性的，约20%的患者中观察到家族性倾向。丙型肝炎和自身免疫性疾病如系统性红斑狼疮也与WM相关。

WM在亚洲人群中较少见，男性多发。最常累及骨髓，常累及外周血，白细胞计数通常低于SMZL或CLL，淋巴细胞增多不常见。淋巴结肿大和肝脾肿大在诊断时发生在10%~20%的患者中，在疾病进展时更为常见。其他髓外部位很少累及。

WM患者的临床表现可变且非特异。约30%的患者无症状。在有症状的患者中，表现包括虚弱、疲劳、贫血和高黏度，这些临床症状归因于：①血清IgM副蛋白升高，副蛋白水平范围很广，从0.1~8.0g/dl。相关症状包括高黏度、凝血障碍、冷球蛋白血症、神经症状等；②淋巴瘤浸润骨髓等组织，常导致贫血、血小板减少症和白细胞减少症与更广泛的骨髓浸润有关。初诊时少见淋巴结及肝脾肿大，在复发时更常见；③副蛋白在组织器官中的沉积与淋巴瘤浸润有关，可致皮肤丘疹、胃肠道症状、肾脏蛋白尿和肾衰竭。

1.形态学特点　外周血细胞数量多少不一，分类淋巴细胞比例相对增高，可见核染色质类似成熟淋巴细胞，胞质接近浆细胞样的浆样淋巴细胞。因异常球蛋白聚集，成熟红细胞缗钱状排列明显。骨髓增生活跃至明显活跃，有时因干抽骨髓增生假性减低，细胞形态特点为裸核样小淋巴细胞、浆细胞、浆样淋巴细胞均增生，但比例不一，PAS染色阳性（图17-12）。

2.组织病理学　骨髓受累的特点是间质性或弥漫性，结节状模式少见，也可以观察到小梁旁的聚集。浸润主要由小淋巴细胞与可变数量的浆细胞样淋巴细胞和浆细胞混合而成，通常无明显的细胞学异型性，经常看到Dutcher小体（胞核假包涵体）和Russell小体（胞质包涵体），出现非特异性大量散在的肥大细胞以及铁蛋白沉积。

3.免疫表型　WM中的B细胞限制性表达膜表面免疫球蛋白轻链、IgM、CD19、CD20、CD25、CD79a和CD45，CD22稍弱，CD38可变，大多数病例不表达CD5或CD10，小部分WM病例呈阳性。免疫组化B细胞标志物呈阳性，细胞周期蛋白D1和LEF1呈阴性，Ki-67通常较低。TCL1在75%的病例中呈阳性，并与较差的预后相关。非WM类型的LPL免疫表型相似，只是表达IgG或IgA而不是IgM。WM中的浆细胞通常是单克隆型的，细胞质IgM、CD38和CD138呈阳性。与浆细胞肿瘤的浆细胞不同，WM中的浆细胞CD19和CD45、38、39通常呈阳性，但CD56和CD117呈阴性。非IgM型LPL可表现CD19和CD45丢失或减少。已有报道WM的克隆进化及克隆异质性，可以在血清中同时检测到两种亚型的M蛋白，例如并发IgM和IgA副蛋白。

4.遗传学　LPL显示单克隆免疫球蛋白重链（IGH）和轻链基因重排。WM中最常见的染色体异常是染色体6q的缺失。通常不涉及MYC/8q24、CCND1/11q13和BCL2/18q21的易位。MYD88 L265P突变存在于约90%的WM病例中，非WM类型的LPL发生频率较低。值得注意的是MYD88 L265P突变并不是WM特有的，其他淋巴瘤中也有报道：包括70%的中枢神经系统原发性DLBCL和睾丸DLBCL；50%的皮肤DLBCL，腿型；以及ABC型DLBCL，NOS；CLL/SLL和脾脏MZL病例偶尔也携带MYD88突变。MYD88突变最常见的是L265P，但也有罕见的非L265P突变。

5.鉴别诊断

（1）意义未明的IgM单克隆丙种球蛋白病（MGUS）：MGUS被认为是WM的前身。至少50%的IgM MGUS病例中检测到MYD88突变。非IgM类型的LPL中也有MYD88突变，但非IgM类型的MGUS一般被认为是浆细胞肿瘤的前体。IgM MGUS与WM的区别主要基于骨髓受累程度和临床表现。IgM MGUS的淋巴浆细胞浸润的受累程度较低（在骨髓中＜10%）且无临床症状。

（2）边缘区淋巴瘤：WM和MZL（尤其是SMZL）之间的鉴别诊断更具有挑战性。与淋巴结和结外MZL相比，SMZL更频繁地累及骨髓，还可能携带MYD88突变。SMZL患者也可能出现IgM副蛋白，有时水平较高。脾肿大在SMZL患者更显著，只在10%~15%的WM患者中出现。与SMZL中常见的白细胞计数增加和淋巴细胞增多相反，WM患者可以看到相对的淋巴细胞增多，较少出现淋巴细胞明显增多。细胞形态上，WM中的淋巴细胞是单调的、小的并且胞质很少；SMZL淋巴细胞的胞质通常相对丰富，带有极性绒毛，或者大小不均。在骨髓中浸润的模式不同：WM通常表现为间质性、弥散性或结节状生长，而小梁旁或窦内浸润则支持SMZL；CD21和CD23免疫染色突出的滤泡树突网状组织在MZL中较常见而在LPL中很少见到。在没有并发淋巴结肿大或广泛骨髓累及时，单独发现明显的脾肿大支持SMZL。脾脏活检时，SMZL累及白髓，LPL / WM则常累及脾脏红色和白髓。免疫表型上，CD25在大多数WM病例中表达，但仅在50%的MZL患者中表达，CD13在LPL / WM中比其他B细胞更频繁地表达。

（3）罕见的变异型CLL：如果组织形态学存在增殖中心可以诊断CLL；LEF1在WM中为阴性，而对CLL是有高度特异性的标记。

（柏世玉　墙　星　吕成芳）

滤泡淋巴瘤

滤泡淋巴瘤（FL）是来源于滤泡生发中心的B细胞肿瘤，恶性程度较低。在非霍奇金淋巴瘤中第二常见的淋巴瘤，大约占所有淋巴瘤的20%，占惰性淋巴瘤的60%~70%，且近年发病率略有增加。好发于中老年人，中位年龄59岁，本病在20岁以前十分罕见，疾病特征FL约85%伴t（14；18）改变，并且过表达BCL-2蛋白，而小儿FL和本病不同，其典型的原位，缺乏t（14；18）及BCL-2表达，预后很好。男女之比为1：1.17。

典型FL由小细胞中心细胞及大的中心母细胞混合组成，早期Rappaport分类中被称作"淋巴结淋巴瘤"，Working工作组称为"滤泡中心细胞淋巴瘤"。

临床上大多表型为无痛性弥漫性进行性淋巴结肿大，主要累及颈部淋巴结，其次为腹股沟、腋下，也可见于脾脏、骨髓、外周血和韦氏环以及皮肤、软组织、胃肠道等。大多数患者在诊断时肿瘤已有广泛扩散，包括外周和中央（腹部和胸部）的淋巴结肿大和脾肿大，骨髓侵犯发生于50%的患者。虽然病变播散，但患者通常无其他症状。少数患者可有腹痛，腹胀，腰围增粗，可能由肿大的淋巴结占位所致。约10%患者有B症状，发热，盗汗，体重减轻10%。

疾病分级：通过评估以下几点：①病史；②内科检查Waldeyer环的淋巴结大小，肝脾是否有侵犯；③实验室检查，包括血常规，外周血白细胞分类，乳酸脱氢酶，β2-微球蛋白，生化检查及血清尿酸水平；④淋巴结活检；⑤骨髓活检；⑥流式细胞术对外周血，骨髓及淋巴结细胞的分析；⑦CT或PET/CT检查胸腹骨盆。首次诊断需综合外周血、骨髓、淋巴结流式细胞术及组织病理学检查，不可单一依靠某一项技术。

1. 细胞形态学　FL侵犯外周血及骨髓时，经典细胞形态为，小到中等大的细胞，染色质粗块状，核仁不可见，具有呈角状、拉长的、扭曲或有裂沟的细胞核，也有形态学者描述为核呈"Y"字形或"T"字形，核仁不明显，胞质少、淡蓝色。推测由滤泡中心细胞侵犯而来。少许情况可见一种大细胞，通常呈圆形或卵圆形，偶尔呈凹形或多叶状细胞核，染色质呈空网状，有1~3个核仁，胞质少，推测由中心母细胞侵犯而来（图17-13）。

2. 组织病理学

（1）淋巴结：多呈结节性淋巴结，肿瘤性滤泡扭曲，随疾病进程，正常的淋巴结结构被肿瘤取代。WHO将本病分为3级：1级为每高倍视野可见1~5个中心母细胞；2级为每高倍视野6~15个中心母细胞；3级为每高倍视野大于15个中心母细胞，且3A为中心母细胞与中心细胞混杂，3B为弥漫的中心母细胞。大多数专家认为，3B期的FL应属于侵袭性改变，与DLBCL更为相似。

（2）骨髓：骨髓中FL多在小梁旁，呈包绕式生长，是较特别的分布方式；FL侵犯骨髓时多为小的中心细胞，但不能代表组织中肿瘤细胞组成，因此不可根据骨髓淋巴瘤细胞进行分级。

3. **免疫表型**　骨髓侵犯时，FL主要表达单克隆免疫球蛋白轻链，CD19，CD20，CD10，BCL-6。几乎所有病例都表达B系标志：CD20、CD79a、CD19、CD22，不表达CD5、CD43及CD11c。经典FL中，CD23阴性，但是也可见少部分病例呈阳性。1级和2级FL的BCL-2蛋白强表达。BCL-6蛋白在部分肿瘤细胞中表达，而*BCL-6*重排更多见于3级FL，提示疾病进展。

4. **细胞遗传学**　特征性改变为t（14；18）（q32；q21），*BCL-2*基因位于18号染色体的q21，免疫球蛋白重链位于14号染色体上的32位，二者发生融合，此改变多为1级，中心细胞大于95%。*BCL-2*的过表达，引起B凋亡抑制，肿瘤细胞过度增长。另外约90%有细胞遗传学异常，如-6q，-17p，+2，+5，+6p，+7，+12，+17q，+18，+21及+X。

5. **分子生物学**　本病涉及2条信号通路，其中一条为免疫应答1，提示预后良好，基因编码T细胞标志（如*CD7*，*CD8B1*，*ITK*，*LEF1*及*STAT4*），及编码巨噬细胞的基因，如*ACTIN1*及*TNFSF12B*）；另一条路径为免疫应答2，提示预后差，主要表达在巨噬细胞和（或）树突细胞上，如：*TLR5*，*FCGR1A*，*SEPT10*，*LGMN*，*C3AR1*。

二代测序可检测特殊的表观遗传学调节因子，包括MLL2，CREBBP，EP300，EZH2。

套细胞淋巴瘤

套细胞淋巴瘤（Mantle cell lymphoma，MCL）是较罕见的B细胞来源的非霍奇金淋巴瘤，约占全部淋巴瘤的3%~10%。多为老年患者，位年龄为60岁，男性为主，男女比例约2∶1。疾病发现多在Ⅲ期或Ⅳ期。顾名思义，肿瘤细胞起源于淋巴结套细胞区，特征为t（11；14）（q13；q32），异常表达CyclinD1（*CCND1*）。本病传统治疗预后较差。2016年WHO淋巴瘤指南中指出，MCL分为两类，一类是经典型MCL，预后差，另一类是非淋巴结型白血病样MCL，呈惰性，两者分子特征及临床表现均不同。

经典MCL由套细胞组成，这部分肿瘤细胞不经过生发中心，无或少量*IGHV*突变，且表达SOX11（转录因子），患者常侵犯淋巴结及结外部位。这些细胞通常有细胞周期失调、DNA损伤、细胞过度增殖，从而导致疾病侵袭性，体现为原始幼稚样细胞增多。少部分白血病样非结节性MCL（leukemia non-nodal MCL），起源于生发中心，伴体细胞*IGHV*突变，缺乏SOX11表达，这类患者常累及外周血、骨髓及脾脏，且为惰性表现，当继发TP53等遗传学异常时，可表现为进展型，且预后差。遗传学异常如出现*TP53*，*CDKN2A*，*NOTCH1*，可表现为传统治疗预后差。当*TP53*突变时，肿瘤细胞呈原始细胞样，Ki-67指数高。

经典MCL多发淋巴结肿大，部分有发热，晚间盗汗，体重减轻。约40%患者可出现肝脾肿大，甚至巨脾；部分可表现为全血细胞减少。可浸润外周血、胃肠道、肝脏或Waldeyer's环、皮肤、泪腺及中枢神经系统，部分大肠息肉也与MCL有关。

1. **细胞形态学**　小到中等大小单一形态的淋巴细胞弥漫增生，核形不规则。根据形态及分布可分为小细胞型，经典型，弥漫型及原始细胞型。小细胞型为小圆的淋巴细胞，染色质浓集，类似CLL，缺乏增殖生长中心及副免疫母细胞；经典型为小到中等大的淋巴细胞，轻微核裂，无核仁；母细胞样为中等大小，染色质细致疏松，核仁不清，核分裂指数高，表现高增殖状态，组织可见"星空现象"；多形性为胞体中等至大，核不规则，可见小核仁，核分裂指数高（图17-14，图17-15）。

2. **组织病理学**

（1）淋巴结：通常淋巴结结构消失，可见3种生长模式：套区生长、结节性生长和弥漫性生长。套区生长模式主要为淋巴瘤细胞围绕正常生发中心，套区变厚，可见部分残存淋巴结结构，需要与套区增生或滤泡增生相鉴别，难度较大。结节性生长可呈实性，无滤泡残存。

（2）骨髓：骨髓浸润模式通常为小梁旁分布、间质性分布及结节性分布，偶尔可见弥漫性分布。但分布结构、组织学变异型与疾病进程、患者生存期关系不大。白血病性母细胞样MCL表现类似于急性白血病，胞体中等至大，核质比高，染色质细致，核仁小或不明显；多形性MCL白血病期时，可见胞体大、核仁明显的异型细胞，部分呈超二倍体核型。

（3）脾：肉眼可见的脾脏多发小结节，偶可见血管周围浸润，白髓结节增大，可累及红髓，肿瘤呈单一细胞形态。

3.免疫表型 常用的免疫组化抗体为CD20，CD3，CD5，CyclinD1，CD10，CD21，CD23，BCL-6，TP53，Ki-67；流式通常用CD19，CD20，CD5，CD23，CD10。

经典表型为CD20$^+$，CD5$^+$，CD43$^+$，C23$^{-/+}$，CyclinD1$^+$，CD10$^{-/+}$，SOX11$^{+/-}$，需要注意的是，部分MCL可见CD5$^-$或CD23$^+$，此时Cyclin D1或*CCND1*、t（11；14）可鉴别。少量*CCND1*$^-$的MCL（约小于5%）可表达*CCND2*、*CCND3*或*SOX11*等，值得注意的是，*SOX11*偶尔可表达于HCL、LBL及Burkitt。

通常LEF1可用于鉴别MCL及CLL，前者阴性，后者阳性；*SOX11*-或*IGHV*突变则为白血病样非结节性MCL。*Ki-67*指数高或伴p53和p16缺失时，侵袭性更强，类似于原始细胞型。

4.细胞遗传学 经典特征性改变是t（11；14）（q13；q32），FISH检测*CCND1*。

5.分子生物学 常见重现性突变基因有：*ATM*、*MEF2B*、*CCND1*、*CDKN2A/B/C*、*WHSC1*、*MAP3K14*、*RB1*、*TP53*、*CDK4*、*PLCG*、*POT1*、*KNT2/MLL 3*、*BIRC3*、*NOTCH1*。

*CCND1*重排及突变：染色体易位t（11；14）（q13；q32）导致CyclinD1过表达，*CCND1*易位有很多不同位点。*CCND1*突变同样导致CyclinD1过表达，通常增殖指数更高，总生存期更短以及伊布替尼耐药。

*BIRC3*突变：约见于15% MCL患者，该突变与*MAP3K14*依赖性NF-κB通路激活，伊布替尼敏感，蛋白激酶MAP3K14可能是*BIRC3*突变淋巴瘤的靶向治疗依据。

诊断MCL主要依靠淋巴结、组织、骨髓或外周血中，典型的细胞形态及免疫表型，特征性遗传学改变。鉴别诊断：与LPL、CyclinD1$^+$DLBCL、HCL、浆细胞肿瘤。

（李 佳 墙 星 刘亚波）

Burkitt 淋巴瘤

伯基特淋巴瘤（BL）是高度侵袭性的B细胞系非霍奇金淋巴瘤，疾病进展迅速，是人类增长最快的肿瘤。来源于滤泡生发中心细胞，好发于结外或以急性白血病形式出现。本病与EB病毒感染相关，WHO将BL分为3种临床变异型：地方型BL，散发型BL和免疫缺陷相关型BL。3种亚型的组织学改变相同，但临床表型、形态学、生物学行为方面有所差别。地方型BL：在非洲赤道附近、巴布亚及新几内亚岛高发，是地区最常见的儿童恶性肿瘤，在这些地区，BL的发病特点可能与地理、气候因素有关，恰好与地方性疟疾的地理分布一致，且以4~7岁儿童高发，男女之比为2：1。该型BL多累及颌骨，EB病毒阳性率高达95%以上。非地方性的常见于免疫低下的患者，尤其是HIV感染者。儿童传统化疗效果良好，但在成人患者中效果差。散发型BL散布于世界各地，主要发生在儿童和青少年，发病率低，占欧美所有淋巴瘤的1%~2%，占所有儿童淋巴瘤的30%~50%。成人患者的平均年龄为30，男女之比为（2~3）：1。散发型BL腹部受累多常见，发病与气候相关性不强，EBV阳性率30%左右。在世界其他地区，如南美、北非，散发型和地方型均可见。免疫缺陷相关型BL多发生在获得性免疫缺陷综合征（acquirde immunodeficiencysymdrome，AIDS）的患者，约占AIDS相关NHL的30%，此型BL常累及淋巴结和骨髓，25%~40%有EB病毒感染。与其他免疫功能抑制的患者相比，BL更常见于HIV患者，而且常发生在HIV感染的早期，此时，CD4$^+$T细胞数量高且相对稳定，计数常超过200个/μl。*MYC/IgH*易位是BL发生的重要的根本原因，无论地理、气候等环境因素如何，也无论是否EBV阳性，所有BL患者都有*MYC/IgH*易位。*C-MYC*基因易位激活，最终引起细胞周期调控、细胞凋亡、细胞黏附、细胞增殖和细胞分化的异常，导致BL的发生。

本病特征是伴*MYC*基因易位，但其非BL特有。没有任何单一诊断手段（如细胞形态学、遗传学分析或免疫表型等）可以成为BL诊断的金标准，所以诊断需要依靠综合检查结果。

1.细胞形态学 有少数患者只出现外周血及骨髓侵犯，Burkitt淋巴瘤细胞形态与FAB分类ALL-L3

形态接近类似。经典BL细胞形态为：细胞胞体中等偏大，呈圆形、类圆形，核圆形，核染色质呈粗块状或疏松的网状，核仁多个明显易见，胞质量丰富，嗜碱性强，核及胞质可见蜂窝样空泡，可能跟BL细胞肿瘤增殖指数和凋亡指数高有相关性（图17-16）。

2.组织病理学

（1）经典型：以地方性BL及高发病率的散发地区BL为主，细胞单一，均为胞体中等大小的瘤细胞，弥漫增生，呈"铺路石"样排列，胞质深染，常有空泡，核圆，染色质粗，多个中等核仁（2~5个），位于中央。肿瘤增殖率非常高，且凋亡增加，因此可见"星空现象"（巨噬细胞吞噬瘤细胞）。

（2）非经典型BL（浆样分化）：多见于儿童或免疫缺陷患者，其胞质深染，核偏位，大小不一，形态呈多形性，中央单个大核仁。

（3）非典型性BL（多形性）：主要由中等大小瘤细胞组成，大小及形态不一，核仁通常1~2个，形态介于BL和大B细胞淋巴瘤，且伴大量凋亡细胞，核分裂指数约100%（Ki-67大于90%）。

3.免疫表型 经典表型为CD20⁺，CD10⁺，TdT⁻，Ki-67⁺（大于95%），sIg⁺，BCL-2⁻，BCL-6⁺，瘤细胞表达B细胞标志，CD19⁺，CD20⁺，CD22⁺，CD79⁺，不表达CD5及CD23。TdT阴性可鉴别ALL/LBL与BL；BCL-6及CD10阳性提示细胞来自生发中心。免疫组化常用抗体：CD45，CD20，CD3，CD10，Ki-67，BCL-2，BCL-6，TdT；流式常用抗体：kappa/lambda，CD45，CD20，CD3，CD5，CD10，TdT。

4.遗传学 本病特点MYC易位，可用FISH检测，核型检测常见t（8；14）（q24；q32），少见核型有t（2；8）（2q11）及t（8；22）（22q11）。地区性BL的14号染色体断点主要涉及重链区（早期B），散发性BL易位涉及的是Ig转化区（较晚B）。MYC功能异常，致使细胞进入增殖周期；MYC还激活靶基因，尤其是凋亡相关，从而进一步增加了致瘤性。本病还可出现p53失活及继发突变，提示预后差。

5.基因突变（二代测序） 常见突变有：MYC-R，ID3/TCF3，DDX3X，FOXO1，ARID1A，SAMRCA4，CCND3，FBX11，与地方性BL有关。MYC为转录因子，BL中约100%出现，TCF3为mTOR通路的调节物，ID3为TCF3的抑制物，约70%表达。

（墙 星 李 佳 吕成芳）

弥漫大B细胞淋巴瘤

弥漫大B细胞淋巴瘤（DLBCL）是最常见的非霍奇金淋巴瘤类型，一组胞体大的B细胞弥漫增生为主的克隆性肿瘤，亚型较多，恶性程度高，侵袭性强。瘤细胞胞体大是其形态学显著特征，判断标准通常指约大于2个或以上正常淋巴细胞体积。

DLBCL可发生在任何年龄，主要以中老年为主，中位年龄50~70岁，占成人NHL的30%~40%，儿童少见。男性较女性略多。DLBCL病因不明，部分免疫缺陷患者更易发生DLBCL。少部分可由低级别淋巴瘤转化而来，如边缘区B细胞淋巴瘤、慢性淋巴细胞白血病/小B细胞淋巴瘤、滤泡淋巴瘤，结节性淋巴细胞为主型霍奇金淋巴瘤也可转化为DLBCL。

患者可结内或结外累及，结外以胃肠道最常见，也可见于骨、唾液腺、Waldeyer环、甲状腺、睾丸、脾脏、肝脏、肾脏及肾上腺，特殊部位如皮肤、中枢、血管内等。

1.细胞形态学 约5%在外周血查见瘤细胞；约15%侵犯骨髓。侵犯的淋巴瘤细胞外形异质性强，整体以大细胞为主，胞体大或巨大，核染色质粗网状或粗块状，核仁不可见或隐匿可见，胞质丰富、灰蓝色、深蓝色为主，嗜碱性强，可见空泡及多少不一颗粒（图17-17，图17-18）。

2.组织病理学 细胞形态分型分为：中心母细胞型，免疫母细胞型及间变细胞型。

淋巴结通常呈弥漫浸润，正常淋巴结结构被破坏，浸润周围组织。散在"星空现象"是吞噬细胞碎片的组织细胞。细胞胞体为中等大到大淋巴细胞，主要是中心母细胞、免疫母细胞及混合型。中心母细胞为圆形或卵圆形核，有多个小核仁，胞质少；免疫母细胞呈圆形或卵圆形核，中心大核仁，较多嗜碱性胞质，有时可呈浆样分化，核偏位伴核周空晕。另外混合型细胞形态，同时表现为中心母细胞和免疫母细胞混合形态。间变型细胞呈多形核，核畸形变明显，可有多核，丰富的胞质。需要与间变大细胞淋巴瘤、转移癌相鉴别。DLBCL背景细胞为反应性细胞，包括小淋巴细胞（T细胞）、浆细胞、组织细胞和多形性细胞。其他罕见形态亚型通常伴黏液样或纤维包裹。

3.免疫表型 肿瘤细胞表达全B标志，有时也可见丢失一种或多种抗原。免疫组化常用抗体：CD20，CD3，CD5，CD10，CD45，BCL-2，BCL-6，Ki-67，IRF4/MUM1，MYC，CyclinD1，kappa/lambda，CD30，CD138，EBER-ISH，ALK，HHV8，SOX11；流式抗体：CD45，CD3，CD5，CD9，CD10，CD20。典型免疫表型为CD20$^+$，CD45$^+$，CD3$^-$，其他标记作为亚型分型。CyclinD1及SOX11可鉴别DLBCL与母细胞化的MCL；CD30出现在间变性，CD138鉴别浆样分化的DLBCL及浆母细胞淋巴瘤、变异型PCM；双表达是指*MYC*及*BCL-2*或*BCL-6*组化染色阳性，呈GCB样表型时，需要进一步用FISH检测*MYC*，*BCL-2*，*BCL-6*重排。Ki-67增殖指数通常大于40%，部分可高于90%。核型分析：*MYC*、*BCL-2*、*BCL-6*。2017版WHO分类将双打击大B单独归为高级别B细胞淋巴瘤，其预后更差，需要更激进的治疗手段。

灰区淋巴瘤：介于DLBCL及CHL之间的B细胞淋巴瘤，大B细胞伴霍奇金特征，或霍奇金样间变大细胞。胞体更大，形态更怪异的细胞，伴非炎性浸润的坏死。经典表型：CD45$^+$，CD30、CD15、CD20、CD79a通常阳性，EBV$^-$，PAX5、BOB.1及OCT-2多为阳性，BCL-6可阴可阳，CD10、ALK通常阴性。若形态更倾向PMBL，或CD20$^-$，CD15$^+$，则可以诊断灰区淋巴瘤；若形态倾向CHL，但CD20强阳性，CD15$^-$，也可诊断灰区淋巴瘤。

高级别DLBCL,NOS：形态原始，或介于大B和BL之间，但缺乏*MYC*及*BCL-2*和（或）*BCL-6*重排，通常预后差，高水平的LDH，骨髓及CNS侵犯，及高IPI积分。

4. 遗传学 有*IGHV*突变；约40%免疫缺陷患者及20% HIV感染患者出现*BCL-6*重排，BCL-6蛋白调节特定的DNA转录因子的结合蛋白；约30%患者伴t（14；18），通常是*BCL-2*与*IGH*发生重排，提示可能来源于FL转化，尤其当*p53*突变结合*BCL2*，更有提示意义；约半数患者出现体细胞突变，且可有多个靶向位点，如*PIM1*，*IGH*，*RhoH/TTF*（*ARHH*），*c-MYC*，*MYC*，*PAX5*；根据基因表达谱分析得到3种分子分型：生发中心型（germinal center B-like，GCB），分子激活型（activated B-like，ABC）及起源于胸腺B细胞的原发胸腺大B细胞淋巴瘤，GCB型B细胞起源于生发中心，ABC型B细胞起源于生发中心后，可出现浆样分化。2018年新英格兰杂志发表最新分子分型，根据基因突变状态，患者被分成4类：MCD型、BN2型、N1型、EZB型（表17-8）。

表17-8　DLBCL基因突变分型法

分型	突变基因	与老分型关系
MCD亚型	*MYD88+CD79B*	ABC为主
BN2亚型	*BCL6+NOTCH2*	41%ABC，19% GCB，40%无法分类
N1亚型	*NOTCH1*	95%ABC
EZB亚型	*EZH2+BCL2*	88%GCB

（李　佳　墙　星　吕成芳）

第三节　成熟T/NK细胞肿瘤

相对于成熟B淋巴细胞肿瘤，成熟T/NK细胞来源的肿瘤发病率相对低些，且分类复杂。成熟T/NK相关肿瘤主要包括大颗粒淋巴细胞白血病（T-cell large granular lymphocytic leukaemia，T-LGLL）/慢性NK细胞增殖性疾病（chronic lymphoproliferative disorder of NK cells，CLPD-NKs）、侵袭性NK细胞白血病（aggressive NK-cell leukaemia，ANKL）和外周T细胞淋巴瘤，如间变大细胞性淋巴瘤（anaplastic large cell lymphoma，ALCL）、血管免疫母细胞性T细胞淋巴瘤（angioimmunoblastic T‐cell lymphoma，AITL）、结外NK/T细胞淋巴瘤（extranodal NK/T-cell lymphoma）、肝脾T细胞性淋巴瘤（hepatosplenic T-cell lymphoma，HSTL）、T幼淋细胞白血病（T-cell prolymphocytic leukaemia，T-PLL）、Sezary综合征（Sezary syndrome，SS）、成人T细胞白血病/淋巴瘤（adult T-cell leukaemia/lymphoma，ATLL）。

对于髓外组织器官病理检查已经确诊的T/NK细胞肿瘤进行临床分期评估的病例，骨髓及外周血检查根据形态学（外周血/骨髓涂片、印片、骨髓活检）和免疫表型（流式、免疫组化）的结果，大部分病例可以获得明确。而对于以骨髓/外周血为首诊标本的病例，需要将MICM多个平台综合评估才能明确诊断。然而即使这样，也有部分病例无法明确具体分型，尤其是在肿瘤细胞含量较低（小于5%）时，定性不易，分型更难，需要动态观察，结合临床病史体征及髓外组织活检报告综合分析判断。

一般来说，T/NK相关肿瘤细胞形态较正常淋巴细胞异常较明显，包括体积增大，胞质增多，可见瘤状凸起、空泡，内含颗粒，细胞核增大、不规则，核染色质偏细致，部分可见核仁。

因大部分T/NK细胞来源的肿瘤都有染色体的异常，多数缺乏特异性，能用于分型诊断的不多，ALCL、T-PLL除外，故本部分内容不一一列举。

T/NK细胞相关的肿瘤可表现为外周血淋巴细胞增多，亦可表现为淋巴细胞减低。值得一提的是，因骨髓干抽，部分病例可出现外周血、骨髓涂片假阴性的结果，故建议当临床怀疑此类肿瘤时，需要常规取骨髓活检及骨髓印片检查，如有可能，建议取双侧髂骨穿刺送检。

正常人群的T细胞主要为αβ型T细胞，表达多种泛T抗原，如CD2、CD3、CD5、CD7，根据表达CD4还是CD8，分为辅助性T淋巴细胞（CD4$^+$T细胞）和细胞毒性T细胞（CD8$^+$T细胞）。在正常人中，可存在少量的γδ型T细胞，即CD3强阳性（CD3^{++}），CD2、CD7阳性，CD5、CD8小部分表达，CD4阴性的T细胞，即γδ型T细胞大部分为CD3强阳性而CD4、CD8双阴性的T细胞。正常人群NK细胞表型为CD3$^-$CD16$^+$/CD56$^+$CD2$^+$CD7$^+$CD4$^-$CD8$^+$（部分）。因部分T细胞淋巴瘤（如AITL、ALCL）可伴胞膜CD3缺失，故有时区分T细胞来源还是NK细胞来源时需要加做流式抗体胞内CD3明确。

T/NK细胞相关肿瘤免疫表型可有多种异常，包括比例增加、缺失，抗原表达增强、减弱等，CD4/CD8比值明显增高（大于10：1）或明显减低（小于1：10）以及CD4、CD8双阳性细胞或者双阴性细胞比例增高。然而，在自身免疫性淋巴细胞增生综合征（ALPS）时，亦可出现CD4、CD8双阴性的淋巴细胞明显增多（图17-19）。值得注意的是，在正常人群和良性病变时，亦可出现部分T细胞伴CD7缺失。在HIV感染的患者中，因CD4$^+$T细胞被大量破坏，导致CD4/CD8比例明显减低（图17-20）。

大颗粒淋巴细胞白血病／慢性NK细胞增殖性疾病

所谓大颗粒淋巴细胞指的是胞体偏大、胞质丰富淡蓝、胞质内含数量不等嗜天青颗粒的淋巴细胞，部分可见不甚清晰的核仁，然而部分病例淋巴细胞内的颗粒并不明显。胞质内含颗粒的淋巴细胞包括部分细胞毒性T细胞、γδ型T淋巴细胞及NK细胞。

1.大颗粒淋巴细胞白血病（T-LGLL）　定义为外周血单克隆或寡克隆的大颗粒淋巴细胞至少6个月持续增多，常常大于2×10^9/L。然而，约1/3的患者可低于1×10^9/L。此病好发于中老年人，无明显性别优势，25岁以下患者少见。患者表现为慢性病程，进展缓慢，临床可无明显症状，亦可有发热、感染症状，部分患者伴脾脏肿大，肝脏及淋巴结肿大少见。血细胞减少主要为中性粒细胞减少和贫血，部分病例可伴随自身免疫性疾病（如类风湿关节炎等）、再生障碍性贫血、纯红细胞再生障碍性贫血及移植、病毒感染。

在诊断T-LGLL之前，需要与大颗粒淋巴细胞反应性增生相鉴别。在很多情况下均可出现大颗粒淋巴细胞反应性增生，如老年人、移植后、病毒感染、慢性炎症刺激、纯红细胞再生障碍性贫血及再生障碍性贫血、免疫抑制剂应用及部分慢性B淋巴细胞增殖性疾病。

（1）形态学特点：外周血表现为颗粒淋巴细胞增多、中性粒细胞减少，颗粒淋巴细胞占淋巴细胞总数比例常大于50%；有时淋巴细胞内的颗粒并不明显，需要仔细评估。骨髓可出现不同程度的累及，常常表现为"间质性"和"窦内型"（图17-21）浸润模式。因HE制片染色的原因，骨髓活检无法观察到淋巴细胞内的颗粒，故单纯的HE形态观察会漏诊很多病例，需要进行免疫组化CD3、CD2、TIA-1、GrB、CD57染色确认。因形态学缺乏特异性，此病的诊断需要结合临床、流式（包括TCR Vβ评估）、分子生物学（TCR基因重排、STAT3、STAT5B基因突变）检查。

（2）免疫表型：T-LGLL常见免疫表型为CD3$^+$、CD2$^+$、CD8$^+$、CD57$^+$、TCRαβ$^+$、CD4$^-$、CD56$^-$，常伴CD16表达，CD5部分缺失/表达减弱，CD7亦可大部分缺失，少数病例可部分丢失CD3、CD2，甚至CD8完全缺失，极少数病例可伴CD56阳性。T-LGLL常常伴CD57均一性表达，部分病例CD94和KIRs（CD158a、CD158b、CD158e）中的一种甚至两种均一性表达。TCR Vβ评估中的一种阳性或均阴性有提示诊断价值。梅奥中心William G医生提出流式考虑T-LGLL需要结合以下几点：①至少50%的T细胞表达CD8，可为弱表达；②至少75%的T细胞伴CD57、CD16均一性的表达；③部分表达CD5或者完全缺失；④KIRs（CD158a、CD158b、CD158e）中的一种甚至两种均一性表达；⑤外周血CD8阳性的T细胞占淋巴细胞比例大于80%或大于2×10^9/L。

然而，少部分T-LGLL可为CD4$^+$型或者γδ型。CD4$^+$型T-LGLL表型常为CD3$^+$、CD4$^+$、CD57$^+$，CD56可阳性，CD8少量弱表达或缺失。γδ型T-LGLL免疫表型常为CD3^{++}、CD57$^+$、CD16$^+$、TCRγδ$^+$、CD4$^-$、CD8$^-$、CD5、CD56可为阴性或者少量表达。

骨髓活检示淋巴细胞呈"间质型""窦内型"浸润。在"间质型"浸润时，大颗粒淋巴细胞灶状聚集（≥8个CD8阳性或者TIA-1阳性的细胞，≥6个GrB阳性的细胞）有提示诊断价值；"窦内型"线状分布有直接提示价值。值得注意的是，粒系细胞亦可出现TIA-1阳性，但其常常表现为点状、弱阳性。GrB、CD57特异性最好，而灵敏度相对较低。当出现淋巴小结时，更提示为反应性增生。

（3）分子生物学：绝大部分患者伴TCR基因单克隆和寡克隆，部分病例伴STAT3、STAT5B突变，然而其突变对T-LGLL并不特异。

2.慢性NK细胞增殖性疾病（CLPD-NKs） 定义为外周血大于6个月持续的NK细胞增多，然而CLPD-NKs有时很难与NK细胞反应性增生相鉴别，故2017版WHO造血和淋巴组织肿瘤分类将其定义为慢性NK细胞增殖性疾病，其临床表现与T-LGLL类似。CLPD-NKs形态与T-LGLL类似，有时会表现为核形不规则并出现拖尾现象（图17-22）。CLPD-NKs细胞免疫表型为CD2$^+$、CD7$^+$、CD16$^+$、CD94$^+$、CD38$^+$、CD57、CD8部分阳性，CD56阴性或少量阳性，CD3、CD4、CD5阴性，CD161阴性；KIR（CD158a、CD158b、CD158e）中一种甚至两种均一性阳性，或全部缺失，提示为CLPD-NKs。（图17-23）如果实验室建立了抗原表达的参考范围，可发现几乎所有的CLPD-NKs均可发现抗原异常，即抗原丢失、增加或者平均荧光强度增强或减弱。CLPD-NKs患者EBV病毒常阴性。

侵袭性 NK 细胞白血病

侵袭性NK细胞白血病（ANKL）非常少见，青年人多见，中位发病年龄40岁，是一种高侵袭性白血病，常伴高热、肝脾肿大、全血细胞减少、肝功能损害明显，为系统性疾病，可累及任何器官，常伴多器官衰竭、凝血功能障碍及噬血细胞综合征。此病与EBV病毒密切相关，常常伴随高病毒载量，极少数患者EBV阴性。患者预后极差，常在几周内死亡。

1.形态学特点 肿瘤细胞中等偏大、核染色质偏细致，部分可见清晰核仁，胞质蓝染，部分内含紫红色颗粒，亦可见拖尾现象，常见噬血现象（图17-24）。骨髓活检示肿瘤细胞呈"间质型""块状""弥漫型"分布：肿瘤细胞异型性明显，常呈圆形、类圆形、不规则形，核染色质偏细致，部分可见核仁；背景常伴网状纤维增生。（图17-25）

2.免疫表型　肿瘤细胞CD56强阳性，TIA1、GrB阳性，CD2、CD94、HLA-DR阳性，CD16少量阳性，CD7阴性或弱阳性，CD8大部分阴性，CD57、CD3、CD4、CD5、TCRαβ、TCRγδ阴性，CD158a、CD158b、CD158e、CD161多阴性，EBER阳性（图17-26，图17-27，图17-28）。

间变性大细胞淋巴瘤

间变性大细胞淋巴瘤（ALCL）是一类表达CD30的侵袭性T细胞淋巴瘤，根据是否表达间变性淋巴瘤激酶（anaplastic lymphoma kinase，ALK），分为ALK⁺ALCL和ALK⁻ALCL。ALK⁺ALCL好发于儿童、青年，而ALK⁻ALCL发病高峰为40~65岁。ALCL常常伴淋巴结肿大，多表现为"B症状"，尤其是高热，超过1/3病例可累及骨髓/外周血。

1.形态学特点　肿瘤细胞累及骨髓时，多呈"间质型""结节状""弥漫型"分布，肿瘤细胞一般体积大、核不规则、染色质细致，可见核仁。细胞学可见肿瘤细胞体积明显增大，内含空泡（图17-29、图17-30），部分甚至可见紫红色颗粒。文献报道，ALK⁺ALCL浸润骨髓时常呈"间质型"分布，有些病变区域极小，为少量散在的肿瘤细胞，单纯HE形态很容易漏诊，但是标记免疫组化CD30、EMA、ALK后检出率明显提高。ALK阴性的间变大细胞淋巴瘤进入骨髓时，骨髓活检多呈"结节状"分布（图17-31）。

2.免疫表型　肿瘤细胞强表达CD30（图17-32），TIA、GrB、Perforin、EMA、CD45RO、MUM1、CD43、CD25及泛T抗原阳性，然而ALCL免疫表型变化较大，可伴泛T抗原丢失。约20% ALCL病例只表达一种泛T抗原，而CD4表达最为常见，部分病例甚至伴CD45丢失，ALCL亦可表达CD56（图17-33），常伴髓系抗原CD13表达，亦可表达CD33、CD117、CD15。值得注意的是，小细胞变异型ALK⁺ALCL中，肿瘤细胞可CD30阴性，但免疫组化ALK阳性。因肿瘤细胞体较大，流式在样本处理过程中肿瘤细胞易被破坏，故一般流式的肿瘤细胞比例较低。

3.遗传学异常　大多数ALK⁺ALCL与t（2；5）（p23；q35）的易位有关，但位于2p23编码的*ALK*基因亦可与多种染色体上（如1，2，3，9，17，19，22等）的基因发生易位。对于ALK⁻ALCL来说，部分病例可检测到6p25.3上的*DUSP22-IRF4*基因或者3q28上的*TP63*基因重排。

血管免疫母细胞性T细胞淋巴瘤

血管免疫母细胞性T细胞淋巴瘤（AITL）是起源于生发中心辅助性T细胞的侵袭性淋巴瘤，好发于中老年人，多伴高内皮静脉及滤泡树突网增生，多表现为"B症状"、皮疹、淋巴结肿大、浆膜腔积液等全身症状，部分伴肝脾肿大、关节炎，常伴乳酸脱氢酶、β2-微球蛋白升高、高球蛋白血症，多伴有贫血、血小板减少及白细胞数增高、嗜酸性粒细胞增多。相对于其他侵袭性淋巴瘤，AITL的淋巴瘤细胞异常较不明显，有时与反应性淋巴细胞难以区分，需要进行流式细胞学及骨髓活检检查。肿瘤细胞常表达泛T抗原如CD2、CD3、CD5，表达辅助性T淋巴细胞标记，如CD4、CD10、CXCL13、ICOS、BCL-6、PD1、CXCR5、CD200、CD57、MUM1、TIA、GrB常阳性，CD7、CD8多阴性。流式检测时常伴CD3减弱或缺失，及CD10阳性（图17-34）。背景常伴少量EBV阳性的B细胞，流式检测亦可出现单克隆表达，流式可见多克隆的浆细胞增多。骨髓活检示肿瘤细胞呈"结节状"分布，因流式敏感度高，故部分病例流式检测阳性，而涂片及骨髓活检阴性。

结外NK/T细胞淋巴瘤

结外NK/T细胞性淋巴瘤是一种常常伴EBV感染的侵袭性淋巴瘤，常为NK细胞来源或NKT细胞（CD3⁺CD56⁺）来源，细胞毒性标记常阳性，经常侵犯血管，易见坏死。其形态与ANKL有较多重叠，临床上很多是髓外确诊病例进行分期评估，因形态异常明显，瘤细胞性质明确，可以做出诊断。结外NK/T细胞性淋巴瘤累及骨髓时，骨髓活检常呈"结节状""弥漫型"分布（图17-35），免疫表型多为CD2、CD56（图17-36）、CD45RO、CD43、CD25、HLA-DR阳性，TIA（图17-37）、GrB、Perforin、CD95阳性，CD3常阴性或少部分阳性，部分伴CD16、CD8、CD7阳性，CD30部分阳性，CD4、CD5、CD45RA、CD57阴性（图17-38），EBV LMP1常阴性，而EBER常阳性。

肝脾T细胞淋巴瘤

肝脾T细胞淋巴瘤（HSTL）是一种以肝脾肿大为主要表现的侵袭性淋巴瘤，常表现为全身症状，好发于青年人，男性多见。患者常常表现为三系减少。

1.形态学特点　肿瘤细胞为中等大小的淋巴细胞，胞质偏少，核染色质偏细致，可见不甚清晰核仁，表现为幼稚细胞形态。肿瘤细胞浸润骨髓多呈"间质型"和"窦内型"分布（图17-39）。这种"窦内型"分布与T-LGLL不同，表现为髓窦扩张，内充满异型淋巴细胞。但是这在HE形态有时表现的并不明显，而免疫组化CD2、CD3（图17-40）、TIA则更容易凸显出来。

2.免疫表型　常常CD2、CD3、CD7、CD56、TIA、GrM阳性，CD8不定，CD4、CD5、GrB、Perforin阴性。大部分为γδ型，少量为αβ变异型。

T幼淋细胞白血病

T幼淋巴细胞白血病（T-PLL）是一种以小到中等的幼淋细胞增生的侵袭性白血病，多发生于中老年人，男性偏多，常常伴肝脾淋巴结肿大、外周血高白细胞计数及"B症状"，部分病例可累及皮肤，白细胞计数可大于100×10^9/L，常伴贫血和血小板减少。

1.形态学特点　外周血淋巴细胞总数常明显增高，细胞体积一般为中等大小，核圆形、椭圆形或者不规则形，染色质中等致密，可见明显的中位核仁；胞质量中等嗜碱，无颗粒。部分病例为小细胞形态，即小细胞变异型（T-cell prolymphocytic leukaemia small-cell variant，T-PLL-sv）：胞体小、胞质少、染色质致密、核仁不明显。T-PLL-sv外周血白细胞计数常常增高，但较少大于100×10^9/L。T-PLL-sv和T-LGLL构成了大部分以前定义的T-慢性淋巴细胞白血病病种。骨髓与外周血累及程度可不一致。因肿瘤细胞胞体多为小到中等大小，骨髓活检常缺乏特异性，HE形态上无法与其他低级别的淋巴瘤区分开，骨髓活检可呈"间质型""结节状""弥漫型"分布。

2.免疫表型　肿瘤细胞CD2、CD3、TCL1、CD26阳性，CD52强阳性，CD5、CD7不定，多数病例为CD4$^+$CD8$^-$，部分为CD4$^+$CD8$^+$，少部分为CD4$^-$CD8$^+$，亦可CD4$^-$CD8$^-$，TIA1、GrB、CD16、CD57、CD56阴性。T-PLL最特异的是CD26和TCL1强表达。

3.遗传学异常　T-PLL常见14q32.1（TCL1，TCL1β）重排，Xq28（MTCP1），8号染色体三体或iso8q，11q23（ATM）异常，以上染色体异常具有诊断价值。

Sézary 综合征

Sézary综合征（SS）定义是红皮病，全身性淋巴结病，皮肤、淋巴结和外周血中存在脑形核的克隆性肿瘤性T细胞（Sézary细胞）的三联征。好发于老人，多发生在非裔美国人，男性偏多。诊断要求红皮病区域大于全身皮肤的80%，外周血SS细胞大于等于1×10^9/L。

1.形态学特点　外周血和骨髓涂片可见SS细胞，细胞大小不一，小于12μm为小细胞型，大于14μm为大细胞型。细胞形态多样，细胞核可不规则呈脑回状，染色质致密，无明显颗粒。部分小细胞形态可无脑回状改变。骨髓活检可不累及或轻微累及，表现为"间质型""结节状"浸润。

2.免疫表型　CD2$^+$CD3$^+$CD5$^+$CD4$^+$CD8$^-$，伴CD26、CD7大部分缺失（正常人一般CD26缺失的T细胞比例小于30%；CD7缺失的T细胞比例小于40%）。极少病例为CD8阳性。CD4：CD8比值常常大于10。部分病例可伴PD1、CD10、BCL-6、CXCL13阳性。

成人T细胞白血病/淋巴瘤

成人T细胞白血病/淋巴瘤（ATLL）是一种由人类嗜淋巴细胞病毒Ⅰ（HTLV-1）感染引起的T细胞淋巴瘤，好发于中老年人，男女比例为1.5：1，其发生有地域性，国内主要见于福建沿海附近。感染 HTLV-1 人群发生 ATLL 概率高。ATLL 临床表现多样，分为冒烟型、慢性型、淋巴瘤型和急性型。大多数 ATLL 伴淋巴结肿大，也可累及肝脾、骨髓、皮肤、肺及消化道等。因其起源于记忆性 T 淋巴细胞，故外周血与骨髓肿瘤细胞比例并无相关性。实验室检查常常伴乳酸脱氢酶升高和高钙血症，白细胞多增高，常伴嗜酸性粒细胞增高，可伴贫血、血小板减少。ATLL 肿瘤细胞显示 HTLV-1 的单克隆整合，病毒学检查免疫分析可检测出抗 HTLV-Ⅰ抗体；RT-PCR 可检测肿瘤细胞 HTLV-Ⅰ病毒 RNA 表达，尤其 HTLV-Ⅰ病毒 DNA 阳性对本病诊断意义较大。

1.形态学特点　肿瘤细胞形态多样，可为小细胞、中等细胞、大细胞及间变形态，胞质量中等，染色质较致密，可有切迹，细胞核扭曲、折叠，部分分叶较多，表现为"花瓣形"，部分可见不甚清晰核仁，少量可有空泡及颗粒。骨髓活检可呈"间质型"或"大块状"分布，部分患者可见明显的溶骨改变。当肿瘤细胞含量低时，建议进行离心细胞涂片观察。

2.免疫表型　肿瘤细胞多为 $CD3^+CD2^+CD5^+CD25^+CCR4^+CD4^+CD8^-$，CD7、CD26 大部分丢失，部分表达 FOXP3，部分转化的大细胞可伴 CD30 阳性，TIA、GrB 较少表达。少数病例为 $CD4^-CD8^+$ 或者 $CD4^+CD8^+$。

（殷仁斌　谷晓辉　高海燕）

第四节　典型病例

一、ALK 阴性的间变性大细胞淋巴瘤累及骨髓（白血病期）

【临床资料】

女性患者，31 岁。患者 1 周前无明显原因出现发热伴头痛、咳嗽，最高体温 39.5℃。患者既往体健，无慢性病、传染病史。触诊全身无浅表淋巴结肿大，肝脾轻度肿大。腹部 CT 示：腹膜后见多个肿大淋巴结，最大直径 0.7cm。

【实验室检查】

血常规：Hb 91g/L，PLT 80×10^9/L，WBC 6.5×10^9/L。血涂片：中性分叶核粒细胞 87%，中性杆状核粒细胞 3%，淋巴细胞 6%，单核细胞 4%。

骨髓涂片示异常细胞占有核细胞总数约 40%，该类细胞胞体大、胞质丰富、核染色质较致密，部分可见不甚清晰核仁，部分可见伪足、空泡和紫红色颗粒。骨髓活检示肿瘤细胞呈结节状分布；高倍镜下肿瘤细胞胞体大，胞质丰富且嗜酸，细胞核深染，部分偏位、可见双核、多核（图 17-41）。背景未见网状纤维增生，未见骨质破坏及骨硬化。流式免疫表型可见约 14% 的异常细胞伴 FSC 和 SSC 增大，表达 CD117、CD33、CD13、CD123、CD9、CD4、CD71，不表达 CD45、CD34、HLA-DR、CD15、CD11b、CD64、CD14、CD36、CD16、CD56、CD2、sCD3、cCD3、CD5、CD7、CD8、CD25、CD1a、MPO、CD19、CD79a、CD20、CD38、CD138（图 17-42）。免疫组化：肿瘤细胞 CD30 强阳性，CD117（图 17-43）、FLi-1、CD43 阳性，CD45RO、EMA 部分阳性，TIA、GrB、ALK 阳性约 3%，CD3、CD2、CD5、CD68、CD163、Lyso、MUM1、MPO 阴性。PCR-TCR 检查于 TCRγ 的 Vγ9-Jγ1.3/2.3 区间 183.36bp 处检测到单克隆重排；*BRAF V600E* 及 *c-KIT* 突变检查未检测到突变；常见髓系融合基因检查均阴性。

【诊断】ALK 阴性的间变性大细胞淋巴瘤累及骨髓（白血病期）。患者经过 2 个周期的"CHOP"方案化疗后症状明显缓解，自行出院。

【病例分析】

细胞学形态示胞体增大、胞质多、核不规则，部分见颗粒及空泡提示为恶性肿瘤细胞；骨髓活检示肿瘤细胞呈"结节状"分布，未见肿瘤细胞周围网状纤维增生，未见骨硬化及溶骨改变，这种增生模式不支持骨髓转移瘤来源，考虑淋巴造血系统肿瘤；流式示肿瘤细胞CD45阴性，伴前向散射光（FSC）、侧向散射光（SSC）明显增大，易误诊为非淋巴造血系统肿瘤来源；肿瘤细胞CD43、Fli-1、CD45RO、CD4阳性，故符合淋巴造血系统来源的肿瘤；肿瘤细胞CD30强阳性，EMA部分阳性，少量细胞ALK阳性，故符合ALCL来源，且临床2个周期的"CHOP"方案化疗后症状明显缓解。在成熟T细胞淋巴中，ALCL常常伴髓系抗原表达。肥大细胞肉瘤亦可CD117、CD30阳性，但其CD30常常为弱表达，且CD4阴性。另外，部分MDS、AML亦可有部分细胞表达CD30。

（殷仁斌　谷晓辉）

二、DLBCL细胞淋巴瘤骨髓侵犯（白血病期）

【临床资料】

男性，患者，62岁，全身疼痛3个月。患者3个月前无明显诱因出现左侧关节疼痛、呈阵发性隐痛，后右侧关节及双侧肋骨出现疼痛、双下肢肌肉酸痛，伴头疼、盗汗、无发热、咳嗽咳痰等不适。全身多部位CT提示：双侧额、蝶骨、双侧下颌骨、胸椎部分椎体及附件、双侧肩胛骨等多发骨质吸收破坏，并局部形成软组织肿块，考虑转移性骨肿瘤或淋巴瘤可能。脾脏增大，腹膜后及腹腔内淋巴结增多、增大，胰腺及左侧肾上腺受压推移，考虑淋巴瘤可能。

【实验室检查】

血常规：WBC 6.8×10^9/L，RBC 3.4×10^{12}/L，HBG 96g/L，PLT 92×10^9/L。血涂片：中性分叶核粒细胞38%，中性杆状核粒细胞5%，淋巴细胞55%，单核细胞2%。骨髓涂片：骨髓增生明显活跃，粒红巨三系造血细胞增生减低，全片观，形态异常细胞增生，占60%，其胞体大，部分胞体巨大，外形不规，瘤状突起可见，胞质量中等，深蓝色，含空泡，核形不规，染色质偏细，部分核仁可见（图17-44）。细胞化学染色：POX阴性，NAE阴性，NaF阴性，CE阴性，PAS强阳性，CD41阴性。形态学意见：淋巴细胞异常增生伴形态异常，考虑LMCL。

骨髓活检：骨髓增生极度活跃，粒、红、巨三系增生减低，查见大量异型细胞，成灶性或间质性分布，胞体大至巨大，胞质丰富，核圆或扭曲，染色质偏细致，部分核仁可见。免疫组化：CK$^-$，CD45$^+$，CD20$^+$，CD79a$^+$，CD3$^-$，CD5$^-$（大细胞），CD5$^+$（小细胞），CD10$^-$，BCL-2$^-$，BCL-6$^-$，MUM1$^+$，Ki-67约60%瘤细胞+（图17-45）。结论：DLBCL，non-GCB。

流式细胞学提示：异常细胞群占有核细胞29.0%，FSC及SSC增大，表型为CD34$^-$D19$^+$CD10$^-$CD20$^+$CD22$^+$CD79b$^+$CD38$^+$CD23$^-$HLA$^-$DR^{++}CD103$^-$CD25$^-$CD11c$^-$CD200$^-$，Lambda$^+$Kappa$^-$，提示单克隆B淋巴细胞（大细胞）（图17-46）。

染色体：94，XX，+X，-Y，-Y，+3，+3，+3，der（3）t（1；3）（q26；q32）*2，add（3）（q26），*2，-4，-6，+7，-11，-11，-14，der（14）t（11；14）（q13；q32）*2，15，+16，+20，+20，der（20）t（2；20）（q21；13），+22，+22，+mar1，+mar2（图17-47）。

FISH检测：*CCND1-IGH*融合基因阳性，*BCL-6*断裂基因阳性，*C-MYC*断裂基因阴性，*IGH/BCL-2*融合基因阴性。

【诊断】DLBCL细胞淋巴瘤骨髓侵犯（白血病期）。

【病例解析】

此患者以不明原因全身骨痛为临床表现，影像学检查提示全身骨质多部位破坏及淋巴结肿大，考虑外来肿瘤转移或淋巴瘤。骨髓细胞形态学异常细胞胞体巨大，核畸形变明显，提示肿瘤细胞可能，形态不排除淋巴瘤、神经母细胞瘤、尤文肉瘤和转移癌细胞可能。骨髓病理活检提示肿瘤细胞呈弥漫性增生，病理组化及流式细胞学检查提示大B细胞淋巴瘤。遗传学检查提示复杂核型，且t（11；14）（q13；q32）易位，*CCND1/IGH*融合基因阳性，*BCL-6*断裂基因阳性，*C-MYC*断裂基因阴性，*IGH/BCL-2*融合基因阴性。MCL、DLBCL、HGBL需要相互鉴别。MCL经典遗传学改变为*CCND1/IGH*融合基因，但并非其所特有，在CLL、DLBCL等淋巴瘤患者中也可见。HGBL着重强调 *C-MYC*，*BCL-2* 和（或）*BCL-6* 重排，该病例虽有 *BCL-6* 断裂基因，却未有 *C-MYC*、*BCL-2* 基因重排，故不考虑HGBL。恶性淋巴瘤骨髓侵犯国内诊断标准：淋巴瘤细胞骨髓侵犯（BMI）为瘤细胞>5%；淋巴瘤细胞白血病（LMCL）为瘤细胞>20%。该病例淋巴瘤侵犯骨髓比例绝对增高，>20%。综合分析考虑淋巴瘤细胞骨髓侵犯白血病期，在疾病高增值性状态下，骨髓增生程度及细胞可呈白血病化改变。

（李　佳）

三、DLBCL 细胞淋巴瘤骨髓侵犯伴 HPS 及造血细胞病态造血现象

【临床资料】

男性患者，68岁。患者1周前无明显诱因出现发热、盗汗，不伴有畏寒、咳嗽，到当地医院就诊，考虑"感冒"，予以头孢抗感染治疗，用药后体温降至正常1天后再次发热。影像学检查提示：①腹部超声：肝大，脾大，胆总管上段代偿性增宽。②腹部CT：腹膜后软组织结节影，肿大淋巴结可能。③PET/CT：脾大，腹腔多处淋巴结肿大，右股骨上段后方组织结节，左侧肾上腺增粗，PDF摄取增高，提示恶性肿瘤。

【实验室检查】

血常规：WBC 2.3×10^9/L，RBC 2.7×10^{12}/L，HBG 73g/L，PLT 51×10^9/L。血涂片：中性分叶核粒细胞45%，中性杆状核粒细胞3%，淋巴细胞50%，单核细胞2%。骨髓涂片：骨髓增生明显活跃，粒红比大致正常，粒红系形态可见巨晚胖杆、S颗粒发育减少，芽孢、花瓣多核幼稚红细胞等病态造血现象。分类可见形态异常淋巴细胞、占7%，成簇分布现象可见，其胞体大小不一，外形不规，胞质丰富，空泡可见，瘤状突起及伪足易见，核圆形或扭曲折叠，染色质粗，核仁可见。全片观吞噬细胞及噬血细胞易见。骨髓病理提示：异型细胞异常增生，呈灶性分布，其胞体大，核圆或不规，染色质粗，核仁清晰。免疫组化：CD20$^+$，CD79a$^+$（dim），CD3$^-$，CD5$^-$，CD10$^-$，CyclinD1$^-$，MUM1$^+$，BCL-2$^+$，BCL-6$^-$，Ki-67约50%以上。（图17-48）考虑DLBCL（Non-GCB）。

流式细胞学：CD5$^+$CD10$^-$CD20$^+$CD23$^-$CD22$^+$CD79b$^+$Kappa$^+$Lambda$^-$，FSC及SSC增大，提示单克隆大B淋巴细胞。（图17-49）

染色体：51，X，-Y，+1，+3，+5，+8，add（12）（p12），-13，der（13；15）（q10；q10），+15，+17，add（17）（p11），+18，add（19）（p13），add（21）（p12），add（22）（p12）。（图17-50）

【诊断】DLBCL（Non-GCB）伴HPS。

【病例解析】

该患者以不明原因发热入院，血常规检查呈现全血细胞减少，骨髓查见形态异常细胞，且伴随出现恶性噬血现象及粒红系病态造血。需要与MDS原始细胞增多型相鉴别，此病例虽然出现病态造血现象，但是病态造血比例并不高，且没有出现假性Pelger-Huet畸形、小巨核细胞、巨大多核早期幼红细胞等MDS特异性指标，考虑免疫异常引起的反应性病态造血现象。流式及病理检查也证实异常细胞为淋巴瘤细胞，与典型原始粒细胞相比较，淋巴瘤细胞形态变异性更大，染色粗而聚集不均匀，胞质不规则嗜碱性强深蓝色。淋巴瘤伴病态造血现象，MDS与t-MDS病态造血恶性程度不一，有无相关疾病、药物治疗史，MDS相关遗传学改变及基因检测有助于鉴别诊断。目前认为HPS是由各种原因引起的免疫调节异常、免疫活性细胞积聚，T淋巴细胞和被其活化的巨噬细胞分泌大量细胞因子，继而发生细胞因子风暴，造成各种病理性损害。淋巴瘤的骨髓侵犯和细胞因子的直接作用导致造血功能抑制，细胞因子激活吞噬细胞，产生噬血现象，进一步加重全血细胞减少。淋巴瘤细胞骨髓侵犯伴病态造血现象常跟HPS合并出现，提示疾病进展快，恶性程度高。侵袭性大细胞淋巴瘤合并出现病态造血现象和（或）HPS概率较惰性淋巴瘤高。

（墙　星）

【精华与陷阱】

1. EB 病毒、巨细胞病毒感染及病毒性肝炎、艾滋病、流行性出血热、湿疹等病毒性疾病和 β - 链球菌、梅毒螺旋体、弓形虫等感染与接种疫苗都可引起外周血淋巴细胞反应增多，需要与ALL、淋巴瘤等疾病相互鉴别。结合临床特征及病史，相关实验室检查，特别是细胞形态学与流式细胞学结合，可以较好地鉴别。反应性淋巴细胞一般为外周血淋巴细胞增多，为多克隆性，可见异型淋巴细胞，骨髓细胞特异性改变不明显，其中传染性单核细胞增多症是典型代表，而ALL、淋巴瘤等恶性肿瘤为单克隆增生，外周血及骨髓增多的淋巴细胞为肿瘤性增生

2. CLL 与 SLL 是同一疾病不同的表现，归属小B细胞淋巴肿瘤。CLL主要侵犯外周血和骨髓；SLL则主要侵犯淋巴结和骨髓。CLL的诊断强调至少外周血单克隆 B 细胞 $> 5 \times 10^9$/L，幼稚淋巴细胞分类计数 <55%。当外周血单克隆 B 细胞 $< 5 \times 10^9$/L时，则考虑MBL

3. PLL 主要实验室特征为幼稚淋巴细胞大于55%，其胞体大，染色质粗块状，核仁清晰、大，1个。免疫标志同CLL，鉴别要点为PLL CD5减弱或丢失，后期可表达CD10

4. SMZL 淋巴瘤形态学特点为胞质短小绒毛状改变，却不唯一，胞质出现类似形态学变化也可见于 PCL、PCL-v、SPRDL、LPL、CLL 胞质浆化等。仅凭细胞形态学难以鉴别，需要结合临床病史及相关实验室检查综合分析

5. LPL 是由小B淋巴细胞、浆细胞样淋巴细胞和浆细胞混合组成的B细胞肿瘤，根据骨髓受累状况和副蛋白状况，LPL分为两个亚型：华氏巨球蛋白血症（WM）和非 WM 的 LPL。当外周血及骨髓成熟红细胞缗钱状明显，分类可见成熟淋巴细胞、浆细胞及浆样淋巴细胞增多时，要特别警惕是否为LPL，结合免疫球蛋白、流式、遗传及病理组化结果可明确诊断。其中 *MYD88 L265P* 突变存在于约90%的 WM 病例中

6. Burkitt 淋巴瘤形态学特点为胞质及核出现蜂窝窝样变化的空泡，跟肿瘤增殖指数高相关，B-ALL、DLBCL、AML-M5、AML-M6、转移性肿瘤等有时也会出现胞质空泡样改变，结合病理组织切片的特征性"星空现象"及遗传学t（14；18）（q32；q21）有助于诊断与鉴别诊断

7. MCL 淋巴瘤病理分型：经典型、小细胞型、母细胞型、多形型。不同类型侵犯外周及骨髓形态差异巨大，小细胞型跟CLL难以鉴别，母细胞型、多形型则与DLBCL、ALCL、ALL/LBL等疾病难以区分，经典型的形态学特征表现为幼稚淋巴细胞增多，细胞大小混杂，外形不规，伪足、瘤状突起易见，部分核仁可见。特征性遗传学改变为t（11；14）（q13；q32）易位，*CCND1-IGH* 融合基因是其诊断鉴别要点

8. DLBCL 亚型众多，NOS型诊断依据为瘤细胞大于2倍淋巴细胞，表达B细胞标志，CD19CD20/PAX5阳性，CD10、*BCL-6*、MUM1用于鉴别生发中心来源，细胞中低度分化（Ki-67 40%~90%）。DLBCL骨髓侵犯常伴随病态造血现象和恶性噬血现象，提示疾病进展快，恶性程度高。特别是原始样大B淋巴瘤的病例需要跟MDS-EB相鉴别，MDS因细胞发育异常，原始细胞过氧化物酶常丢失，POX 阴性，易误诊为DLBCL，将各种血液病诊断技术相结合能帮助我们做出准确诊断

9. 对于以骨髓/外周血为首诊标本的病例，需要将MICM多个平台综合评估才能明确诊断。然而即使这样，由于骨髓或外周血不是肿瘤的原发部位等原因，也有部分病例无法明确具体分型，尤其是在肿瘤细胞含量较低（小于5%）时，定性不易，分型更难，需要动态观察，结合临床病史体征及髓外组织活检报告综合分析判断

10. 因骨髓细胞成分复杂，大颗粒淋巴细胞比例往往低于外周血，故需要送检外周血进行流式细胞免疫表型分析

11. 在大颗粒淋巴细胞增多时，即使进行了全面的检查，有时仍然难以与反应性增生相鉴别，这时需要随访6个月以上，从而排除反应性大颗粒淋巴细胞增多

12. 在 α β 型T细胞淋巴瘤诊断时，TCR V β 阳性的诊断价值大于 *TCR* 基因重排

13. 伴CD30阳性的T/NK细胞不一定是间变大细胞性淋巴瘤，亦可有其他T/NK细胞表达CD30，如结外NK/T细胞淋巴瘤等

14. 成熟T淋巴细胞亦可表达髓系抗原，尤其是间变大细胞淋巴瘤时，阳性频率从高到低依次为CD13>CD33>CD117

15. 绝大部分非霍奇金淋巴瘤细胞CD45均阳性，但ALCL多变，需要结合CD43、CD45RO综合评估，也就是说如果肿瘤细胞CD45、CD43、CD45RO阴性，基本上可以除外淋巴瘤的可能

16. 流式分析时，切勿因CD45阴性而直接考虑非淋巴造血系统肿瘤，这时需要加做CD43、CD45RO、CD30确认

17. 部分ALCL可伴CD3丢失，切勿依据CD3阴性就除外T胞细淋巴瘤的可能；部分ALCL只表达泛T抗原（CD2、CD3、CD4、CD5、CD7、CD8）中的一种，而CD4最为常见

18. 在T/NK细胞肿瘤中，CD56阳性多为侵袭性的淋巴瘤，包括ANKL、ALCL、HSTL、结外NK/T细胞淋巴瘤累及骨髓等多种疾病

19. 对外周血或骨髓进行淋巴细胞分析时，CD4、CD8双阴性细胞比例增高提示T细胞淋巴瘤的可能，但需要除外自身免疫性淋巴细胞增生综合征（ALPS）、AIDS、γ δ 型T细胞增生等的可能

第十八章　浆细胞相关疾病的评估

章节概述： 本章主要描写了反应性浆细胞增多症和浆细胞相关肿瘤的临床特征、诊断及鉴别诊断，最后通过病例加深对浆细胞相关疾病的理解。

第一节　概　述

浆细胞增多相关疾病是外周血和（或）骨髓的浆细胞增多，主要见于反应性浆细胞增多症和浆细胞相关肿瘤。前者由于各种病因或原发疾病引起的继发性浆细胞增多，临床表现主要与原发疾病有关，包括感染、自身免疫性疾病、药物、造血系统肿瘤和非肿瘤性疾病（详见本章第二节）。反应性浆细胞增多一般为成熟浆细胞形态，通常为卵圆形，有一个圆形的偏心核和称为"辐轮"或"时钟面"的染色质，并且没有核仁，有核周淡染区和丰富的嗜碱性胞质。除了数量增加，还可见到形态异常浆细胞，如双核、三核、四核及多核浆细胞，偶可见到幼稚浆细胞、大型的变异浆细胞；而骨髓其他细胞变化视原发病而异。免疫分型上，反应性浆细胞一般为正常多克隆性浆细胞，而浆细胞相关肿瘤中的浆细胞一般为单克隆性浆细胞。肿瘤性浆细胞也可以表现成熟浆细胞形态，比如在一些浆细胞白血病或者骨髓瘤中，呈淋巴浆细胞样形态，有一条狭窄的嗜碱性胞质，偶尔也可见到核周淡染区，我们称之为"小细胞变异型浆细胞"。而有些浆细胞异型性较大，胞核可以呈葫芦样、淋巴浆细胞样和"三多"（多核、多分叶状、多形性）特点；胞质透亮，可含颗粒或空泡，呈多毛状、单核细胞样或组织吞噬细胞样，有时类似于印戒细胞或手镜细胞。而不成熟的浆细胞通常染色质更分散，高核质比，可见明显的核仁（具有浆母细胞形态）。这些是肿瘤性浆细胞相对可靠的特点，因为反应性浆细胞很少出现不成熟和明显异常形态的浆细胞。此外，浆细胞胞质中内质网丰富，内质网内可能含有浓缩或结晶的免疫球蛋白。这些免疫球蛋白可产生多种形态表现，如火焰细胞（多为IgA型浆细胞）、Mott细胞和桑椹细胞，胞质可见Dutcher小体和Russell小体。Dutcher小体为PAS阳性的细胞核内假性包涵体。Russell小体为细胞质内单个或多个球形分布的免疫球蛋白物质。大量Russell小体充满整个细胞质，形成Mott细胞。也可出现Auer-rod样结晶体（形态类似Auer小体，实为免疫球蛋白沉积）和Snapper-Schneid包涵体（为卵球形的嗜碱性包涵体，代表沉淀的免疫球蛋白），这些形态特征不是肿瘤性浆细胞特有的，也可出现在反应性浆细胞中。

根据M蛋白含量，克隆性浆细胞比例和临床表现的不同可以分为意义未明单克隆γ-球蛋白血症（MGUS），多发性骨髓瘤（MM），浆细胞白血病（PCL），骨孤立性浆细胞瘤（SPB），原发性淀粉样变性（pAL）和POEMS综合征等。详见浆细胞相关疾病简易版诊断标准图（图18-1a）和诊断流程图（图18-1b）。

1.骨髓瘤引起的相关表现

（1）靶器官损害表现（CRAB）

［C］：血清钙>0.25mmol/L（>1mg/dl），高于正常上限，或者>2.75mmol/L（>11mg/dl）；

［R］：肌酐清除率<40ml/min，或血清肌酐>177μmol/L（>2mg/dl）；

［A］：血红蛋白低于正常下限20g/L，或<100g/L；

［B］：溶骨性破坏，通过影像学检查（X线片、CT、MRI或PET/CT）显示至少1处病变。

（2）无靶器官损害，但出现以下1项或多项指标异常（SLiM）

［S］：骨髓单克隆浆细胞比例≥60%；

［Li］：受累/非累及血清游离轻链比≥100；

［M］：MRI检查出现>1处5mm以上局灶性骨质破坏。

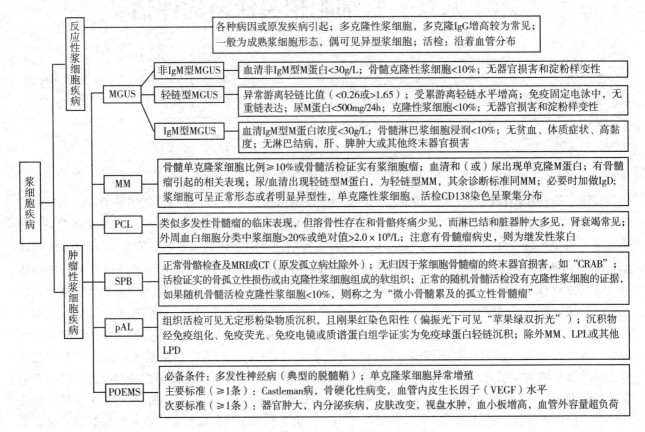

图18-1a 浆细胞相关疾病简易版诊断标准

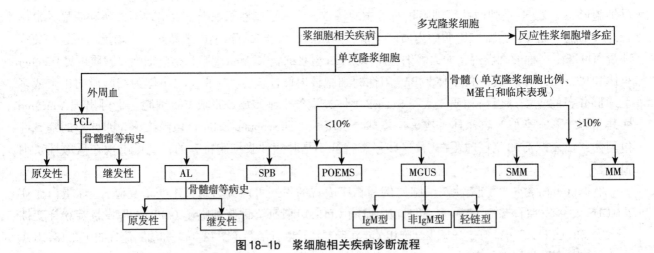

图18-1b 浆细胞相关疾病诊断流程

2.对浆细胞相关疾病诊断流程图中骨髓克隆性浆细胞比例的一些说明：①SPB分为两种类型：一种是除单发病灶外，无克隆性骨髓浆细胞增生，一种是单克隆骨髓浆细胞很少（<10%），常仅通过流式细胞术鉴定；②pAL骨髓的中位浆细胞比例为9%；③POEMS综合征中浆细胞通常小于5%，但在弥散性疾病患者中可达50%；④根据MGUS的诊断标准，单克隆浆细胞比例必须小于10%；⑤MM骨髓单克隆浆细胞比例≥10%或者骨髓活检证实有浆细胞瘤，至少一个骨髓瘤事件（CRAB+SLiM）；⑥SMM骨髓单克隆浆细胞比例为10%~60%，和（或）M蛋白≥30g/L，或24小时尿轻链≥0.5g，且无骨髓瘤事件。

第二节　反应性浆细胞增多症

反应性浆细胞增多症（reactive plasmacytosis）是由于各种病因或原发疾病引起的继发性外周血和（或）骨髓浆细胞增多，增多的反应性浆细胞主要以成熟浆细胞为主，偶尔可见到幼稚浆细胞或浆母细胞形态。其临床表现主要与原发疾病有关，包括感染、自身免疫性疾病、药物、造血系统肿瘤和非肿瘤性疾病。病毒性感染时浆细胞增多较明显，而细菌性感染浆细胞增多相对少见。在传染性单核细胞增多症、病毒性肝炎和登革热感染等外周血常常可见到Ⅰ型异型淋巴细胞（浆细胞型）。急性白血病，尤其是急性髓系白血病中，如M4和M5易见浆细胞，而急性淋巴细胞白血病少见或不见浆细胞。这些疾病详见表18-1。

表18-1　外周血和骨髓反应性浆细胞增多症的病因

自身免疫性疾病及其相关疾病	阿马林
成人系统性幼年型类风湿关节炎	柳氮磺胺吡啶
自身免疫性肝炎	粒细胞集落刺激因子
结节性多动脉炎	甲巯咪唑
类风湿关节炎	美洲商陆
结节病	链激酶
硬皮病	磺胺嘧啶
干燥综合征	烟草
系统性红斑狼疮	造血系统肿瘤和其他肿瘤
感染性疾病和感染性疾病病原体	急性白血病
慢性肺支气管炎	心脏黏液瘤
麻风病	乳腺癌
葡萄球菌性脓毒症	结肠癌
结核	胃癌
EBV病毒	霍奇金淋巴瘤
巨细胞病毒	大颗粒淋巴细胞白血病
甲肝病毒	骨髓增殖性肿瘤
登革热病毒	嗜铬细胞瘤
疱疹病毒	淋巴细胞增殖性肿瘤
细小病毒B19	其他
人类免疫缺陷病毒	噬血细胞综合征
风疹病毒	猫抓病
先天性弓形虫病	再生障碍性贫血
疟疾	Kikuchi病（组织细胞坏死性淋巴结炎）
内脏利什曼病	多中心性浆细胞型 Castleman病
真菌感染	粒细胞缺乏症
药物	溶血性贫血
对乙酰氨基酚	特发性血小板减少性紫癜

【实验室检查】

一、形态学特点

1.**血涂片**　由于多克隆免疫球蛋白增高，血涂片红细胞可呈缗钱状排列。有时可见到少量浆细胞。

2.**骨髓涂片**　浆细胞常≥3%，再生障碍性贫血中的浆细胞可高达20%。反应性浆细胞一般为成熟浆细胞，除了数量增加，还可见到形态异常和幼稚型浆细胞，这些形态为炎症或过强刺激后的核异质性变化。形态正常的浆细胞可以是反应性浆细胞也可以是肿瘤性浆细胞，因此需要借助流式细胞学、免疫组化和蛋白电泳来区分。反应性浆细胞在蛋白电泳的免疫球蛋白区呈多克隆增粗条带，无单克隆峰，即无"M蛋白"。

3.**骨髓活检**　反应性浆细胞一般沿着血管分布，这跟肿瘤性浆细胞的分布不同。

二、免疫表型

反应性浆细胞一般为正常多克隆性浆细胞，一般表型为强表达CD38，表达CD19、CD27和CD45，不表达sIg、CD56、CD117和CD28。

【诊断和鉴别诊断】

一、诊断

（1）反应性浆细胞增多症有病因或原发疾病可查，见表18-1。

（2）临床表现和原发疾病有关。

（3）γ-球蛋白和（或）免疫球蛋白正常或稍增高，以多克隆IgG增高较为常见。

（4）骨髓浆细胞≥3%，一般为成熟浆细胞。

（5）可排除多发性骨髓瘤、骨髓外浆细胞瘤、巨球蛋白血症、重链病、原发性淀粉样变性等。

二、鉴别诊断

主要与浆细胞相关疾病，如多发性骨髓瘤（MM）、浆细胞白血病（PCL）和意义未明单克隆免疫球蛋白血症（MGUS）进行鉴别。

MM常有"CRAB"（血钙增高、肾功能损害、贫血、骨病）和SLiM等器官损伤的表现，且常有溶骨性病变。PCL为患者外周血白细胞分类中浆细胞>20%，或绝对值≥2.0×10^9/L。临床表现兼有急性白血病和MM的特征。MGUS是指血清中出现的单克隆免疫球蛋白（IgG、IgA或IgM）<30g/L，骨髓单克隆性浆细胞<10%，且没有出现器官损害，且无B细胞淋巴瘤或其他产生M蛋白疾病的证据。浆细胞肿瘤的浆细胞形态多样，可以是正常形态浆细胞也可以是异型性明显的浆细胞（多形性、多叶和多核浆细胞）。一般不成熟浆细胞和多形性浆细胞提示肿瘤性可能。浆细胞肿瘤的浆细胞是恶性单克隆性浆细胞，不表达CD45、CD19和CD27，表达CD38、CD138、CD56、CD28，胞内轻链限制性表达。而反应性浆细胞是多克隆性浆细胞，在骨髓活检中是沿着血管分布的，这是关键的鉴别点。

第三节　多发性骨髓瘤

多发性骨髓瘤（MM），也叫浆细胞骨髓瘤（PCM），是一种克隆性浆细胞异常增殖的恶性疾病，在很多国家是血液肿瘤第二位常见恶性肿瘤，与血清和（或）尿M蛋白有关。该疾病临床变化大，从无症状到极具侵袭性。

【临床表现】

MM占恶性肿瘤的1%~2%，血液肿瘤的10%~15%。多发于老年，男性居多。据估算，2016年我国新发多发性骨髓瘤16500例，死亡患者10300例。骨髓瘤年龄标化发病率（ASIR）为1.03/10万（95% UI，0.88~1.17），年龄标化死亡率（ASMR）为0.67/10万（95% UI，0.59~0.77）。我国多发性骨髓瘤患者ASIR和ASMR均随年龄呈上升趋势，自15岁以上，患者的发病率和死亡率随着年龄增长而逐步上升，以大于60岁年龄组为甚，且在90~94岁年龄组达到高峰。男性存在更高的发病及死亡风险，ASIR和ASMR均为女性的1.5~2倍。典型的特点是全身或多灶性骨髓受累。常见的病变部位依次为椎骨、肋骨、头骨、肩膀、骨盆和长骨。常见症状包括骨髓瘤相关的终末器官损伤，即"CRAB"症状（血钙增高、肾功能损害、贫血、骨病），以及淀粉样变性等相关表现。溶骨性病变和骨质疏松可引起骨痛和高钙血症，单克隆轻链蛋白尿损害肾小管导致肾功能受损，贫血是骨髓被肿瘤细胞取代和肾功能损害引起的促红细胞生成素丢失的结果。正常多克隆免疫球蛋白的减少导致患者发生反复感染。因肿瘤性浆细胞产生粒细胞刺激因子，少部分PCM可以伴有类白血病反应。当然也有报道非常罕见的MM伴有慢性中性粒细胞白血病的病例。

【实验室检查】

一、形态学特点

1.血象　血涂片上最显著的特征是红细胞缗钱状排列，与M蛋白的数量和类型有关。有些病例可见到幼粒－幼红细胞性反应。部分MM患者血涂片可见数量较少的浆细胞，而浆细胞显著增多可能合并有浆细胞白血病。

2.骨髓象　骨髓涂片中的浆细胞比例变化较大，可以从几乎没有到90%。骨髓瘤的浆细胞变化多样（具体可参考本章第一节），出现明显异常形态的多为肿瘤性浆细胞，这与反应性浆细胞不同，后者很少出现不成熟和异型性较大的浆细胞。值得注意的是，少数病例的浆细胞比例<10%，这可能跟骨髓穿刺的不理想或者浆细胞在骨髓的局灶性分布有关，而骨髓活检可能会发现更多的浆细胞和局灶性成簇分布。遇到这种情况应尽可能地换部位穿刺，同时结合骨髓活检。

3.肾脏　由于肾小管重吸收本－周（Bence-Jones）蛋白，使其在肾小管基底膜内聚集，导致肾脏受损。

4.骨髓活检　单克隆浆细胞可以呈小簇状，局灶性或弥漫性结节分布。典型的MM从早期的间质和局灶性病变发展为弥漫性病变。免疫组织化学在评估骨髓活检中的浆细胞比例、确认单克隆性以及排除其他肿瘤等方面很有用。CD138染色可以对浆细胞进行定量评估，单克隆性可以通过Ig的kappa和lambda轻链的染色来确定。通过异常抗原如CD56和CD117，可以检出肿瘤性浆细胞。

二、免疫表型

肿瘤性浆细胞具有单型胞浆Ig，常缺乏膜表面Ig，常表达CD38和CD138，与正常浆细胞相比，CD38表达较弱，CD138较强。CD45呈阴性或低表达，95%的病例CD19呈阴性，CD27和CD81经常呈阴性或低表达。CD56在异常浆细胞表达，正常浆细胞少见阳性，因属于黏附因子，浆细胞往往固定在骨髓中，不会向外播散，所以CD56阳性病例一般不会发生浆细胞瘤。仅有15%~20%的MM患者表达CD20，且CD20阳性的患者往往伴随t（11；14），这类患者预后较好。而t（11；14）同时CD20阴性的患者预后很差。此外，异常表达的抗原包括CD200、CD28、CD117、CD52、CD10和髓系及单核细胞抗原（偶尔可见）。免疫组化可检测MYC表达的增加，在t（11；14）（q13；q32）（*IGH/CCND1*）和部分超二倍体病例可检测到*Cyclin D1*表达。

三、细胞遗传学与分子生物学

细胞遗传学核型分析发现约1/3的骨髓瘤存在异常核型。而免疫荧光原位杂交（FISH）敏感性更高，可达到90%。常有复杂的遗传学异常，也有结构和数量的异常，包括三体性染色体，全部或部分染色体缺失和转位。最常见的染色体转位发生在染色体14q32的IGH，55%~70%的骨髓瘤患者会出现这种异常。此外，MM病例常发生非超二倍体和超二倍体。

【诊断和鉴别诊断】

一、诊断

有症状（活动性）多发性骨髓瘤诊断标准

1.骨髓单克隆浆细胞比例≥10%或者骨髓活检证实有浆细胞瘤。

2.血清和（或）尿出现单克隆M蛋白。

3.骨髓瘤引起的相关表现（详见本章第一节）。

（1）靶器官损害表现（CRAB）。

（2）无靶器官损害，但出现1项或多项指标异常（SLiM）。

此外还有单纯轻链型MM，尿液/血清出现轻链型M蛋白，其余诊断标准同MM。与2017版MM诊治指南相比，2020年新版的MM诊治指南在诊断标准上有一些变动。诊断所需基本检测项目——血液检查部分中的免疫固定电泳由2017版"在轻链型加做IgD"变更为"必要时加做IgD"，同时在2017版的基础上新增"肝肾功能（尿酸）"；在诊断标准部分将2017版"浆细胞单克隆性可通过流式细胞学、免疫组化、免疫荧光的方法鉴定其轻链κ/λ限制性表达，骨髓浆细胞比例优先于骨髓细胞涂片和骨髓活检方法，在穿刺和活检比例不一致时，选用浆细胞比例高的数值"变更为"浆细胞单克隆性可通过流式细胞术、免疫组化、免疫荧光的方法鉴定其轻链κ/λ限制性表达，判断骨髓浆细胞比例应采用骨髓细胞涂片和骨髓活检方法而不是流式细胞术进行计数，在穿刺和活检比例不一致时，选用浆细胞比例高的数值"。其中对分型和分期未进行更新。

二、鉴别诊断

1.淋巴浆细胞淋巴瘤/华氏巨球蛋白血症（LPL/WM） 有些小细胞或淋巴浆细胞变异型MM形态上容易与LPL/WM混淆，LPL/WM骨髓中经常有3类细胞（淋巴细胞、浆细胞和浆样淋巴细胞），而MM通常是一类骨髓瘤细胞浸润。LPL/WM很少有溶骨性病变，而MM常有典型的多发性穿凿样溶骨性病变。有些IgM增高的LPL骨髓象以浆细胞增生为主，涂片上很少见淋巴细胞和浆样淋巴细胞，需要与IgM型MM进行鉴别。LPL的流式常可发现单克隆浆细胞和少量单克隆淋巴细胞，这与MM不同。综合MM的溶骨性病变，免疫固定电泳，血/尿游离轻链，流式，*MYD88 L265P*及MRI/PET-CT影像学等可以区别。

2.浆母细胞淋巴瘤 浆母细胞淋巴瘤（plasmablastic lymphoma，PBL）是一种侵袭性疾病，可见于HIV感染、器官移植、慢性炎症性肠病和多中心Castleman病患者。临床表现以口腔包块最常见，鼻腔、软组织和胃肠道也可受累，很少侵犯骨髓。肿瘤细胞表达CD138、CD38、MUM1，常表达CD79a、胞浆Ig和轻链限制性，而CD20和CD45弱表达或阴性。Ki-67常大于90%。EBER阳性见于60%~75%的患者。PBL与一种少见的母细胞型骨髓瘤（plasmablastic myeloma，PBM）在形态上有重叠，常常很难鉴别。结合免疫组化EBV、HHV-8和ALK，如果有淋巴结病变或口咽部软组织肿物，则更倾向于淋巴瘤的诊断；如果仅有骨髓病变和至少有一个骨髓瘤相关的临床表现时，骨髓瘤的诊断更为合适。

表18-2　PBL和PBM的鉴别要点

	PBL	PBM
形态学特点	大B淋巴细胞缺失全B细胞标记，表达浆细胞表型；浆母细胞和（或）免疫母细胞的增殖，伴有罕见的浆细胞分裂，常伴发EBV感染	大浆细胞的存在，常含有明显的核仁，细胞核深染，核质比增加，有丝分裂活性增强
免疫组化	CD38，CD138，XBP1，PRDM1/Blimp1，VEGF，Vimentin	CD38，CD138，轻链限制性
基因突变（已报道）	*C-MYC*，*PRDM1*，*EBER*	*BRAF*，*C-MYC*，*p53*，*MLL*，*ETV6*，t（14；18）

3.原发性淀粉样变性 原发性淀粉样变是单克隆浆细胞分泌的Ig轻链片段沉积在肾脏、心脏、肝脏、周围神经、皮下脂肪和骨髓等组织和器官。引起周围神经病变、腕管综合征、骨痛、充血性心力衰竭和肾病综合征等临床表现。血清或尿液常可检测出M蛋白。在HE切片中呈粉红色的、无定形的蜡样物质。在偏光显微镜下刚果红染色呈苹果绿双折光。MM引起的继发性淀粉样变性与原发性淀粉样变形态学特点和临床表现非常相似，但MM引起的继发性淀粉样变性提前是有MM病史，这与原发性淀粉样变不同。

4.转移癌 浆细胞的溶骨性改变常引起骨痛，而骨髓转移癌也经常有骨痛，两者在影像学特征也有重叠。骨髓转移癌患者一般有肿瘤病史，可伴胸腔积液或腹腔积液，血清和胸腹腔积液的肿瘤指标常有阳性发现。尽管单个转移癌细胞与浆细胞有时很难鉴别，但骨髓涂片片尾或边缘常能找见成簇成团分布的肿瘤细胞，肿瘤细胞可呈镶嵌样或刀切样，常界限不清，彼此融合，胞质呈云雾状，染色质粗网状，核仁显隐不一。有时易见退化变性的瘤细胞。结合临床病史、细胞形态学、肿瘤指标、免疫球蛋白、免疫固定电泳与免疫分型等可以区分二者。

5.POEMS综合征 POEMS综合征是多发性神经病、器官肿大、内分泌疾病、单克隆丙种球蛋白病和皮肤病变的组合。可以出现在淋巴细胞和浆细胞疾病中，通常有IgG或IgA型M蛋白和异常表型浆细胞。虽然POEMS综合征与浆细胞疾病有重叠，但前者常与lambda轻链限制有关，有骨硬化性骨病，血浆和血清VEGF显著升高。这些临床特征与单纯的浆细胞肿瘤不同。

第四节　意义未明的单克隆 γ-球蛋白血症

意义未明的单克隆 γ-球蛋白血症（MGUS）分为IgM型MGUS和非IgM型MGUS，IgM型MGUS以淋巴/淋巴浆细胞为主，非IgM型MGUS以浆细胞为主。此外还可有轻链型MGUS，甚至罕见的重链型MGUS。

非 IgM 型 MGUS

【临床表现】

患者没有与浆细胞骨髓瘤有关的典型实验室和影像学异常。非IgM型MGUS中大约60%的病例是IgG型，15%为IgA型，1%为IgD型，1%为IgE型，3%为双克隆型。大约20%的非IgM型MGUS仅有一种Ig轻链，只能用血清游离轻链分析才能发现。

【实验室检查】

一、形态学特点

骨髓涂片可见约3%的浆细胞，骨髓活检无/有少量增加的浆细胞，呈间质性或偶尔呈小簇状，均匀分布于整个骨髓。它们常呈成熟形态，偶尔可见到核仁和胞质包涵体。

二、免疫表型

免疫表型类似MM。少量异常浆细胞在正常浆细胞背景中，需要借助CD138和胞质轻链的免疫组化染色。

三、细胞遗传学

异常核型极少见。大约一半病例累及 *IGH* 基因（14q32）的转位，也有研究显示15%~25%的病例存在 t（11；14）（q13；q32）（*IGH/CCND1*），2%~9%的病例存在 t（4；14）（p16.3；q32）（*IGH/NSD2*，也叫 *IGH/MMSET*），1%~5%的病例存在 t（14；16）（q32；q23）（*IGH/M4F*）。大约40%的MGUS有超二倍体，其三体性染色体与骨髓瘤的相似。

【诊断标准】

根据临床表现，如无器官损害（CRAB：血钙增高、肾功能损害、贫血、骨病）和由于浆细胞增殖异常引起的淀粉样变性，及血清免疫球蛋白、尿M蛋白水平，血清/尿轻链水平，骨髓克隆性浆细胞百分比等指标可以做出明确的诊断（表18-3）。

表18-3　非IgM型MGUS和轻链型MGUS诊断标准

类型	诊断标准
非IgM型MGUS	血清M蛋白（非IgM型）<30 g/L
	骨髓克隆性浆细胞<10%
	无器官损害（CRAB：血钙增高、肾功能损害、贫血、骨病）和由于浆细胞增殖异常引起的淀粉样变性
轻链型MGUS	异常游离轻链比值（<0.26或>1.65）
	受累的游离轻链水平增高
	免疫固定电泳中没有重链的表达
	尿M蛋白 < 500 mg/24h
	克隆性浆细胞<10%
	无器官损害（CRAB）和淀粉样变性

IgM 型 MGUS

IgM 型 MGUS 定义为血清 IgM 型蛋白浓度 < 30g/L；骨髓淋巴浆细胞浸润 < 10%；没有贫血、体质症状、高黏度，无淋巴结病、肝脾肿大或其他可归因于潜在的淋巴异常增殖的终末器官损害。IgM 型 MGUS 能发展为 LPL 或原发性淀粉样变性。

【临床表现】

IgM 型 MGUS 患者缺乏明显的淋巴增殖性疾病或浆细胞肿瘤的体征和症状。35% 的患者存在多克隆免疫球蛋白减少，约 20% 的患者有本-周蛋白尿。

【实验室检查】

一、形态学特点

骨髓涂片有淋巴浆细胞，但不超过 10%。几乎所有患者都可出现反应性浆细胞，通常表达 CD19 和 CD38，不表达 CD56。所以在正常浆细胞背景下，需要借助 CD138 和胞质轻链的免疫组化识别克隆性浆细胞。

二、免疫表型

IgM 型 MGUS 的浆细胞不表达 CD56。3/4 的病例可见克隆性 B 细胞群，与 LPL 表型相似，CD19$^+$、CD20$^+$、CD5$^-$、CD10$^-$ 和 CD103$^-$。

三、分子遗传学

IgM 型 MGUS 的分子异常与 LPL 相似。约半数病例有 *MYD88 L265P* 突变，20% 有 *CXCR4 S338X* 突变。

【诊断标准】

（1）血清 IgM 型蛋白浓度 <30 g/L。

（2）骨髓淋巴浆细胞浸润 <10%。

（3）没有贫血、体质症状、高黏度，无淋巴结病、肝脾肿大或其他可归因于潜在的淋巴异常增殖的终末器官损害。

【鉴别诊断】

1.**MM** 也叫有症状骨髓瘤，MM 的形态学特点、免疫表型与遗传学特点与 MGUS 相似。MM 骨髓中克隆性浆细胞 >10%；有 "CRAB" 症状（血钙增高、肾功能损害、贫血、骨病）和 SLiM 的器官损害表现。而 MGUS 的 M 蛋白 <30g/L，骨髓克隆性浆细胞 <10%，且无上述临床症状。根据定义很好区别二者。

2.**冒烟型浆细胞骨髓瘤（SMM）** 也叫无症状骨髓瘤，血清单克隆 M 蛋白，24 小时尿轻链值，骨髓单克隆浆细胞比例均与 MM 诊断标准一致，但无终末器官损害，而 MM 有骨髓瘤相关临床表现。

3.**浆细胞白血病（PCL）** PCL 定义为患者外周血白细胞分类中克隆性浆细胞 >20%，或绝对值 $\geq 2.0 \times 10^9$/L。PCL 的临床表现兼有急性白血病和 MM 的特征，起病急，表现为发热、贫血、血小板减少和体重减轻等非特异性症状。与 MM 相比，PCL 病程进展快，溶骨性损害较轻，骨痛较少见，而淋巴结肿大和肝脾肿大、肾衰竭、高钙血症、血清乳酸脱氢酶以及 β2-微球蛋白水平显著增加更多见。白血病性浆细胞形态多样，有时可表现为正常形态，这跟反应性浆细胞形态相似，这时需要结合免疫分型进行区分。PCL 的表型类似 MM。

4.**单克隆免疫球蛋白相关肾损害（MGRS）** 由于单克隆免疫球蛋白或其片段导致的肾脏损害，即具有肾脏意义的单克隆免疫球蛋白病（MGRS），其本身并不是一种疾病。诊断标准：血液系统：骨髓浆细胞 <10%，血清蛋白电泳可见 M 蛋白；肾脏受累：肾活检证实肾脏病变与 M 蛋白的直接沉积或继发性作用相关；伴或不伴有全身系统性损害。MM 单克隆浆细胞常大于 10%，且 M 蛋白大于 30g/L，这与 MGRS 不同，综合靶器官损害一般不难鉴别。MGUS 也要求骨髓单克隆浆细胞小于 10%，这与 MGRS 十分相似，但 MGUS

没有CRAB和SLiM，如果有肾活检证实肾脏病变与M蛋白相关，则倾向于MGRS，而不是MGUS。

表18-4 非IgM型MGUS、轻链型MGUS、IgM型MGUS、SMM和MM的主要特点

	定义	疾病进展（/每年）	主要进展事件
非IgM型MGUS	血清M蛋白（非IgM型）<30g/L 骨髓克隆性浆细胞<10% 无骨髓瘤事件和淀粉样变性	1%	多发性骨髓瘤，孤立性浆细胞瘤，免疫球蛋白相关淀粉样变性
轻链型MGUS	异常游离轻链比值（<0.26或>1.65） 受累的游离轻链水平增高 免疫固定电泳中没有重链的表达 尿M蛋白<500mg/24h 克隆性浆细胞<10% 无骨髓瘤事件和淀粉样变性	0.3%	轻链多发性骨髓瘤，免疫球蛋白轻链淀粉样变性
IgM型MGUS	血清IgM型蛋白浓度<30g/L 骨髓淋巴浆细胞浸润<10% 没有贫血、体质症状、高黏度，无淋巴结病、肝脾肿大或其他终末器官损害	1.5%	巨球蛋白血症（WM）免疫球蛋白相关淀粉样变性
SMM	血清M蛋白≥30g/L，或24小时尿轻链≥0.5g，或骨髓单克隆浆细胞比例10%~60% 无骨髓瘤事件或淀粉样变性	前5年每年约10%，第二个5年每年3%，接下来每年约1%	多发性骨髓瘤免疫球蛋白相关淀粉样变性
MM	骨髓单克隆浆细胞比例≥10%或者骨髓活检证实有浆细胞瘤 血清和（或）尿出现单克隆M蛋白 至少一个骨髓瘤事件（CRAB+SLiM）	NA	NA

第五节 浆细胞白血病

根据临床上有无浆细胞骨髓瘤病史，可将浆细胞白血病（PCL）分为原发性和继发性。①原发性浆细胞白血病（PPCL）：无浆细胞骨髓瘤病史，起病时外周血单克隆浆细胞即>20%，或外周血浆细胞绝对值>$2.0×10^9$/L，临床表现与急性白血病相似。②继发性浆细胞白血病（SPCL）：大多数继发于浆细胞骨髓瘤，少数继发于LPL/WM、淋巴瘤和淀粉样变。继发性浆白是骨髓瘤表现为白血病性浆细胞期。60%~70%的PCL为原发性，患者诊断的中位年龄比骨髓瘤更小。

【临床表现】

表现为发热、贫血、血小板减少和体重减轻等症状。淋巴结病、器官肿大、肾衰竭、高钙血症等较常见，溶骨性病变和骨痛较少见。骨髓瘤以IgG或IgA型为主，而PCL主要为轻链、IgE和IgD型。肿瘤性浆细胞除侵犯骨髓和外周血以外，还可见于髓外组织（例如肝、脾、体腔积液和脑脊液）。

【实验室检查】

一、形态学特点

骨髓通常广泛、弥漫性浸润。PCL的细胞形态表现各一，有些形态正常，有些类似浆细胞样淋巴细胞，跟LPL非常相似。白血病细胞大小较均匀，大而明显异型性的浆细胞相对少见（图18-2，图18-3）。

二、免疫表型

PCL与MM有类似的免疫表型。几乎所有的病例表达CD38和CD138,不同于MM,CD20表达频率较高,CD56表达频率较低,而MM更多表达CD56、CD9、CD117和HLA-DR。CD20阳性常预示患者生存期较短。

三、分子遗传学

PCL具有更高的高危遗传事件发生率,亚二倍体和IgH易位发生率较高,常有t(11;14)易位。

【诊断和鉴别诊断】

一、【诊断标准】

(1)临床上有类似多发性骨髓瘤的临床表现。但溶骨性破坏和骨骼疼痛较少见,而淋巴结和脏器肿大多见,肾衰竭常见。

(2)外周血白细胞分类中浆细胞>20%或绝对值>2.0×10⁹/L。

二、鉴别诊断

1. MGUS 见本章第四节。

2.非分泌型骨髓瘤 非分泌型骨髓瘤本质为骨髓瘤,其临床特征、免疫表型、分子遗传学特点和预后与其他MM相似。只是血清或尿免疫固定电泳缺少M蛋白,而用免疫组织化学染色,大约85%的非分泌骨髓瘤肿瘤性浆细胞的胞质内可出现M蛋白。根据二者的定义,一般可做出鉴别。

3.反应性浆细胞增多症 见本章第二节。

第六节 骨孤立性浆细胞瘤

浆细胞瘤是由单克隆浆细胞组成的单发灶性肿瘤,没有浆细胞骨髓瘤的临床特征,也没有其他浆细胞肿瘤的物理或放射学证据。浆细胞瘤有两种类型:骨孤立性浆细胞瘤和髓外浆细胞瘤。

骨孤立性浆细胞瘤(solitary plasmacytoma of bone,SPB)是由单克隆浆细胞组成的局限性肿瘤,无MM的临床表现。MRI和CT等影像学检查未发现其他的骨病变。SPB分为两种类型:一种是除单发病灶外,无克隆性骨髓浆细胞增生,另一种是单克隆骨髓浆细胞很少(<10%),常仅通过流式细胞术鉴定。

【临床表现】

最常见于椎骨、肋骨、头骨、骨盆、股骨、肱骨、锁骨和肩胛骨。胸椎比颈椎或腰椎更常累及,长骨肘部或膝部以下很少受累。多数患者表现为局部骨痛或病理性骨折。骨平片可见溶骨性病变,软组织扩散可形成肿块。大约一半患者的血清或尿液可以发现M蛋白。无归因于浆细胞骨髓瘤的终末器官损害,如高钙血症、肾功能受损、贫血和骨病。

【实验室检查】

一、形态学

免疫表型和细胞遗传学与MM几乎一致。

二、预后

绝大多数病例通过局部放疗可获得长期控制,但多达2/3的病例最终演变为全身性的MM或附加有单个或多个浆细胞瘤。

【诊断和鉴别诊断】

一、诊断标准

1.孤立性骨髓瘤

（1）活检证实的骨孤立性损伤或由克隆性浆细胞组成的软组织。

（2）正常的随机骨髓活检没有克隆性浆细胞的证据。

（3）正常骨骼检查及MRI或CT（原发孤立病灶除外）。

（4）无终末器官损害，如归因于浆细胞增殖障碍的高钙血症、肾功能不全、贫血和骨病。

2.微小骨髓累及的孤立性骨髓瘤

与上述相同，加上随机骨髓活检的克隆浆细胞 < 10%（通常用流式细胞仪检测）。

二、鉴别诊断

1.骨髓转移癌　骨髓转移癌也常有骨痛，但骨髓涂片片尾常可找见成簇成团分布的肿瘤细胞，结合肿瘤病史、肿瘤指标、影像学特征、骨髓活检和免疫组化等可以较容易区分二者。

2.髓系肉瘤　也叫粒细胞肉瘤或绿色瘤。发生在骨髓以外部位，由伴有或不伴有成熟迹象的髓系原始细胞构成。通过细胞化学染色或者流式细胞术很容易与浆细胞区别开。

3.原发性骨外浆细胞瘤　是发生在骨外的软组织局限性浆细胞瘤。细胞形态与骨孤立性浆细胞瘤相似，但骨髓象和骨骼是正常的，这是最大的不同之处。对于微小骨髓累及的孤立性骨髓瘤，需要借助MRI/PET-CT排除。

4.朗格汉斯细胞组织细胞增生症（LCH）　LCH是朗格汉斯细胞的克隆性肿瘤性增殖，多发生于儿童。形态上：细胞呈卵圆形，直径10~15μm，核呈折叠状、凹陷和分叶状，常有核沟，染色质细致，核仁不明显，核膜薄。胞质中等丰富，略嗜酸性。免疫表型：表达CD1a、Langerin、S-100和CD207。超微结构上显示Birbeck颗粒。

第七节　原发性轻链型淀粉样变性

原发性轻链型淀粉样变性（primary light chain amyloidosis，pAL）是一种由具有反向 β 折叠结构的单克隆免疫球蛋白轻链沉积在器官组织内，并造成相应器官组织功能异常的系统性疾病。

【临床表现】

pAL的年发病率为（3~5）/10万人，相当于MM的1/5，是第二常见浆细胞病。临床表现通常与淀粉样蛋白在器官和组织中的沉积有关，淀粉样轻链可在肾脏、心脏、肝脏、胃肠道、周围神经、皮下脂肪和骨髓等组织和器官中积累。肾脏：主要表现为肢体水肿和尿中泡沫增多，可有肾病综合征，晚期可出现肾功能不全。心脏：表现为活动后气短、肢体水肿、腹腔积液、晕厥等限制型心功能不全表现。肝脏：可有肝大。疾病晚期可以出现胆红素增高和肝衰竭。周围神经和自主神经：对称性的四肢感觉和（或）运动性周围神经病。自主神经功能异常多表现为体位性低血压、胃轻瘫、假性肠梗阻和阳痿等。胃肠道：上腹不适、消化不良、腹泻、便秘、吸收不良综合征和消化道出血等。软组织：舌体受累可以出现巨舌、舌体活动障碍和构音异常等。皮肤黏膜可以出现皮肤紫癜和瘀斑，以眼眶周围和颈部皮肤松弛部位较为常见。也可以出现指甲萎缩脱落和毛发脱落等。凝血功能异常：pAL患者常常会伴发凝血因子X缺乏，造成相应的出血表现。99%的患者血清或尿液可检测到M蛋白。IgG最常见，其次是轻链、IgA、IgM、IgD，且lambda/kappa为4：1。血清M蛋白定量多 <5g/L，24小时尿轻链 <500mg。

一、形态学特点

1.大体观察 肉眼观察，淀粉样变性呈致密的陶瓷样或蜡样外观。

2.骨髓涂片 骨髓中位浆细胞比例9%，一般不会超过10%，而MM常可出现较高比例的浆细胞。约60%的病例在骨髓中发现淀粉样蛋白沉积。所以，需要注意有些轻链型淀粉样变性（AL）病例累及多器官，而骨髓是正常的。

3.骨髓活检 活检可以没有病理异常，也可以出现淀粉样物广泛取代骨髓组织。在HE染色切片中呈粉红色的、无定形的、蜡样物质，有特征性裂纹。通常局部沉积于增厚的血管壁、基底膜以及脂肪和骨髓等组织间质。刚果红染色后，淀粉样物在普通显微镜下呈粉红色至红色，在偏光显微镜下呈特征性的苹果绿双折光。活检标本中淀粉样蛋白的质谱分析是鉴定淀粉样蛋白类型最有效的方法。

二、免疫表型

原发性淀粉样变单克隆浆细胞的免疫表型特征与PCM相似。骨髓切片免疫球蛋白kappa和lambda轻链的免疫组化染色通常呈现单克隆浆细胞染色模式，但如果克隆体较小，则可能被正常的多克隆浆细胞掩盖。在AL病例中，流式检测出的单克隆浆细胞比例一般没有MM高。免疫表型方面，CD138、CD20和CD54的表达没有差别，而CD19在AL中的表达高于MM患者，CD56在MM中表达高于AL。

三、分子遗传学

原发性淀粉样变的遗传学异常与非IgM型MGUS和PCM相似。大部分为非正倍体，超二倍体占11%，*IGH*重排比例>75%，值得注意的是超过40%的淀粉样变性患者存在t（11；14）易位；其他常见的染色体异常包括13q14$^-$和1q21$^+$。

四、预后

pAL仅1%可能转化为MM。近年来，低分期疾病患者的生存率有了很大的提高，但高分期疾病患者的预后较差。主要取决于心脏受累程度，其他高风险指标包括骨髓单克隆浆细胞>10%，高血清游离轻链和β2-微球蛋白的升高。多器官受累和血尿酸水平升高提示预后不良。

【诊断和鉴别诊断】

一、诊断

（1）具有器官受累的典型临床表现和体征。

（2）血/尿中存在单克隆免疫球蛋白。

（3）组织活检可见无定形粉染物质沉积，且刚果红染色阳性（偏振光下可见苹果绿双折光）。

（4）沉积物经免疫组化、免疫荧光、免疫电镜或质谱蛋白组学证实为免疫球蛋白轻链沉积。

（5）除外多发性骨髓瘤、华氏巨球蛋白血症或其他淋巴浆细胞增殖性疾病。

二、鉴别诊断

1.继发性淀粉样变性 MM、LPL/WM或其他淋巴浆细胞增殖性疾病可出现继发性淀粉样变性。原发性淀粉样变性与继发性淀粉样变性的主要鉴别在于，后者是否能够达到相关疾病的诊断标准。多发性骨髓瘤中骨髓单克隆浆细胞比例≥10%或者骨髓活检证实有浆细胞瘤；血清和（或）尿出现单克隆M蛋白；出现"CRAB"症状（血钙增高、肾功能损害、贫血、骨病）和SLiM等相关临床表现。LPL/WM由小B淋巴细胞、浆细胞样淋巴细胞和浆细胞组成，通常累及骨髓，有时累及淋巴结和脾脏。临床表现有贫血、出血、高黏滞血症和肝脾淋巴结肿大，很少有溶骨性病变。一般是小梁旁肿瘤细胞聚集，肥大细胞常增多。LPL侵犯骨髓同时伴有血清单克隆性IgM丙种球蛋白时诊断为WM。免疫表型：常表达B细胞相关抗原（CD19、CD20、CD22、CD79a），CD5、CD10和CD103常阴性，且常有 *MYD88 L265P* 阳性。

2.骨髓坏死 骨髓坏死是指骨髓中造血和基质组织的大面积坏死，是少见的造血细胞原位死亡综合征，多由肿瘤引起。最常见的病因是造血系统相关疾病，包括急性白血病，骨髓转移癌，恶性淋巴瘤及多发性骨髓瘤等，其他原因如结缔组织病、镰状细胞贫血、感染和药物因素等。临床表现有骨痛、发热、疲乏、黄疸、血细胞减少和LDH升高。其中全身剧烈骨痛、发热及进行性贫血为其典型特征。骨髓涂片染色后镜下可见有核细胞轮廓不清，胞膜及胞核结构模糊，成熟红细胞呈溶解状，细胞之间常有均匀分布的粉红色嗜酸性物质；骨髓活检坏死表现为嗜伊红染色，呈颗粒状，重者表现为嗜伊红均质片状。这跟淀粉样变性的粉染物质本质不同，后者实为免疫球蛋白的沉积。

3.骨髓凝胶样变性 也叫凝胶样转化，通常见于神经性厌食、艾滋病或恶病质。在罕见的情况下，已经在急性白血病时有过报道，也在其他异常代谢病症如糖尿病中进行了描述，如这个病例所描述的。阿尔辛蓝（Alcian blue）染色证实为酸性黏多糖。淀粉样变性也可有类似形态，但刚果红染色阳性。通过蛋白质谱分析可以有效鉴别二者。

4.轻链和重链沉积病 单克隆性免疫球蛋白轻链或重链以颗粒形式而不是β折叠片形式沉积，这些沉积物是浆细胞肿瘤或罕见的淋巴浆细胞肿瘤分泌的异常轻链或较少见的重链，沉积在组织引起器官功能障碍。不结合刚果红或不含淀粉样P成分。这是与原发性淀粉样变性的主要鉴别点。

5.重链病（HCD） 重链病包括IgG（γHCD）、IgA（αHCD）和IgM（μHCD），只产生单克隆免疫球蛋白重链而不产生轻链，这与pAL中的单克隆免疫球蛋白轻链沉积不同。这些重链常不完整，因而不能完整组合，不能产生特征性的血清蛋白电泳高峰。通过蛋白电泳/免疫固定电泳检测游离重链可区分重链病和pAL。

第八节 POEMS综合征

POEMS综合征也叫骨硬化性骨髓瘤，是一种与浆细胞肿瘤相关的副肿瘤综合征，通常以骨小梁纤维化和骨硬化性改变为特征，常有类似于浆细胞型Castleman病的淋巴结改变。POEMS综合征是多发性神经病（P）、器官肿大（O）、内分泌疾病（E）、单克隆γ-球蛋白病（M）和皮肤改变（S）的首字母缩写。大多数患者并不表现以上所有症状，这些症状也不都是诊断所必需。

【临床表现】

通常有IgG或IgA类型相关的M蛋白，几乎所有的病例与lambda轻链限制有关。几乎所有病例的血浆和血清血管内皮生长因子（vascular endothlial grouth factor，VEGF）均显著升高，且与疾病活动相关。而高钙血症、肾功能不全和病理性骨折是罕见的。临床表现主要有以下9个方面：①多发性神经病：往往表现为对称性的四肢感觉和（或）运动性周围神经病，逐步由远端向近端进展。②器官肿大：至少一半的患者有器官肿大，主要是肝肿大或脾肿大。淋巴结活检常提示为Castleman病，2/3具有淋巴结病，与浆细胞变异型Castleman病的改变一致。③内分泌异常：超过2/3的患者有内分泌疾病，常见的包括性功能减退（如男性阳痿、乳房发育）、甲状腺功能减退、糖代谢异常（如糖尿病）、肾上腺功能不全。④皮肤改变：同时超过2/3的患者会出现皮肤变化，最常见的是色素沉着过度、多毛症，还可表现为皮肤肾小球样血管瘤、白甲、多血质和手足发绀等。⑤循环外水负荷增加：包括肢体水肿、腹腔积液、胸腔积液、心包积液、视盘水肿等。⑥硬化性骨病：是POEMS综合征的重要临床表现。超过95%的病例存在骨硬化性骨病。可表现为骨痛，亦可无临床症状。骨骼CT检查可以显著提高硬化性骨病的检出率，影像学上可以表现为单纯骨骼硬化和溶骨混合病灶，或者单纯溶骨性改变。⑦红细胞增多和（或）血小板增多。⑧肺动脉高压：33%~48%的患者可出现肺动脉高压，表现为活动耐量减低、低氧血症等，肺动脉高压的发生与水肿、胸腔积液、腹腔积液密切相关。⑨脑梗死：5%~10%的POEMS综合征患者可出现脑梗死，可能与疾病的高凝状态相关。

【实验室检查】

一、形态学特点

骨髓的特征性病变是单个或多个骨硬化性浆细胞瘤，病变主要为局部增厚的骨小梁伴小梁周围纤维化，这些纤维化间质中可见内陷的浆细胞。浆细胞由于结缔组织扭曲而拉长。远离骨硬化病变的骨髓，浆细胞通常小于5%，但在弥散性疾病患者中可达50%。半数患者淋巴细胞聚集，边缘由单型或多型浆细胞组成。巨核细胞成簇增生，通常具有与骨髓增殖性肿瘤相似的非典型形态特征。淋巴结活检通常显示浆细胞型Castleman病的改变。

二、免疫表型

大部分POEMS综合征患者骨髓通常以多克隆浆细胞为背景，单克隆浆细胞可通过流式细胞术或免疫组化检测出来。肿瘤性浆细胞为IgG型或IgA型，几乎所有病例为lambda型。也可见其他浆细胞肿瘤常见的异常表型。

三、分子遗传学

少数报道的POEMS的异常遗传学改变与浆细胞骨髓瘤的相似，但发病率不同。遗传学异常和临床特征之间没有明显的相关性。

【诊断和鉴别诊断】

一、诊断标准

必备条件：多发性神经病（典型的脱髓鞘）；单克隆浆细胞异常增殖。

主要标准（≥1条）：Castleman病，骨硬化性病变，血管内皮生长因子（VEGF）水平。

次要标准（≥1条）：器官肿大，内分泌疾病，皮肤改变，视盘水肿，血小板增高，血管外容量超负荷。

二、鉴别诊断

1.浆细胞型Castleman病　Castleman's病（Castleman's disease，CD）又称巨大淋巴结增生症或血管滤泡性淋巴组织增生，临床上以无痛性淋巴结肿大为突出特点，多数患者与HIV感染有关。组织学分为透明血管型、浆细胞型、混合型。浆细胞型CD较少见，病理上淋巴滤泡样增生明显，可以形成较大的滤泡，滤泡间各级浆细胞成增生，滤泡周围洋葱皮样结构层较薄，有时甚至缺如。临床表现有发热、乏力、盗汗、贫血、血沉加快和多克隆高免疫球蛋白血症；血清铁蛋白、IL-6及CRP等炎性指标增高；出现ANA、dsDNA等自身抗体，类风湿因子和Coombs试验阳性。部分病例可出现单克隆浆细胞，需要注意合并POEMS综合征的可能，须通过临床表现、免疫表型及淋巴结活检仔细甄别。

2.慢性炎性脱髓鞘性多发性神经根神经病　临床表现、血清VEGF水平、神经传导速度、肌电图和神经活检有助于两者的区分。与慢性炎性脱髓鞘性多发性神经根神经病（chronic inflammatory demyelinating polyradiculoneuropathy，CIDP）不同，POEMS综合征中段神经传导速度减慢较远端更为突出，传导阻滞相对少见，轴突损失更为显著。

3.多发性骨髓瘤　多发性骨髓瘤多见溶骨性病变而非硬化性骨病，且多伴有高钙血症、肾功能不全、骨痛和贫血等症状，脏器肿大和周围神经病变少见。而POEMS综合征脏器肿大和周围神经病变多见，罕见溶骨性病变，骨痛、高钙血症和肾功能不全少见。MM的M蛋白≥30g/L，而且M蛋白类型不限于lambda型。而POEMS中的M蛋白一般不超过30g/L，肿瘤性浆细胞为IgG型或IgA型，几乎所有病例为lambda型。

4.Schnitzler综合征 以发热、荨麻疹、骨和关节疼痛、骨硬化、淋巴结病及肝肿大为特征，可能是自身免疫性现象。实验室检查显示血清和（或）尿液中存在单克隆IgM。骨髓检查显示B细胞或浆细胞恶性肿瘤或不存在有意义的检查结果。与Schnitzler综合征有关的疾病包括LPL/WM、边缘区淋巴瘤、MGUS和MM。

5.TEMPI综合征 是一种与浆细胞肿瘤相关的副肿瘤综合征，由毛细血管扩张症（T）、促红细胞生成素（EPO）升高和红细胞增多症（E）、单克隆 γ-球蛋白血症（M）、肾周积液（P）和肺内分流（I）的首字母缩写组成。与POEMS综合征相似，都是由单克隆浆细胞增殖及相关M蛋白所致。TEMPI综合征以IgG kappa为主，而POEMS综合征与lambda轻链限制有关，血浆和血清VEGF均显著升高，绝大多数病例存在骨硬化性骨病。因此根据临床表现和实验室检查可较容易鉴别二者。

第九节 典型病例

一、AA伴反应性浆细胞增多

【病史资料】

女性患者，女，54岁，1周前无明显诱因感乏力、咽痛，伴双下肢肿胀，行走困难，自服消炎药物（具体药物及用量不详），效果差，乏力、双下肢肿胀症状逐渐加重，就诊于当地医院，查血常规示三系减少，随后转院就诊，彩超未发现肝脾淋巴结肿大。血涂片观察示：白细胞减少，分类以淋巴细胞为主；红细胞排列正常；血小板少见。

【实验室检查】

血常规：白细胞计数0.9×10^9/L，淋巴细胞占89.6%，红细胞绝对值1.91×10^{12}/L，血红蛋白63g/L，血小板计数35×10^9/L。C反应蛋白133.6mg/L。血凝分析：凝血酶原时间13.1秒，活化部分凝血活酶时间35.7秒，凝血酶原活动度76%，国际标准化比值1.19，纤维蛋白原2.51g/L，D-二聚体51µg/L。生化：总蛋白70g/L，球蛋白36.9g/L，肌酐37µmol/L，尿素3.83mmol/L，钙2.07mmol/L，乳酸脱氢酶322U/L。HIV、巨细胞病毒和肝炎系列均阴性，自身免疫抗体阴性，铁蛋白1721ng/ml，PNH未发现异常。血清免疫功能：kappa轻链12.2g/L，lambda轻链8.19g/L，IgG15g/L，IgA4.11g/L，IgM1.28g/L。血清蛋白电泳和免疫固定电泳均阴性。免疫分型（图18-4）：浆细胞占有核细胞的15.24%，表型为CD45$^+$（dim）CD19$^+$CD38$^+$CD138$^+$CD27$^+$CD56$^-$BCMA$^+$kappa$^+$lambda$^+$，为正常表型多克隆浆细胞。髂后骨髓活检：较满意骨小梁间隙4个，其内主要为脂肪组织，极少造血组织，以粒细胞为主，全片未见巨核细胞。骨髓细胞学检查：骨髓增生活跃，粒细胞比例明显减低，形态无明显异常。红细胞比例减低，可见少量晚幼红细胞，形态大致正常。成熟红细胞大小不一。淋巴细胞比例增高，为成熟淋巴细胞。单核细胞无明显增减。全片共见1个裸核型巨核，血小板散在少见。骨髓小粒以非造血细胞为主。浆细胞比例明显增高，占21%，形态未见明显异常（图18-5，图18-6）。

【诊断】AA伴反应性浆细胞增多

【病例解析】

血常规三系减低，以成熟淋巴细胞增生为主，骨髓涂片和活检结果均支持AA，浆细胞占21%，为正常表型多克隆浆细胞，血清蛋白电泳和免疫固定电泳均阴性，加上没有骨髓瘤的靶器官损害表现，综上，考虑反应性浆细胞增多。这个病例浆细胞比例较高，需要注意排除浆细胞相关肿瘤。最简单直观的不同点是浆细胞肿瘤的浆细胞为异常单克隆浆细胞，临床表现有CRAB等靶器官损害。

二、继发性浆细胞白血病

【临床资料】

男性患者，61岁，因咳嗽咳痰伴咯血1周入院。患者1周前无明显原因出现咳嗽咳痰，痰白，能咳出，伴咯血，感胸闷气闭，活动后明显，无畏寒，无恶心呕吐，无心悸，无腹痛腹胀等。上述症状持续存在未见缓解，今日就诊我院门诊。查血常规发现异常血细胞，门诊以"血细胞异常待查？"收入血液科。患病来，神志清，精神软，睡眠一般，大小便无，体重无明显变化。患者2年前诊断多发性骨髓瘤，不规律治疗1年余。体格检查全身浅表淋巴结未触及明显肿大，胸骨无压痛，肝脾肋下未触及，其余未见异常。

【实验室检查】

血常规：白细胞计数18.2×10^9/L，淋巴细胞占30%，单核细胞占16%，中性粒细胞占34%，浆细胞占18%，红细胞绝对值2.05×10^{12}/L，血红蛋白63g/L，血小板计数24×10^9/L。超敏C反应蛋白69.2mg/L，血沉153mm/h。生化结果：肌酐294μmol/L，乳酸脱氢酶876U/L，尿素9.86mmol/L。血清免疫功能：kappa轻链1.03g/L，lambda轻链7.15g/L，IgG31.93g/L，IgA1.4g/L，IgM0.79g/L。尿液kappa轻链9.3mg/L，lambda轻链940mg/L。免疫固定电泳：IgG-λ轻链阳性。血涂片：100个白细胞可见18个原幼浆细胞。骨髓细胞学检查：骨髓增生活跃，粒红两系增生减低，形态无殊。浆细胞比例增高，占73%，以原幼浆细胞增生为主。结论：结合MM的病史，考虑继发性浆细胞白血病可能性大，请结合流式、活检和基因等检查。免疫分型：异常细胞群占54.8%，强表达CD38，表达CD138、CD27、CD20、CD56，部分表达CD19，极少量表达CD28，限制性表达胞质lambda轻链，弱表达CD45。染色体核型分析：46，XY〔20〕。未见*MYD88 L265P*和*TP53*突变。PET/CT提示多发骨质破坏。

【诊断】继发性浆细胞白血病。

【病例解析】

患者外周血白细胞分类中浆细胞绝对值大于2.0×10^9/L，且为单克隆浆细胞。而且之前有多发性骨髓瘤的病史，结合病史、临床表现和实验室检查，考虑继发性浆细胞白血病。继发性浆细胞白血病需要跟原发性浆细胞白血病、反应性浆细胞增多、LPL及MM进行鉴别。

【精华与陷阱】

1. 反应性浆细胞增多症有病因或原发疾病可查，比如病毒感染、变态反应性疾病、结缔组织疾病、结核病或其他慢性感染性疾病等

2. 反应性浆细胞一般为成熟浆细胞，也可见幼浆细胞，不过有时候跟肿瘤性浆细胞形态不好区分，需要借助流式免疫分型和骨髓活检

3. 因骨髓的局灶性病变或部分纤维化，可适当增加取材次数，结合骨髓活检（CD138和轻链免疫组化）以免造成漏诊

4. 有时候低水平的M蛋白需要想到IgD型、IgE型和轻链型骨髓瘤的可能。如果免疫固定电泳仅λ轻链阳性，需要加做IgD型免疫固定电泳，因为临床上IgD-λ型M蛋白比较常见

5. MM CD20阳性的患者往往伴随t（11；14），这类患者预后较好，而有t（11；14）同时CD20阴性的患者预后很差

6. PCL分原发性和继发性两类。诊断标准为外周血浆细胞>20%，或外周血浆细胞绝对值>2.0×10^9/L

7. PCL的细胞形态表现各一，有些形态正常；有些类似浆细胞样淋巴细胞，跟LPL非常相似。白血病细胞大小较均匀，大而明显异型性的浆细胞相对少见

8. 浆细胞瘤是由单克隆浆细胞组成的单发灶性肿瘤，没有MM的临床特征，也没有其他浆细胞肿瘤的物理或放射学证据

9. pAL组织活检可见无定形粉染物质沉积，且刚果红染色阳性（偏振光下可见苹果绿双折光），沉积物经免疫组化、免疫荧光、免疫电镜或质谱蛋白组学证实为免疫球蛋白轻链沉积

10. POEMS综合征是多发性神经病（P）、器官肿大（O）、内分泌疾病（E）、单克隆γ-球蛋白病（M）和皮肤改变（S）的组合。值得注意的是很多病例并没有上述所有的症状

（李 婷 郭秀臣 高海燕）

第十九章　非造血系统肿瘤的评估

章节概述： 本章主要描写了非造血系统肿瘤的临床特征、诊断及鉴别诊断及各种非造血系统肿瘤的形态学特点。重点了解非造血系统肿瘤的形态特点和鉴别诊断。熟悉常见的非造血系统肿瘤的形态学特点。

骨髓的主要功能是进行造血，因此骨髓的大多数病变来自造血细胞。评估骨髓标本时可发现很多非造血肿瘤和基质异常，其中包括转移性肿瘤。骨髓外的恶性肿瘤细胞经血行播撒或淋巴道转移至骨髓内，形成骨髓转移癌。骨髓被肿瘤细胞浸润，造成骨髓结构的破坏和造血功能的紊乱。骨髓是肿瘤血源性转移中仅次于肺和肝的好发部位。最常见的原发肿瘤为乳腺癌、前列腺癌，其次为肺癌、肝癌、肾癌、甲状腺癌、胃癌及恶性黑色素瘤等，儿童的神经母细胞瘤也较多见。转移瘤的特征通常在原发部位最容易识别，但有时原发部位不明显或难以评估，此时可有骨髓标本进行或尝试诊断。部分患者以骨髓转移为首发表现，有的最终未能找到原发肿瘤，容易漏诊或误诊，因此，认识非造血系统肿瘤的特点，可以指导临床医生对恶性肿瘤进行诊断、治疗及判断预后。骨髓形态学检查（骨髓穿刺＋骨髓活检）能为恶性肿瘤的诊断和鉴别诊断提供依据。

【临床特征】

骨髓非造血系统肿瘤的症状通常包括血细胞减少、代谢紊乱和占位效应（如骨痛），因此表现可类似于白血病或淋巴瘤。这些症状和体征甚至可以出现在原发部位组织癌变引起的相应症状和体征之前。

1.骨痛　骨骼疼痛为最常见的表现，疼痛以腰、骶髂部、下肢为主或周身疼痛。早期可为间歇性，进而呈持续性，并且进行性加剧，翻身、活动均受限制。偶有发作性的剧烈腰痛并向下肢放射，有时为胸肋或全身骨骼疼痛。

2.贫血　骨髓转移癌患者大部分均有不同程度的贫血，轻度或中度贫血，进行性加重，少数可出现溶血性贫血。贫血程度与病情轻重有关。骨髓转移癌引起的贫血称为骨髓病性贫血。

3.发热　病程中可有不同程度的发热，多数为低热，偶尔持续高热，感染病灶常找不到，且不易被抗生素控制，这可能与肿瘤本身引起的发热有关。

4.出血　主要为皮肤、黏膜瘀点及紫癜，鼻出血，口腔牙龈出血，咳血及血尿，偶有便血和呕血、DIC。出血严重程度与血小板数有一定关系。

5.其他全身症状　此外，尚有厌食、消瘦、恶心、呕吐、头晕、头痛、水肿、恶病质以及各种肿瘤本身所引起的系统症状。

6.体征　骨骼压痛是最重要的体征，以胸骨、肋骨、脊柱骨为多见。可有肝脾大、淋巴结大。可伴有病理性骨折（腰椎、肋骨、锁骨）。部分病例可发现其他处转移。

【诊断】

1.检查手段的选择　骨髓病变的影像学检查常有帮助，X线检查及PET/CT检查，受累骨髓会显示骨质疏松、虫蚀样骨损、骨坏死、溶骨与成骨并存等表现，可见多处成骨性转移灶，偶见病理性骨折，以胸、腰椎受累最为多见。

但往往需要做骨髓检查，从而直接观察病变，并选择合适的实验室检查，以进一步评估。

骨髓检查应该包括穿刺和活检，骨髓涂片及骨髓活检是目前诊断骨髓转移癌简单、实用而可靠的手段。由于转移性，一些非造血系统肿瘤经常为灶性或点状分布，建议要多部位取材；有时骨髓转移癌细胞常常分散，此时骨髓涂片检查可以有更高的阳性率，骨髓活检切片反而难以检出癌细胞；骨穿有"干抽"现象时，如做骨髓活检，镜检常能发现成堆出现的癌细胞团，另外骨髓活检可以提供做免疫组化的标本。两者结合，可以给临床更多的助力（图19-1，图19-2，图19-3）。

骨髓穿刺涂片检查大多可明确诊断是否为骨髓转移癌，涂片常常可见肿瘤细胞与造血细胞混合在一起，造血细胞以成熟阶段为主；骨髓细胞过少的标本是由于肿瘤取代骨髓，继发骨髓纤维化或坏死，在这样的患者中，骨髓活检印片对诊断尤其有用。

有时患者表现为严重骨痛，但未能检出癌细胞，此时可配合放射性核素检查，针对癌转移部位进行穿刺取材，阳性率会提高。有时骨髓涂片示增生不活跃，细胞稀疏，在片尾可见成堆疑似骨髓转移癌细胞，但细胞分界较清晰，相互融合不明显，此时须注意和正常的血液系统肿瘤骨髓相区别。

形态学检查可提示转移性肿瘤的性质，往往需要进一步评估，以便明确其可能的原发部位，因为可能同时发生多个肿瘤。通常涉及多项检查手段，如免疫组化、特殊染色、流式细胞学、分子检测等的应用。

2.形态学评估 转移肿瘤侵犯外周血者临床十分罕见，表明预后不良。高钙血症或血清碱性磷酸酶活性增高，当有外周血涂片显示幼粒、幼红伴有微血管病变时，会被怀疑转移性肿瘤。罕见的情况下外周血可以见到肿瘤细胞（图19-4）。外周血表现为血细胞减少、骨髓病性贫血和（或）微血管病性溶血性贫血（MAHA）（图19-5）。当转移性肿瘤大面积浸润骨髓时，可能出现血小板减少或MAHA。当转移性肿瘤取代造血组织时，可能出现骨髓衰竭，以及含有泪滴形红细胞、其他异常红细胞和巨大血小板的骨髓病性贫血。在转移性恶性黑色素瘤中，中性粒细胞和单核细胞可能含有黑色素颗粒。

在成人中，绝大多数转移肿瘤是癌或恶性黑色素瘤，肉瘤少有累及骨髓者。骨髓常出现干抽、部分稀释，造血细胞常减少。少数呈造血增生活跃，甚至增生明显活跃。低倍镜下可见数量不等、成堆分布的转移癌细胞，在涂片的边缘部位易见。油镜下可见转移癌细胞排列紧密，融合；胞体大小不一，以大为主，形态不规则，边缘不整齐，呈撕布状；胞质多少不一，呈深蓝色、蓝色，部分可见空泡等。胞核常大小不一，多数较大，可为单核、双核或多核，胞核不规则、圆形或椭圆形，染色质疏松，核仁常大而清晰。腺癌细胞一般具有胞体大小较一致、胞核较规则、胞质丰富等特点。骨髓活检可见多少不一的骨髓纤维化。伴骨髓坏死少见。在骨髓活检中一旦合并骨髓纤维化，瘤细胞常被埋入纤维组织中，从而难以辨认，这时，选择性地做一些免疫组化检查，对诊断非常有用。乳腺小叶癌常以单个小细胞弥散浸润骨髓，并纤维化者少见，故较易观察。

肿瘤细胞通常聚集在一起，其胞核形态固定，染色质凝聚。这些细胞中可能含有吞噬的血细胞或肿瘤细胞（图19-6~图19-8）。此外，骨髓穿刺涂片上还可能见到成骨细胞和破骨细胞，这通常提示转移性恶性肿瘤中存在异常的骨结构（图19-9~图19-11）。

【鉴别诊断】

非造血系统肿瘤需要与正常的骨髓细胞和淋巴造血系统肿瘤进行鉴别。如正常细胞中的红系前体细胞，因为在骨髓穿刺涂片中，有时这些细胞失去胞质后出现胞核的聚集，在红系增生的患者中，这是值得注意的问题。临床遇到单核-巨噬系统细胞聚集成簇分布时，需要与非造血系统肿瘤进行鉴别。转移性肿瘤引起的幼红和幼白增多并伴骨髓纤维化可能被误认为骨髓增殖性肿瘤，如PMF。

非造血系统肿瘤可能被误认为急性白血病或恶性淋巴瘤，尤其是出现白血病阶段、弥漫性骨髓浸润和原发病灶不明时（图19-12~图19-15）。以上现象在尤文肉瘤、横纹肌肉瘤和其他小圆细胞肿瘤中特别常见。含空泡的细胞出现在肺小细胞癌、神经母细胞瘤和类似Burkitt淋巴瘤/白血病的其他肿瘤要注意鉴别。呈印戒细胞形态的多发性骨髓瘤可能被误诊为腺癌。罕见实体瘤合并多发性骨髓瘤，值得警惕。

神经母细胞瘤的菊形团形结构可能出现在恶性淋巴瘤中。在病变的分布和影像学成像方面，结节病和新型隐球菌感染可能和转移性肿瘤相似。需要注意的是，小圆细胞肿瘤如尤文肉瘤和神经母细胞瘤，可能与急性白血病共存。CLL患者成为并发第二肿瘤的高危人群，以肺癌、结肠癌较为常见。

【成人转移性肿瘤】

女性最常见的骨髓转移癌是乳腺癌，男性是肺癌和前列腺癌。这些原发肿瘤患者高达20%出现骨髓转移。其他较少见的骨髓转移性肿瘤包括胃和结肠的腺癌、肾细胞癌、卵巢和睾丸癌、移行细胞癌、横纹肌肉瘤、Ewing肉瘤及血管肿瘤等。

1. **乳腺癌**　女，61岁，乳腺癌多发转移。血常规：白细胞2.37×10^9/L，红细胞2.93×10^{12}/L，血红蛋白78.0g/L，血小板71×10^9/L。骨髓穿刺涂片如图19-16。

2. **前列腺癌**　男，71岁，反复游走性骨痛3个月。血常规：白细胞6.99×10^9/L，红细胞3.8×10^{12}/L，血红蛋白74g/L，血小板431×10^9/L。PET/CT检查：颈胸腰骶椎多个椎体、双侧多根肋骨、左侧肩胛骨、双侧髂骨、髋臼、耻骨、坐骨穿凿样溶骨性骨质破坏，多发淋巴结肿大，PDG代谢增高。前列腺特异抗原>100.00ng/ml（参考范围0~4ng/ml）。骨髓穿刺涂片如图19-17。

3. **肺癌**　男，74岁，肺癌史，左侧肺切除术后，咳嗽、咳痰3天，发热寒战。血常规：白细胞4.66×10^9/L，红细胞2.31×10^{12}/L，血红蛋白65.2g/L，血小板7×10^9/L。骨髓穿刺涂片如图19-18。

4. **胃肠道肿瘤**　男，72岁，食管癌化疗后，贫血，血小板减少。血常规：白细胞7.9×10^9/L，红细胞3.43×10^{12}/L，血红蛋白82g/L，血小板59×10^9/L。骨髓穿刺涂片如图19-19。

5. **肝癌**　男，61岁，无明显诱因出现高热、畏冷。肝脏MRI示：肝脏右前占位，考虑肝癌，大小约5.7cm×7.9cm，伴胸腰椎骨转移可能。血常规：白细胞3.4×10^9/L，红细胞3.43×10^{12}/L，血红蛋白103g/L，血小板8×10^9/L。骨髓穿刺涂片如图19-20。

6. **甲状腺癌**　男，60岁，甲状腺癌，骨显像全身骨骼弥漫性代谢增高。血常规：白细胞5.01×10^9/L，红细胞4.58×10^{12}/L，血红蛋白130g/L，血小板371×10^9/L。骨髓穿刺涂片如图19-21。

7. **恶性黑色素瘤**　女，29岁，贫血2个月，发热12天。血常规：白细胞11.96×10^9/L，红细胞1.82×10^{12}/L，血红蛋白46.0g/L，血小板210×10^9/L。骨髓穿刺涂片如图19-22和图19-23。

8. **子宫内膜癌**　女，56岁，咳嗽，胸闷20余天，加重1天，既往子宫内膜癌术后转移。血常规：白细胞4.52×10^9/L，红细胞3.43×10^{12}/L，血红蛋白88.0g/L，血小板6.0×10^9/L。骨髓穿刺涂片如图19-24。

9. **嗅神经母细胞瘤**　女，43岁，左鼻腔肿物嗅神经母细胞瘤10个月余。血常规：白细胞3.51×10^9/L，红细胞3.42×10^{12}/L，血红蛋白102.0g/L，血小板8.0×10^9/L。目前考虑腰椎、右侧骶髂关节、右侧坐骨转移可能。骨髓穿刺涂片如图19-25和图19-26。

【儿童和青少年转移性肿瘤】

经常累及骨髓的儿童肿瘤有神经母细胞瘤及其变异型、横纹肌肉瘤、Ewing肉瘤、视网膜母细胞瘤和髓母细胞瘤。

1. **神经母细胞瘤**　男，4岁，发现面色苍黄1个月，发热半个月。血常规：白细胞5.25×10^9/L，红细胞3.43×10^{12}/L，血红蛋白97.0g/L，血小板275×10^9/L。神经元特异性烯醇化酶（NSE）：>370ng/ml（参考范围0~16.3ng/ml）。胸部CT示右侧背部软组织占位。骨髓穿刺涂片如图19-27和图19-28。

2. **胚胎性横纹肌肉瘤**　女，12岁，三系减少，盆腔肿物。血常规：白细胞2.83×10^9/L，红细胞2.66×10^{12}/L，血红蛋白80.0g/L，血小板40×10^9/L。骨髓穿刺涂片如图19-29。

3. **尤文肉瘤**　男，12岁，右前胸壁体表凸起，行彩超检查见右胸壁实性包块。取病理示：右胸壁小圆细胞恶性肿瘤，结合免疫组化，符合尤文氏肉瘤。免疫组化：CD99$^+$，fli-1$^+$，Desmin$^-$，EMA$^-$，syn$^-$，LCA$^-$，MyoD1$^-$，Myogenin$^-$，Ki-67阳性率约80%。骨髓穿刺涂片如图19-30。

【典型病例】

无明显纤维丝神经母细胞瘤骨髓转移

【临床资料】

女性患儿，女，3岁。41天前无诱因开始出现咳嗽，呈阵发性非痉挛性咳嗽。14天前发现双侧眼周瘀斑，伴面色苍白，逐渐加重。查体：T 36.8℃，P 120次/分，BP 96/60mmHg。一般情况较差，发育正常，皮肤及黏膜苍白，无皮疹，可见瘀斑及皮下出血。右侧颈部有淋巴结肿大，触及淋巴结数个，最大者约

0.5cm×0.5cm，质软，淋巴结活动度好，无粘连。影像学示肾上腺肿物。

【实验室检查】

血常规：WBC 6.2×10^9/L，RBC 2.7×10^{12}/L，Hb 76g/L，PLT 72×10^9/L。铁蛋白223.30ng/ml，叶酸11.27ng/ml，维生素B_{12} 420.40pg/ml。血清神经元特异性烯醇化酶（NSE）检查：NSE>370.00ng/ml。骨髓涂片：异常细胞占85%，散在或呈巢状、菊花团状分布（图19-31A、B）。此类细胞胞体大小较一致，多数胞体偏小。胞质量少，无颗粒。核呈圆形或椭圆形，染色质细致，可见核仁（图19-31C）。涂抹细胞易见（图19-31D）。未见明显纤维丝。流式细胞学检查：骨髓标本中发现异常细胞（占70.09%），表达CD117、CD56、CD81、GD2，不表达CD45、CD34、CD38、CD14、CD123、CD33、CD13、CD16、CD11b、CD2、CD5、CD7、CD3、CD8、CD4、CD19、CD20、CD10、CD235a、CD68、MPO、cCD3、cCD79a，考虑为非血细胞来源。遗传学检查：1P36基因缺失阳性（阳性信号百分率为30%）；MYCN基因检查未见异常。

【诊断】神经母细胞瘤骨髓转移。

【病例解析】

神经母细胞瘤（NB）是儿童最常见的颅外实体瘤，瘤细胞起源于神经嵴的原始多能交感神经细胞，形态为蓝色小圆细胞。诊断NB主要通过原发病灶的病理活检。由于骨髓侵犯较为多见，也可通过骨髓活检或涂片检查，结合免疫表型及血清NSE水平或尿中儿茶酚胺代谢产物HVA、VMA增高等做出诊断。该患儿骨髓涂片异常细胞群呈巢状、菊花团状分布，初步分析可判定为骨髓转移瘤而非急性白血病。此外，急性白血病常有外周血原始细胞比例增高，而转移瘤极少累及外周血，此特点亦可作为转移瘤与急性白血病鉴别点之一。流式细胞学检测到一群非血细胞来源的异常细胞，表达CD56、CD81及神经节苷脂GD2，提示为神经源性肿瘤。GD2 广泛表达于NB组织，而在其他神经来源肿瘤如星形胶质细胞瘤、神经节神经母细胞瘤中不表达，所以 GD2也是鉴别NB与其他相关肿瘤的敏感诊断标记物。另外，患儿血清NSE水平明显增高。NSE是神经元和神经内分泌细胞所特有的一种酸性蛋白酶，发生神经和神经内分泌组织肿瘤时NSE过量表达，从而导致血清中NSE升高。综合上述检查结果，并结合影像学检查及临床表现，诊断为神经母细胞瘤骨髓转移。在细胞及分子遗传学方面，80%患者有1P32和1P36之间的缺失和重排。25%~30%有MYCN基因扩增，扩增倍数越高，预后越差。肾上腺为本病的高发部位，眼睑瘀斑（熊猫眼）是本病的特征性临床表现。典型神经母细胞瘤（NB）骨髓涂片内瘤细胞间可见丰富的红色纤维丝，本病例的不同之处是无纤维丝结构，推测是由于肿瘤细胞分化较差所导致。多种肿瘤细胞形态学均可表现为胞体小而圆，胞质蓝，需多学科检查鉴别诊断。表19-1为常见儿童造血及非造血系统肿瘤病例及检查鉴别要点。

表19-1 常见儿童造血及非造血系统肿瘤病例及检查鉴别要点

病例	肿瘤类型	细胞形态学特点	其他相关检查
2岁，男（图19-31E）	神经母细胞瘤	巢状、菊花团状或散在分布。片内可见丰富纤维丝，涂抹细胞易见	流式细胞学：GD2⁺, CD45⁻, CD56⁺, CD81⁺；免疫组化：NSE⁺
12岁，女（图19-31F）	胚胎性横纹肌肉瘤	成团或散在分布。瘤细胞胞质融合，胞质边缘处空泡丰富	流式细胞学：CD45⁻, CD56⁺；免疫组化：Myogenin⁺, Myo-D1⁺, Desmin⁺
10岁，女（图19-31G）	母细胞性浆细胞样树突状细胞肿瘤	弥漫散在分布。形态似原、幼单核细胞，胞质无颗粒	流式细胞学：CD123⁺, CD303⁺, CD304⁺, CD4⁺, CD56⁺, CD36⁺, 髓、淋等系列特异性标记均不表达
3岁，男（图19-31H）	Burkitt淋巴瘤	小堆或弥漫散在分布，细胞形态同ALL-L3型	免疫组化：TDT⁻, CD20⁺, PAX5⁺, CD10⁺, Bcl2⁻, MYC⁺（>90%）, Ki-67阳性率>95%；FISH：MYC基因重排阳性，BCL2/BCL6基因未见异常
2岁，男（图19-31I）	AML-M7	弥漫散在分布。胞体大小不一，胞质呈云雾状，未见伪足状突起。	流式细胞学：CD117⁺, CD36⁺, CD41⁺, CD61⁺, CD42b⁺；免疫细胞化学（CD41）染色：阳性

【精华与陷阱】

1.注意在低倍镜下全片观察，尤其是涂片的边缘

2.多张涂片观察，多部位骨髓穿刺，双侧骨髓活检可以增加发现转移性疾病的可能性

3.肿瘤的分型要用原发部位肿瘤标本进行分类

4.要结合临床病史、肿瘤标志和影像学检查进行诊断

5.多与临床医生沟通

6.虽然疾病诊断时，任何情况都可能发生，但在做出不太可能的诊断时一定要谨慎

（高海燕　王占龙　罗信国）

参考文献

［1］谭齐贤.临床血液学和血液学检验［M］.3版.北京：人民卫生出版社，2003.

［2］沈悌，赵永强.血液病诊断及疗效标准［M］.4版.北京：科学出版社，2018.

［3］Swerdlow SH，Campo E，Harris NL，et al.WHO Classification of Tumours of Haematopoietic and Lymphoid Tissues［M］.4th ed，Lyon：International Agency for Research on Cancer（IARC），2017.

［4］王霄霞，夏薇，龚道元.临床骨髓细胞检验形态学［M］.北京：人民卫生出版社，2019.

［5］尚红，王毓三，申子瑜.全国临床检验操作规程［M］.4版.北京：人民卫生出版社，2015.

［6］黄晓军，吴德沛.内科学血液内科分册［M］.北京：人民卫生出版社，2015.

［7］夏薇，陈婷梅.临床血液学检验技术［M］.北京：人民卫生出版社，2015.

［8］邓家栋.临床血液学［M］.上海：上海科学出版社，2001.

［9］周义文.临床血液病实验诊断技术［M］.北京：人民卫生出版社，2010.

［10］浦权.实用血液病理学［M］.北京：科学出版社，2013.

［11］Farhi SC.临床血液、骨髓细胞形态学——正常与病理特征［M］.2版.岳保红，关方霞，赵杰，译.西安：第四军医大学出版社，2014.

［12］Jaffe ES，Arber DA，Campo E，et al.Hematopathology［M］.2nd ed. Philadelphia：W.B.Saunders Company，2016.

［13］王建中.临床流式细胞术［M］.上海：上海科学技术出版社，2005.

［14］刘艳荣.实用流式细胞术：血液病篇［M］.北京：北京大学医学出版社，2010.

［15］吴后南.流式细胞术的原理与应用教程［M］.北京：北京大学医学出版社，2008.

［16］陈朱波，曹雪涛.流式细胞术：原理、操作及应用［M］.2版.北京：科学出版社，2014.

［17］王卉.信纳克实验室用户手册［M］.北京：信纳克实验室，2019.

［18］薛永权.白血病细胞遗传学及图谱［M］.天津：天津科学技术出版社，2003.

［19］Kaushansky K，Lichtman MA，Prchal JT，et al.威廉姆斯血液学［M］.9版.陈竺，陈赛娟，译.北京：人民卫生出版社，2018.

［20］李金明.高通量测序技术［M］.北京：科学出版社，2019.

［21］陈协群，高广勋，董宝霞，等.血液病分子病理诊断学［M］.西安：第四军医大学出版社，2016.

［22］崔巍，寒冰，于峰，等.血液系统疾病［M］.北京：科学技术出版社，2014.

［23］Bain B J，Clark DM，Wilkins BS et al.Bone Marrow Pathology［M］.5th ed.Oxford：Blackwell Science，2019.

［24］张之南，郝玉书，赵永强，等.血液病学［M］.2版.北京：人民卫生出版社，2014.

［25］葛均波，徐永健，王辰.内科学［M］.9版.北京：人民卫生出版社，2018.

［26］浦权，杨梅如.血液病骨髓组织病理学彩色图谱［M］.上海：上海科学技术文献出版社，2000.

［27］王淑娟，王建中，吴振如.现代血细胞学图谱［M］.北京：人民卫生出版社，2001.

［28］卢兴国.白血病诊断学［M］.北京：人民卫生出版社，2013.

［29］卢兴国.骨髓细胞学和病理学［M］.北京：科学出版社，2008.

［30］李娟，王荷花.血液病简明鉴别诊断学［M］.北京：人民卫生出版社，2016.

［31］Kaushansky K，Lichtman MA，Prchal JT，et al.Williams Hematology［M］.9th ed，New York：McGraw-Hill Education，2016.

［32］丛玉隆，李顺义，卢兴国.中国血细胞诊断学［M］.北京：人民军医出版社，2010.

［33］林凤茹，郭晓楠，任金海.恶性血液病诊治和疗效标准［M］.2版.北京：人民军医出版社，2009.

［34］Rodgers GP，Young NS.贝塞斯达临床血液病手册［M］.3版.陈文明，译.北京：北京大学医学出版社，2018.

［35］Wang SA，Hasserjian RP.Diagnosis of Blood and Bone Marrow Disorders［M］.Berlin：Springer International Publishing AG part of Springer Nature，2018.

［36］Hoffbrand AV，Pettit JE，Vyas P. et al.临床血液学图谱［M］.4版.任汉云，译.北京：北京大学医学出版社，2012.

［37］affe ES，Lee N，Vardiman JW，et al.血液病理学［M］.陈刚，李小秋，译.北京：北京科学技术出版社，2013.

［38］刘彤华.诊断病理学［M］.3版.北京：人民卫生出版社，2015.

［39］曾强武，肖继刚，窦心灵，等.血液病实验诊断精选案例［M］.北京：人民卫生出版社，2019.

［40］Westbroek W，Adams D，Huizing M，et al. Cellular defects in Chediak–Higashi syndrome correlate with the molecular genotype and clinical phenotype［J］. Journal of Investigative Dermatology，2007，127（11）：2674–2677.

［41］陈杰华，李长钢，石红松，等.Chediak–Higashi综合征的诊治探讨：一例报道并文献复习［J］.罕少疾病杂志，2015，22（2）：32–36.

［42］廖文君，罗晓成，张学，等.一个MYH9基因新突变导致的遗传性巨血小板减少症家系的遗传学分析［J］.中华遗传学杂志，2017，34（3）：352–356.

［43］Verver EJ，Topsakal V，Kunst HP，et al. Nonmuscle myosin heavy chain Ⅱ A mutation predicts severity and progression of sensorineural hearing loss in patients with MYH9–related disease［J］. Ear Hear，2016，37（1）：112–120.

［44］胡晓波，季慧峰，金大鸣.白细胞形态中的Pelger–Huët异常［J］.诊断学理论与实践，2006，5（4）：370–372.

［45］Shah SS，Parikh RS，Vaswani LP，et al. Familial Pelger–Huët Anomaly［J］. Indian Hematol Blood Transfus，2016，32（Suppl 1）：347–350.

［46］赵惠君.Wiskott–Aldrich综合征诊断治疗进展［J］.中华实用儿科临床杂志，2016，31（15）：1129–1132.

［47］Massaad MJ，Ramesh N，Geha RS.Wiskott–Aldrich syndrome：a comprehensive review［J］. Ann N Y Acad Sci，2013，1285：26–43.

［48］徐兰，陈相蓉，王月丹.重症联合免疫缺陷病的分类及其相关研究进展［J］.生物学通讯，2015，50（3）：6–8.

［49］Palmer L，Bfiggs C，McFadden S，et al.ICSH recommendations for the standardization of nomenclature and grading of peripheral blood cell morphological features［J］.Int J Lab Hematol，2015，37（3）：287–303.

［50］许美，邓继岿.儿童百日咳并发症的研究进展［J］.国际儿科学杂志，2019，46（3）：203–205.

［51］中华医学会儿科学分会感染学组.中国儿童百日咳诊断及治疗建议［J］.中华儿科学杂志，2017，55（8）：568–572.

［52］Funaki T，Miyairi I.Lymphocytosis in a baby with pertussis［J］.Lancet Infect Dis，2015，15（1）：130.

［53］陈阳霞，席丽艳.马尔尼菲青霉病诊断研究进展［J］.实用皮肤病学志，2014，7（1）：31–33.

［54］Jan IS，Chung PF，Wang JY，et al. Cytological diagnosis of Penicillium marneffei infection［J］. J Formos Med Assoc，2008，107（6）：443–447.

［55］刘小荣.溶血尿毒综合征的诊治进展［J］.中华肾病研究电子杂志，2016，5（2）：61-64.

［56］Zini G，d'Onofrio G，Briggs C，et al. ICSH recommendations for identification，diagnostic value，and quantitation of schistocytes［J］. Int J Lab Hematol，34：107-116.

［57］Kannan M，Ahmad F，Yadav BK，et al. Molecular defects in ITGA2B and ITGB3 genes in patients with Glanzmann thrombasthenia［J］. J Thromb Haemost，2009，7：1878-1885.

［58］Fiore M，Nurden AT，Nurden P，et al. Clinical utility gene card for：Glanzmann thrombasthenia［J］. Eur J Hum Genet，2012，20（10）.

［59］Wang Z，Cao L，Su Y，et al.Specificmacrothrombocytopenia/hemolytic anemia associated with sitosterolemia［J］. Am J Hematol，2014，89（3）：320-324.

［60］房迪，梁黎黎，邱文娟，等.谷固醇血症三例的临床、基因分析及治疗效果［J］.中华儿科杂志，2018，56（2）：435-439.

［61］李岩，郝国平.重型先天性中性粒细胞减少症1例报告并文献复习［J］.山西医科大学学报，2018，49（4）：445-447.

［62］Horwitz MS，Duan Z，Korkmaz B，et al.Neutrophil elastase in cyclie and severe congenital neutropenia［J］.Blood，2007，109（5）：1817-1824.

［63］孟新，侯佳，王晓川.先天性中性粒细胞减少症研究进展［J］.中国循证儿科杂志，2018，13（8）：310-316.

［64］李泳，许蕾.重视血涂片细胞形态学检查［J］.检验医学，2007，22（1）：97-98.

［65］李宏艳，郭彤丽，杨波，等.外周血涂片检出幼粒幼红细胞临床意义的探讨［J］.中国药物与临床杂志，2015，15（2）：245-247.

［66］荆艳书.末梢血中出现有核红细胞的临床意义［J］.中国实用医药，2006，1（5）：5.

［67］农少云.外周血涂片中出现有核红细胞的临床意义探讨［J］.国际检验医学杂志，2013，34（19）：2605-2607.

［68］管茶英，周美霞，孙利利.重症监护患者外周血中有核红细胞数量与APACHE Ⅱ评分及预后的相关性研究［J］.中华急诊医学杂志，2014，23（7）：806-809.

［69］Stachon A，SondermannN，Imohl M，et al.Nucleated red blood cells indicate high risk for in hospital mortali［J］.J Lab Clin Med，2002，140（6）：407-412.

［70］Stachon A，Kempf R，Holland-Letz T，et al.Daily monitoring of nucleated red blood cells in the blood of Surgicalintensive care patients［J］.Clin Chim Aeta，2006，366（1-2）：329-335.

［71］StachonA，Segbers E，Holland-Letz T，et al.Nucleated red blood cells in the blood of medical intensive care patientsindicate increased mortality risk：aprospective cohort study［J］.Crit Care，2007，11（3）：62-69.

［72］袁远，方美丹，王静.外周血有核红细胞对危重患者预后评估的临床价值［J］.临床检验，2017，27（16）：2326-2328.

［73］魏洁，谢振锋，吴晓曼，等.外周血有核红细胞增高病例分析及与疾病转归的关系初探［J］.检验医学与临床，2017，17（2）：1-3.

［74］Palmer L，Briggs C，McFadden S，et al. ICSH recommendations for the standardization ofnomenclature and grading of peripheral blood cell morphological features［J］. Int JLab Hematol，2015；37（3）：287-303.

［75］甘启焕，杨清绪，沈琴，等.提高骨髓石蜡切片质量的几点体会［J］.临床与实验病理学杂志，2011，27（01）：107-108.

［76］胡靖，张凤奎.骨髓间质纤维化发生的病理机制认识［J］.临床血液学杂志，2019，32（04）：555-558.

［77］殷仁斌，王世岩，陈珍珠，等.伴中性粒细胞植入巨核细胞的骨髓增生异常综合征1例［J］.诊断病理学杂志，2019，26（10）：707-708.

［78］殷仁斌，陈辉树，常娟，等.骨髓转移瘤373例组织形态学特点［J］.诊断病理学杂志，2018，25（04）：270-274.

［79］毛慧，贾文华，黄一虹，等.骨髓坏死综合征：研究发展近况［J］.中国组织工程研究，2017，21（25）：4094-4100.

［80］中华医学会血液学分会白血病淋巴瘤学组.原发性骨髓纤维化诊断与治疗中国指南（2019年版）［J］.中华血液学杂志，2019，40（1）：1-7.

［81］聂子元，罗建民.《原发性骨髓纤维化诊断与治疗中国指南（2019年版）》解读——原发性骨髓纤维化从指南到实践［J］.河北医科大学学报，2019，40（7）：745-748.

［82］Lee SH, Erber WN, Porwit A, et al.ICSH guidelines for the standardization of bone marrow specimens and reports［J］.Int J Lab Hematol, 2008, 30: 349-64.

［83］Maisel D, Lim JY, Pollock WJ, et al.Bone marrow necrosis: An entity often overlooked［J］. Ann Clin Laboratory Sci, 1998, 18: 109-115.

［84］Wood B. Myeloid Malignancies: Myelodysplastic Syndromes, Myeloproliferative Disorders, and Acute Myeloid Leukemia［J］. Clin Lab Med, 2007; 27: 551-575.

［85］Trask BJ. Human cytogenetics: 46 chromosomes , 46 years and counting［J］. Nat Rev Genet, 2002, 3（10）: 769-778.

［86］Holland AJ, Cleveland DW.Losing balance: the origin and impact of aneuploidy in cancer［J］. EMBO Rep, 2012, 13（6）: 501-514.

［87］Deininger MW, Shah NP, Altman JK, et al. Chronic Myeloid Leukemia, Version 2. 2021, NCCN Clinical Practice Guidelines in Oncology［J］. J Natl Compr Canc Netw, 2020, 18（10）: 1385-1415.

［88］Costa D, Grau J, Espinet B, et al.Conventional and molecular cytogenetic studies to charac terize 32 complex variant Philadelphia translocations in patients with chronic myeloid leukemia［J］. Oncol Lett, 2019, 17（6）: 5705-5710.

［89］Arber DA, Orazi A, Hasserjian R, et al. The 2016 revision to the World Health Organization classification of myeloid neoplasms and acute leukemia［J］. Blood, 2016, 127（20）: 2391-2405.

［90］Harrison CJ, Moorman AV, Schwab C, et al. An international study of intrachromosomal amplification of chromosome 21（iAMP21）: cytogenetic characterization and outcome［J］.Leukemia, 2014, 28（5）: 1015-1021.

［91］Motlló C, Ribera JM, Morgades M, et al. Frequency and prognostic significance of t（v; 11q23）/ KMT2A rearrangements in adult patients with acute lymphoblastic leukemia treated with risk-adapted protocols［J］. Leuk Lymphoma, 2017, 58（1）: 145-152.

［92］Carroll AJ, Shago M, Mikhail FM, et al. Masked hypodiploidy: Hypodiploid acute lymphoblastic leukemia（ALL）mimicking hyperdiploid ALL in children: A report from the Children's Oncology Group［J］. Cancer Genet, 2019, 238: 62-68.

［93］Ustun C, Marcucci G. Emerging diagnostic and therapeutic approaches in core binding factor acute myeloid leukaemia［J］. Curr Opin Hematol, 2015, 22（2）: 85-91.

［94］Gröschel S, Sanders MA, Hoogenboezem R, et al. Mutational spectrum of myeloid malignances with inv（3）/t（3; 3）reveals a predominant involvement of RAS/RTK signaling pathways［J］. Blood, 2015, 125（1）: 133-139.

［95］Fujino M. The histopathology of myeloma in the bone marrow［J］. J Clin Exp Hematop, 2018, 58（2）:

61–67.

［96］Turner SD，Lamant L，Kenner L，et al.Anaplastic large cell lymphoma in paediatric and young adult patients［J］. Br J Haematol，2016，173（4）：560–572.

［97］Leventaki V，Bhattacharyya S，Lim MS，et al.Pathology and genetics of anaplastic large cell lymphoma［J］. Semin Diagn Pathol，2020，37（1）：57–71.

［98］Wu MY，Leung JK，Liu L，et al.A small molecule AIE chromosome periphery probe for cytogenetic studies［J］.Angew Chem Int Ed Engl，2020.

［99］Lv L，Yu J，Qi Z.Acute myeloid leukemia with inv（16）（p13.1q22）and deletion of the 5' MYH11/3' CBFB gene fusion：a report of two cases and literature review［J］.Mol Cytogenet，2020,13：4–9.

［100］Shahjahani M，Mohammadiasl J，Noroozi F，et al.Molecular basis of chronic lymphocytic leukemia diagnosis and prognosis［J］.Cell Oncol（Dordr），2015，38（2）：93–109.

［101］Swerdlow SH，Campo E，Pileri SA，et al. The 2016 revision of the World Health Organization classification of lymphoid neoplasms［J］.Blood，2016，127：2375–2390.

［102］Döhner H，Estey E，Grimwade D，et al.Diagnosis and management of AML in adults：2017 ELN recommendations from an international expert panel［J］.Blood，2017，129：424–447.

［103］van Dongen JJ，Macintyre EA，Gabert JA，et al. Standardized RT–PCR analysis of fusion gene transcripts from chromosome aberrations in acute leukemia for detection of minimal residual disease. Report of the BIOMED–1 Concerted Action：investigation of minimal residual disease in acute leukemia［J］.Leukemia，1999，13：1901–1928.

［104］Tallman MS，Wang ES，Altman JK，K et al. Acute Myeloid Leukemia, Version 3.2019，NCCN Clinical Practice Guidelines in Oncology［J］. J Natl Compr Canc Netw，2019，17（6）：721–749.

［105］Vetro C，Haferlach T，Meggendorfer M，et al. Cytogenetic and molecular genetic characterization of KMT2A–PTD positive acute myeloid leukemia in comparison to KMT2A–Rearranged acute myeloid leukemia［J］. Cancer Genet，2020，240：15–22.

［106］Jongen–Lavrencic M，Grob T，Hanekamp D，et al. Molecular Minimal Residual Disease in Acute Myeloid Leukemia［J］. N Engl J Med，2018；378（13）：1189–1199.

［107］Yoon JH，Kim HJ，Kwak DH，et al. High WT1 expression is an early predictor for relapse in patients with acute promyelocytic leukemia in first remission with negative PML–RARa after anthracycline–based chemotherapy：a single–center cohort study［J］.J Hematol Oncol，2017，10：30.

［108］Wu X，Wang HF，Deng JL et al. Prognostic significance of the EVI1 gene expression in patients with acute myeloid leukemia：a meta–analysis［J］.Ann. Hematol，2019，98：2485–2496.

［109］Greenberg PL，Stone RM，Al–Kali A，et al. Myelodysplastic Syndromes，Version 2.2017，NCCN Clinical Practice Guidelines in Oncology［J］. J Natl Compr Canc Netw，2017，15（1）：60–87.

［110］Deininger MW，Shah NP，Altman JK，et al. Chronic Myeloid Leukemia，Version 2.2021，NCCN Clinical Practice Guidelines in Oncology［J］. J Natl Compr Canc Netw，2020，18（10）：1385–1415.

［111］Mesa R，Jamieson C，Bhatia R，et al. Myeloproliferative Neoplasms，Version 2.2017，NCCN Clinical Practice Guidelines in Oncology［J］. J Natl Compr Canc Netw，2016，14（12）：1572–1611.

［112］Alvarnas JC，Brown PA，Aoun P，et al. Acute Lymphoblastic Leukemia，Version 2.2015［J］. J Natl Compr Canc Netw，2015，13（10）：1240–79.

［113］Davies K，Barth M，Armenian S，et al. Pediatric Aggressive Mature B–Cell Lymphomas，Version 2.2020，NCCN Clinical Practice Guidelines in Oncology［J］. J Natl Compr Canc Netw，2020，18（8）：1105–1123.

［114］Schmitz R，Wright G W，Huang DW，et al. Genetics and Pathogenesis of Diffuse Large B–Cell

Lymphoma［J］.N Engl J Med, 2018, 378（15）: 1396–1407.

［115］Horwitz SM, Ansell SM, Ai WZ, et al. NCCN Guidelines Insights: T–Cell Lymphomas, Version 2.2018［J］. J Natl Compr Canc Netw, 2018, 16（2）: 123–135.

［116］Churpek JE, Lorenz R, Nedumgottil S, et al. Proposal for the clinical detection and management of patients and their family members with familial myelodysplastic syndrome/acute leukemia predisposition syndromes［J］.Leuk Lymphoma, 2013, 54（1）: 28–35.

［117］晏磊, 周雅, 张飞舟.数字成像技术的历史、现状与展望——数字成像技术进展（一）［J］.影像技术, 2001,（3）: 1–6.

［118］狄伶.近代显微成像技术的研究进展与应用［J］.中国医疗设备, 2018, 33（02）: 107–110.

［119］田畔, 谷朝臣, 胡洁, 等.显微镜自动对焦方法研究综述.光学技术［J］, 2014, 04（01）: 84–88.

［120］Alsalem MA, Zaidan AA, Zaidan BB, et al. A Review of the Automated Detection and Classification of Acute Leukaemia: Coherent Taxonomy, Datasets, Validation and Performance Measurements, Motivation, Open Challenges and Recommendations［J］. Computer Methods & Programs in Biomedicine, 2018, 158: 93–112.

［121］Thurman A, Buelow B, Davis J, et al. Development and validation of an app–based cell counter for use in the clinical laboratory setting［J］. Journal of Pathology Informatics, 2015, 6（1）: 2.

［122］Woo CJ, Yunseo K, Wook YB, et al. White blood cell differential count of maturation stages in bone marrow smear using dual–stage convolutional neural networks［J］. PLoS One, 2017, 12（12）: e0189259.

［123］许军.基于计算机神经网络的细胞诊断系统研究［J］.西安科技大学学报, 2001, 21（3）: 243–245.

［124］谢华.基于多分类器融合的骨髓细胞识别技术研究［D］.浙江大学, 2005.

［125］侯振杰, 麻硕士, 裴喜春, 等.一种骨髓细胞识别方法的研究［J］.计算技术与自动化, 2005（3）: 57–59.

［126］谢文娟, 曾立波, 王思贤, 等.骨髓细胞多光谱显微图像分类器的设计［J］.计算机工程与应用, 2005（2）: 97–99.

［127］刘茜萍, 窦万春, 蔡士杰, 等.骨髓细胞显微图像的分类认知方法研究［J］.计算机应用与软件, 2006（9）: 11–13.

［128］郑辉.基于BP神经网络的血液细胞自动识别技术的研究与实现［D］.山东大学, 2007.

［129］艾大萍, 尹晓红, 刘伯强, 等.一种骨髓细胞识别分类算法的研究［J］.中国生物医学工程学报, 2009（4）: 549–553.

［130］张培培, 高仕军, 李东.BP神经网络在骨髓细胞分类中的应用［J］.中国医学装备, 2010（7）: 62–66.

［131］陆丽娜.基于多分类器融合的骨髓细胞自动识别技术［D］.中南林业科技大学, 2013.

［132］陈林伟, 吴向平, 潘晨, 等.极限学习机集成在骨髓细胞分类中的应用［J］.计算机工程与应用, 2015, 51（2）: 136–139.

［133］宋有义.显微医学图像重叠目标分割方法研究［D］.深圳大学.2016

［134］师婷婷.面向急性白血病诊断的骨髓细胞形态学自动检验关键技术研究［D］.华南理工大学.2018

［135］Liu H, Haichao C, Song E. Bone Marrow Cells Detection: A Technique for the Microscopic Image Analysis［J］. J Med Syst. 2019, 43（4）: 82.

［136］许俊堂.肝素诱导的血小板减少症中国专家共识解读［J］.中国循环杂志, 2018, 33: 117–120.

［137］刘爱国.肝素诱导血小板减少症的诊治进展［J］.中国小儿血液与肿瘤杂志, 2019, 24: 169–172.

［138］刘新光，侯明.成人原发免疫性血小板减少症研究与诊治国际共识报告更新（2019版）解读［J］.中华血液学杂志，2020，41（02）：89-92.

［139］邵宗鸿.中华医学会血液学分会红细胞疾病（贫血）血组.获得性纯红细胞再生障碍诊断与治疗中国专家共识（2020年版）［J］.中华血液学杂志，2020，41：177-180.

［140］付蓉，刘春燕.再生障碍性贫血诊断与治疗中国专家共识（2017版）解读［J］.临床血液学杂志，2017，30：821-825.

［141］Cheson BD, Greenberg PL, Bennett JM, et al. Clinical application and proposal for modification of the International Working Group（IWG）response criteria IN myelodysplasia［J］.Blood, 2006, 108：419-425.

［142］Jaiswal S, Fontanillas P, Flannick J, et al. Age-related clonal hematopoiesis associated with adverse utcomes［J］.N Engl J Med, 2014, 371（26）：2488-2498.

［143］Busque L, Patel JP, Figueroa ME, et al. Recurrent somatic TET2 mutations in normal elderly individuals withclonal hematopoiesis［J］. Nat Genet, 2012, 44（11）：1179-1181.

［144］中华医学会血液学分会，骨髓增生异常综合征中国诊断与治疗指南（2019版）［J］.中华血液学杂志，2019，40（2）：89-97.

［145］Jerez A, Gondek LP, Jankowska AM, et al. Topography, clinical, and genomic correlates of 5q myeloid malignancies revisited［J］.J Clin Oncol, 2012, 30（12）：1343-1349.

［146］Malcovati L, Hellström-Lindberg E, Bowen D, et al. Diagnosis and treatment of primary myelodysplastic syndromes in adults：recommendations from the European Leukemia Net［J］. Blood, 2013, 122（17）：2943-2964.

［147］Margolskee E, Hasserjian RP, Hassane D, et al. Myelodysplastic Syndrome, Unclassifiable（MDS-U）With 1% Blasts Is a Distinct Subgroup of MDS-U With a Poor Prognosis［J］. Am J Clin Pathol, 2017, 148（1）；49-57.

［148］Chatterjee T, Choudhry VP. Childhood myelodysplastic syndrome［J］. Indian J Pediatr, 2013, 80（9）：764-771.

［149］Aalbers AM, van den Heuvel-Eibrink MM, de Haas V, et al. Applicability of a reproducible flow cytometry scoring system in the diagnosis of refractory cytopenia of childhood［J］. Leukemia, 2013, 27（9）：1923-1925.

［150］竺晓凡.儿童难治性血细胞减少［J］.中国实用儿科杂志，2014，29（11）：834-836.

［151］Melchert M, Kale V, List A. The role of lenalidomide in the treatment ofpatients with chromosome 5q deletion and other myelodysplastic syndromes［J］. CurrOpin Hematol, 2007, 14：123-129.

［152］安文彬，刘超，万扬，等.GATA2突变相关儿童原发性骨髓增生异常综合征临床及分子生物学特征［J］.中华血液学杂志，2019，40（6）.

［153］Wlodarski MW, Hirabayashi S, Pastor V, et al.Prevalence, clinical characteristics, and prognosis of GATA2-related myelodysplastic syndromes in children and adolescents［J］.Blood, 2016, 127（11）：1387-1397.

［154］Nováková M, Žaliová M, Suková M, et al.Loss of B cells and their precursors is the most constant feature of GATA-2 deficiency in childhood myelodysplastic syndrome［J］.Haematologica, 2016, 101（6）：707-716.

［155］Cancer Genome Atlas Research Network. Genomic and epigenomic landscapes of adult de novo acute myeloid leukemia［J］. N Engl J Med, 2013, 368：2059-2074.

［156］中国抗癌协会肿瘤专业委员会，中华医学会血液分会白血病淋巴瘤组.中国成人急性淋巴细胞白血病诊断与治疗指南（2016年版）［J］.中华血液学杂志，2016，37（10）：837-845.

［157］高彬彬，楼晓，陈虎.髓系肉瘤的诊断与治疗［J］.中华内科杂志，2018，57（5）：370-373.

［158］Kumar P，Charaniya R，Sahoo R，et al. Leukemoid Reaction in Chikungunya Fever［J］. J Clin Diagnostic Res，2016，10（5）：OD05-OD06.

［159］Harvey Y，Bleakley S，Blombery P，et al. Marked leukemoid reaction in a patient with metastatic breast carcinoma［J］. Am J Hematol，2018，93（2）：306-307.

［160］Xie W，Xu J. Neutrophilic leukemoid reaction associated with plasma cell neoplasm mimicking chronic neutrophilic leukemia［J］. Blood，2019，133（2）：182.

［161］Savage RA. Pseudoleukocytosis due to EDTA- induced platelet clumping［J］. Am J Clin Pathol，1984，81（3）：317-322.

［162］Patel KJ，Hughes CG，Parapia LA. Pseudoleucocytosis and pseudothrombocytosis due to cryoglobulinaemia［J］.J Clin Pathol，1987，40（1）：120-121.

［163］Anne FW，Christine J，Thomas L，et al.Laboratory identification of cryoglobulinemia from automated blood cell counts, fresh blood samples，and blood films［J］.Am J Clin Pathol，2002，117（4）：606-614.

［164］Roccatello D，Saadoun D，Ramos-Casals M，et al.Cryoglobulinaemia［J］.Nat Rev Dis Primers，2018，4（1）：11.

［165］宫子木，Shimin HU.慢性中性粒细胞白血病诊治进展［J］.中国实用内科杂志，2018，28（2）：123-126.

［166］吴玮玮，吴学宾，王轩，等.慢性中性粒细胞白血病1例［J］.中华内科杂志，2015，54（11）：970-972.

［167］Mitsumori T，Komatsu N，Kirito K. A CSF3R T618I Mutation in a Patient with Chronic Neutrophilic Leukemia and Severe Bleeding Complications［J］.Intern Med，2016，55：405-407.

［168］Ouyang Y，Qiao C，Chen Y，et al.Clinical significance of CSF3R，SRSF2 and SETBP1 mutations in chronic neutrophilic leukemia and chronic myelomonocytic leukemia［J］. Oncotarget，2017，8（13）：20834-20841.

［169］Luo Q，Shen J，Yang Y，et al.CSF3R T618I，ASXL1 G942 fs and STAT5B N642H trimutation co-contribute to a rare chronic neutrophilic leukaemia manifested by rapidly progressive leucocytosis, severe infections，persistent fever and deep venous thrombosis［J］.Br J Haematol，2018，180：889-918.

［170］Elliott MA，Tefferi A.Chronic neutrophilic leukemia 2016：update on diagnosis, molecular genetics, prognosis，and management［J］.Am J Hematol，2016，91（3）：341-349.

［171］Bhattacharya J，Gupta R. Pediatric Chronic Myeloid Leukemia Presenting in a Mixed Phenotypic Blast Crisis：A Rare Occurrence［J］.Turk J Hematol，2019，36：205-221.

［172］Zhang YF，Liu YH，Liu XQ，et al.Co-existence of t（9；22）and t（8；21）in primary blast Phase of chronic myelogenous leukemia：clinical experience and literature review［J］. Int J Clin Exp Pathol，2019，12（5）：1811-1815.

［173］Krishna Chandran R，Geetha N，Sakthivel KM，et al. Impact of Additional Chromosomal Aberrations on the Disease Progression of Chronic Myelogenous Leukemia［J］. Front oncol，2019，9：88.

［174］Tashfeen S，Mahmood R，Khan SA，et al. Additional chromosomal abnormalities in Philadelphia positive chronic myeloid leukemia［J］. Pak J Med Sci，2020，36（2）：208-212.

［175］Elliott MA，Tefferi A. Chronic neutrophilic leukemia：2018 update on diagnosis, molecular genetics and management［J］. Am J Hematol，2018，93：578-587.

［176］肖志坚，王建祥.嗜酸性粒细胞增多症诊断与治疗中国专家共识（2017年版）［J］.中华血液

学杂志，2017，38（7）：561-565.

［177］樊祥山，Wang Sa A.髓系和淋巴系肿瘤伴有嗜酸性粒细胞增多和PDGFRA、PDGFRB或FGFRl异常［J］.中华病理学杂志，2012，41（11）：779-783.

［178］袁硕，张敬宇.嗜酸性粒细胞增多相关疾病研究进展［J］.中华内科杂志，2017，56（9）：697-700.

［179］曲士强，艾小菲，李承文，等.嗜酸性粒细胞增多患者的细胞遗传学和分子生物学特征的研究［J］.中国实验血液学杂志，2012，20（5）：1216-1220.

［180］Jeremy A.O' Sullivan，Bruces.Bochner.嗜酸性粒细胞及嗜酸性粒细胞相关疾病研究进展［J］.王子熹，译.中华临床免疫和变态反应杂志，2018，12（03）：360-372.

［181］Lichtman MA，Segel GB.Uncommon phenotypes of acute myelogenous leukemia：basophilic，mast cell，eosinophilic，and myeloid dendritic cell subtypes：a review［J］.Blood Cells Mol Dis，2005，35：370-383.

［182］Hoyle CF，Sherrington PD，Fischer P，et al. Basophils in acute myeloid leukaemia［J］. J Clin Pathol，1989，42：785-792.

［183］Valent P，Sotlar K，Blatt K，et al.Proposed diagnostic criteria and classification of basophilic leukemias and related disorders［J］.Leukemia，2017，31（4）：788-797.

［184］Duchayne E，Demur C，Rubie H，et al .Diagnosis of acute basophilic leukemia［J］.Leuk Lymphoma，1999，32（3-4）：269-278.

［185］Feriel J，Depasse F，Genevi è ve F. How I investigate basophilia in daily practice［J］. Int J Lab Hematol，2020，42（3）：237-245.

［186］崔蕊.特发性红细胞增多症的认识现状［J］.国际输血及血液学杂志，2011，34（3）：209-212.

［187］吴学琼，孙汉英，刘文励.特发性红细胞增多症的诊断和治疗［J］.临床血液学杂志，2008，21（9）：510-512.

［188］英国血液学标准委员会普通血液学工作小组.红细胞增多症/红细胞增多的诊断、检查和治疗指南［J］.国际输血及血液学杂志，2006，29（1）：72-79.

［189］汤俊峰，叶龙飞.中性粒细胞碱性磷酸酶活性在红细胞增多症鉴别诊断中的临床意义［J］.国际检验医学杂志，2016，37（2）：209-210.

［190］Barbui T，Thiele J，Gisslinger H，et al.Masked polycythemia Vera（mPV）：Results of an international study［J］. Am. J. Hematol，2014，89：52-54.

［191］Barbui T，Thiele J，Carobbio A，et a1.Discriminating between essential thrombocythemia and masked polycythemia vera in JAK2 mutated patients［J］.Am J Hematol，2014，89（6）：588-590.

［192］Barbui T，Thiele J，Carobbio A，et a1.Masked polycythemia vera diagnosed according to WHO and BCSH classification［J］. Am. J. Hematol，2014，89：199-202.

［193］中华医学会血液学分会白血病淋巴瘤学组.原发性血小板增多症诊断与治疗中国专家共识（2016年版）［J］.中华血液学杂志，2016，37（10）：833-836.

［194］史妍，杨建征，石光，等.骨髓增殖性肿瘤发病机制及预后转归的研究进展［J］.中国实验诊断学，2020，24（3）：525-530.

［195］Sarbay H，Akbayram S. Secondary severe thrombocytosis in a patient who underwent splenectomy due to hereditary spherocytosis and its treatment using Hydroxyurea［J］.Pan Afr Med J，2019，32：175.

［196］Zhou L，Bao J，Ma J，et al. Hemolytic Anemia and Reactive Thrombocytosis Associated With Cefoperazone/Sulbactam［J］.Front Pharmacol，2019，10：1342.

［197］Abbas H，Hanif S，Tariq H，et al. Thrombocytosis as a Rare Paraneoplastic Syndrome Occurring in Hepatocellular Carcinoma：A Case Report［J］. Gastroenterol Res，2019，12（2）：96-99.

［198］Kvasnicka HM, Orazi A, Thiele J, et al. European LeukemiaNet study on the reproducibility of bone marrow features in masked polycythemia vera and differentiation from essential thrombocythemia［J］. Am J Hematol, 2017, 92（10）: 1062-1067.

［199］Silver RT, Krichevsky S. Distinguishing essential thrombocythemia JAK2V617F from polycythemia vera: limitations of erythrocyte values［J］. Haematologica, 2019, 104（11）: 2200-2205.

［200］Szuber N, Lavu S, Mudireddy M, et al. Serum erythropoietin levels in essential thrombocythemia: Phenotypic and prognostic correlates［J］. Blood Cancer J, 2018, 8: 118.

［201］Szuber N, Hanson CA, Lasho TL, et al. MPL-mutated essential thrombocythemia: a morphologic reappraisal［J］. Blood Cancer J, 2018, 8: 121.

［202］Elsayed AG, Ranavaya A, Jamil MO, et al. MPL Y252H and MPL F126fs mutations in essential thrombocythemia: Case series and review of literature［J］. Hematol Rev, 2019, 11（1）: 7868.

［203］Bose P, Verstovsek S. Updates in the management of polycythemia vera and essential thrombocythemia ［J］. Ther Adv hematol, 2019, 10: 1-13.

［204］Nie YB, Sun M, He CK, et al. ASXL1 mutations in Chinese patients with essential thrombocythemia［J］. Exp Ther Med, 2018, 15（5）: 4149-4156.

［205］Langabeer SE, Haslam K, Obrien D, et al. Acute Lymphoblastic Leukemia Arising in CALR Mutated Essential Thrombocythemia［J］. Case Rep Hematol, 2016: 6545861.

［206］Aoyama Y, Sakai K, Kodaka T, et al. Myelodysplastic/myeloproliferative neoplasm with ring sideroblasts and thrombocytosis（MDS/MPN with RS-T）complicated by hyperleukocytosis and gene analysis in relation to leukocytosis［J］. J Clin Exp Hematop, 2019, 59（1）: 29-33.

［207］Lazolangner A, Sadikovic B.A case of SF3B1 positive myelodysplastic/myeloproliferative neoplasm with ring sideroblasts and thrombocytosis［J］. Turk J Hematol, 2018, 36（1）: 48-49.

［208］Patnaik MM, Tefferi A. Refractory Anemia with Ring Sideroblasts（RARS）and RARS with Thrombocytosis（RARS-T）– "2019 Update on Diagnosis, Risk-stratification, and Management"［J］. Am J Hematol, 2019, 94: 475-488.

［209］Gina Z, Raimondo C. Diagnostic testing for differential diagnosis in Thrombotic Microangiopathies［J］. Turk J Haematol, 2019, 36: 222-229.

［210］Zahid MF, Alsammak MS. Spurious Thrombocytosis in the Setting of Hemolytic Anemia and Microcytosis Secondary to Extensive Burn Injury［J］. Turk J Haematol, 2018, 35: 200-216.

［211］Paul Knöbl.Thrombotic thrombocytopenic purpura［J］.Maganize of European Medical Oncology, 2018, 11: 220-226.

［212］Alias H, Yong WL, Muttlib FA, et al. Acquired thrombotic thrombocytopenia purpura associated with severe ADAMTS13 deficiency in a 3-year-old boy: a case report and review of the literature［J］. J Medical Case Rep, 2018, 12（1）: 276.

［213］Xu Y, McKenna RW, Karandikar NJ, et al. Flow cytometric analysis of monocytes as a tool for distinguishing chronic myelomonocytic leukemia from reactive monocytosis［J］. AM J Clin Pathol, 2005, 124（5）: 799-806.

［214］Malcovati L, Papaemmanuil E, Ambaglio I, et al. Driver somatic mutations identify distinct disease entities within myeloid neoplasms with myelodysplasia［J］. Blood, 2014, 124（9）: 1513-1521.

［215］Schnittger S, Bacher U, Haferlach C, et al. Characterization of NPM1-mutated AML with a history of myelodys plastic syndromes or myeloproliferative neoplasms［J］. Leukemia, 2011, 25（4）: 615-621.

［216］Locatelli F, Niemeyer CM. How I treat juvenile myelomonocytic leukemia［J］. Blood, 2015, 125（7）:

1083–1090.

［217］Crayne CB, Albeituni S, Nichols KE, et al. The immunology of macrophage activation syndrome［J］. Front Immunol, 2019, 10（1）: 119–129.

［218］噬血细胞综合征中国专家联盟, 中华医学会儿科学分会血液学组.噬血细胞综合征诊治中国专家共识［J］.中华医学杂志, 2018（2）: 91–95.

［219］Vaccaro AM, Motta M, Tatti M, et al. Saposin C mutations in Gaucher disease patients resulting in lysosomal lipid accumulation, saposin C defificiency, but normal prosaposin processing and sorting［J］. Hum Mol Genet, 2010, 19（15）: 2987–2997.

［220］Neufeld EF. Lysosomal storage diseases［J］. Annu Rev Biochem, 1991, 60: 257–280.

［221］Yoshida S, Kido J, Matsumoto S, et al. Prenatal diagnosis of Gaucher disease using next–generation sequencing［J］. Pediatr Int, 2016, 58（9）: 946–949.

［222］Schuchman EH, Desnick RJ. Types A and B Niemann–Pick Disease［J］. Mol Genet Metab, 2017, 120（1–2）: 27–33.

［223］Patterson MC, Clayton P, Gissen P, et al. Recommendations for the detection and diagnosis of Niemann–Pick disease type C: An update［J］. Neurol Clin Pract, 2017, 7（6）: 499–511.

［224］Sun A. Lysosomal storage disease overview. Ann Transl Med, 2018, 6（24）: 476–490.

［225］唐加明, 陈安薇, 梁国华, 等.乙型病毒性肝炎致淋巴细胞型类白血病反应一例［J］.中华血液学杂志, 2007, 28（11）: 744.

［226］阎禹廷, 易树华, 邱录贵.脾边缘区淋巴瘤发病机制研究进展［J］.中华血液学杂志, 2016, 37（04）: 348–352.

［227］殷仁斌, 刘磊, 任伟丹, 等.19例淋巴浆细胞淋巴瘤/华氏巨球蛋白血症的临床病理观察［J］.诊断病理学杂志, 2019, 26（11）: 739–743.

［228］Luca A, Davide R, Marco P.Splenic marginal zone lymphoma: from genetics to management［J］. Blood, 2016, 127（17）: 2072–2081.

［229］郑力, 郭振兴.IgA和IgM双克隆型淋巴浆细胞淋巴瘤1例报道［J］.国际检验医学杂志, 2019, 40（24）: 3070–3072.

［230］牛挺.华氏巨球蛋白血症/淋巴浆细胞淋巴瘤NCCN新版指南（2018.V1）解读［J］.华西医学, 2018, 33（04）: 393–397.

［231］李剑.华氏巨球蛋白血症的诊治进展——"淋巴浆细胞淋巴瘤/华氏巨球蛋白血症诊断与治疗中国专家共识（2016年版）"解读［J］.临床血液学杂志, 2017, 30（05）: 677–679.

［232］Wang W, Lin P.Lymphoplasmacytic lymphoma and Waldenström macroglobulinaemia: clinicopathological features and differential diagnosis［J］. Pathology, 2020, 52（1）: 6–14.

［233］殷仁斌, 刘磊, 郭宗, 等.ALK阳性的间变性大细胞性淋巴瘤少见形态的临床病理特征［J］.诊断病理学杂志, 2019, 26（12）: 852–854.

［234］Morice WG, Kurtin PJ, Tefferi A, et al. Distinct bone marrow findings in T–cell granular lymphocytic leukemia revealed by paraffin section immunoperoxidase stains for CD8, TIA–1, and granzyme B［J］. Blood, 2002, 99（1）: 268–274.

［235］Kesler MV, Paranjape GS, Asplund SL, et al.Anaplastic large cell lymphoma: aflow cytometric analysis of 29 cases［J］.American journal of clinical pathology, 2007, 128（2）: 314–322.

［236］Park SH, Chi HS, Cho YU, et al.Immunohistopathological features of anaplastic large–cell lymphoma according to anaplasticlymphoma kinase expression and bone marrow involvement pattern［J］. Histopathology, 2013, 63（1）: 13–18.

［237］Arcaini L, Rossi D, Paulli M. Splenic marginal zone lymphoma: from genetics to management［J］. Blood, 2016, 127（17）: 2072-2081.

［238］Onaindia A, Medeiros LJ, Patel KP, et al. Clinical utility of recently identified diagnostic, prognostic, and predictive molecular biomarkers in mature B-cell neoplasms［J］. Mod Pathol, 2017, 30（10）: 1338-1366.

［239］van der Velden VH, Hoogeveen PG, de Ridder D, et al. B-cell prolymphocytic leukemia: a specific subgroup of mantle cell lymphoma［J］. Blood, 2014, 124: 412-419.

［240］Del Giudice I, Davis Z, Matutes E, et al. IgVH genes mutation and usage, ZAP-70 and CD38 expression provide new insights on B-cell prolymphocytic leukemia（B-PLL）［J］. Leukemia, 2006, 20（7）: 1231-1237.

［241］Barry TS, Jaffe ES, Kingma DW, et al.CD5+ follicular lymphoma: a clinicopathologic study of three cases［J］.Am J Clin Pathol, 2002, 118（4）: 589-598.

［242］Diaz - Alderete A, Doval A, Camacho F, et al. Frequency of BCL2 and BCL6 translocations in follicular lymphoma: relation with histological and clinical features［J］.Leuk Lymphoma, 2008: 49（1）: 95-101.

［243］Molyneux EM, Rochford R, Griffin B, et al. Burkitt lymphoma［J］. Lancet, 2012, 379（9822）: 1234-1244.

［244］中国抗癌协会血液肿瘤专业委员会, 中华医学会血液学分会白血病淋巴瘤学组.原发性轻链型淀粉样变的诊断和治疗中国专家共识（2016年版）［J］.中华血液学杂志, 2016, 37（09）: 742-746.

［245］中国医师协会血液科医师分会, 中华医学会血液学分会, 中国医师协会多发性骨髓瘤专业委员会.中国多发性骨髓瘤诊治指南（2020年修订）［J］.中华内科杂志, 2020, 59（5）: 341-346.

［246］Liu J, Liu W, Mi L, et al. Incidence and mortality of multiple myeloma in China, 2006—2016: an analysis of the Global Burden of Disease Study 2016［J］. J Hematol Oncol, 2019, 12（1）: 136.

［247］Diao X, Li J, Ouyang J, et al. Flow cytometry-based immunophenotypic analysis of primary systemic light chain amyloidosis［J］. Oncol Lett, 2017, 13（4）: 2691-2697.

［248］Ahn JS, Okal R, Vos JA, et al. Plasmablastic lymphoma versus plasmablastic myeloma: an ongoing diagnostic dilemma［J］. J Clin Pathol, 2017, 70（9）: 775-780.

［249］Bridoux F, Leung N, Hutchison CA, et al. Diagnosis of monoclonal gammopathy of renal significance［J］. Kidney Int, 2015, 87（4）: 698-711.

［250］Morris A, Monohan G. Plasmablastic myeloma versus plasmablastic lymphoma: different yet related diseases［J］. Hematol Transfus Int J, 2018, 6（1）: 25-28.

［251］Rajkumar SV, Dimopoulos MA, Palumbo A, et al. International Myeloma Working Group updated criteria for the diagnosis of multiple myeloma［J］. Lancet Oncol, 2014, 15: e538-e548.

［252］Gonsalves W, Rajkumar SV, Go RS, et al. Trends in survival of patients with primary plasma cell leukemia: a population-based analysis［J］. Blood, 2014, 124（6）: 907-912.

［253］International Myeloma Working Group. Criteria for the classification of monoclonal gammopathies, multiple myeloma and related disorders: a report of the International Myeloma Working Group［J］. Br J Haematol, 2003, 121: 749-757.

［254］Seegmiller AC, Xu Y, McKenna RW, et al. Immunophenotypic differentiation between neoplastic plasma cells in mature B-cell lymphoma vs plasma cell myeloma［J］. Am J Clin Pathol, 2007, 127: 176-181.

［255］Soutar R, Lucraft H, Jackson G, et al. Guidelines on the diagnosis and management of solitary plasmacytoma of bone and solitary extramedullary plasmacytoma［J］. Br J Haematol, 2004, 124: 717-726.

［256］Sanchorawala V，Sun F，Quillen K，et al. Long-term outcome of patients with AL amyloidosis treated with high-dose melphalan and stem cell transplantation：20-year experience［J］. Blood，2015，126：2345-2347.

［257］Dispenzieri A. POEMS syndrome：2014 update on diagnosis，risk-stratification，and management［J］. Am J Hematol，2014，89：214-223.

［258］中国抗癌协会小儿肿瘤专业委员会，中华医学会小儿外科学分会小儿肿瘤学组.儿童神经母细胞瘤诊疗专家共识［J］.中华小儿外科杂志，2015，36（1）：3-7.

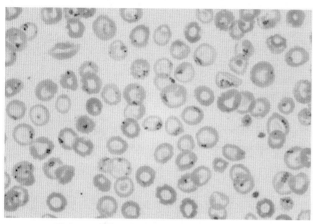

图1-1 外周血涂片 瑞氏染色 ×1000

帕彭海姆小体（含铁血黄素颗粒） 它是一种体积较小、嗜碱性的物质，通常散在分布于红细胞胞浆边缘外围，易与嗜碱性点彩红细胞（晚期网织红细胞）相混淆。血细胞分析仪计数时，可能会将帕彭海姆小体计数为血小板，引起血小板假性升高

（图片来自陆彩花老师）

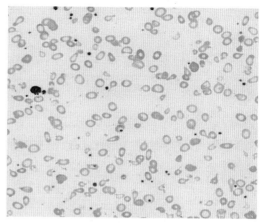

图1-2 外周血涂片 瑞氏染色 ×400

溶血性贫血 外周血涂片嗜多色性红细胞易见，红细胞异形性明显，成熟红细胞中心淡染区明显扩大。图片来自 α-地中海贫血并发溶血患者

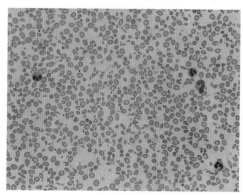

图1-3 外周血涂片 瑞氏染色 ×400

遗传性热异形红细胞增多症 顾名思义，红细胞的大小和形状明显不同：泪滴形、碎片、小球形、椭圆形和红细胞出芽

（图片来自沈玉雷老师）

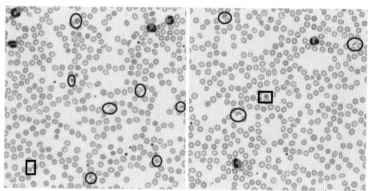

图1-4 外周血涂片 瑞氏染色 ×400

脓毒症所致的溶血 见血小板减少、裂红细胞（红色圈）及小球形红细胞（黑色框）

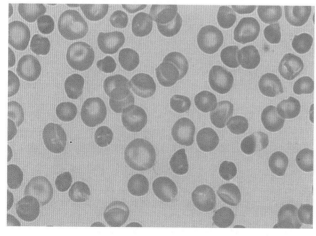

图1-5 外周血涂片 瑞氏染色 ×1000

不规则皱缩红细胞

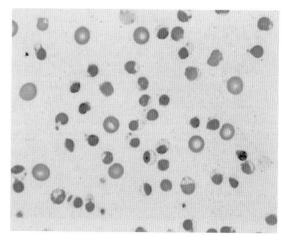

图1-6 外周血涂片 瑞氏染色 ×1000

G-6-PD时外周血涂片典型的泡状红细胞和Heniz小体

（图片来自谢祖林老师）

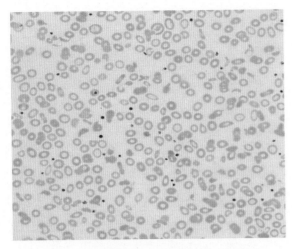

图1-7　外周血涂片　瑞氏染色　×400

外周血红细胞MCV 52 fL，红细胞体积明显减小

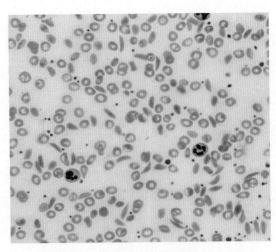

图1-8　外周血涂片　瑞氏染色　×400

镰状细胞贫血可见镰状红细胞、舟形红细胞、
信封细胞、燕麦细胞、菱形细胞及靶形细胞

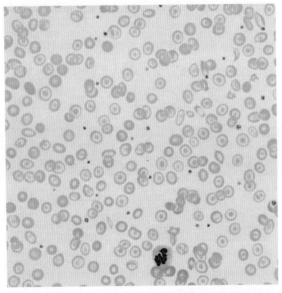

图1-9　外周血涂片　瑞氏染色　×400

β-地中海贫血患者外周血明显增多的靶形红细胞

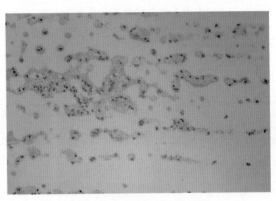

图1-10　外周血涂片　瑞氏染色　×100

纤维蛋白丝（蓝色）干扰致血小板假性减少

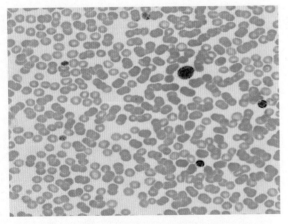

图1-11　外周血涂片　瑞氏染色　×400

May-Hegglin畸形患者外周血的大、巨血小板

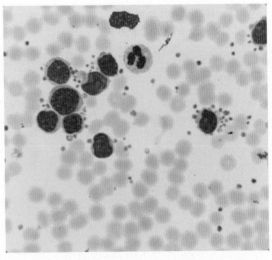

图1-12　外周血涂片　瑞氏染色　×1000

淋巴细胞血小板卫星现象致血小板计数假性减少
（图片来自钟金琼老师）

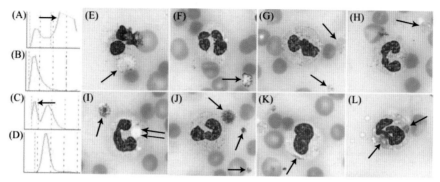

图1-13　外周血涂片　瑞氏染色　×1000

脓毒症患者外周血见白细胞碎片（图G和H）致血小板计数假性增高

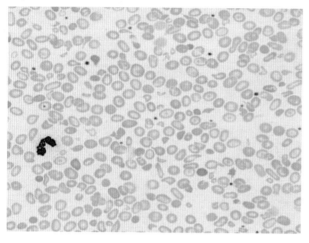

图1-14　外周血涂片　瑞氏染色　×400

重症地中海贫血患者外周血见大量红细胞碎片致血
小板计数假性增高

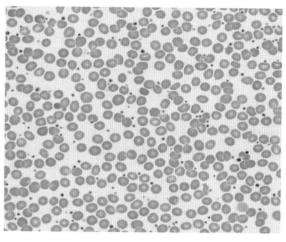

图1-15　外周血涂片　瑞氏染色　×400

原发性血小板增多症外周血明显增多的血小板

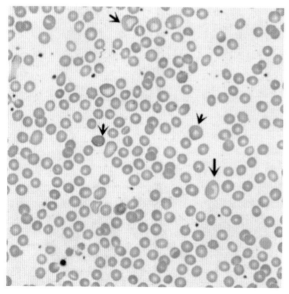

图1-16　外周血涂片　瑞氏染色　×400

外周血溶血明显，嗜多色性红细胞易见（红色箭头）

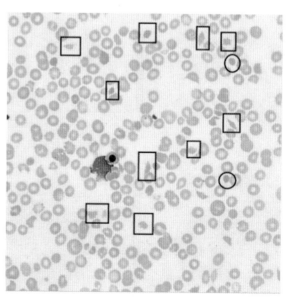

图1-17　外周血涂片　瑞氏染色　×400

外周血易见裂片红细胞（方框）和小球形红细胞（圆圈）

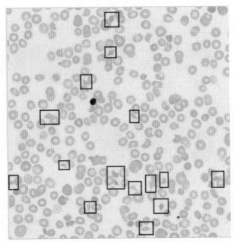

图1-18 外周血涂片 瑞氏染色 ×400

外周血易见裂片红细胞

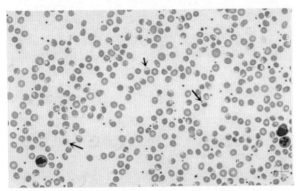

图1-19 外周血 瑞氏染色 ×400

G-6-PD缺乏症外周血见泡状红细胞

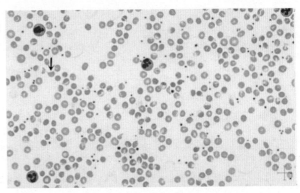

图1-20 外周血 瑞氏染色 ×400

G-6-PD缺乏症外周血见盔形红细胞

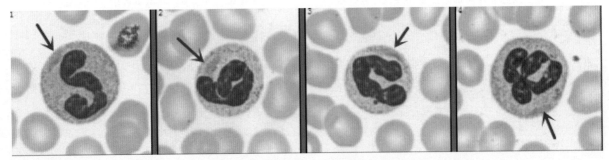

图1-21 外周血涂片 瑞氏染色 ×1000

中性粒细胞胞质蓝色包涵体，须与杜勒小体相鉴别

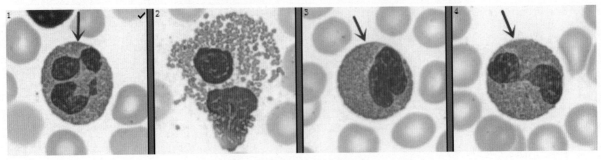

图1-22 外周血涂片 瑞氏染色 ×1000

嗜酸性粒细胞胞质见蓝色包涵体

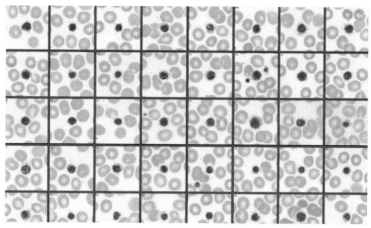

图1-23　外周血涂片　瑞氏染色　×1000

外周血见大、巨大血小板

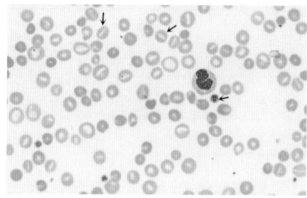

图1-24　外周血涂片　瑞氏染色　×400

外周血易见口形红细胞和大血小板

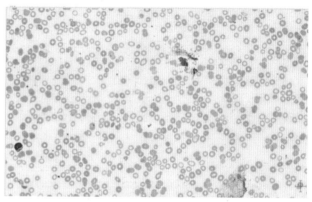

图1-25　外周血涂片　瑞氏染色　×400

外周血血小板少见，以小血小板为主

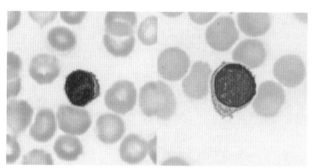

图1-26　外周血涂片　瑞氏染色　×1000

外周血可见淋巴细胞比例增高

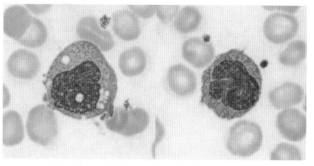

图1-27　外周血涂片　瑞氏染色　×1000

外周血可见单核细胞比例增高

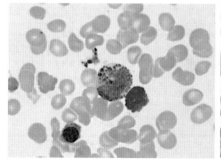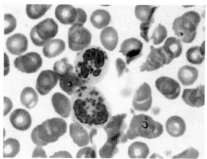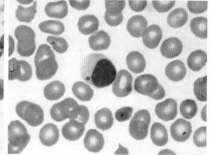

图1-28　外周血涂片　瑞氏染色　×1000

外周血中性粒细胞、淋巴细胞胞质里的C-H颗粒

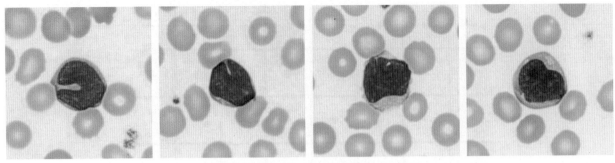

图1-29 外周血涂片 瑞氏染色 ×1000

外周血见形态典型的裂隙淋巴细胞

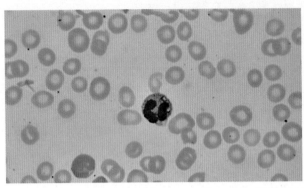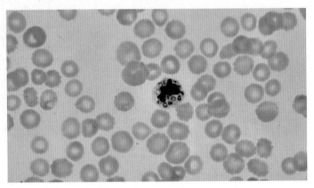

图1-30 外周血涂片 瑞氏染色 ×1000

外周血中性粒细胞吞噬真菌

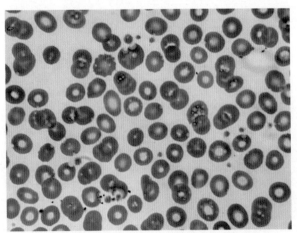

图1-31 外周血涂片 瑞氏染色 ×1000

外周血(未抗凝)涂片血小板形态及数量未见异常

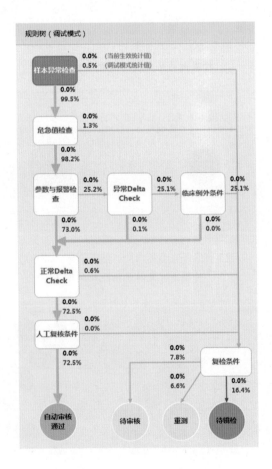

图1-32 labXpert路径图

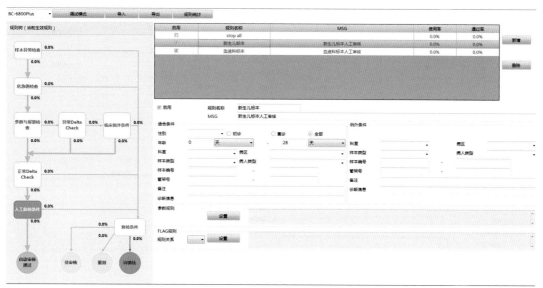

图1-33 人工复核条件节点设置-新生儿

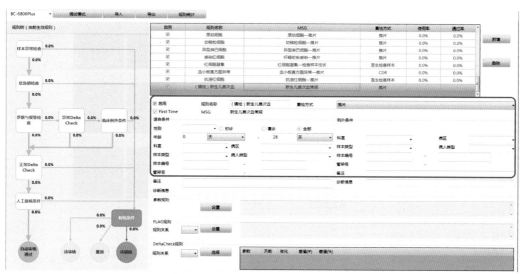

图1-34 复检条件节点设置-新生儿

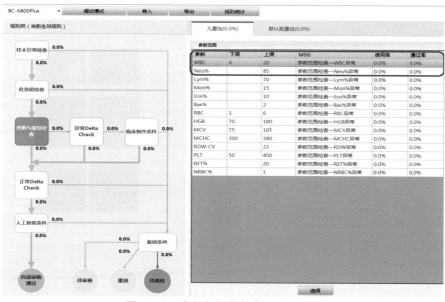

图1-35 参数与报警节点设置-WBC

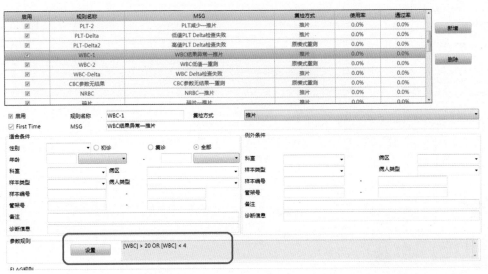

图1-36 复检条件节点设置-WBC

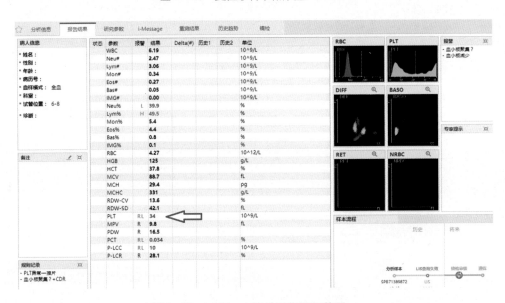

图1-37 labXpert软件工作页面截图

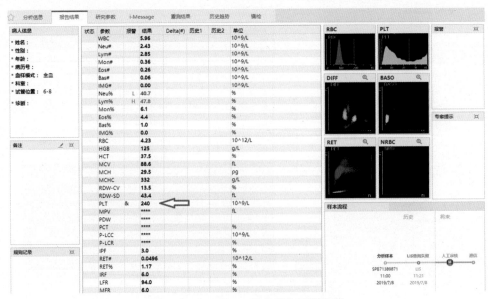

图1-38 labXpert软件工作页面截图

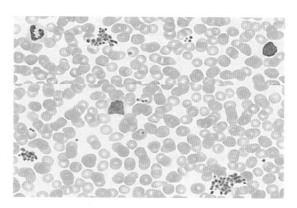

图1-39 外周血涂片 瑞氏染色 ×1000

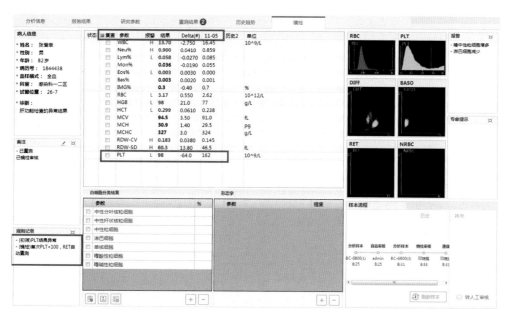

图1-40 labXpert软件工作页面截图

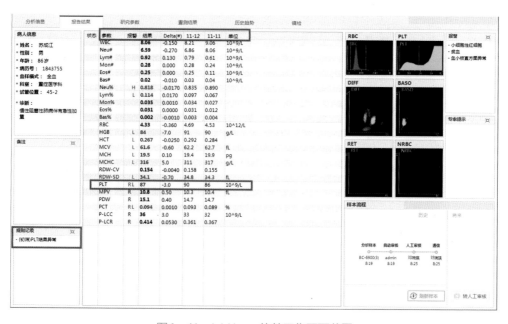

图1-41 labXpert软件工作页面截图

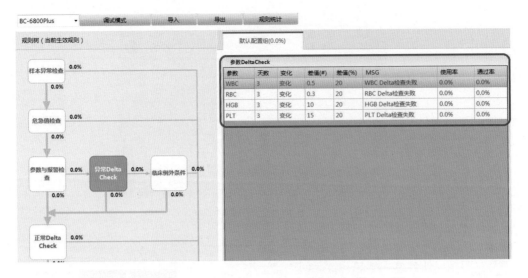

图1-42 异常delta check设置-WBC

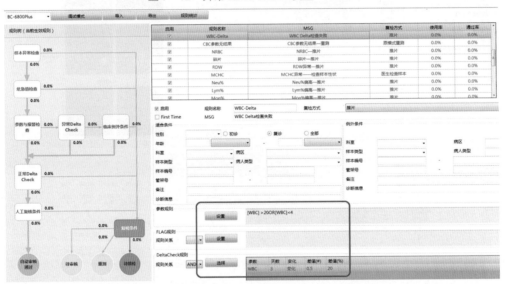

图1-43 复检条件节点设置-WBC delta check

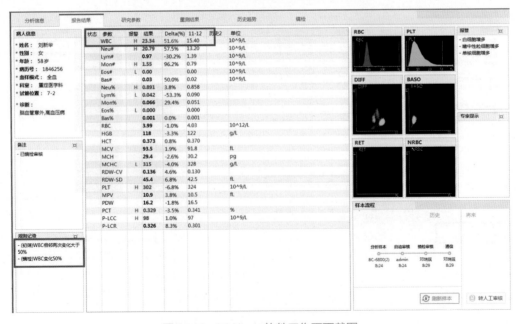

图1-44 labXpert软件工作页面截图

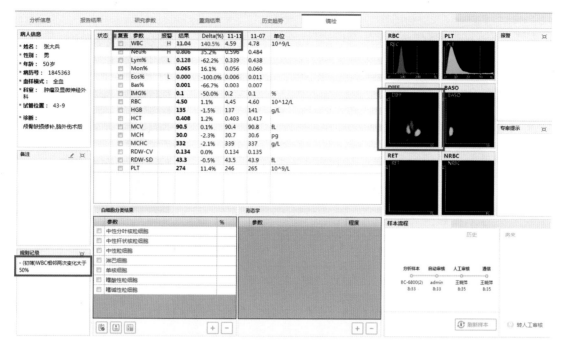

图1-45 labXpert软件工作页面截图

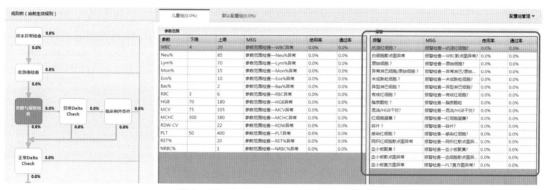

图1-46 labXpert软件设置页面截图

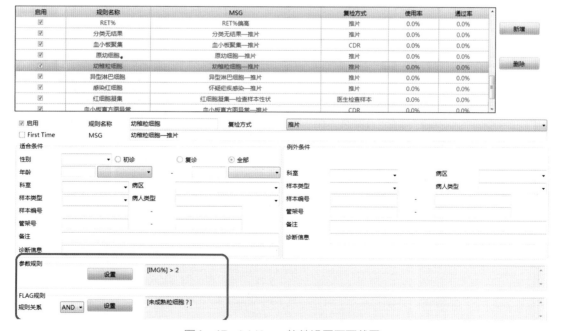

图1-47 labXpert软件设置页面截图

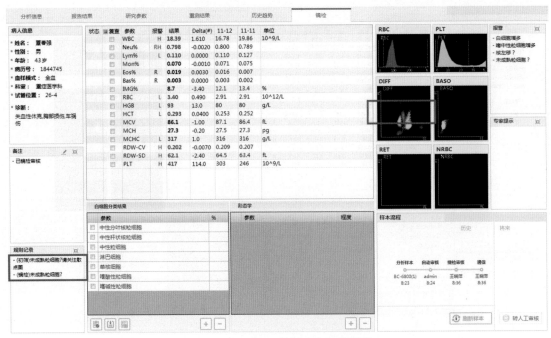

图1-48 labXpert软件工作页面截图

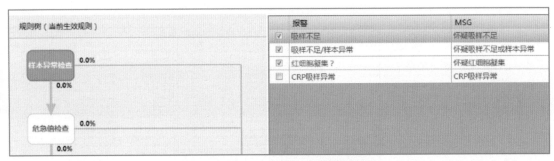

图1-49 labXpert软件设置页面截图

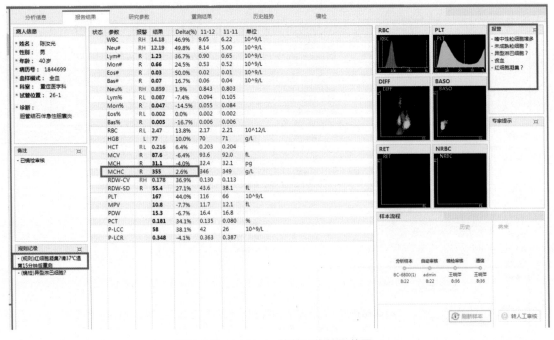

图1-49 labXpert软件工作页面截图

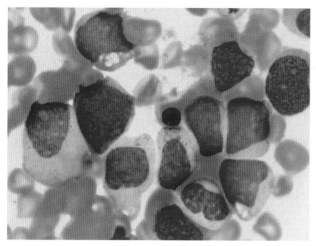

图2-1 AML-M2a 瑞氏染色 ×1000

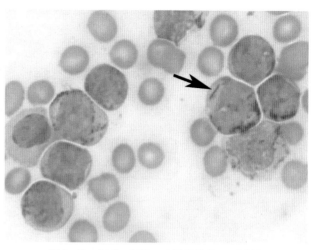

图2-2 AML-M2a MPO染色 ×1000

原始粒细胞 阴性或粗颗粒聚集状阳性，Auer小体阳性（黑色箭头）

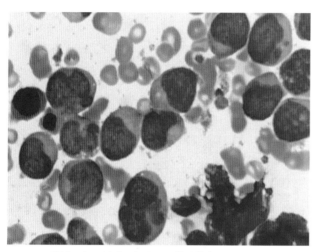

图2-3 AML-M2b 瑞氏染色 ×1000

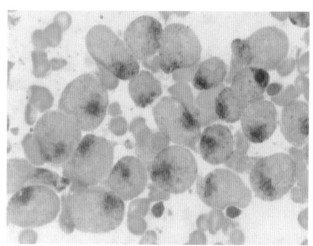

图2-4 AML-M2b MPO染色 ×1000

异常中幼粒细胞 细胞核旁凹陷处团块状阳性

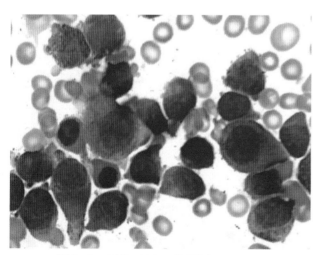

图2-5 AML-M3 瑞氏染色 ×1000

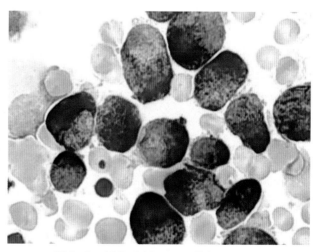

图2-6 AML-M3 MPO染色 ×1000

异常早幼粒细胞 细胞内质强阳性，细胞外质阴性

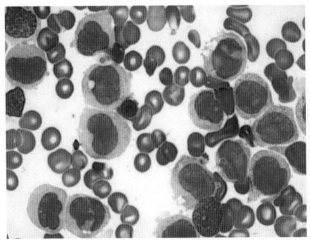

图2-7　AML-M5b　瑞氏染色　×1000

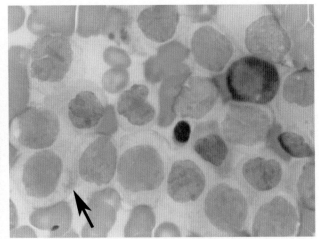

图2-8　AML-M5b　MPO染色　×1000

幼稚单核细胞　偶见弱阳性（黑色箭头），其余阴性，
对照粒细胞强阳性

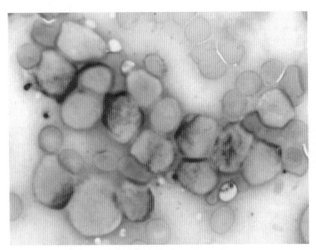

图2-9　AML-M2a　CE染色　×1000

原始粒细胞　阴性或阳性

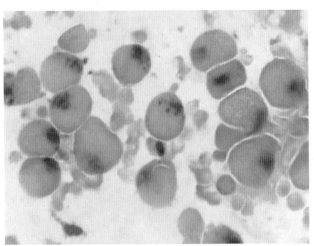

图2-10　AML-M2b　CE染色　×1000

异常中幼粒细胞　细胞核旁凹陷处团块状阳性

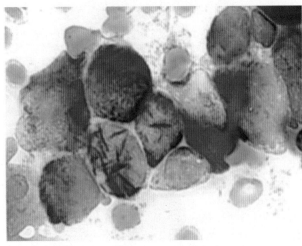

图2-11　AML-M3　CE染色　×1000

异常早幼粒细胞　强阳性，"柴捆样"Auer小体可见阳性

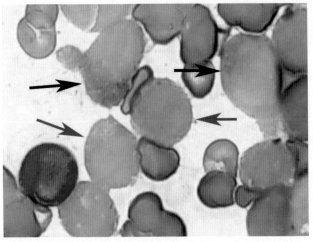

图2-12　AML-M5　CE染色　×1000

原始及幼稚单核细胞　阴性（红色箭头）或弱阳性（黑色箭头）

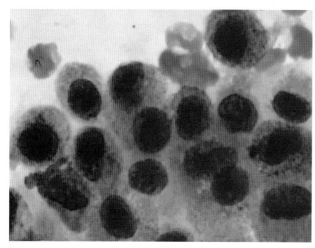

图2-13　肥大细胞白血病　瑞氏染色　×1000

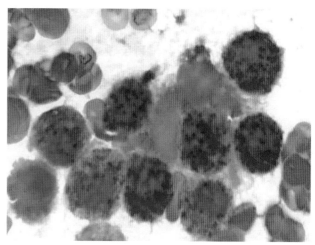

图2-14　肥大细胞白血病　CE染色　×1000

异常肥大细胞　强阳性

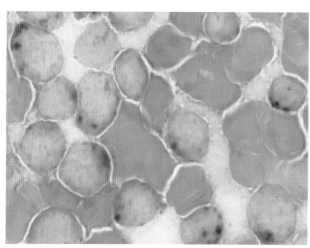

图2-15　AML-M5a　NAE染色　×1000

原始单核细胞　局灶状阳性

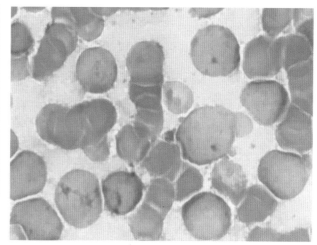

图2-16　AML-M5a　NAE染色　×1000

原始单核细胞　阳性反应被抑制（与图2-15为同一病例）

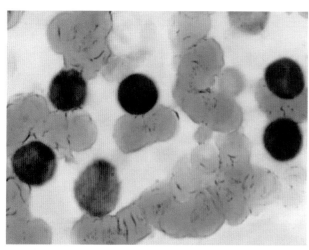

图2-17　AML-M5b　NAE染色　×1000

幼稚单核细胞　弥漫强阳性

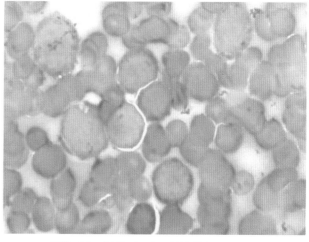

图2-18　AML-M5b　NAE染色　×1000

幼稚单核细胞　阳性反应被抑制（与图2-17为同一病例）

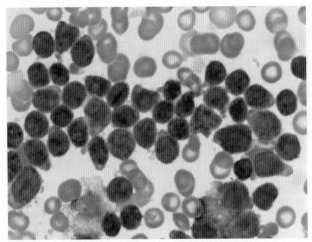

图2-19　ALL　瑞氏染色　×1000

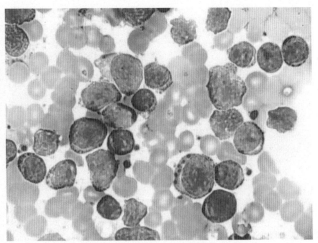

图2-20　ALL　PAS染色　×1000

原始幼稚淋巴细胞　阴性，或细颗粒、粗颗粒、珠状、块状阳性

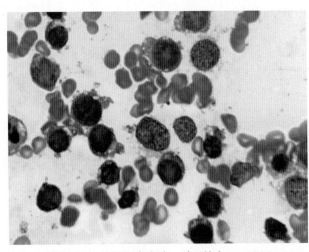

图2-21　纯红系白血病　瑞氏染色　×1000

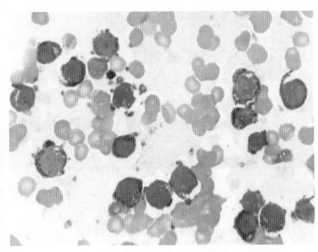

图2-22　纯红系白血病　PAS染色　×1000

原始红细胞　珠状、块状阳性

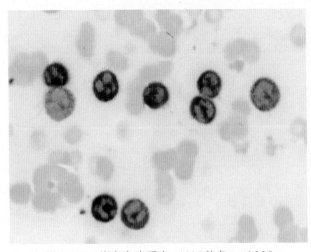

图2-23　类白血病反应　NAP染色　×1000

成熟中性粒细胞　阳性率及积分值明显增高

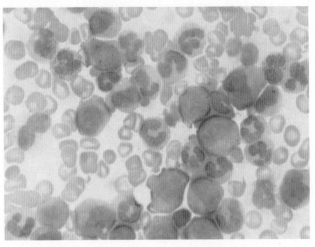

图2-24　CML慢性期　NAP染色　×1000

成熟中性粒细胞　阳性率及积分值明显减低

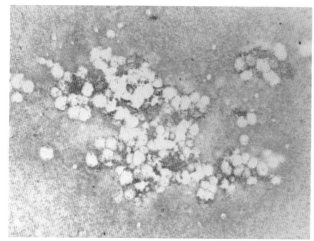

图2-25 细胞外铁(-) 铁染色 ×100

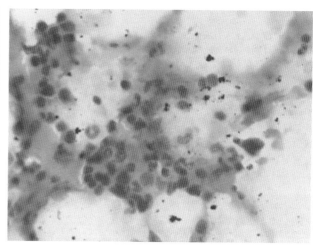

图2-26 细胞外铁(-) 铁染色 ×1000

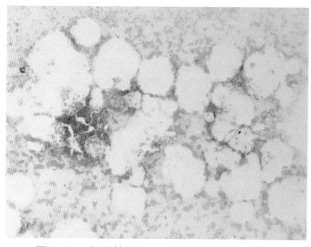

图2-27 细胞外铁(+~++) 铁染色 ×100

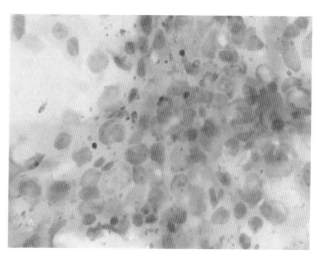

图2-28 细胞外铁(+~++) 铁染色 ×1000

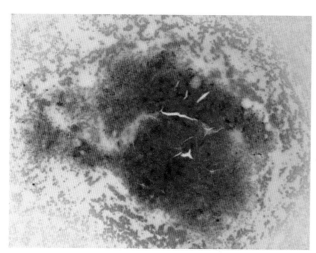

图2-29 细胞外铁(+++) 铁染色 ×100

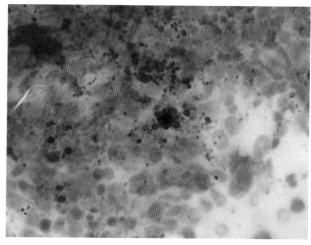

图2-30 细胞外铁(+++) 铁染色 ×1000

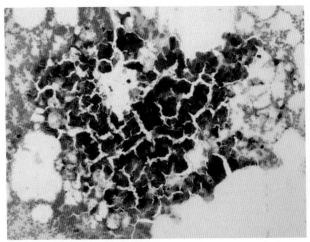

图2-31 细胞外铁（＋＋＋＋） 铁染色 ×100

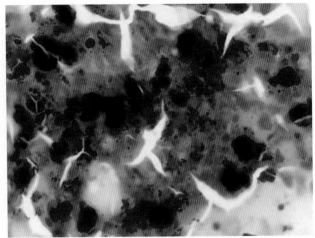

图2-32 细胞外铁（＋＋＋＋） 铁染色 ×1000

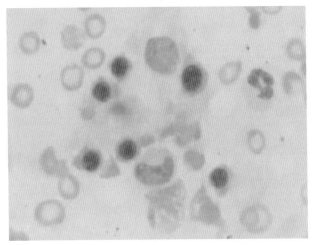

图2-33 细胞内铁（－） 铁染色 ×1000

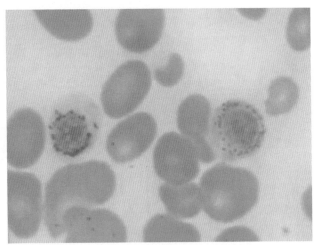

图2-34 环形铁粒幼红细胞 铁染色 ×1000

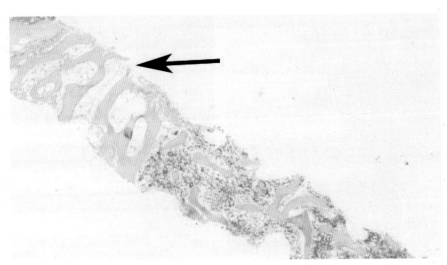

图3-1 箭头所指为皮质骨下空虚区 HE染色 ×100

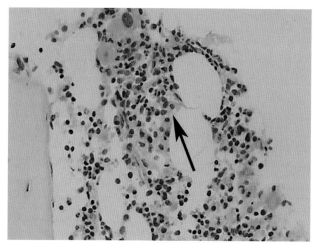

图3-2 箭头为"ALIP"现象 HE染色 ×400

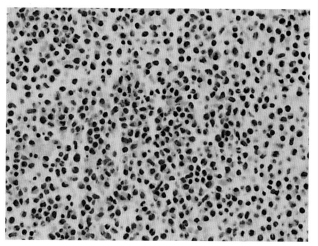

图3-3 APL HE染色 ×400

不见细胞内异常颗粒的异常早幼粒细胞

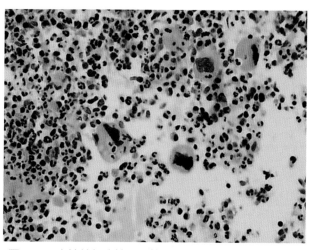

图3-4 中性粒细胞植入巨核细胞现象 HE染色 ×400

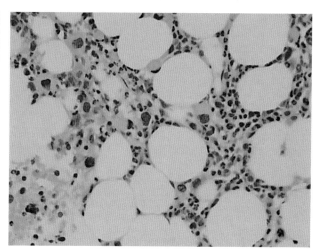

图3-5 MDS-F骨髓象 HE染色 ×400

巨核细胞病态明显；因纤维化明显（未显示），骨髓涂片仅
见少量正常巨核细胞

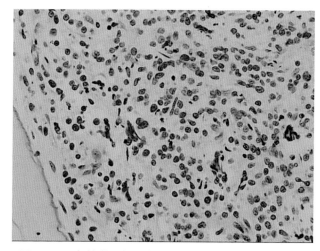

图3-6a 急性淋巴细胞白血病骨髓象 HE染色 ×400

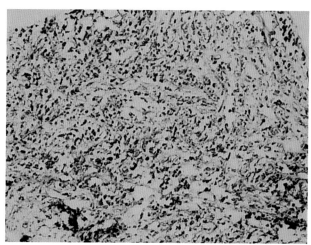

图3-6b 免疫组化 CD34染色 ×400

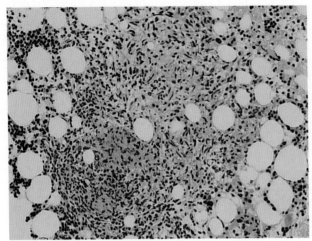

图3-7　肉芽肿性炎　HE染色　×400

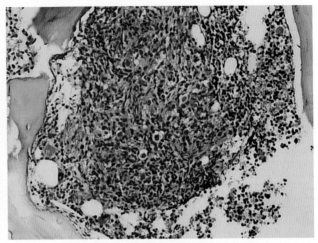

图3-8　经典型霍奇金淋巴瘤骨髓象　HE染色　×400

纤维化背景中见少量HRS细胞

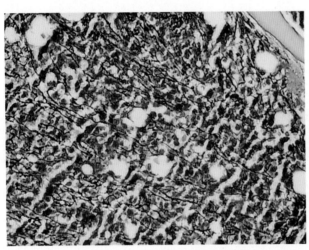

图3-9　MF-0级　Gomori染色　×400

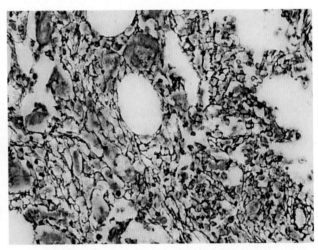

图3-10　MF-1级　Gomori染色　×400

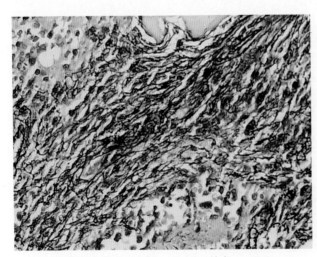

图3-11　MF-2级　Gomori染色　×400

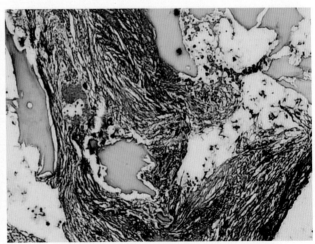

图3-12　MF-3级　Gomori染色　×400

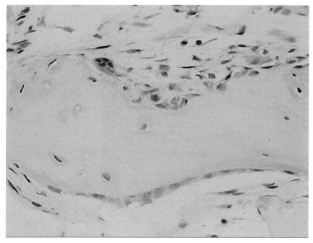

图3-13　骨髓活检　HE染色　×400

小梁旁一侧成骨细胞增生，另一
侧骨质破坏，可见一破骨细胞

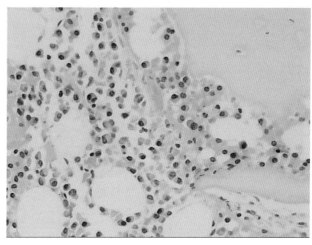

图3-14　浆细胞骨髓瘤　HE染色　×400

右上角可见明显的骨质破坏

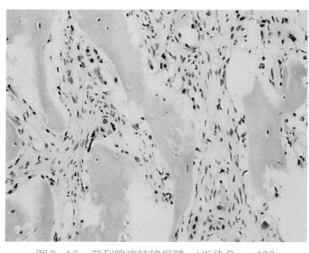

图3-15　前列腺癌转移骨髓　HE染色　×400

明显的"虫蚀样"骨质破坏

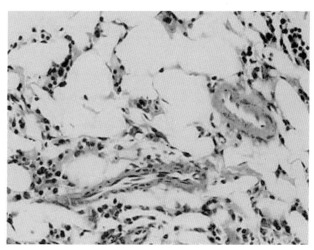

图3-16　淀粉样肾病累及骨髓　刚果红染色　×400

骨髓血管刚果红染色阳性

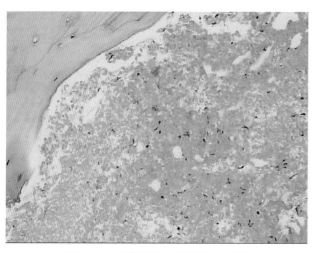

图3-17　骨髓坏死　HE染色　×400

可见大片嗜酸性结构不清的无定形物

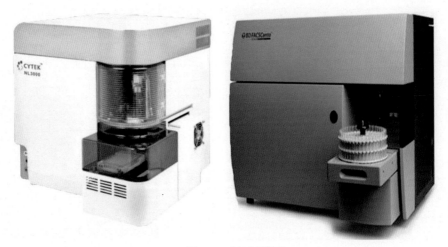

图4-1 流式细胞仪

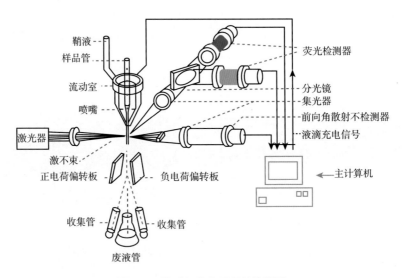

图4-2 流式细胞仪原理结构简图

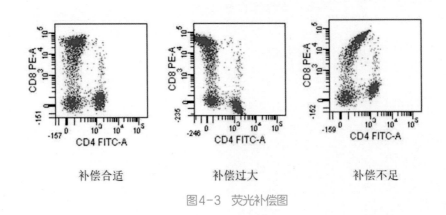

补偿合适　　　　　　　　补偿过大　　　　　　　　补偿不足

图4-3 荧光补偿图

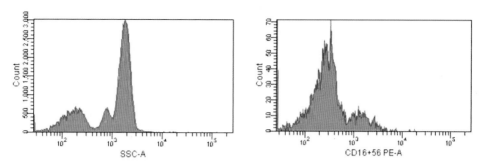

图4-4 单参数直方图

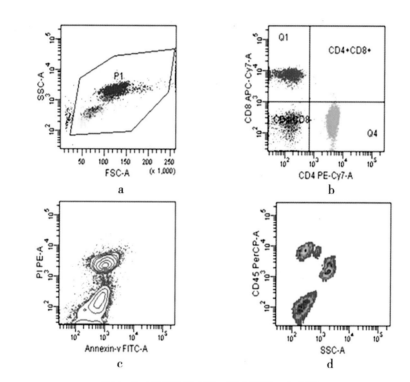

a

b

c

d

图4-5 双参数散点图、等高线图、密度图

a、b为双参数散点图，a为前向和侧向散射光散点图，b为PE和APC两个通道的细胞
散点图；c为等高线图；d为密度图。

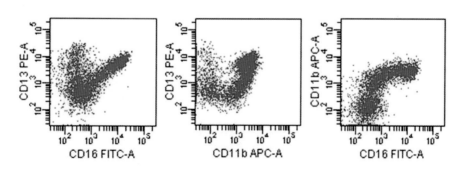

图4-6 粒细胞分化发育模式图

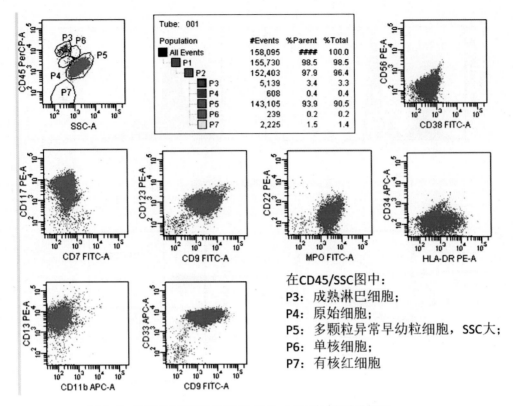

在CD45/SSC图中：
P3：成熟淋巴细胞；
P4：原始细胞；
P5：多颗粒异常早幼粒细胞，SSC大；
P6：单核细胞；
P7：有核红细胞

图4-7　急性早幼粒细胞白血病（AML-M3）流式细胞分析图

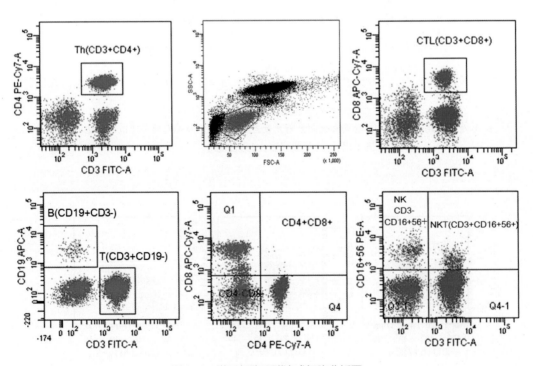

图4-8　淋巴细胞亚群流式细胞分析图

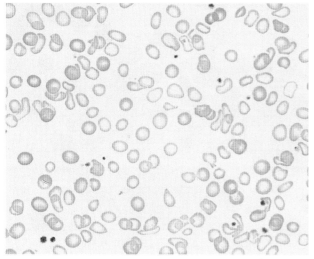

图8-1　外周血涂片　瑞氏染色　×1000

IDA　成熟红细胞中心淡染区扩大

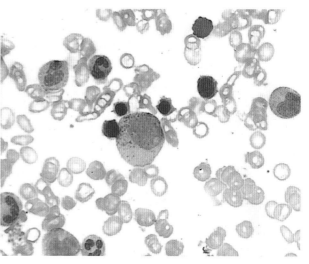

图8-2　骨髓涂片　瑞氏染色　×1000

IDA　幼红细胞体积小，胞质量少，"核老质幼"

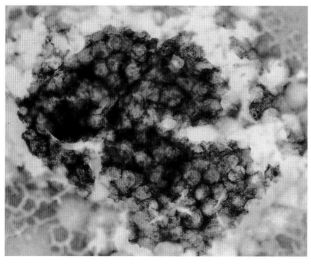

图8-3　骨髓涂片　铁染色　×1000

慢性病贫血　细胞外铁明显增多

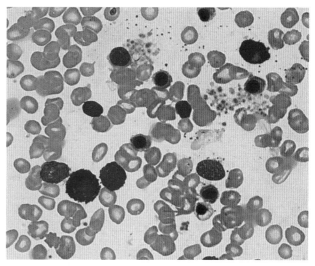

图8-4　骨髓涂片　瑞氏染色　×1000

铁粒幼细胞贫血　箭头所指幼红细胞形态提示有环铁

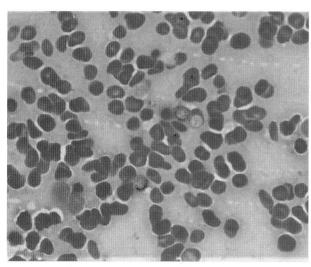

图8-5　骨髓涂片　铁染色　×1000

铁粒幼细胞贫血　可见环铁增多

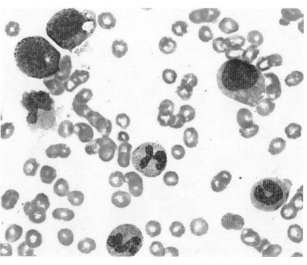

图8-6　骨髓涂片　瑞氏染色　×1000

PRCA　幼红细胞少见或缺如

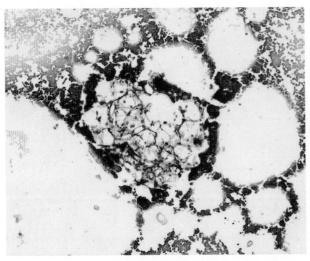

图8-7 骨髓涂片 瑞氏染色 ×100

AA 增生重度减低，易见脂滴，小粒空虚，可见网状支架

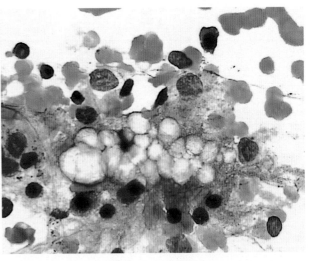

图8-8 骨髓涂片 瑞氏染色 ×1000

AA 小粒脂肪组织增多，非造血细胞易见

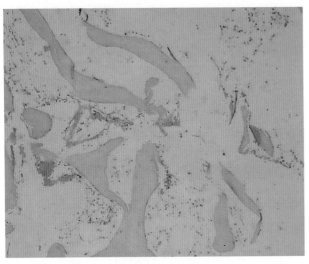

图8-9 骨髓活检 HE染色 ×100

AA 脂肪组织增多，造血细胞减少

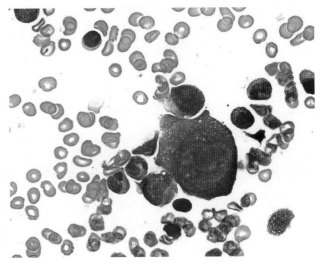

图8-10 骨髓涂片 瑞氏染色 ×1000

急性造血功能停滞 可见巨大原始红细胞

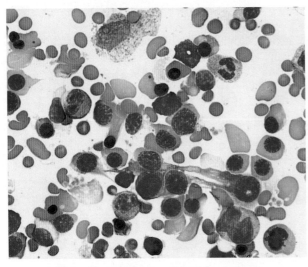

图8-11 骨髓涂片 瑞氏染色 ×1000

HA 红系增生旺盛，易见Howell-Jolly小体

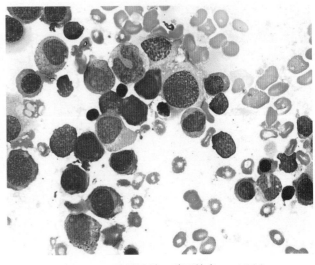

图8-12 骨髓涂片 瑞氏染色 ×1000

MA 幼红可见巨幼变，粒系可见巨杆

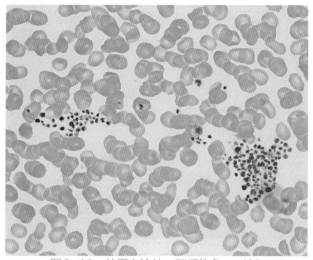

图8-19　外周血涂片　瑞氏染色　×400

EDTA引起的假性血小板减少，血小板聚集成簇、成堆

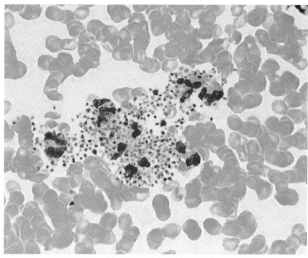

图8-20　外周血涂片　瑞氏染色　×400

血小板聚集同时伴有中性粒细胞聚集

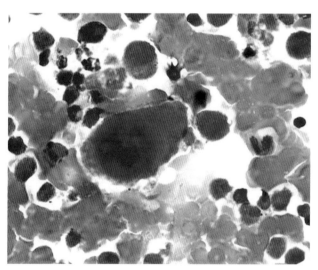

图8-21　骨髓涂片　瑞氏染色　×1000

ITP　巨核细胞成熟障碍，体积小，胞质颗粒减少

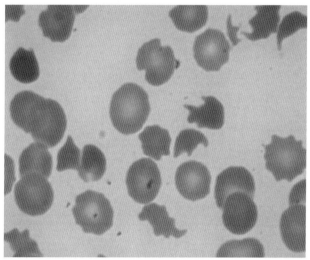

图8-22　外周血涂片　瑞氏染色　×1000

TTP　裂片红细胞增多

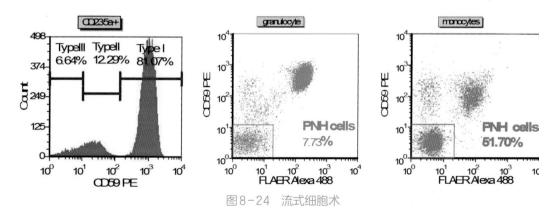

图8-24　流式细胞术

PNH红细胞上CD59检测，粒细胞、单核细胞FLAER检测

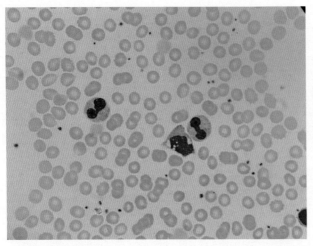

图9-1　假性Pelger-Huët畸形　瑞氏染色　×1000

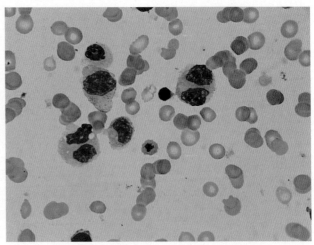

图9-2　双核粒细胞　瑞氏染色　×1000

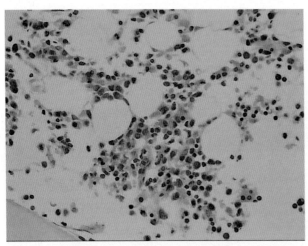

图9-3　ALIP　HE染色　×400

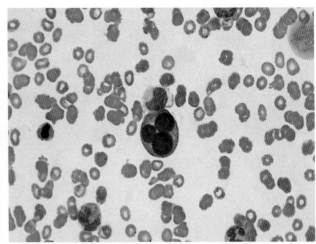

图9-4　骨髓涂片　瑞氏染色　×1000

三核幼红细胞

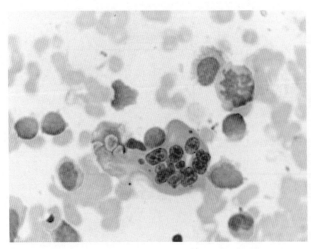

图9-5　多核巨幼红细胞　瑞氏染色　×1000

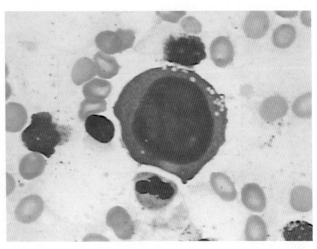

图9-6　巨大红系前体细胞胞质空泡　瑞氏染色　×1000

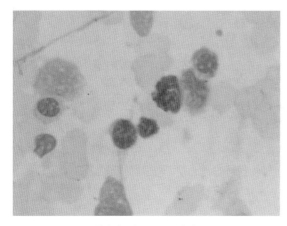

图9-7　幼红细胞　PAS染色　×1000

PAS染色阳性

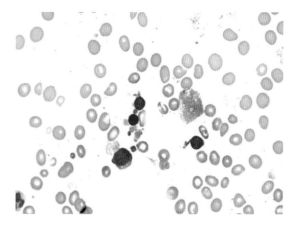

图9-8　淋巴样小巨核细胞　瑞氏染色　×1000

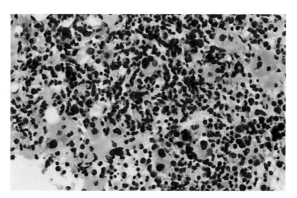

图9-9　发育异常巨核细胞　HE染色　×400

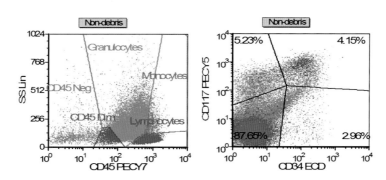

图9-10　MDS流式图

流式示原始细胞数量增高、聚集，伴CD34、CD117平均荧光强度增高，CD45平均荧光强度降低，粒系细胞侧向散射光降低

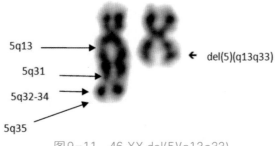

图9-11　46,XX,del(5)(q13q33)

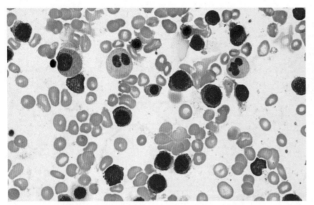

图9-12 骨髓涂片 瑞氏染色 ×1000

粒系、红系发育异常

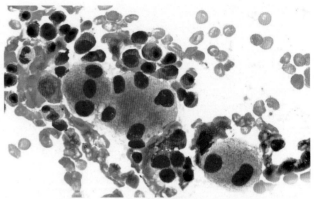

图9-13 骨髓涂片 瑞氏染色 ×1000

巨核细胞发育异常（双圆核及多圆核）

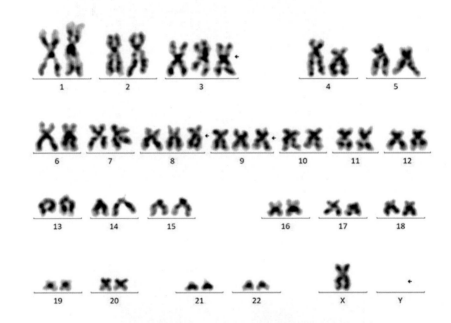

图9-14 48, X, -Y, +3, +8, +9 [6]

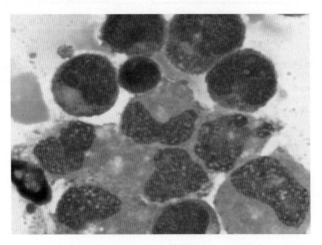

图10-1 骨髓涂片 瑞氏染色 ×1000

原始细胞和异常中幼粒细胞增多

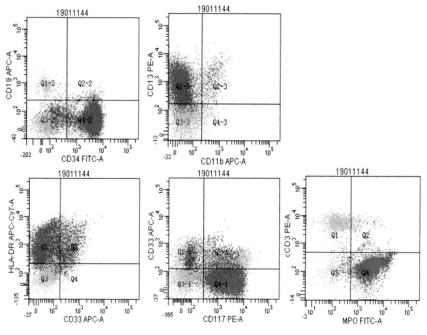

图10-2 免疫表型

红色群是原始细胞

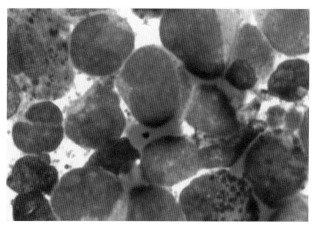

图10-3 骨髓涂片 瑞氏染色 ×1000

原始细胞及异常嗜酸粒细胞增多

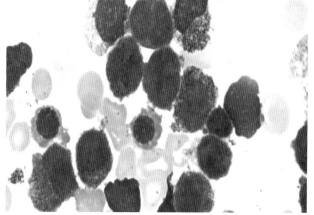

图10-4 骨髓涂片 瑞氏染色 ×1000

粗颗粒型异常早幼粒细胞

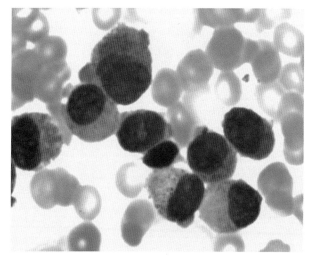

图10-5 骨髓涂片 瑞氏染色 ×1000

细颗粒型异常早幼粒细胞

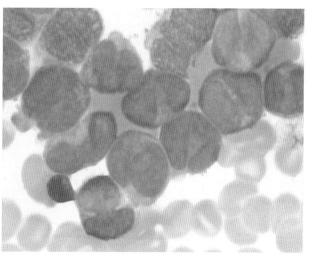

图10-6 骨髓涂片 瑞氏染色 ×1000

微颗粒型异常早幼粒细胞

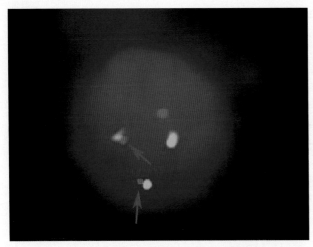

图10-7 FISH探针显示 *PML-RARα* 融合基因

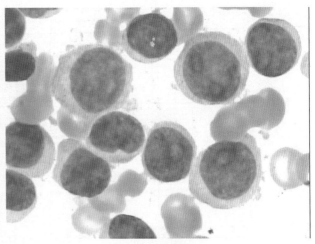

图10-8 骨髓涂片 瑞氏染色 ×1000
原始单核细胞增多

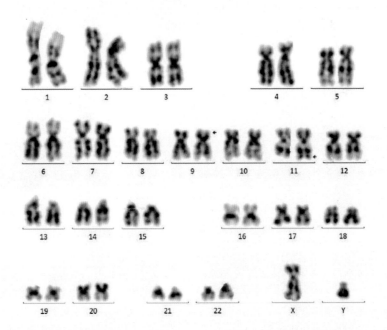

图10-9 染色体t(9;11)(p21;q23)

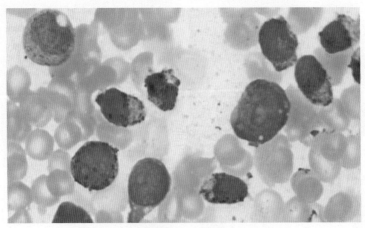

图10-10 骨髓涂片 瑞氏染色 ×1000
原始细胞及嗜碱性粒细胞增多

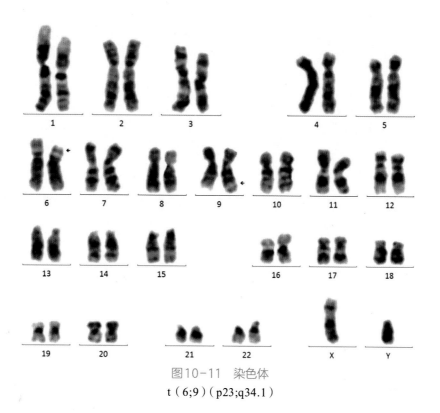

图10-11　染色体
t（6;9）（p23;q34.1）

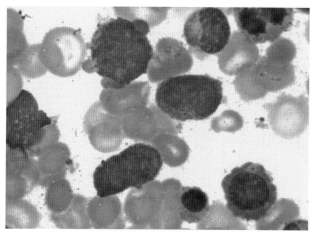

图10-12　骨髓涂片　瑞氏染色　×1000
原始细胞增多

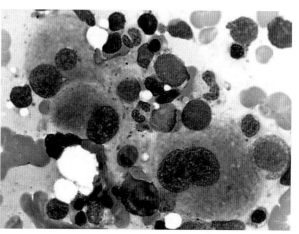

图10-13　骨髓涂片　瑞氏染色　×1000
巨核细胞发育异常

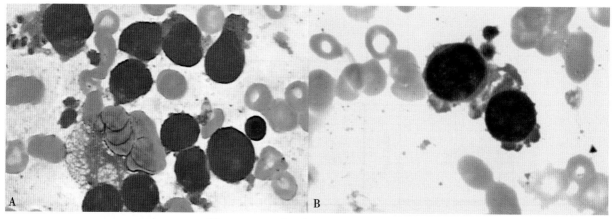

图10-14　骨髓涂片　瑞氏染色　×1000
原始巨核细胞增多

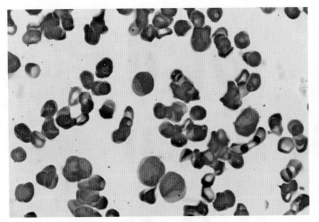

图10-15　骨髓涂片　瑞氏染色　×1000

杯口细胞易见

图10-17　骨髓涂片　瑞氏染色　×1000

原始细胞增多

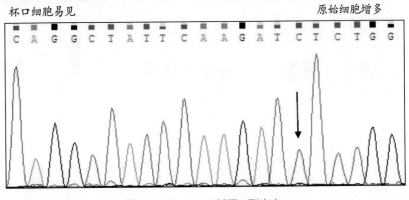

图10-16　*NPM1*基因A型突变

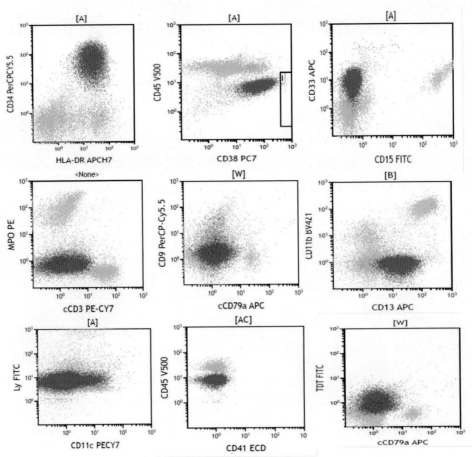

图10-18　AML-M0免疫表型

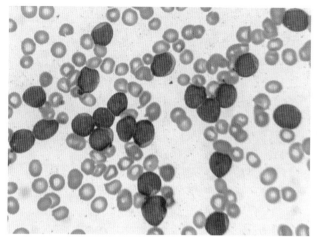

图10-19　骨髓涂片　瑞氏染色　×1000

原始细胞增多

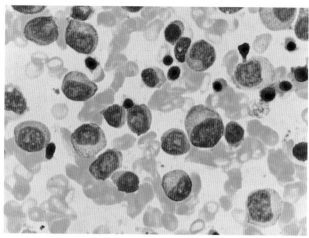

图10-20　骨髓涂片　瑞氏染色　×1000

原始细胞增多，早幼粒以下阶段细胞易见

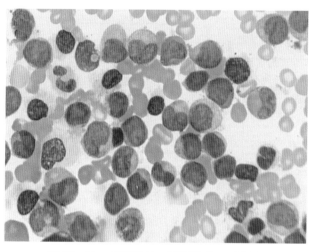

图10-21　骨髓涂片　瑞氏染色　×1000

原始粒细胞和原始单核细胞、幼稚单核细胞增多

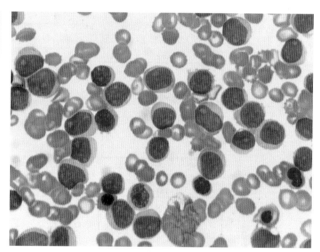

图10-22　骨髓涂片　瑞氏染色　×1000

以原始单核细胞为主

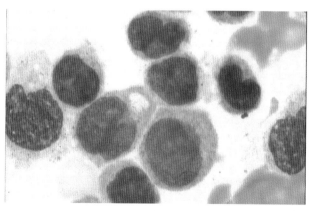

图10-23　骨髓涂片　瑞氏染色　×1000

幼稚单核细胞增多

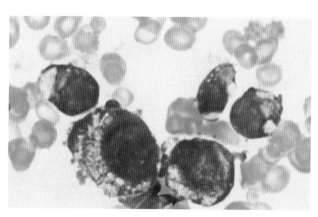

图10-24　骨髓涂片　瑞氏染色　×1000

原始红细胞增多，易见空泡和伪足

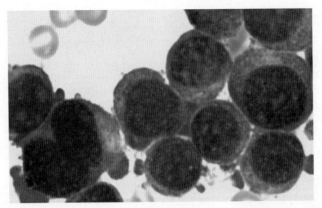

图10-25 骨髓涂片 瑞氏染色 ×1000

原始红细胞增多，可见双核

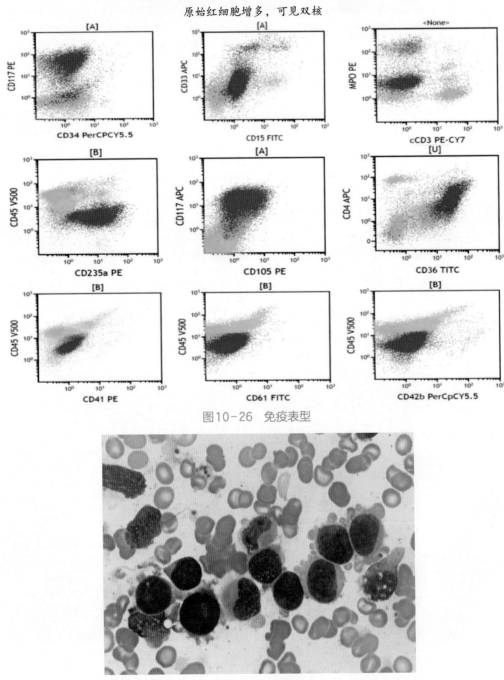

图10-26 免疫表型

图10-27 骨髓涂片 瑞氏染色 ×1000

原始巨核细胞增多

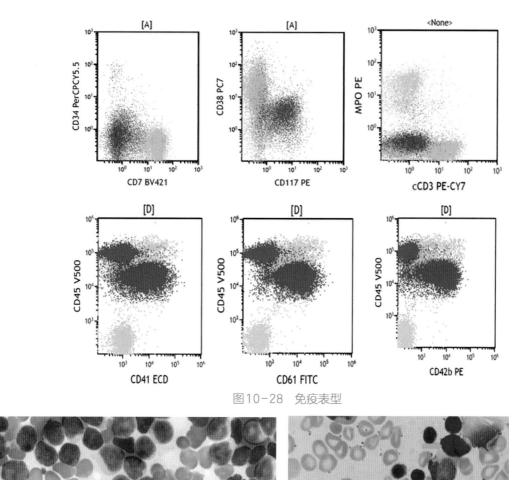

图10-28 免疫表型

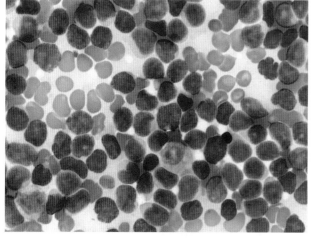

图10-29 B-ALL骨髓涂片 瑞氏染色 ×1000

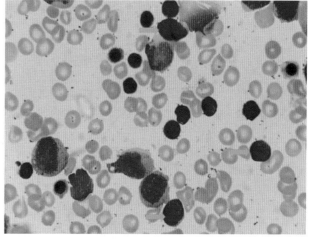

图10-30 骨髓涂片 瑞氏染色 ×1000
少量Hematogone（箭头所指）

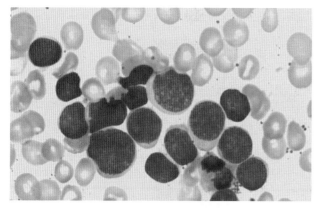

图10-31 骨髓涂片 瑞氏染色 ×1000
儿童ALL化疗后 大量Hematogone

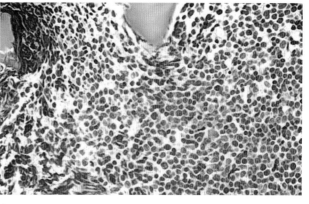

图10-32 骨髓活检 HE染色 ×400
B-ALL 原始细胞弥漫漫润

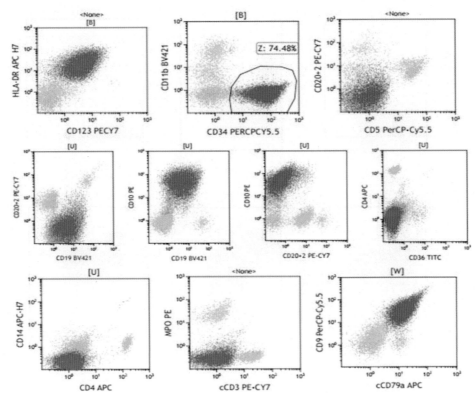

图10-33　B-ALL流式免疫表型分析

红色细胞群为原始淋巴细胞群

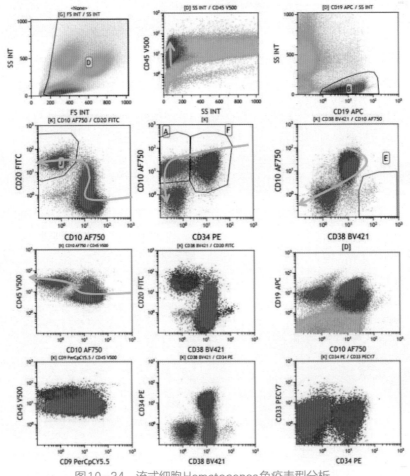

图10-34　流式细胞Hematogones免疫表型分析

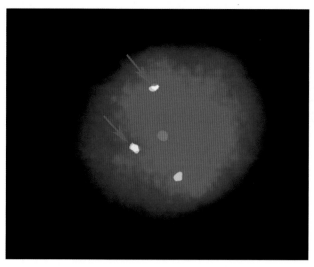

图10-35 双色双融合FISH探针检测*BCR-ABL*融合基因

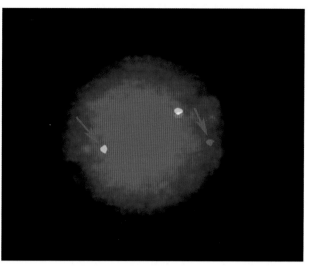

图10-36 分离FISH探针检测*KMT2A/MLL*基因重排

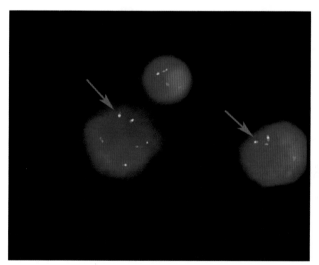

图10-37 双色双融合FISH探针检测*ETV6-RUNX1*融合基因

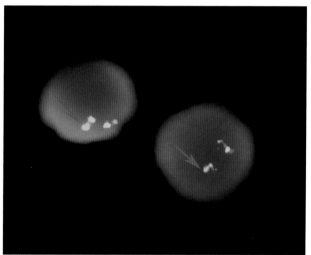

图10-38 B-ALL/LBL伴*BCR-ABL1*样融合基因
（*FIP1L1-PDGFRα*融合基因）

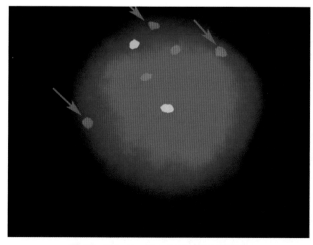

图10-39 B-ALL/LBL伴iAMP21
箭头所指的是RUNX1区域，有多个重复

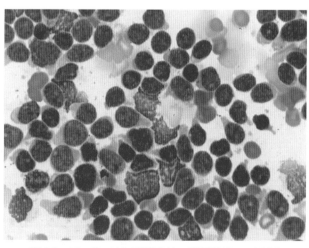

图10-40 T-ALL骨髓涂片 瑞氏染色 ×1000

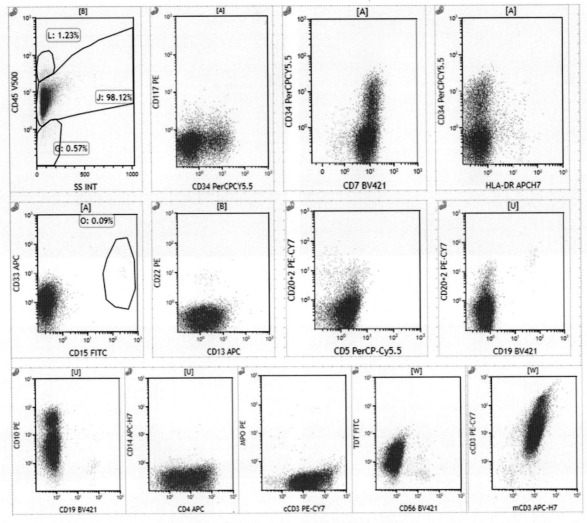

图10-41 T-ALL免疫表型

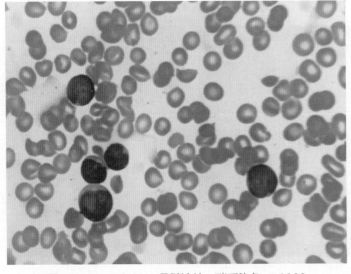

图10-42 ETP-ALL骨髓涂片 瑞氏染色 ×1000

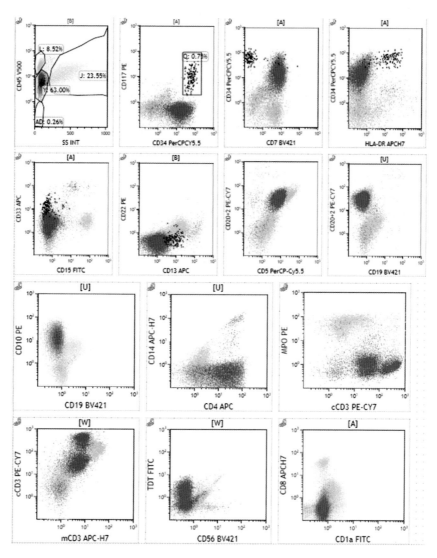

图10-43　ETP-ALL免疫表型

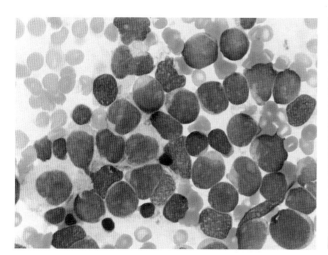

图10-44　急性未分化细胞白血病骨髓涂片
瑞氏染色　×1000

胞体圆形或椭圆形，轻度大小不一，核染色质呈粗网状，核仁可见，胞质量少

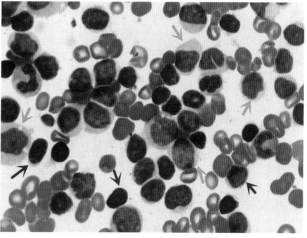

图10-45　混合表型急性白血病（B/髓系型）骨髓涂片
瑞氏染色　×1000

可见两群原始细胞即胞，体较大的髓系原始细胞（绿色箭头）和胞体较小的淋系原始细胞（红色箭头）。原始细胞核染色质较粗，核仁不明显，胞质量少呈灰蓝色，胞质中无颗粒。FCM免疫分型确认原始细胞分别为髓系和B系原始细胞

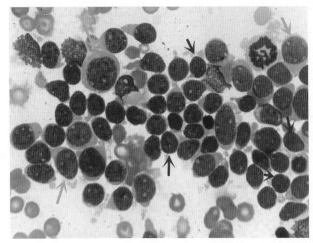

图10-46　混合表型急性白血病（T/髓系型）骨髓涂片
瑞氏染色 ×1000

　　可见两群原始细胞，即胞体较大的髓系原始细胞（绿色
箭头）和胞体较小的淋系原始细胞（红色箭头）。原始细胞核
染色质较粗，核仁明显，胞质量少呈灰蓝色，胞质中无颗粒。
可见蓝细胞。FCM免疫分型确认原始细胞分别为髓系和T系原
始细胞

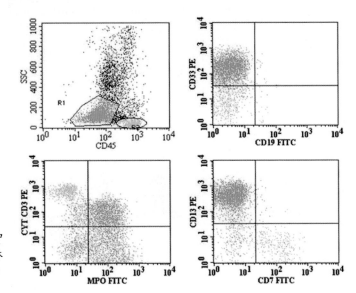

图10-47　混合表型急性白血病（T/髓系型）
　　R1群（蓝色）为原始细胞，表达CD13和
CD33，共表达MPO和cytCD3；R2群（绿色）为淋
巴细胞，表达cytCD3，不表达MPO、CD19和CD7

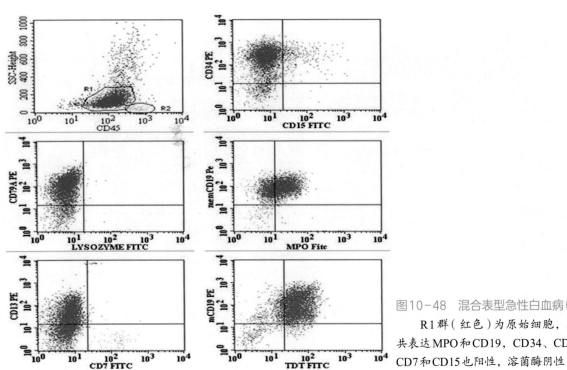

图10-48　混合表型急性白血病（B/髓系型）
　　R1群（红色）为原始细胞，表达CD13，
共表达MPO和CD19，CD34、CD79a、TDT、
CD7和CD15也阳性，溶菌酶阴性

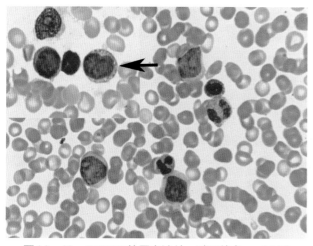

图10-49　BPDCN外周血涂片　瑞氏染色　×1000

肿瘤细胞沿胞膜下出现特征性珍珠项链样排列的空泡
（箭头所示）

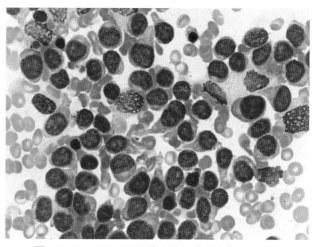

图10-50　BPDCN骨髓涂片　瑞氏染色　×1000

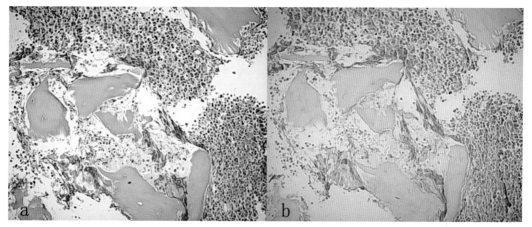

图10-51　BPDCN骨髓活检及免疫组织化学染色结果（a：HE染色×200；b：PAS染色×200）

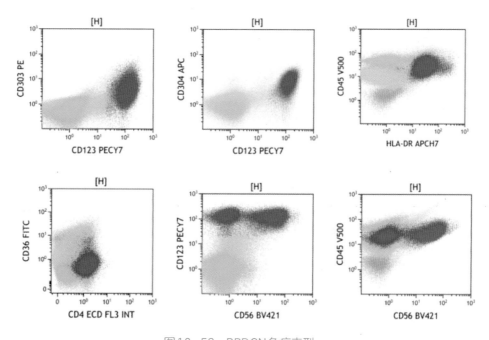

图10-52　BPDCN免疫表型

红色细胞群CD45、CD4、CD56、CD123、CD303、CD304、HLA-DR阳性

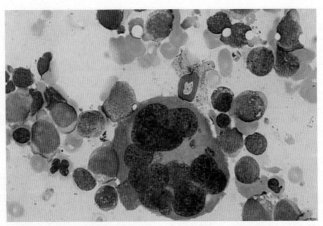

图10-53　骨髓涂片　瑞氏染色　×1000

原始细胞增多，红系发育异常明显

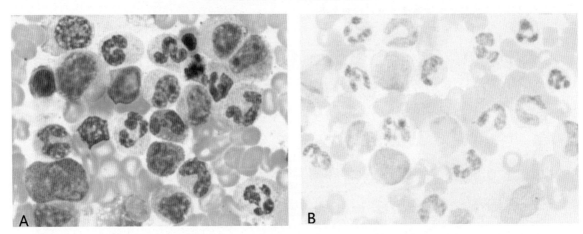

图11-1　CML骨髓涂片（A：瑞氏-吉姆萨染色　×1000；B：NAP染色　×1000）

A：可见粒系显著增生伴嗜酸、嗜碱性粒细胞易见；B：MAP积分显著降低，甚至为0

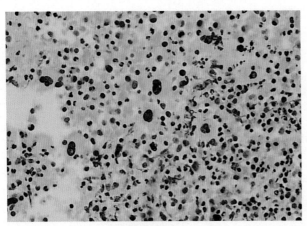

图11-2　CML骨髓活检　HE染色　×400

可见多个"侏儒型"巨核细胞

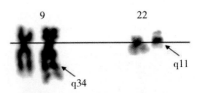

图11-3　CML典型的染色体易位

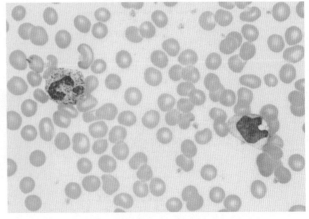

图11-4　LKR外周血中性粒细胞中毒颗粒

瑞氏染色　×1000

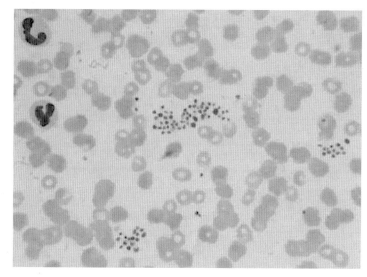

图11-5 血涂片中的血小板聚集现象 瑞氏染色 ×1000

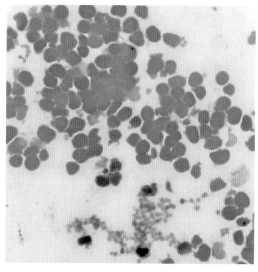

图11-6 血涂片中的冷球蛋白 瑞氏染色 ×1000

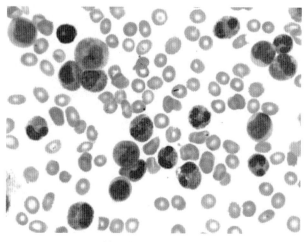

图12-2 外周血涂片 瑞氏染色 ×1000

CEL-NOS 见嗜酸性粒细胞明显增多

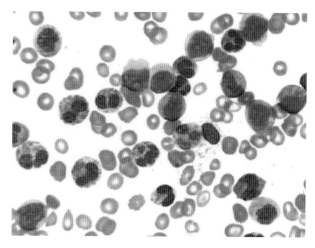

图12-3 骨髓涂片 瑞氏染色 ×1000

CEL-NOS 见嗜酸性粒细胞明显增多

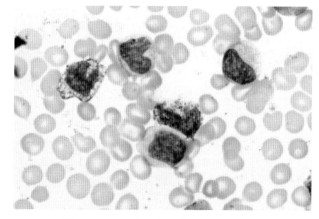

图13-1 骨髓涂片 瑞氏染色 ×1000

嗜碱性粒细胞

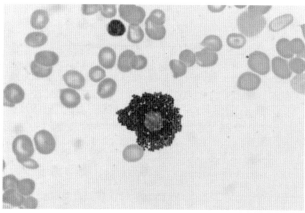

图13-2 骨髓涂片 瑞氏染色 ×1000

肥大细胞

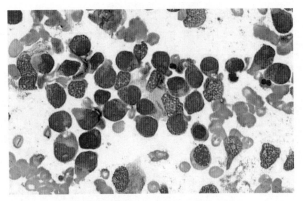

图13-4　骨髓涂片　瑞氏染色　×1000
原始、幼稚嗜碱性粒细胞增多

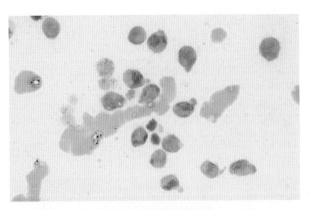

图13-5　骨髓涂片　甲苯胺蓝染色　×1000

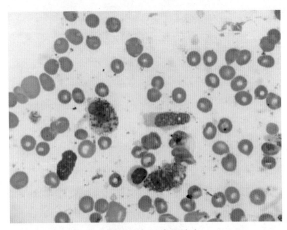

图13-6　骨髓涂片　瑞氏染色　×1000
异常肥大细胞

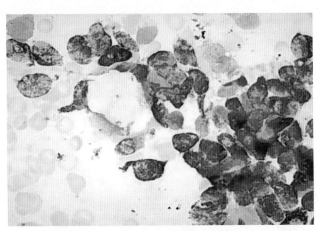

图13-7　骨髓涂片　甲苯胺蓝染色　×1000
聚集成簇分布的肥大细胞

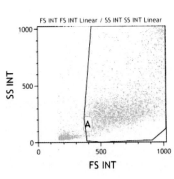

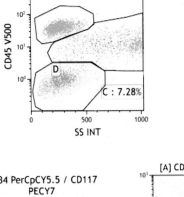

图13-8　免疫表型

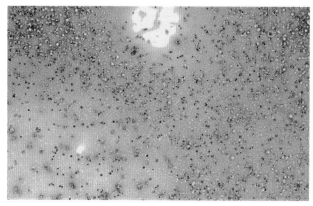

图14-2 骨髓涂片 瑞氏染色 ×100
PV 增生活跃

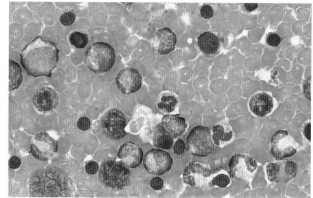

图14-3 骨髓涂片 瑞氏染色 ×1000
PV 红系、粒系细胞增生

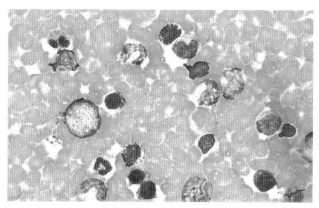

图14-4 骨髓涂片 瑞氏染色 ×1000
PV 嗜碱性粒细胞增多

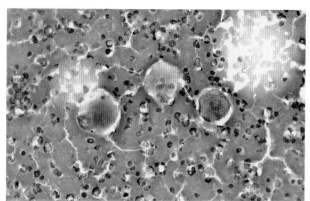

图14-5 骨髓涂片 瑞氏染色 ×400
PV 巨核细胞增多

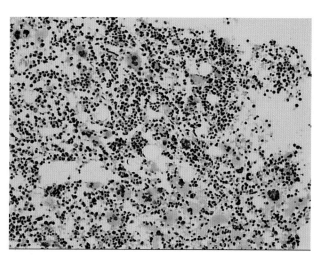

图14-6 骨髓活检 HE染色 ×100
PV 三系增生

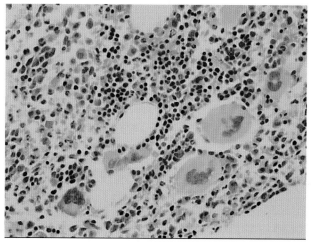

图14-7 骨髓活检 HE染色 ×400
PV 巨核细胞多形性

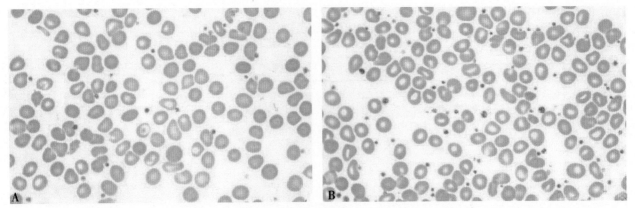

图15-2 血小板增多症外周血涂片 瑞氏染色 ×1000
A：ST患者；B：ET患者

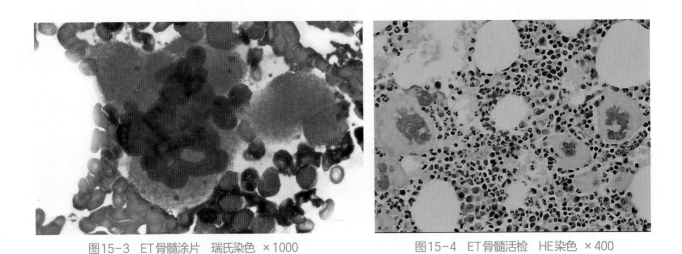

图15-3 ET骨髓涂片 瑞氏染色 ×1000

图15-4 ET骨髓活检 HE染色 ×400

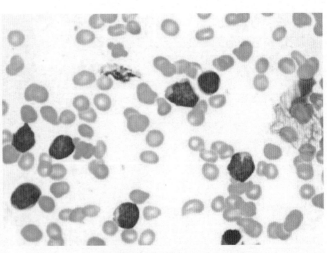

图15-5 冷球蛋白血症外周血涂片 瑞氏染色 ×1000

可见冷球蛋白结晶

图15-6 肿瘤溶解综合征外周血涂片 瑞氏染色 ×1000

可见退化细胞裂解片断

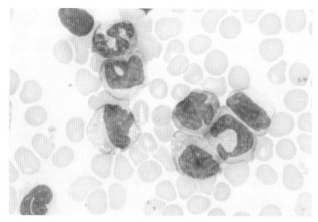

图16-2　JMML外周血涂片　瑞氏染色　×1000

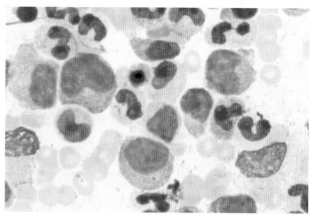

图16-3　JMML骨髓涂片　瑞氏染色　×1000

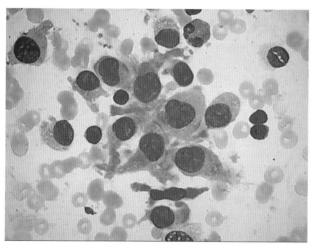

图16-4　LCH骨髓涂片　瑞氏染色　×1000

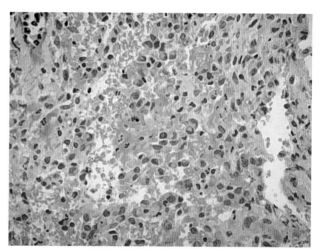

图16-5　LCH骨髓活检　HE染色　×400

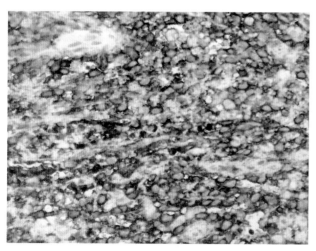

图16-6　LCH骨髓活检　免疫组化　×400

CD1a阳性

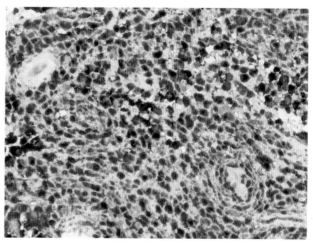

图16-7　LCH骨髓活检　免疫组化　×400

S100阳性

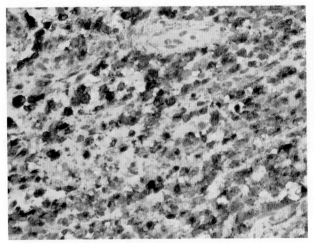

图16-8　LCH骨髓活检　免疫组化　×400

CD207阳性

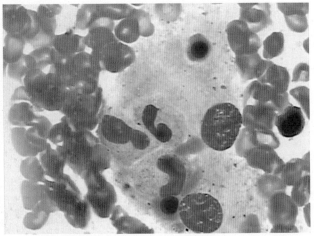

图16-9　HPS骨髓涂片　瑞氏染色　×1000

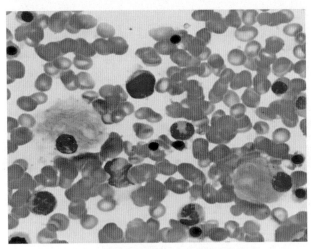

图16-10　戈谢病骨髓涂片　瑞氏染色　×1000

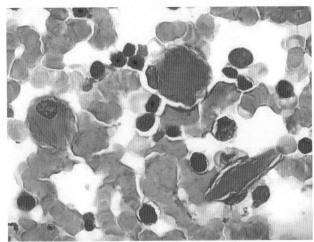

图16-11　戈谢病骨髓涂片　PAS染色　×1000

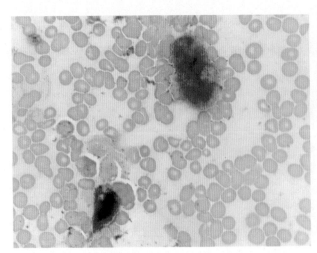

图16-12　戈谢病骨髓涂片　ACP染色　×1000

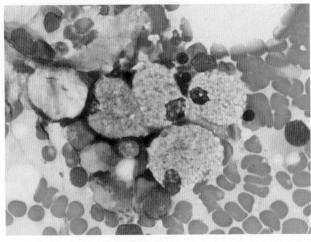

图16-13　尼曼-匹克病骨髓涂片　瑞氏染色　×1000

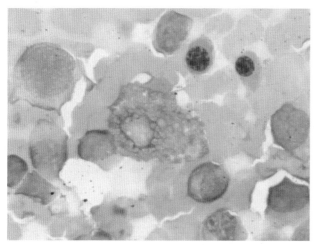

图16-14 尼曼-匹克病骨髓涂片 PAS染色 ×1000

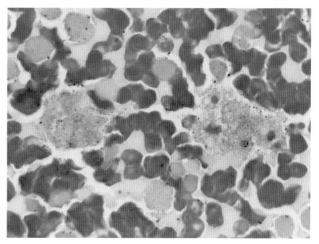

图16-15 尼曼-匹克病骨髓涂片 ACP染色 ×1000

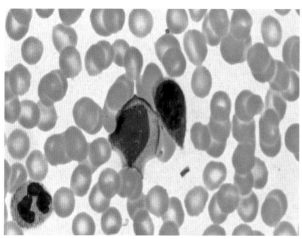

图17-1 外周血涂片 瑞氏染色 ×1000

异型淋巴细胞(浆细胞型和幼稚型)

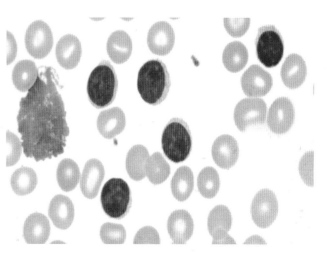

图17-4 外周血涂片 瑞氏染色 ×1000

CLL 龟背壳样小淋巴细胞明显增多，可见涂抹细胞

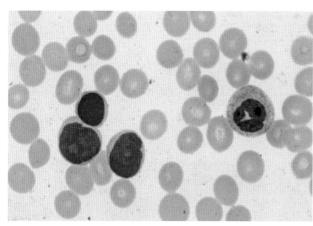

图17-5 外周血涂片 瑞氏染色 ×1000

PLL 幼淋巴细胞增多

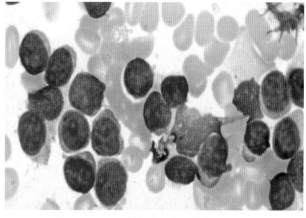

图17-6 骨髓涂片 瑞氏染色 ×1000

PLL 幼淋巴细胞增多

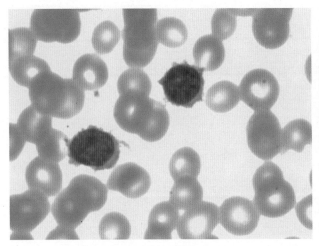

图17-7　外周血涂片　瑞氏染色　×1000

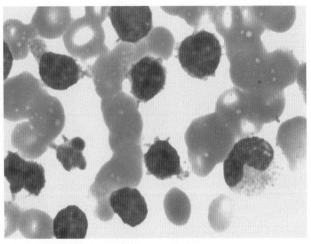

图17-8　骨髓涂片　瑞氏染色　×1000

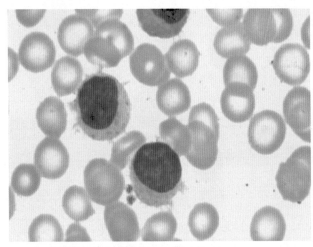

图17-9　外周血涂片　瑞氏染色　×1000

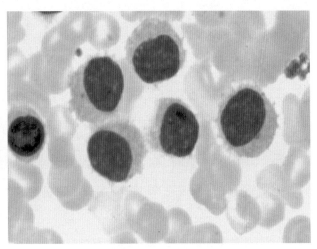

图17-10　骨髓涂片　瑞氏染色　×1000

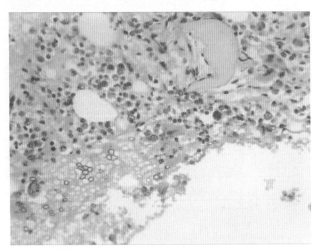

图17-11　骨髓活检　HE染色　×400

毛细胞呈"油煎蛋"样改变

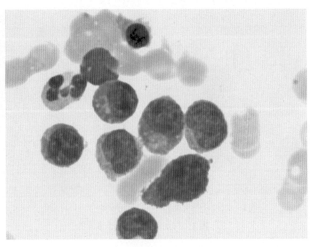

图17-12　骨髓涂片　瑞氏染色　×1000

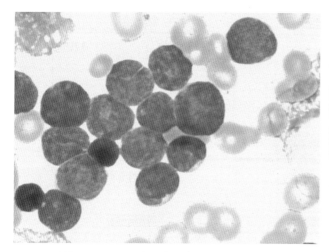

图17-13 骨髓涂片 瑞氏染色 ×1000

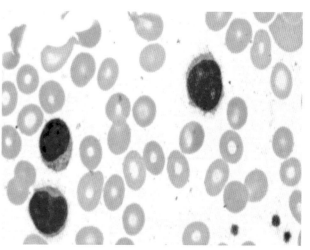

图17-14 外周血涂片 瑞氏染色 ×1000

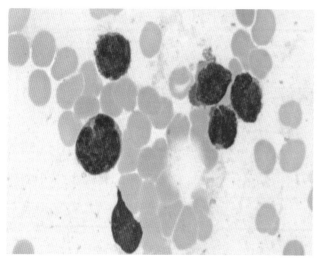

图17-15 骨髓涂片 瑞氏染色 ×1000

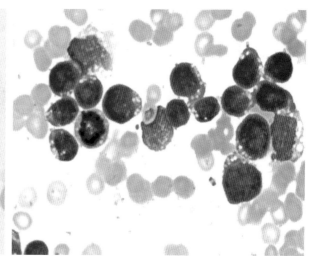

图17-16 骨髓涂片 ×1000

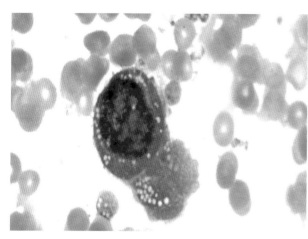

图17-17 外周血涂片 瑞氏染色 ×1000

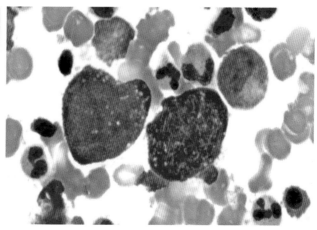

图17-18 外周血涂片 瑞氏染色 ×1000

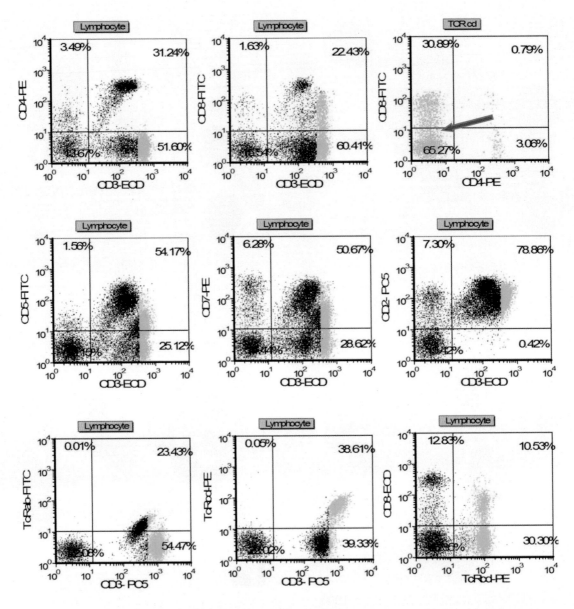

图17-19 ALPS免疫表型

一例反应性 γ δ 型T细胞增多的患者。绿色部分为 γ δ 型T细胞，即CD3强阳性，CD2阳性，CD5、CD8小部分表达，CD4阴性的T细胞。图中箭头指示大部分 γ δ 型T细胞为CD4、CD8双阴性的细胞。此例患者伴部分CD7缺失

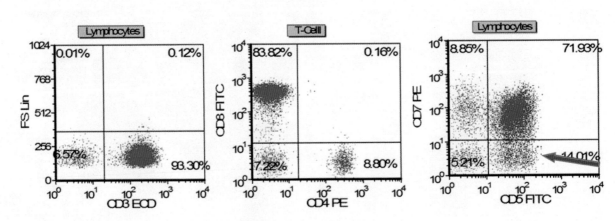

图17-20 AIDS免疫表型

CD4/CD8比值明显减低，箭头示小部分T细胞伴CD7缺失表达

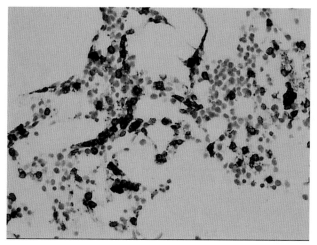

图17-21 T-LGLL骨髓活检 免疫组化 ×400

CD57示大颗粒淋巴细胞呈"窦内型"线状分布

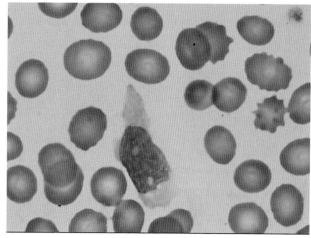

图17-22 CLPD-NKs外周血涂片 瑞氏染色 ×1000

淋巴细胞增多，部分细胞表现为细胞核不规则，染色质
中等致密，可见核仁，细胞质较丰富，内见细小紫红色颗粒

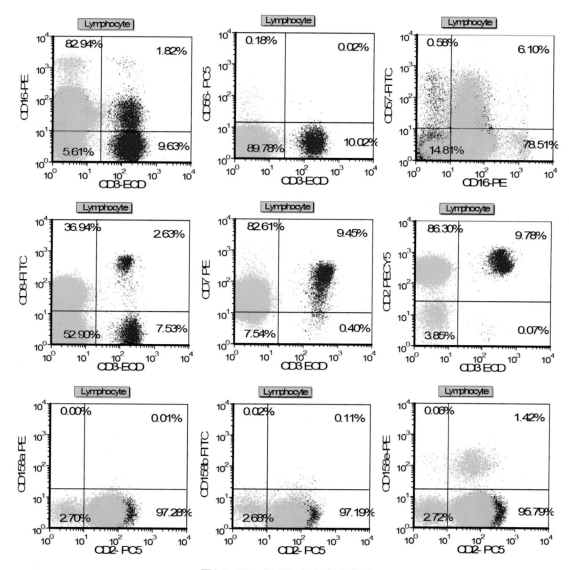

图17-23 CLPD-NKs免疫表型

绿色部分为异常NK细胞，即CD3$^-$CD16$^+$CD57$^+$CD7$^+$
CD8$^+$CD2$^+$CD158a$^-$CD158b$^-$，CD158e少量阳性

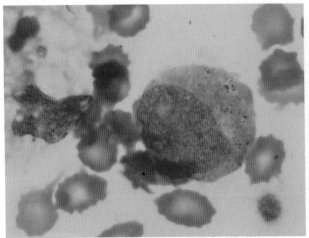

图17-24 ANKL骨髓涂片 瑞氏染色 ×1000

细胞胞体大、核染色质偏细致，可见清晰核仁，胞质蓝染含紫红色颗粒。左边为一噬血细胞

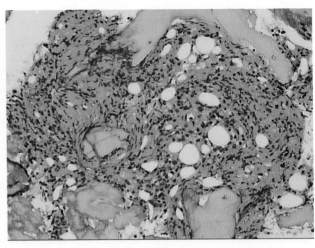

图17-25 ANKL骨髓活检 HE染色 ×400

可见明显异型的细胞呈"间质型"分布伴网状纤维增生

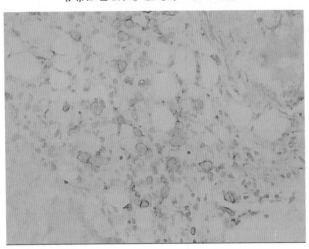

图17-26 ANKL骨髓活检 免疫组化 ×400

CD56示呈"间质型"分布的肿瘤性大细胞阳性

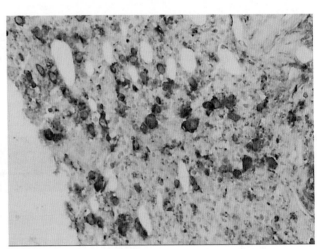

图17-27 ANKL骨髓活检 免疫组化 ×400

GrB示肿瘤性大细胞强阳性

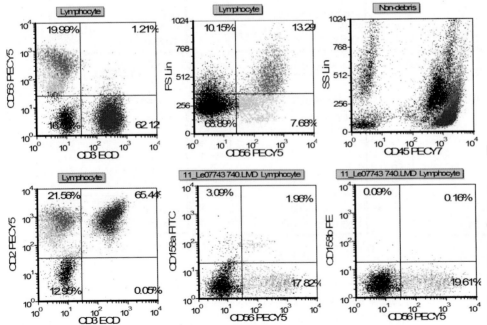

图17-28 ANKL免疫表型

红色为肿瘤细胞，绿色为正常的NK细胞，棕色为T细胞，可见肿瘤细胞CD56、CD2表达增强伴前向散射光（FS）和侧向散射光（SS）增大。肿瘤细胞CD158a、CD158b、CD158e阴性，CD7、CD8、CD16、CD57均阴性（未显示）

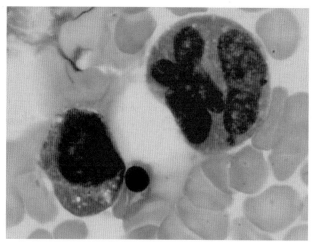

图17-29 ALK⁻ALCL骨髓涂片 瑞氏染色 ×1000

相对于晚幼红细胞，肿瘤细胞胞体巨大，多核、核染色质
偏细致，胞质蓝染，可见不甚清晰核仁

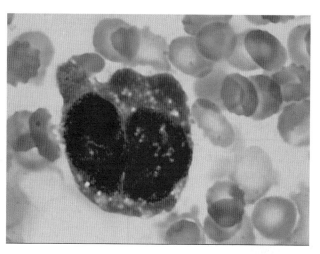

图17-30 ALK⁻ALCL骨髓涂片 瑞氏染色 ×1000

肿瘤细胞内见空泡

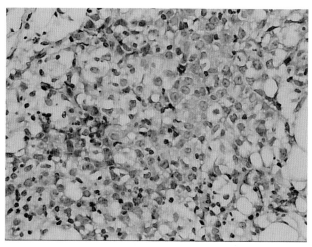

图17-31 ALK⁻ALCL骨髓活检 HE染色 ×1000

肿瘤细胞呈"结节状"分布，异型性明显，胞体大，胞质
丰富，核染色质细致，部分可见核仁

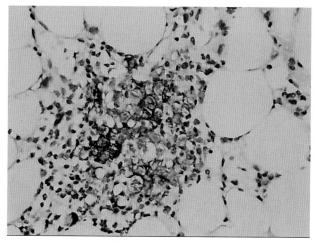

图17-32 ALCL骨髓活检 免疫组化 ×400

CD30强阳性

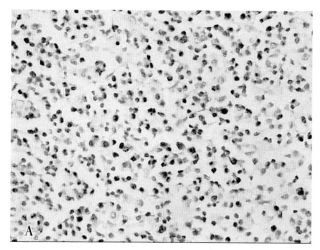

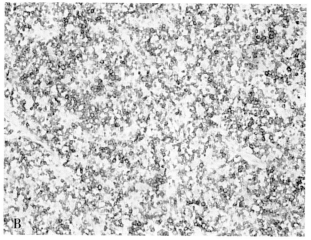

图17-33 小细胞变异型ALK⁺ALCL骨髓活检 免疫组化 ×400

A：免疫组化ALK；B：免疫组化CD56

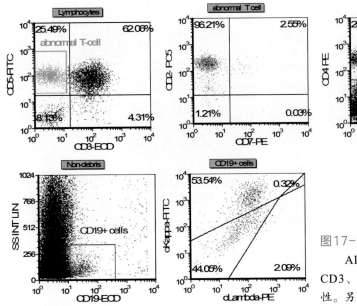
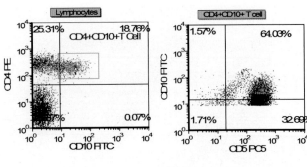

图17-34 AITL免疫表型

AITL累及骨髓。可见少量肿瘤性T细胞（绿色）伴膜CD3、CD8、CD7阴性，而CD2、CD4、CD10、CD5阳性。另见少量胞内Kappa阳性的单克隆B细胞

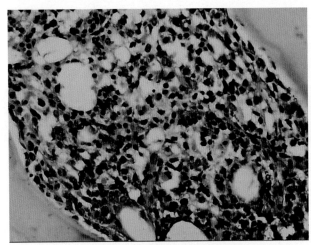

图17-35 结外NK/T细胞淋巴瘤骨髓活检
HE染色 ×400

可见明显异型的大细胞弥漫增生

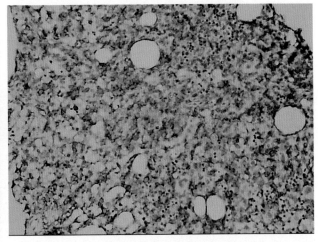

图17-36 结外NK/T细胞淋巴瘤骨髓活检
免疫组化 ×400

肿瘤性大细胞CD56阳性

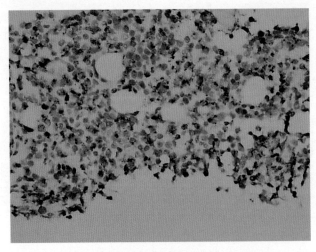

图17-37 结外NK/T细胞淋巴瘤骨骨髓活检 免疫组化 ×400

肿瘤细胞TIA阳性

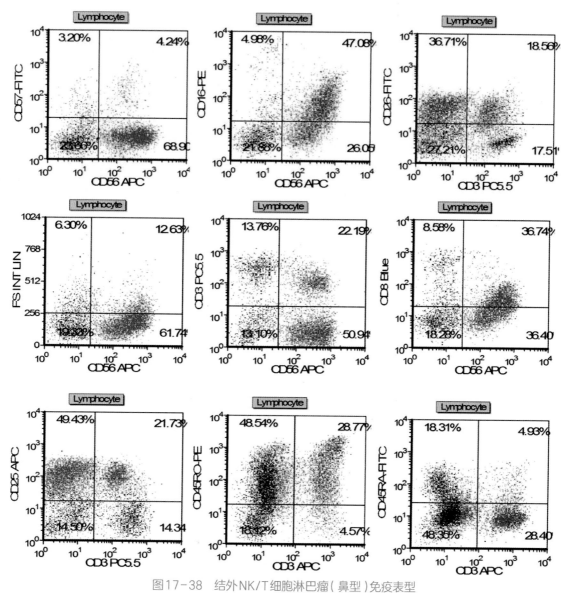

图17-38 结外NK/T细胞淋巴瘤（鼻型）免疫表型

肿瘤细胞CD56⁺CD16⁺CD25⁺CD26⁺CD45RO⁺，CD8部分阳性，CD3大部分阴性，CD4⁻CD45RA⁻CD57⁻

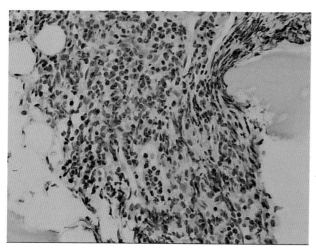

图17-39 HSTL骨髓活检 HE染色 ×400

异型细胞呈"间质性"和"窦内型"分布

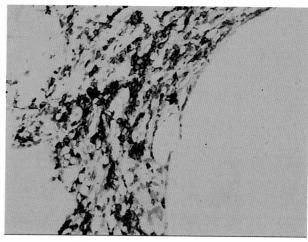

图17-40 HSTL骨髓活检 免疫组化 ×400

CD3示肿瘤细胞呈"窦内型"分布，与T-LGLL"窦内型"

分布不同，表现为髓窦扩张，内充满异型细胞

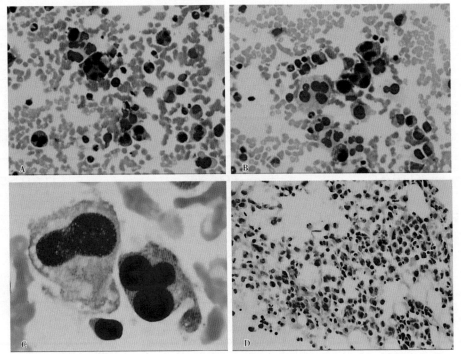

图17-41　ALK⁻ALCL骨髓象（A、B：瑞氏染色×400；C：瑞氏染色×1000；D：HE染色×400）

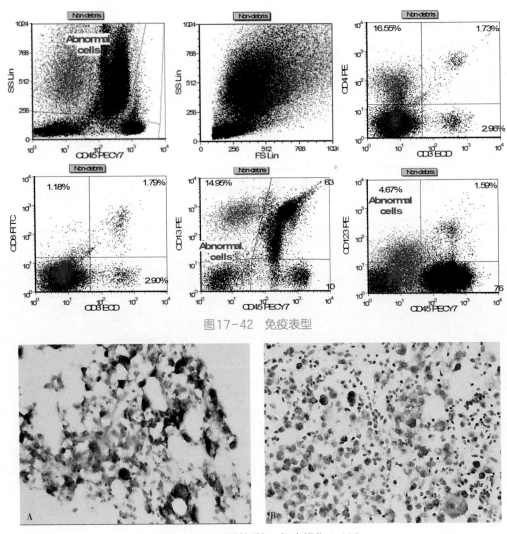

图17-42　免疫表型

图17-73　骨髓活检　免疫组化×400
A：CD30强阳性；B：CD117阳性

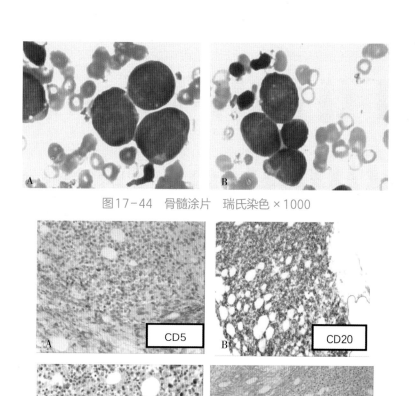

图17-44 骨髓涂片 瑞氏染色×1000

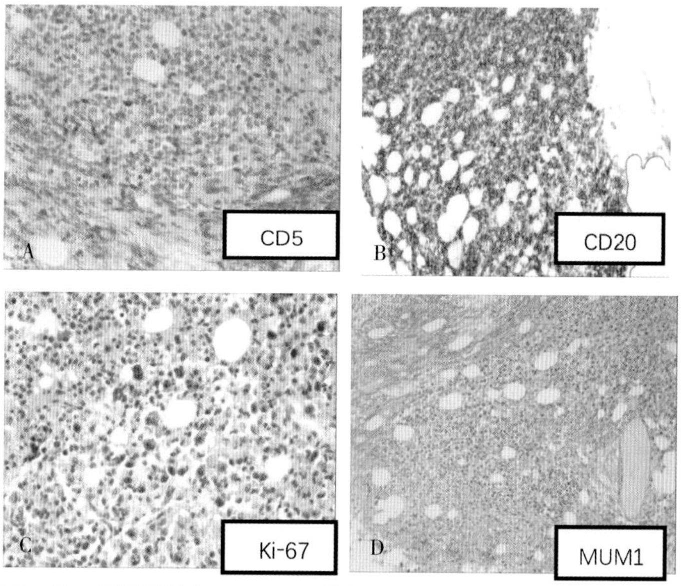

图17-45 骨髓活检（A、C：HE染色×400；B、D：免疫组化×400）

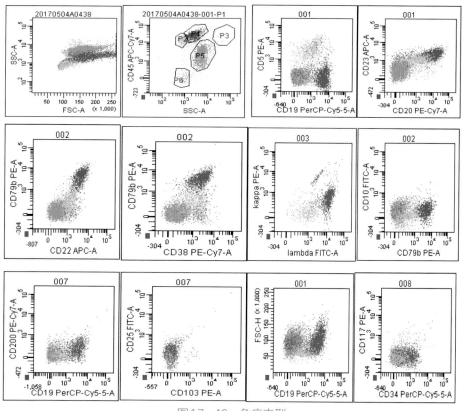

图17-46 免疫表型

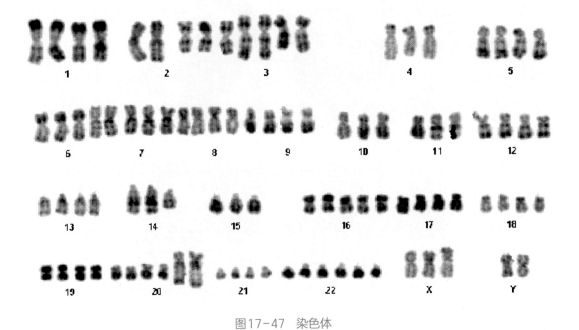

图17-47 染色体

图17-48 DLBCL伴HPS骨髓象(a、b、c: 瑞氏染色×100; d: HE染色×400;
e、f: 免疫组化×400)

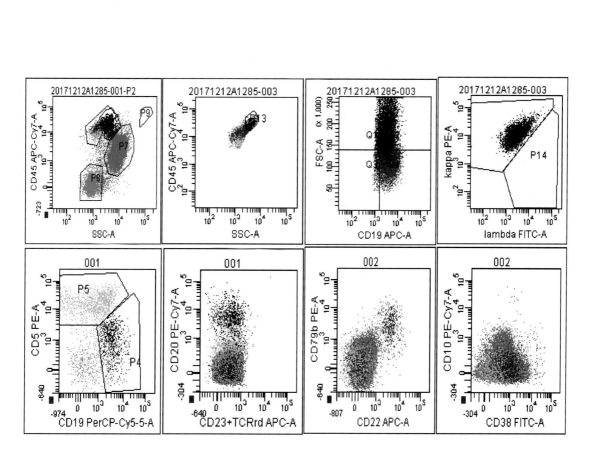

图 17-49 流式细胞图

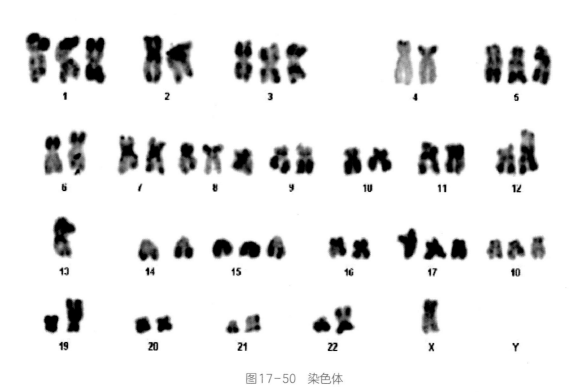

图 17-50 染色体

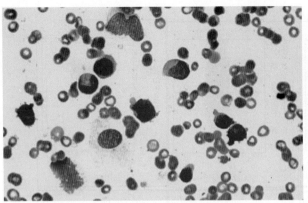

图18-2　骨髓涂片　瑞氏染色　×1000

多发性骨髓瘤继发的PCL

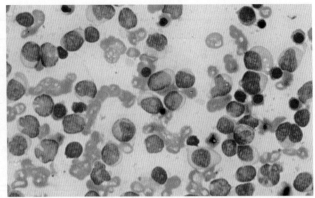

图18-3　PPCL骨髓涂片　瑞氏染色　×1000

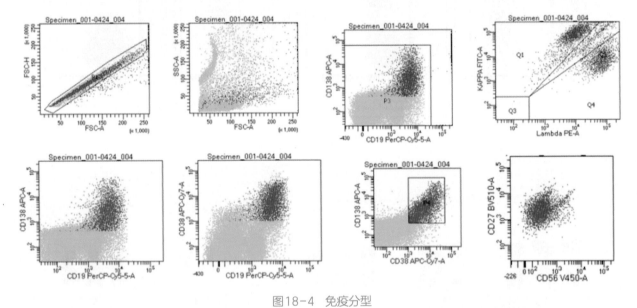

图18-4　免疫分型

浆细胞表型为CD45$^+$（dim）CD19$^+$CD27$^+$CD38$^+$CD138$^+$BCMA$^+$CD56$^-$kappa$^+$lambda$^+$，为正常表型多克隆浆细胞（红色群）

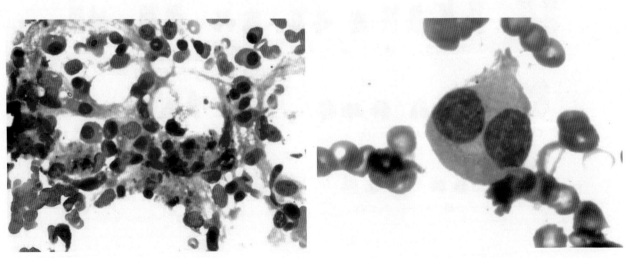

图18-5　骨髓涂片　瑞氏染色　×1000

骨髓小粒附近可见较多成熟浆细胞

图18-6　骨髓涂片　瑞氏染色　×1000

可见双核成熟浆细胞

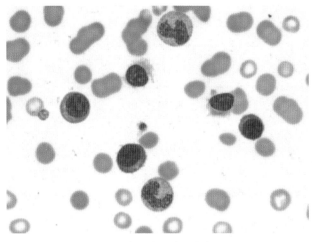

图18-7　骨髓涂片　瑞氏染色　×1000

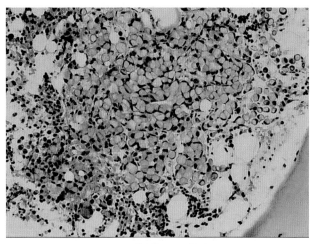

图19-1　骨髓活检　HE染色　×400

胃印戒细胞癌病史3年（骨髓干抽，涂片未见转移癌）

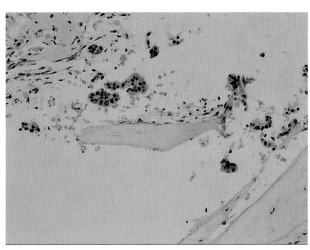

图19-2　骨髓活检　HE染色　×400

肺腺癌病史2年

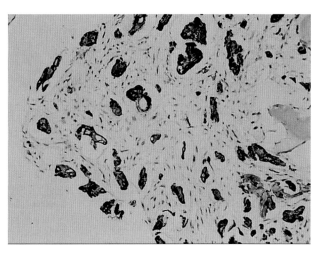

图19-3　骨髓活检　免疫组化CK　×400

肺腺癌

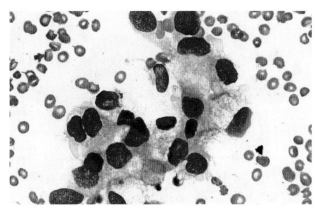

图19-4　外周血涂片　瑞氏染色　×1000

胃癌病史10年，见可疑肿瘤细胞

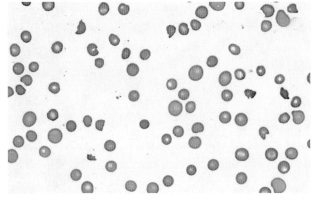

图19-5　外周血涂片　瑞氏染色　×1000

胃癌患者，可见大量裂片红细胞

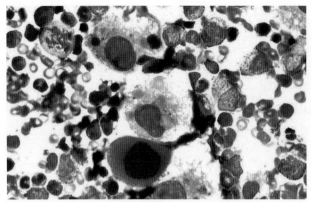

图19-6 骨髓涂片 瑞氏染色 ×1000

肺癌骨转移，可见肿瘤细胞吞噬红细胞

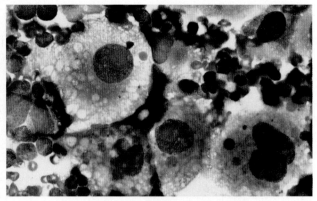

图19-7 骨髓涂片 瑞氏染色 ×1000

肺癌骨转移，可见肿瘤细胞吞噬空泡和红细胞

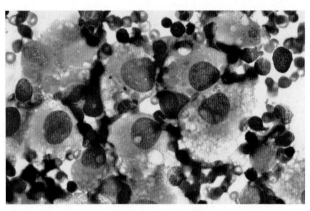

图19-8 骨髓涂片 瑞氏染色 ×1000

肺癌骨转移，可见肿瘤细胞吞噬空泡和红细胞

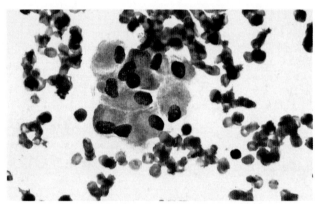

图19-9 骨髓涂片 瑞氏染色 ×1000

胃癌骨转移，可见成骨细胞

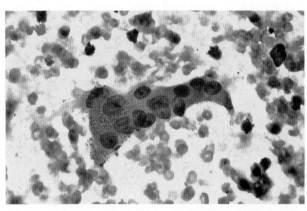

图19-10 骨髓涂片 瑞氏染色 ×1000

胃癌骨转移，可见破骨细胞

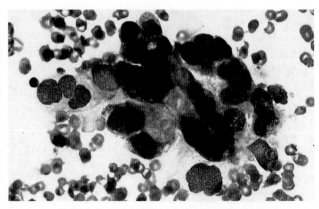

图19-11 骨髓涂片 瑞氏染色 ×1000

胃癌病史10年，骨髓转移

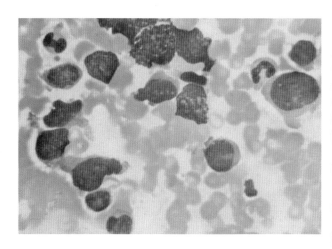

图19-12　骨髓涂片　瑞氏染色　×1000

B细胞淋巴瘤　瘤细胞大小不等，部分可见融合

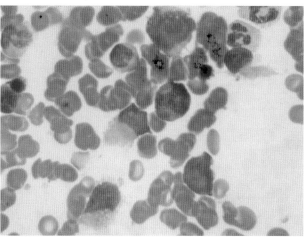

图19-13　骨髓涂片　瑞氏染色　×1000

弥漫大B细胞淋巴瘤　瘤细胞胞质丰富，不规则，可见空泡

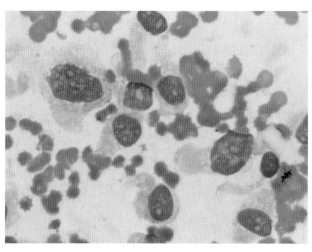

图19-14　骨髓涂片　瑞氏染色　×1000

前列腺癌骨髓转移　瘤细胞大小不等，弥漫分布

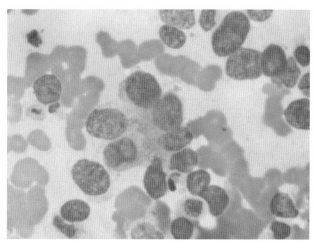

图19-15　骨髓涂片　瑞氏染色　×1000

肺癌骨转移　瘤细胞散在分布为主，偶见成簇

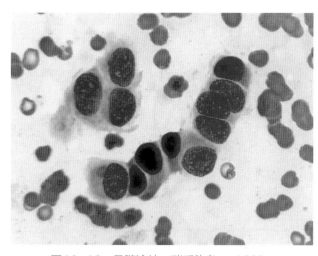

图19-16　骨髓涂片　瑞氏染色　×1000

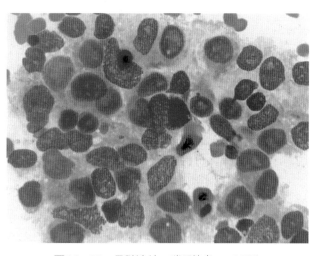

图19-17　骨髓涂片　瑞氏染色　×1000

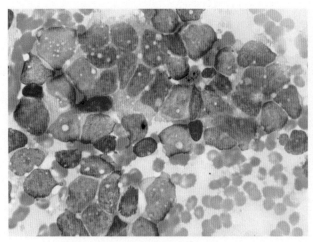

图19-18　骨髓涂片　瑞氏染色　×1000

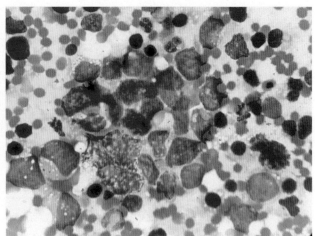

图19-19　骨髓涂片　瑞氏染色　×1000

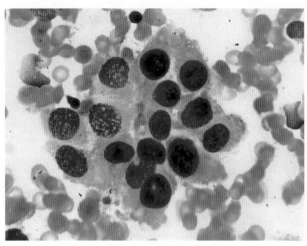

图19-20　骨髓涂片　瑞氏染色　×1000

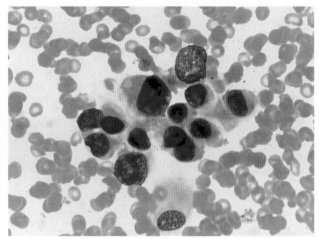

图19-21　骨髓涂片　瑞氏染色　×1000

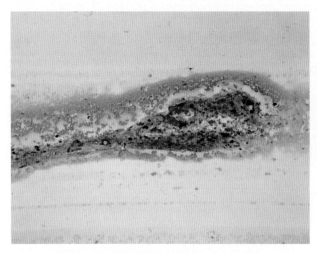

图19-22　骨髓涂片　瑞氏染色　×100

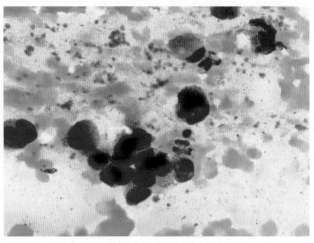

图19-23　骨髓涂片　瑞氏染色　×1000

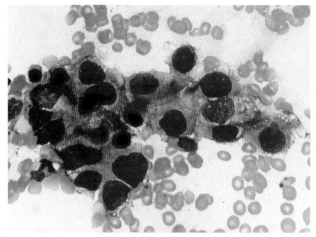

图19-24　骨髓涂片　瑞氏染色　×1000

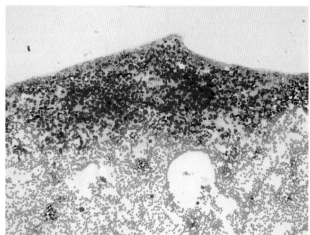

图19-25　骨髓涂片　瑞氏染色　×100

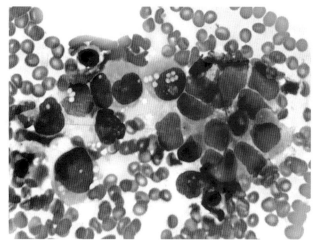

图19-26　骨髓涂片　瑞氏染色　×1000

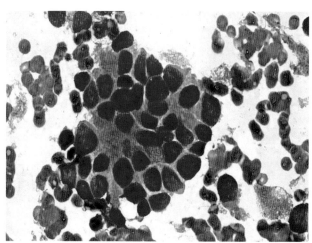

图19-27　骨髓涂片　瑞氏染色　×1000

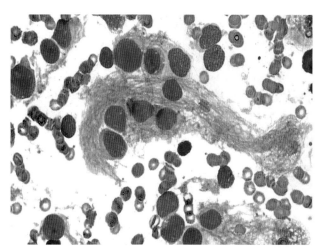

图19-28　骨髓涂片　瑞氏染色　×1000

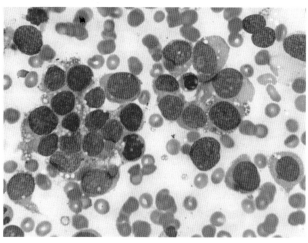

图19-29　骨髓涂片　瑞氏染色　×1000

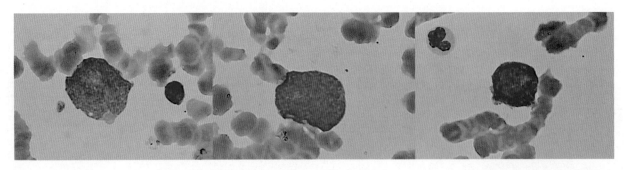

图19-30　骨髓涂片　瑞氏染色　×1000

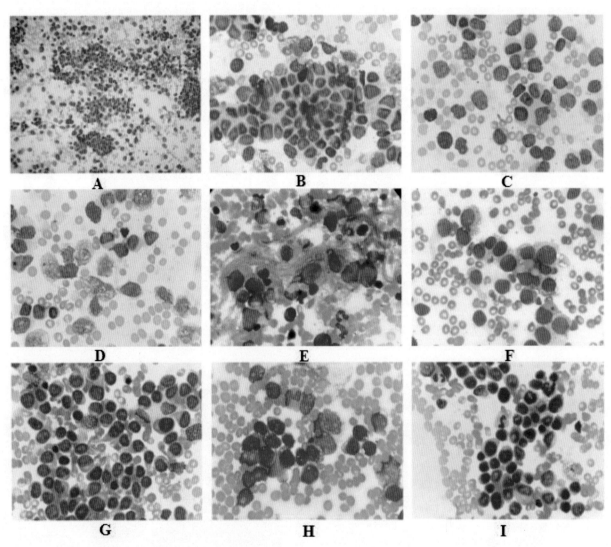

图19-31　骨髓涂片（A：瑞氏染色×400；B、C、D、E、F、G、H、I：瑞氏染色×1000）

A、B：NB，细胞散在或呈巢状、菊花团状分布；C：NB，细胞形态学特点；D：NB，涂抹细胞散在分布；E：典型NB侵犯骨髓，瘤细胞间存在丰富的红色纤维丝；F：胚胎性横纹肌肉瘤侵犯骨髓，瘤细胞胞质融合，可见胞质空泡；G：BPDCN侵犯骨髓，异常树突状细胞可见拖尾；H：Burkitt淋巴瘤侵犯骨髓，细胞核及胞质可见空泡；I：AML-M7，原始巨核细胞云雾状胞质